근거기반 접근

치매 간호

An Evidence-Based Approach **Dementia Care**

Translation from the English language edition:
Dementia Care
An Evidence-Based Approach
edited by Marie Boltz and James E. Galvin

근거기반 접근 치매 간호

An Evidence-Based Approach **Dementia Care**

2020년 2월 20일 1판 1쇄 인쇄
2020년 2월 28일 1판 1쇄 발행

지은이 | Marie Boltz · James E. Galvin
엮은이 | 김정선
펴낸이 | 김진환
펴낸곳 | 학지사메디컬
04031 서울특별시 마포구 양화로 15길 20 마인드월드빌딩
대표전화_ 02-330-5188 팩스_ 02-326-0338
등 록 | 2010년 2월 8일 제313-2010-36호
메 일 | hakjisamd@hakjisamd.co.kr
홈페이지 | http://www.hakjisamd.co.kr

ISBN 978-89-6069-861-1 93510

가 격 | 28,000원

근거기반 접근

치매 간호

Marie Boltz · James E. Galvin 저
김정선 역

An Evidence-Based Approach

Dementia Care

Springer

학지사메디컬
HAKJISA MEDICAL

역자 소개

김정선 전남대학교 간호대학

이화여자대학교 대학원 간호학과 박사

현) 전남대학교 간호대학 간호학과 교수(노인간호학 전공)

　한국노년학회 이사, 편집위원

전) 대한간호협회 노인간호사회 부회장

　노인전문간호사 교육과정협의회 부회장

　한국노인간호학회 총무이사

저자 서문

우리들 대부분은 치매를 앓고 있거나 치매로 인해 어떤 식으로든 영향을 받고 있는 사람을 알고 있다. 미국에서 치매에 이환된 사람들의 수는 거의 600만 명이고, 전 세계적으로는 3,560만 명인 것으로 추산된다. 이 수는 2030년까지 전 세계적으로 두 배가 되고 2050년까지는 세 배 이상이 될 것으로 예상된다[1]. 치매는 전 세계 노인들 사이에서 장애와 의존의 주요 원인 중 하나로서, 이는 치매에 이환된 사람들뿐만 아니라 그들의 돌봄제공자들(caregivers)과 가족들에게도 엄청난 것이다. 더욱이 치매는 임상의에게 진단과 치료의 문제이고, 연구자와 정책 입안자에게는 복잡하고 어려운 수수께끼 같은 문제이다.

국가의 알츠하이머 계획(National Alzheimer's Plan)[2]은 다음과 같은 목표를 밝히고 있다; 알츠하이머병 예방과 조기 발견, 효과적인 치료, 치매 환자들과 가족에 대한 지원, 효율적이고 조직화된 간호 제공. 이 책의 목적은 이러한 목표에 맞도록 치매 임상 과정의 궤적을 통해 치매환자와 그 가족을 지원하는 근거기반 실무들을 기술하는 것이다. 또한 치매환자 및 그 가족의 관점과 경험들이 임상 결정과 프로그램 개발을 이상적으로 형성해주기 때문에 우리는 그들의 관점을 제시하고 있다.

이 책의 제 1부는 ***치매 예방, 발견, 및 조기 지원***이다. 인구가 전례 없는 속도로 고령화되어감에 따라 인지기능과 건강을 촉진하기 위한 효과적인 전략은 필수적이다. **치매 예방**의 장에서는 인지 저하로 발생하는 병리학적 변화와 알츠하이머병의 발생과 관련된 위험 요인들을 설명하고 있다. 식이, 영양 중재와 식이 보충제, 심혈관 위험요인의 수정(신체적 활동과 생활방식 수정 포함), 인지적 참여 및 약리학적 전략을 포함한 예방 조치에 대한 효과를 제시하고 있다. 조기 발견은 표적 치료를 확보하고, 피할 수 있는 합병증을 예방하고, 향후 필요성에 대한 계획을 수립하며, 환자와 가족에게 지원과 자원을 동원하기 위해 중요하다. **치매 발견**의 장에서는 포괄적인 정신 상태의 요소와 장점뿐만 아니라 실행에 있어 일반적인 장애요인에 대해 설명하고 있다. 치매 발견을 개선하기 위해 현재 이용 가능한 생물 지표들(biomarkers)의 평가 방법과 사용이 논의된다. 기억 클리닉과 간호관리에서는 간호제공의 초기 단계와 그 이후 단계 동안의 서비스와 지원을 제공한다. **기억 클리닉과 간호관리 프로그램**의 장에서는 역사적 관점에서 기억 클리닉을 검토하고 그 속성, 서비스를 받은 대상 집단, 직원 채용 및 결과들을 설명하며 간호관리 모델을 검토한다. 치매 진단은 종종 상실감, 사회적 낙인 및 불확실성의 감정을 유발하여 그 개인에게 대처 능력을 많이 요구한다. **초기 단계 치매: 자기 주도(Self-Direction)와 건강의 극대화**의 장에서는 그 개인의 통합성과 자율성을 지지하는 전략들을 제시하고 있다. 진단 공개, 법적 · 재정적 계획, 기능적 독립의 지원 및 치매와 관련된 자원의 극대화는 논의된 접근법들 중 일부이다.

이 책의 제 2부는 ***치매의 임상 관리***이다. 현재 치매의 진행 과정에 대한 치료법은 없다. 그러나 치매 환자에게 웰빙 의식을 극대화하면서 증상을 관리하고 안전을 촉진하기 위한 중재들이 있다. 일차적이고 특수한 기억 간호에서 최상의 실무 간호(Best Practice Care)를 제공하기 위한 과제와 기회의 장에서는 일차 간호와 특수 간호 모두 치매의 인식, 진단 및 치료에 대한 과제들을 조사하고, 학제간 팀(interdisciplinary teams)에 의해 제공되는 협력 간호(collaborative care)를 포함한 전략들을 제시하고 있다. **치매 치료: 약물학적 접근**의 장에서는 알츠하이머병의 인지적, 기능적 및 행동적인 측면을 관리하기 위해 현재와 장래에 유망한 약물학적 접근법에 대해 논의하고 있다. **치매 치료: 비약물학적 접근**의 장에서는 치매에 이환된 사람에게서 흔히 나타나는 행동 증상들과 그것들의 영향, 근원(origins), 촉발 요인(triggers) 및 평가를 설명하고 있다. 비약물학적 중재에는 감각 자극, 인지 자극과 훈련, 정서 지향적 중재(emotion-oriented interventions), 신체 활동과 운동, 행동 교육과 훈련 중재들이 포함되어 있다. 이러한 학제간의 중재들은 행동 증상의 관리에 대한 첫 번째 치료로서 비약물학적 중재들을 사용하는 것에 대해 국제 노년학 및 노인병학 협회(International Association of Gerontology and Geriatrics), 노인 메디케어 및 메디케이드 센터(the Center for Medicare and Medicaid, CMS), 국가 알츠하이머 프로젝트 법(the National Alzheimer Project Act, NAP A)의 권고와 일치한다[3~5].

치매에 이환된 사람들에게 운전 능력 상실은 극심한 독립성의 상실감 및 사회적 고립감을 느끼게 하는 비극적인 것으로 보고되어 왔다. **치매 환자의 지역사회 이동성**의 장에서는 의학적으로 위험 상태일 때의 운전에 대한 의미를 설명하고, 선별 평가에 대한 과학적 상태와 운전 재활 전문가의 역할을 제시하고 있다. 운전자에서 승객으로 전환되는 인지장애 환자를 위한 보조적 이동수단의 개념 또한 논의된다.

이 책의 제 3부에서는 ***인간 중심의 지역사회 기반 치매 간호를 향하여***라는 제목이 붙어 있다. 치매 간호 전문가는 치매환자와 그 가족을 간호의 단위라고 인식하고, 종종 치매 환자와 그 가족 돌봄제공자의 요구와 웰빙을 연결한다. 더욱이 치매 환자와 그 돌봄제공자들은 자신들의 상태와 삶에 대해 실제적이고 고유한 통찰력을 가지고 있으므로 그들 자신의 간호를 주도해야 한다. **치매 환자의 경험과 관점**의 장에서는 치매에 이환된 사람의 대인관계 세계에서의 자아 감각(sense of self), 웰빙, 목적의 유지를 강조하고 있다. 저자들은 그 개인의 자아(self-hood), 자아존중감, 삶의 질을 확인하는 도구와 접근법들을 설명하고 있다. **가정 기반(home-based) 치매 간호 중재**의 장에서는 치매에 이환된 개인의 삶의 질을 향상시키기 위해 고안된 가정 기반 중재들에 대하여 현존하는 연구에 관한 체계적인 고찰을 제공하고 있다. 저자들은 치매에 대한 돌봄제공자 교육, 행동 관리, 활동 참여 및 사례 관리와 같은 중재들을 설명하면서 그것들의 장점뿐만 아니라 이 분야에서 발전할 수 있는 기회를 설명하고 있다. **치매 환자 가족 돌봄제공자의 경험과 관점**의 장에서는 치매 돌봄에 대한 현실을 가족 구성원의 6가지 관점에서 살펴본다. 이러한 관점은 신체적 간호, 생활 방식의 변화, 아픈 사람들과 그 돌봄제공자들의 정서적 · 심리적 요구, 관계 변화, 실용적(법적 및 재정적) 차원 그리고 마지막으로 윤리적인 의사 결정 딜레마들이다. 그 다음, **돌봄제공자 웰빙을 지원하기 위한 중재**의 장에서는 가족 돌봄제공자들의 역할 관련 변화에 대해 설명하고 돌봄제공자의 건강(심리적 및 신체적) 개선에 초점을 두며, 휴식 제공 및 간호 제공 후의 지원을 포함한 중재들을 제시하고 있다.

이 책의 제 4부 ***치매 지속 간호***에서는 다양한 건강 단계와 환경에서의 치매 환자와 그 가족들의 요구를 언급하고 있다. **치매 환자의 간호 전환**의 장에서는 병원 입원과 장기요양시설로의 재배치를 포함하여, 전환 기간 내 치매 환자를 위한 최상의 실무와 프로그램들을 설명하고 있다. **치매 완화 간호**의 장에서는 일반적인 완화의료 서비스를 제공하는 방법을 논의하고 증상 관리와 치매 환자 및 그 가족들의 심리사회적 지원을 강조하고 있다. **호스피스 치매 간호**의 장에서는 호스피스 소개 및 자격 요건, 병리 생물학 및 신경 병리학, 증상 조절을 포함한 임상적 관리, 사별 관리에 대한 세밀한 설명을 제시하고 있다. 윤리적 과제와 돌봄제공자에 대한 지원 또한 논의된다. 마지막으로 **치매 간호 정책의 과제**의 장에서는 다양한 공공 기관과 민간 기관들이 치매 역량 체계(dementia-capable systems)를 개발하는 데 어떻게 접근할 수 있는지에 대한 권고사항을 제시하고 있다. 공교육, 치매의 조기 발견, 근로자의 치매 역량, 품질 보증 프로그램, 치매 친화적인 지역사회의 개발들 모두 치매 역량 체계의 핵심 요소로 논의되고 있다. 더 많은 정보를 얻을수록 치매에 이환된 사람과 그 가족 구성원들이 그들의 삶을 통제하고 이를 유지하는 것을 도울 수 있는 우리의 능력은 더 커진다. 우리는 이 책이 학생, 임상의, 관리자, 연구자 및 교육자들에게 그 목표를 향한 그들의 개별적인 노력에 가치 있는 자원을 제공하기를 희망한다.

References

1. Alzheimer's Association. Alzheimer's disease facts and figures. 2014. Available at: http://www.alz.org/downloads/Facts_Figures_2014.pdf
2. National plan to address Alzheimer's disease: 2014 Update. http://aspe.hhs.gov/daltcp/napa/NatlPlan2014.pdf
3. Tolson D, Rolland Y, Andrieu S, Aquino J-P, Beard J, Benetos A, et al. International Association of Gerontology and Geriatrics: a global agenda for clinical research and quality of care in nursing homes. J Am Med Dir Assoc. 2011; 12(3):184–9.
4. Workgroup on NAPA's scientific agenda for a national initiative on Alzheimer's disease. Alzheimers Dement J Alzheimers Assoc. 2012; 8(4):357–71.
5. Mitka M. CMS seeks to reduce antipsychotic use in nursing home residents with dementia. JAMA J Am Med Assoc. 2012; 308(2):119, 121.

역자 서문

4차 혁명 시대가 도래한 오늘날, 인공지능(artificial intelligence)과 같이 급변하는 과학기술의 발달에도 불구하고 여전히 그 뚜렷한 해결책을 찾지 못해 불안하거나 두려워하는 노후의 건강문제는 바로 치매이다. 더욱이 65세 이상 노인인구가 전체인구의 14%를 넘는 고령사회를 지나 초고령 사회로 진입하고 있는 현 상황에서 치매는 이미 더 이상 개인의 문제가 아닌 사회, 국가의 문제가 되었고, 세계적으로 인구패러다임이 변화하고 하고 있는 현 시점에서 치매는 이제 어느 한 나라만의 문제가 아닌 전 세계의 문제가 되었다. 이를 위해 각 나라에서는 국가차원에서 치매 문제를 해결하기 위해 다각적인 정책적 노력을 기울여 왔다. 그러나 여전히 그 한계는 존재하고 있다.

인간은 태어나서 누구나 노화과정을 겪고 죽음에 이르게 된다. 치매는 뇌세포 손상에 의해서 유발되며 시간이 지남에 따라 악화되는 퇴행성 질환(alzheimer's association, 2019)[1]으로 기억, 사고, 행동 및 일상활동 수행능력에 영향을 미쳐 노년층의 장애 및 의존의 주요 원인 중 하나이다. 이러한 치매로 인한 경제적 비용은 전 세계적으로 연간 약 8억 1,800만 달러로, 세계 총생산(GDP)의 1.1%를 차지하고 있다(WHO, 2019)[2]. 특히 우리나라는 베이비붐 세대의 노년기 진입에 따른 고령인구의 급격한 증가뿐만 아니라 저출산으로 인한 생산 인구감소로, 치매 문제의 해결을 위해 국가나 국민 개개인이 앞으로 감당해야 할 사회 · 경제적 비용은 기하급수적으로 증가될 전망이다. 따라서 지금은 그 어느때보다 치매와 관련된 전문적 학식과 경험을 갖춘 다양한 분야의 전문가와 국가 정책입안자들의 치매예방 및 관리를 위한 다차원적이고 지속적인 실천 노력이 필요하다. 더불어 학제간의 파트너십을 통한 협의와 함께 치매 관련 전문인력 양성에 대한 교육시스템과 꾸준한 모니터링이나 지원 체계 확립 등이 필요한 시점이다.

역자가 연구를 통해 치매노인의 중년기 성인 자녀가 경험하는 치매 불안을 현상학적 연구방법으로 탐색한 결과, 그들은 치매로 인한 자아정체성 상실을 두려워하였다(Kim et al. 2016)[3]. 역자 또한 치매 가족으로서 치매로 인해 자신의 자아를, 가족을, 삶의 역사를 송두리째 잊어버리는 어머니의 모습을 지켜보았다. 기억만이 아니라 상상할 수 없는 모습으로 신체가 쇠약해져 가는 모습은 더 이상 내가 알던, 나와 삶을 함께했던 그 어머니가 아니었다. 당시 역자는 치매에 대한 전반적인 내용을 조금 더 심층적으로 이해하기 위해 치매 간호를 체계적으로 설명해 주는 관련 서적을 찾아보게 되었다. 하지만 시중에 나와있는 치매 관련 책은 예상보다 많지 않았고, 이미 나와있는 책은 대부분 일부 내용만으로 치매를 단편적으로 설명하거나 혹은 의학적으로 설명하는 서적일 뿐 치매와 간호를 근거에 기반하여 체계적으로 정리해 놓은 책은 찾아보기 어려웠다. 그러던 와중 역자는 찾고자 하는 치매 간호와 관련된 이 책의 원서를 접하게 되었다. 당시 역자는 이 책의 내용이 치매뿐만 아니라 치매 간호에 대해 논리적으로 실용성 있게 잘 구성되어 있음을 인지하고, 각 분야의 치매에 관심있는 대학원생이나 여러 관련 학문의 연구자, 전문인력양성 관련 교육자, 현장 관리자 및 실무자들에게 매우 유익한 문헌이 될 것이라는 확신이 들어 치매 문제 해결에 함께 하고 도움이 되고자 이 책을 출간하게 되었다.

이 책은 기존의 책과 달리 근거에 기반하여(An Evidence-Based Approach) 치매 간호와 관련된 전반적인 내용을 체계적으로 설명하고 있는 실용서이다. 이 책은 치매 간호의 원리에 대한 개괄적인 내용으로 시작하여 제 1부 치매 예방, 발견 및 조기 지원, 제 2부 치매의 임상 관리, 제 3부 인간 중심의 지역사회 기반(Person-Centered Community-Based) 치매 간호, 제 4부 치매 지속 간호, 총 4부로 구성되어 있다.

제 1부는 치매 예방, 발견 및 조기 지원으로, 치매 예방에서는 인지 저하로 발생하는 병리학적 변화와 알츠하이머병의 발생과 관련된 위험 요인들, 치매 발견에서는 포괄적인 정신 상태의 요소와 장점뿐만 아니라 실행에 있어 일반적인 장애 요인들, 기억 클리닉과 간호관리에서는 간호 제공의 초기 단계와 그 이후 단계 동안 서비스와 지원들, 초기 치매 단계: 자기 주도(Self-Direction) 및 건강 극대화하기에서는 개인의 통합성과 자율성을 지지하는 전략들을 제시하고 있다. 제 2부는 치매의 임상 관리로, 치매 치료와 관련한 약물학적 접근법에서는 알츠하이머병의 인지적, 기능적 및 행동적 측면의 관리를 위한 약물학적 접근법을, 치매 치료와 관련한 비약물학적 접근법에서는 치매환자의 행동 증상들과 영향, 근원, 촉발 요인 및 평가들을 제시하고 있으며, 일차적이고 특수한 기억 간호에서는 최상의 실무 간호(Best Practice Care)를 제공하기 위한 과제와 치매의 인식, 진단 및 치료와 관련된 학제간 팀(interdisciplinary teams)에 의한 협력 간호(collaborative care) 전략들을 제시하고 있다. 제 3부는 인간 중심의 지역사회 기반(Person-Centered Community-Based) 치매 간호로 치매 환자의 경험과 관점에서는 치매환자의 대인관계 세계에서 자신의 느낌, 웰빙, 삶의 목적 유지를 강조하고, 가정 기반(Home-based) 치매 간호중재에서는 치매 환자 개인의 삶의 질을 향상시키기 위해 고안된 가정 기반 중재들에 대한 체계적인 고찰 등을 제시하고 있으며, 치매 환자의 가족 돌봄제공자의 경험 및 관점에서는 치매환자 돌봄에 대한 현실을 가족 구성원의 6가지 관점(신체적 간호, 생활 방식의 변화, 돌봄제공자의 정서적 · 심리적 요구, 관계 변화, 법적 및 재정적 차원, 윤리적 의사 결정 딜레마들)을 제시하고, 돌봄제공자의 웰빙을 지원하기 위한 중재에서는 가족 돌봄제공자들의 역할 관련 변화와 건강(심리적 및 신체적) 개선에 대한 전략들을 제시하고 있다. 제 4부는 치매 지속 간호로, 치매 환자를 위한 간호의 전환에서는 병원 입

원과 장기요양시설로의 재배치를 포함한 전환 기간 내에 치매 환자를 위한 최상의 실무와 프로그램들을 제시하고, 치매의 완화 간호에서는 일반적인 완화의료 서비스 제공 방법과 증상 관리, 치매환자와 그 가족의 심리사회적 지원을 제시하고 있다. 또한 호스피스 치매 간호에서는 치매환자의 호스피스 관련 병리 생물학 및 신경 병리학, 증상 조절을 포함한 임상적 관리와 사별 관리를 제시하고, 치매 간호 정책의 과제에서는 다양한 공공 및 민간 기관의 치매 역량 체계(dementia-capable systems) 개발 및 접근 전략 및 권고사항 등을 제시하고 있다.

이 책이 지닌 학술도서로서의 가치는 치매 및 치매 간호와 관련된 전반적인 내용이 관련 문헌에 대한 체계적 고찰을 통한 근거기반 접근에 의해 제시되어 있다는 것이다. 이는 치매에 관심있는 대학원생이나 연구자들, 노인 관련 의학, 간호학, 사회복지학 등 각 분야의 학자들, 노인이나 치매 관련 현장실무자나 관리자들(중앙치매센터를 비롯한 전국 각 치매안심센터나 노인요양병원 및 노인요양시설 등 현장의 간호사, 사회복지사, 물리치료사, 작업치료사 등), 치매 관련 정책 입안자 등에게 치매 및 치매 간호에 대한 전반적인 이해를 도모하고 치매 문제 해결을 위한 논리적 근거에 기초한 다양한 전략과 중재, 다각적 측면의 정책적 대안을 제시하는데 유익한 참고자료가 될 것이며, 치매 관련 전문인력을 양성하는 교육자들에게는 치매 및 치매 간호에 대한 체계적 교육교재로서 그 가치와 활용도가 높다 하겠다.

이 책의 가치를 세상에 알리기 위해 책이 나오기까지 출간에 애써주신 학지사메디컬 김진환 사장님과 편집부 이하 관계자 여러분의 수고에 감사의 마음을 전한다. 또한 역자가 번역한 원서의 내용을 최대한 충실하게 반영하기 위해 꼼꼼하게 교정하는데 함께 수고를 아끼지 않은 명진이와 문빈에게도 진심으로 고마움을 전한다.

역자
김정선

---

1) Alzheimer's Association (2019). 2019 ALZHEIMER'S DISEASE FACTS AND FIGURES. Alzheimer's Association, Chicago. https://www.alz.org/alzheimers-dementia/facts-figures
2) WHO (2019). 2019 Fact sheets/Detail/Dementia. World Health Organization, Geneva. https://www.who.int/news-room/fact-sheets/detail/dementia
3) Kim, J. S., et al. (2016). Experience of Dementia-related Anxiety in Middle-aged Female Caregivers for Family Members with Dementia: A Phenomenological Study. Asian Nurs Res, 10(2), 128-135. doi.org/10.1016/j.anr.2016.02.001

차례

서론: 치매 간호의 원칙

Introduction: Principles of Dementia Care

Marie Boltz and James E. Gavin

전 세계적으로 새로운 치매 환자가 매 4초마다 발생하고[1] 미국에서는 매 67초마다 누군가에게 알츠하이머병이 발병하는 것으로 추정된다[2]. 대략 560만 명의 미국인이 알츠하이머병을 앓고 있거나 다른 형태의 치매를 가지고 있다. 알츠하이머병이 정상적인 노화과정의 일부가 아님에도 불구하고 이러한 질병이 발병할 위험은 나이가 들어감에 따라 증가한다; 알츠하이머병의 유병률은 65세가 넘으면 5년마다 두 배씩 증가한다. 향후 20년간 65세 이상 노인인구는 약 두 배가 되고 85세 이상 노인인구는 거의 4배가 됨에 따라 알츠하이머병의 발병률(incidence), 이환률(morbidity), 사망률(mortality)은 급격하게 증가할 것이다[2].

치매진단에 있어서 주된 기준은 두 가지 이상의 주요한 정신기능 손상이다. 이러한 기능에는 기억력, 언어 기술, 시각적 인식(visual perception) 그리고 집중력이 포함된다. 또한 추론하고 문제를 푸는 능력과 같은 인지기술도 포함된다. 뇌 기능 상실은 일상적인 기능을 저해할 수 있을 만큼 심각한 문제이다[3]. 알츠하이머병은 가장 흔한 치매의 한 형태로, 전체 치매의 약 60~70%를 차지한다. 그 외 치매의 원인으로는 혈관성 치매, 루이소체 치매(dementia with Lewy bodies), 그리고 전측두엽 치매에 이르게 하는 질병군이 있다. 여러 개의 치매원인이 혼합된 형태의 치매도 종종 존재한다[4]. 세계보건기구(WHO)와 국제알츠하이머협회(Alzheimer's International)는 일반적인 치매증상을 표 1에서 보는 것과 같이 세 단계로 분류하여 설명한다[5]. 그렇다고 해서 모든 사람들이 이러한 증상을 경험하는 것은 아니며, 질병의 진행이 더 빠르거나 혹은 더 느린 경우도 있다.

다양한 임상실험 단계에서 수없이 많은 새로운 치료법이 연구되고 있지만, 현재로서는 치매의 진행과정을 현저하게 바꿀 수 있는 치료법은 없다. 하지만 치매환자와 그들의 돌봄제공자, 그리고 가족들의 삶을 지원하고 향상시키기 위해 우리가 제공할 수 있는 것은 아주 많다. 따라서 간호를 제공하고, 프로그램을 개발하고 또는 연구를 수행할 때 몇 가지 원칙들을 고려해 볼 가치가 있다.

치매는 공중보건에 필수적이다
Dementia is a Public Health Imperative

치매는 노년기 장애의 주된 원인 중 하나임에도 불구하고 질병에 대한 이해와 발견이 어려운 가장 취약한 질병 중 하나이다. 이러한 질병에 대한 인지와 이해의 부족은 환자뿐만 아니라 가족 구성원들에 대한 사회적 낙인과 고립의 원인이 된다. 그 결과, 질병의 발견이 지연되고 치료와 사회적 지원에 대한 접근이 부족한 경우가 많다. 이러한 지연은 환자의 기분(mood)과 건강 기능(health function)에 부정적인 영향을 미치며 가족 탄력성(resilience)을 감소시킨다. 그 결과로 발생하는 이환률(morbidity)과 돌봄 의존성은 사회적 비용을 증가시킨다. 따라서 대중의 인식을 제고시키고, 조기 단계(early stages)에 치매를 발견하기 위한 노력이 공중보건의 우선순위이다[5].

표 1 치매단계

초기단계 (첫 해 또는 두 번째 해)	중간단계 (두 번째 해~네 번째 또는 다섯 번째 해)	후기단계 (다섯 번째 해 이후 계속)
증상들이 간과되거나 정상적인 노화로 여겨짐	더욱 뚜렷하고 제한적인 신체 제약. 상당한 도움 없이는 혼자 살 수가 없음	완전한 의존 또는 거의 완전한 의존
• 최근 일어난 일을 잊어버림	• 최근에 일어난 일과 사람들의 이름을 더 많이 잊어버림	• 친척, 친구, 익숙한 물건을 알아보지 못함
• 단어 찾기와 같은 의사소통에 어려움을 보임	• 말하는 것과 이해에 어려움이 있음	• 시간과 장소를 거의 인지하지 못함
• 금전관리에 어려움을 겪음	• 자신을 돌보는 일에 어려움이 있음	• 자주 용변을 가리지 못하며 자신을 돌보는 일에 아주 많은 도움을 필요로 함
• 익숙한 장소에서 길을 잃음	• 자신의 집에서 길을 잃을 수 있음	• 도움 없이는 먹지 못하거나 음식을 삼키는데 어려움이 있을 수 있음
• 시간(time of day), 계절, 년도와 같은 시간관념이 없어짐	• 시간, 날짜, 사건, 장소를 이해하는데 어려움이 있음	• 이동성을 상실하거나 걷지 못할 수 있음
• 집안일이나 취미생활에 어려움을 보임	• 음식준비나 요리 또는 청소나 장 보는 것을 잘 해내지 못함	• 자신의 집 주변에서 길을 찾지 못할 수 있음
• 다음과 같은 기분변화와 행동변화가 있을 수 있음 – 신체활동과 의욕이 줄어듬 – 잦은 기분변화 – 평소에 잘 내지 않던 화를 냄	• 다음과 같은 행동변화가 있을 수 있음: 같은 질문 반복하기, 소리치기, 배회하기, 안전하지 않은 가출, 수면장애, 보살핌 거부, 공격성, 환각 현상	• 행동변화가 더욱 심해지고 공격성과 정신적 고통의 비언어적 표현을 보임

출처: 국제알츠하이머연맹, 세계보건기구(WHO): 공중보건의 우선순위

치매 간호와 지지는 그 사람을 아는 것이다
Dementia Care and Support is About Knowing the Person

Kitwood의 인간성(personhood) 개념은 긍정적 감정과 부정적 감정을 모두 경험할 수 있는 사람으로서의 치매환자에 대한 이미지뿐만 아니라, 치매환자가 이러한 자신의 감정을 경청하고자 하는 의욕과 능력이 있는 사람들과 함께 나눌 수 있는 능력이 있음을 명확하게 설명하고 있다[6]. 치매환자의 존엄성은 인간으로서의 그 사람의 가치가 인정될 때 지지된다. 이것은 "그 사람이 누군지 알 때" 발생할 수 있다. 그 사람의 가치관, 업적, 기호(preferences)를 포함한 인생에 대한 이해는 의미 있는 의사소통을 촉진하고 개별화된 간호계획을 세우기 위한 노력을 뒷받침해준다[7]. 질병의 병리학적 측면에 대한 단순한 강조가 아닌, 그 사람의 능력을 최대화시키고 일상생활의 질을 높이기 위한 기회를 찾는 것이 중심이 된다. 이러한 '능력부여(enabling)' 접근법은 수동성과 권태감을 의미 있는 활동과 타인과의 교류에 대한 적극적인 참여로 대체시킬 수 있다[8].

치매는 가족문제다 Dementia is a Family Matter

미국에서 치매를 앓고 있는 사람 대부분(70~80%로 추정)은 지역사회에서 살고 있다[9]. 이러한 사람들 중 약 75%가 삶의 질에 중요한 간호를 가족 돌봄제공자로부터 받는다[2]. 치매환자마다 약 세 명의 가족과 그 외 무보수로 일하는 돌봄제공자들이 총 2천억 달러가 넘는 비용가치에 해당하는 170억 시간 이상의 간호를 제공하는 것으로 추정된다[10]. 가족 돌봄제공자들이 제공하는 주된 기능은 간호제공 및 간호관리와 관련된 것들이다. 간호제공에는 직접 간호, 상처소독(드레싱), 금전관리 및 다른 일상활동에 대한 도움이 포함된다; 간호관리에는 간호와 서비스 마련이 포함된다[11]. 치료 선택에 대한 교육프로그램과 정보는 이들이 간호제공자나 간호관리자로서의 역할을 계속해 나갈 수 있는 능력에 영향을 미칠 수 있다. 또한 가족 돌봄제공자는 환자가 더 이상 자신을 대변할 능력이 없을 때 환자의 견해와 기호를 대변하는 옹호자로서의 역할을 하기 때문에 중요한 자원이 된다. 따라서 이들을 돌봄과 관련된 결정, 프로그램 계획, 정책에 참여시킬 수 있는 기회를 반드시 잡아야 한다[5,12].

약 110만 돌봄제공자들은 그들 가족구성원의 간호요구를 충족시키는데 어려움을 겪고 있는데, 본인의 시간, 재정, 삶의 질 그리고 직장에서의 생산력까지 절충해야 하는 현실에 직면한다[2]. 심지어 직접적으로 돌봄을 제공하지 않는 가족 구성원들조차도 치매에 의한 영향을 받는다. 치매에 유능한(dementia-capable) 간호는 치매환자의 요구가 가족에게 미치는 전반적인 영향과 함께 그 반대의 경우도 고려한다. 가족 돌봄제공자들을 "보이지 않는 두 번째 환자

(invisible second patients)"라고 말하는데, 그 이유는 이들도 안내(guidance)와 지지에 대한 자신들만의 욕구가 있기 때문이다[9]. 따라서 치매 가족 간호계획에 있어서 필수 구성요소는 가족 돌봄제공자의 불안, 부담, 긴장을 완화시키기 위한 방안이다. 요약하자면, 가족 돌봄제공자의 효율성을 강화시키면서 동시에 이들의 신체적, 정신적, 재정적 부담을 줄이기 위한 노력을 기울여야 한다.

치매는 부지런한 임상 간호를 요구한다
Dementia Require Diligent Clinical Care

치매는 주로 고령에서 오는 질병이므로 노화와 관련된 다른 질병들과 공존하는 경우가 많다. 치매환자들에게 동반 질환의 유병률이 높다는 것을 제시하는 근거가 있다[13~16]. 당뇨병과 같은 특정 동반 질환은 치매에서 오는 인지감소의 진행을 악화시킬 수 있다[17]. 게다가, 치매를 가지고 있는 것은 다른 질환의 병상간호에 악영향을 미치고 이를 복잡하게 만들며, 어떻게 환자의 요구를 예상하고 전문서비스와 응급서비스를 이용할지 결정하는데 있어서 주요한 요소가 된다[18~19]. 결과적으로, 일관적인 일차 진료 후속조치 그리고 만성질환과 건강관리에 대한 환자/가족의 교육이 필요하다[19].

치매: 친근한 환경은 삶의 질과 간호를 개선한다
Dementia: Friendly Environments Improve Quality of Life and Care

물리적 환경과 사회적 환경은 치매환자의 웰빙, 기능 그리고 건강에도 영향을 미친다[20]. 환경은 감소된 감각능력, 인지능력, 운동능력을 보완해주어야 한다. 안전과 보안(security)을 제공하는 동시에, 독립성도 지원되어야 한다; 장애물, 장벽, 부적절한 조명, 눈부심 그리고 위험요소들이 제거되어야 한다. 색상의 대비는 치매환자가 출입구, 화장실, 싱크대와 같은 중요한 물건들을(items)을 확인하는데 도움을 줄 수 있다. 사생활 보호와 존엄성 또한 중요한 목표이다; 혼자만의 시간과 공간을 가질 필요성은 치매환자에게 늘 중요하다.

단순하고 익숙하면서 어수선하지 않은 환경은 안도감(a sense of security)을 준다. 노인주간보호소와 주거시설은 치매환자가 일상적인 일을 계속해서 하기 위해 본인이 가지고 있는 기술을 사용할 수 있도록 가정과 같은 환경(home-like setting)을 포함하도록 해야 한다. 개인 소지품은 친숙한 환경을 조성하는 것을 돕고 치매환자에게 기쁨의 근원이 될 수 있다. 이러한 소지품은 특히 환자가 더 이상 그러한 능력이 없다면, 환자에 대해 많은 것을 말해주며, 직원과 가족에게는 대화의 주제가 될 수 있다[21~24].

직원에게는 치매에 전문적 역량을 요구한다
The Workforce Requires Dementia: Specific Competencies

많은 의료인과 사회복지사들은 치매환자 및 그 가족들과 접촉한다. 이러한 직종에는 임상의, 지역사회 케어 워커(community care worker), 사회복지사, 간호사, 전문간호사, 재활 직원, 동종의 건강전문가(allied health professionals), 개인 보조자, 재가 및 개인 돌봄 보조자 그리고 정신건강 서비스, 재활서비스, 장기요양서비스, 말기환자간병 서비스 직원이 포함된다. 치매환자 및 그 가족들과 함께 일하는 사람들에게 필요한 기본 지식과 기술은 다음과 같다: 치매의 유형과 증세, 의사소통 기법, 가족간의 역학관계와 지원, 인간중심 돌봄, 기능중심 접근법, 그리고 지역사회자원. 자기 자신의 편견과 가치에 대한 점검을 지원하는 경험학습은 통찰력을 높이고 공감을 촉진할 수 있다. 의료진들에게 요구되는 추가적인 역량으로는 치매의 발견과 치료, 인지 및 기능 사정, 약물학적 고려 그리고 섬망과 같은 합병증의 예방과 발견이 있다[12, 25, 26]. 학제간 협력의 중요성을 강조하는 것 또한 필수적이다. 마지막으로, 간호에 치매환자와 그 가족을 돌봄 파트너로 참여시키는 방법들은 흔히 건강 결과를 향상시켜 온 것으로 나타났다[12].

요약 및 결론 Summary and Conclusion

치매환자와 그 가족들에게 일상은 도전이다. 이 책에 기술된 원칙의 중심에는 이들의 고통을 완화하고 삶의 질을 높이는 주요 가치가 있다. 비록 이러한 가치에 전념하는 사람들은 자기 자신들의 문제에 직면하지만, 그 일들은 보람을 가져다주며 개인적이고 전문적인 성장 가능성으로 가득 차게 된다.

References

1. Alzheimer's Disease International and the World Health Organization. Dementia: a public health priority; 2012.
2. Alzheimer's Association. Alzheimer's disease facts and figures. Alzheimers Dement. 2014;10(2).
3. World Health Organization. International statistical classification of diseases and related health problems, 10th revision. Geneva: World Health Organization; 1992.
4. National Institute of Health. The dementias: hope through research. National Institute Of Neurological Disorders and Stroke and National Institute on Aging. http://www.ninds.nih.gov/disorders/dementias/the-dementias.pdf
5. Alzheimer's Disease International and World Health Organization. (2012). Dementia: a public health priority. Accessed at: http://www.who.int/mental_health/publications/dementia_report_2012/en/.
6. Kitwood T. Dementia reconsidered—the person comes first. Buckingham: Open University Press; 1997.
7. Bano B, Benbow S, Read K. Dementia and spirituality: a perfume always remembered. In: Gilbert P, editor. Spirituality and mental health. Brighton: Pavilion Publishers; 2011.
8. Radden J, Fordyce J. Into the darkness: losing identity with dementia. In: Hughes J, Louw S, Sabat S, editors. Dementia—mind, meaning and the person. Oxford: Oxford University Press; 2006.
9. Brodaty H, Donkin M. Family caregivers of people with dementia. Dialogues Clin Neurosci. 2009;11(2):217–28.
10. Zhao Y, Kuo T-C, Weir S, Kramer M, Ash A. Healthcare costs and utilization for medicare beneficiaries with Alzheimer's. BMC Health Serv Res. 2008;8(1):108.
11. Archbold PG. Impact of parent caring on women. Paper presented at XII International Congress of Gerontology, Hamburg, West Germany; 1981.
12. Boltz, M., Chippendale, T., Resnick, B., & Galvin, J. (in press). Testing family centered, function-focused care in hospitalized persons with dementia. *Neurodegenerative Disease Management.*
13. Doraiswamy PM, Leon J, Cummings JL, Marin D, Neumann PJ. Prevalence and impact of medical comorbidity in Alzheimer's disease. J Gerontol A Biol Sci Med Sci. 2002;57:M173–7.
14. Kuo TC, Zhao Y, Weir S, Kramer MS, Ash AS. Implications of comorbidity on costs for patients with Alzheimer disease. Med Care. 2008;46:839–46.
15. Schubert CC, Boustani M, Callahan CM, Perkins AJ, Carney CP, Fox C, Unverzagt F, Hui S, Hendrie HC. Comorbidity profile of dementia patients in primary care: are they sicker? J Am Geriatr Soc. 2006;54:104–9.
16. Bunn F, Burn AM, Goodman C, Rait G, Norton S, Robinson L, Schoeman J, Brayne C. Comorbidity and dementia: a scoping review of the literature. BMC Med. 2014;12:192.
17. Biessels GJ, Staekenborg S, Brunner E, Brayne C, Scheltens P. Risk of dementia in diabetes mellitus: a systematic review. Lancet Neurol. 2006;5:64–74.
18. Whitmer RA, Karter AJ, Yaffe K, Quesenberry CP, Selby JV. Hypoglycemic episodes and risk of dementia in older patients with type 2 diabetes mellitus. JAMA. 2009;301:1565–72.
19. Keenan TD, Goldacre R, Goldacre MJ. Associations between age-related macular degeneration, Alzheimer disease, and dementia: record linkage study of hospital admissions. JAMA Ophthalmol. 2014;132:63–8.
20. Lawton MP, Nahemo L. Ecology and the aging process. In: Eisdorfer C, Lawton MP, editors. Psychology of adult development and aging. Washington, DC: American Psychological Association; 1973.
21. Brush J, Fleder H, Calkins M. Using the environment to support communication and foster independence in people with Dementia: a review of case studies in long term care settings. Kirtland, OH: I.D.E.A.S. Inc.; 2012.
22. Calkins M. Home modifications for people with dementia. MAX: Max Hum Potent. 2006;13(4):4.
23. Brush J, Calkins M, Bruce C, Sanford J. Environment and communication assessment toolkit for Dementia care. Baltimore, MD: Health Professions Press; 2012.
24. Brawley E. Design Innovations for ageing and Alzheimer's: creating caring environments. Hoboken, NJ: Wiley; 2006.
25. Galvin JE, Kuntemeier B, Al-Hammadi N, Germino J, Murphy-White M, McGillick J. Dementia-friendly hospitals: care not crisis: an educational program designed to improve the care of the hospitalized patient with Dementia. Alzheimer Dis Assoc Disord. 2010;24(4):372–9.
26. Brody AA, Galvin JE. A review of interprofessional dissemination and education interventions for recognizing and managing dementia. Gerontol Geriatr Educ. 2013;34:225–56.

PART

1

치매 예방, 발견 및 조기 지원

Dementia Prevention, Detection, and Early Support

CHAPTER

1

치매 예방

Prevention of Dementia

Nicole Haynes, Alon Seifan, and Richard S. Isaacson

서론 Introduction

치매예방에 대해 주목할만한 성과를 얻는데 있어서는 장족의 발전을 이룬 반면, 인지 감소와 치매를 예방하기 위한 노력에서는 일관된 결과를 얻지 못했다. 예방적 조치를 연구하는 것이 중요한 이유는 이것이 개인, 사회, 그리고 전 세계 의료 서비스에 영향을 미치는 치매의 급속한 확산을 지연시키기 때문이다. 노인인구가 지속적으로 고령화됨에 따라 인지 감소와 치매는 점점 더 만연해지고 분명해진다. 노화는 지각 속도, 추론, 일화기억, 작업기억과 같은 인지 능력의 감소를 동반한다[1]. 인지 감소의 증상은 아주 광범위한데 정상적인 노화에서 관찰되는 가볍고 안정적인 증상에서부터 치매에서 보이는 점진적으로 진행되는 증상에 이르기까지 다양한 원인에 의해 발생할 수 있다.

이 책에서 이미 언급되었듯이 치매의 특징으로는 인지능력이 다양한 영역에서 서서히 상실되고 일상생활을 저해할 만큼 심각해진다는 것이다[2]. 치매의 가장 흔한 유형인 알츠하이머병(AD)은 65세 이상 노인의 약 10%, 85세 이상 노인의 50%까지 발병한다[3]. 치매의 위험은 나이가 5세 증가할 때마다 거의 두 배가 된다. 2008년 치매환자를 돌보는 데 사용된 미국 메디케어(US Medicare)의 경제 비용은 910억 달러였으며 이 비용은 2015년이면 두 배가 될 것으로 예상된다. 2050년까지 알츠하이머병을 진단받는 환자의 수는 세 배로 증가하여 전 세계적인 의료 서비스와 각 가정에 큰 영향을 미칠 것으로 예상된다[4].

지난 수 년간 셀 수 없이 많은 가역적/비가역적 위험요인이 밝혀지면서 알츠하이머병 치료법에 대한 비약물학적/약물학적 전략 연구에 있어 많은 가능성이 제시되었다. 이러한 세계적 문제인 치매가 노화와 깊은 연관이 있긴 하지만 알츠하이머병과 관련된 많은 병리학적 변화들은 그 증상이 시작되기 수십 년 전에 나타날 수 있기 때문에 예방조치를 할 수 있는 시간은 충분하다[5]. 발병 위험이 있는 개인들을 조기에 확인하는 것은 더 빠른 진단, 환자에 대한 더 나은 계층화(stratification), 더 높은 수준의 임상연구 등록, 그리고 궁극적으로는 더 효과적인 예방적 치료를 유도할 수 있다[4]. 증상 발현 전의(preclinical) 알츠하이머병은 인지적으로는 정상이지만 뇌 아밀로이드(cerebral amyloid) 유무 검사에서 양성반응을 보이는 상태이다[6]. 증상 발현 전의 알츠하이머병을 가진 환자를 대상으로 하는 향후 치매예방 실험에서는 치매가능성이 있는 참여자 중 80%까지 선별해 낼 필요가 있지만, 모든 치매가능성이 있는 참여자를 대상으로 아밀로이드 유무에 대해 스캔을 실시한다면 그 비용이 엄청날 것이다. 따라서 웹 기반 프로그램과 같은 비침습적 선별검사의 사용은 이러한 실험에 등록하기 전에 정밀검사를 받을 필요가 있는 사람의 수를 줄이기 위해 더욱 중요해질 것이다[7]. 이러한 목적을 위해 사용 가능한 몇 가지 위험 지표가 있다. 연구자들은 최소 11개의 알츠하이머병 위험요인과 4개의 보호적 요인을 규명하였다(연령, 성별, 학력, 체질량 지수, 당뇨병, 우울증, 혈청 콜레스테롤, 외상성 뇌 손상, 흡연, 알코올 섭취, 사회적 참여, 신체활동, 인지활동, 생선 섭취 그리고 살충제 노출)[8]. 유전자형(genotype), 생활방식, 영양섭취를 강조하는 연구는 신경퇴행성 진단과 질병 수정(modification)을 위해 중요한 고려 사항으로서 역할을 할 수 있을 것이다. 따라서 보건당국은 중재(intervention)가 더 많은 도움을 줄 수 있는 초기단계에서는 고위험군 환자를 규명하는 데 중점을 두어야 한다[9].

또한 성인의 뇌 구조는 주로 생의 초기(early life)와 청년기에 확립되기 때문에 사회경제적 지위와 유년기 뇌 성장과 같은 아동기 요인이 알츠하이머병 위험에 영향을 미칠수도 있다는 것에 주목해야 한다[10]. 학습장애는 비전형적인 알츠하이머병 표현형(phenotype)의 병인이 될 수도 있다[10]. 이러한 요인들이 상호 밀접하게 관련된 다른 요인들과 상호작용하는 것을 발견하기는 어렵다. 생의 초기의 요인들이 알츠하이머병 위험성에 영향을 미치게 되는 성인기의 메커니즘에 대해서는 알려진 것이 없다. 생의 초기의 뇌 발달은 노년기 동안 알츠하이머병 관련 병리의 발병, 축적 또는 확산에 다양한 뇌 영역을 선택적으로 취약하게 만들 수 있다.

과거에는 많은 의료인들이 치매예방의 개념을 불가능한 것으로 인식하였지만 2014년에 36개국 109명의 과학자들이 치매(알츠하이머병을 포함한)가 어떻게 예방될 수 있는지에 대해 상세히 기술한 성명서에 서명했다[9]. 치매를 예방할 수 있는 "마법과 같은" 알약도 단 하나의 명확한 방법도 존재하지는 않지만 알츠하이머병에 있어 알려진 가역적 위험요인이 실제로 치매의 원인이라면, 이러한 원인들을 제거함으로써 매 세 건의 사례 중 하나가 잠재적으로 예방될 수 있다는 것이 가장 최근의 연구 프로젝트에서 발견되었다[11]. 각 환자마다 그리고 각 인생단계에서 가장 효과적인 구체적 중재가 무엇인지는 현재로서 불확실하다. 인생에 있어서 전 과정이 치매예방과 관련이 있지만 이 문헌고찰은 가역적 위험요인 및 성인이나 노인을 대상으로 입증되었던 위험요인들에만 초점을 두고 있다.

인지 감소에 대한 이해 Understanding Cognitive Decline

정상적인 인지는 해마, 내후각 피질(entorhinal cortex), 전두엽 피질(fronto-parietal cortices)을 포함하는 내측 측두엽(medial temporal lobes)과 같은 뇌의 각 부분에 국소적으로 위치해 있는 복잡한 신경망을 필요로 한다[12]. 기억력, 집중력, 실행기능, 지각, 언어, 정신운동 기능이 인지의 주요 구성요소이다[13]. 신경퇴행과 관련해서 보면, 이러한 구성요소들 중 어느 한 구성요소의 장애는 해당 뇌 영역에서의 병리적 기질을 갖고 있는데 이것이 퇴행의 원인이다. 다양한 병리학적 변화는 다양한 유형의 치매와 관련이 있다. 알츠하이머병이 치매와 관련된 가장 널리 알려진 신경퇴행성 질병이라는 것을 감안해 볼 때, 많은 임상실험에서 가장 많이 연구되고 집중을 받고 있다. 동반 질환(혼합된 병리)에 의한 치매는 순수(pure) 알츠하이머병으로 인한 치매보다 실제로 더 흔하다[14]. 알츠하이머병에서 해마와 내후각 피질과 같은 뇌 영역에서 아밀로이드 베타 단백질(Aβ) 응집체와 타우 단백질의 축적은 알츠하이머병에서의 변화와 관련된 초기 질환들과 연관되어 있다. 이러한 두 개의 단백질과 각 신호전달경로가 알츠하이머병 병리의 속도제한 단계에 영향을 미치는 것으로 보인다. 아밀로이드 베타 단백질과 타우 응집체는 알츠하이머병 환자의 뇌에서 플라크와 신경섬유매듭(plaques and tangles)이 되어 점차적으로 널리 퍼진다. 수년간의 축적은 신경접합부 기능을 저하시키고 신경세포 위축증을 초래하는데 이것이 인지결함을 촉진시킬 가능성이 있다[12]. 산화적 손상, 과도한 글루타민 활성화, 에너지 상실, 염증, 세포자멸사가 신경세포의 손실과 점진적 인지 기능 장애의 주요한 원인인 것으로 보인다[15~19]. 이러한 병리학적 특징이 발생하는 순서는 여전히 논쟁이 되고 있다. 특정 뇌 영역의 퇴화는 인지를 다루는 신경세포 회로에서 중요한 역할을 하는 신경전달물질의 결핍을 초래한다(예: 기저 전뇌의 퇴화는 기억력과 관련된 아세틸콜린 매개 신경세포 활동의 감소와 관련이 있다).

뚜렷한 유전적, 임상적, 환경적 위험요인들은 알츠하이머병의 발병과 직접적인 관련이 있다. 치매가 노년기에 나타나는 것은 나이와 관련된 뇌의 변화(주로 혈관의 변화)와 알츠하이머병, 그리고 알파-시뉴클레인(α-synuclein) 병리가 결합된 결과라고 보고 있다[5]. 고혈압과 같은 혈관성 위험요인과 당뇨병이 대중의 건강에 있어 관심을 끄는 이유는 이러한 질병이 세계적으로 만연해 있고, 치료가 용이하며, 유사한 위험요소를 가진 다른 질병과 연계성이 있기 때문이다. 이러한 위험요인들의 중요도는 질병과 관련된 유병률 및 강도와 직접적으로 비례하는 것으로 나타났다.

또한 포도당 대사, 미토콘드리아의 기능, 산화스트레스의 이상들이 알츠하이머병의 일관적인 특징이며, 이들이 유전적/비유전적 알츠하이머병 유형 모두에서 임상적 증상이 나타나기 수십 년 전("증상발현 전 알츠하이머" 단계 동안)에 발생할 수 있음을 시사하는 근거가 있다[5]. 하나의 예로서, 아포 단백질 Eε4 대립 유전자(ApoE4)의 존재는 알츠하이머병 후기 발병의 유전적 위험요인으로 이에 대한 많은 연구가 이루어졌다. ApoE4-양성반응을 보인 청년들에서 대뇌 포도당 대사 저하는 증상이 나타나지 않는 사람들에게서 관찰되었는데, 이는 알츠하이머병의 예상 발병시기의 수십 년 전(평균 30.7세)에 측두, 두정, 후두 대상(cingulate)과 전두엽에서 관찰되었다[20]. 또한 미토콘드리아의 기능장애도 알츠하이머병의 발병에 중요한 연결고리가 될 수 있다. 아밀로이드와 타우 단백질이 미토콘드리아 기능장애를 유발하는지는 명확하지 않지만, 미토콘드리아의 기능장애는 포도당 대사저하를 초래할 가능성이 더 크고 알츠하이머 발병 위험이 있는 환자의 뇌에서 초기에 발견되었다는 타당한 과학적 근거가 있다[21]. 미토콘드리아 기능장애는 잠재적으로 아밀로이드와 타우 단백질의 축적을 초래하는 산화 스트레스, 세포 자멸(apoptosis), 단백질 분해 저해 그리고 자가소모(autophagy)와 같은 알츠하이머병에서 뇌 기능을 손상시키는 것으로 생각되는 대부분의 기전(mechanism)을 유도할 수 있다. 칼슘 항상성 변화와 같은 다른 변화들도 임상적 증상에 앞서 일어나며, 비정상적인 포도당 대사, 미토콘드리아 기능장애, 산화 스트레스는 알츠하이머병에 수반되는 플라크, 신경섬유매듭(tangles) 그리고 칼슘 비정상화를 촉진할 수 있다[22]. 미토콘드리아 기능, 포도당 대사 저하, 그리고 이러한 증상과 관련된 특징적인 대사 요건을 표적으로 하는 치료법에 대한 연구가 활발히 진행되고 있다. 이러한 알츠하이머병의 병인에 대한 "미토콘드리아 중심적(mitocentric)" 관점은 아래에 논의된 수많은 중재가 치매 위험을 낮추는 데 있어 실용적인 선택사항이면서도 일반적으로 위험이 낮은 이유에 대하여 몇 가지 주요 이론을 제공한다[23].

식이요법 Diet

식이요법이 인지감소와 치매를 예방할 수 있다는 최초의 제안은 지중해 지역에서 시작되었다. 과일, 통곡물(whole grains), 콩류, 생선 그리고 야채를 통한 높은 식이 섭취는 인지감소와 뇌 관련 질환의 발병을 낮추게 한다. 그 후 "지중해식 식이요법(MeDi라고도 함)"뿐만 아니라 다른 식이 패턴에 대해 다양한 연구가 이루어졌다[24]. 최소 1년간 지중해식 식이요법(MeDi)을 검증하는 인지에 대한 종적 추적조사를 진행해 온 5가지의 고품질 전향적 코호트 연구에 따르면, 지중해식 식이요법을 잘 지킬수록 인지적으로 정상인 사람들의 경도인지장애(MCI), 치매 전구기(prodromal stage) 그리고 알츠하이머병의 발병위험이 감소하는 것으로 나타났다[25].

무작위 실험에서는 건강한 식이요법이 단 4주 만에 심혈관 질환 지표와 인지 수행에 효과를 나타냈다는 결과를 보였다. 고포화 지방/고혈당 식이요법과 비교할 때, 4주간의 저포화 지방/저혈당 식이요법은 뇌척수액(CSF) 생물 표지자(biomarkers)를 바꾸었고 정상 성인과 경도인지장애(MCI) 성인의 지체된 시각기억을 향상시켰다[26]. 높은 항산화력을 가진 식이요법(지방이 많은 생선, 유채씨유, 귀리(oat), 보리와 호밀로 만든 음식, 구아 검(guar gum)이 추가된 빵, 콩 그리고 말린 아몬드)은 "활성(active)" 성분이 결여된 절제된 건강식과 비교했을 때, 심혈관 위험 변수를 유의미하게 향상시켰고 선택적 집중과 청각적 언어학습의 수행검사에서 개선된 결과를 나타냈다[27]. 최근의 한 연구에 의하면, 지중해식 식이요법 이행율이 높은 정상적인 실험대상을 임상적 알츠하이머병 환자와 비교했을 때, 동일한 뇌 영역에서 피질이 더 적게 얇아진 것으로 나타났다[28]. 이러한 자료들은 조직손실을 막는 보호 효과를 시사해 주었으며 지중해식 식이요법이 알츠하이머병의 예방에 중요한 역할을 할 수 있음을 제안하고 있다.

건강한 식이요법은 일반적으로 기본적인 세포 기능에 필요한 미네랄, 비타민 그리고 다른 기본 성분들의 충분한 섭취에 기인한다. 이러한 성분들은 뇌의 염증유발 반응을 방해함으로써 치매와 인지저하 위험을 감소시킬 수 있다[29]. 천연 어유(fish oil), 비타민 그리고 폴리페놀의 높은 공급이 신경퇴행을 예방한다는 사례들이 있다[4, 19].

지중해식 식이요법을 이행하는지를 사정하기 위해 몇 가지 점수들과 결과 척도들이 고안되었다[30]. 최근의 한 전향적 코호트 연구에서는 지중해식 식이요법 점수가 높을수록 인지력이 더 좋아지는 것으로 나타났다. 이와 동일한 코호트 연구에서는 하위 삼분위와 비교할 때, 중앙 삼분위와 상위 삼분위에서 치매와 경도인지장애(MCI)의 위험이 점진적으로 더 낮아지는 것(각각 21%와 47% 위험감소)에 근거하여 지중해식 식이요법의 용량-반응 효과를 제안했다[31, 32]. 또 다른 전향적 코호트 연구는 지중해식 식이요법 이행률이 높을수록 시간이 지남에 따라 인지 결과와 일화기억 검사결과가 더 좋아지는 것을 입증하였지만 알츠하이머병 발병에 대한 보호 효과는 밝히지 못하였다[33].

교육, 지리적 위치, 운동 그리고 덜 보편적인 심혈관 위험요인에 관한 가변적인 정보는 현재 지중해식 식이요법이 인지에 결정적인 영향을 미치는가에 대한 논쟁의 원인이 되고 있다. 이러한 의견차이와 관계없이 건강한 식이요법의 조기 도입은 인지에 도움이 되며 알츠하이머병 발병과 인지감소에 기여하는 다양한 심혈관 위험을 낮추는데 유익하다는 것이 일반적인 견해이다[24]. 다른 식이요법 패턴들과 비교하여 지중해식 식이요법의 효능을 입증하는 무작위 전향 연구가 부족한 것은 사실이지만 지중해식 식이요법은 여전히 전반적인 뇌 건강에 가장 보편적으로 추천되는 잠재적으로 유익한 식이요법의 전형적 예이다.

Gu와 동료들[34]은 식이요법의 평가와 인지감소/알츠하이머병의 위험성에 대한 다른 접근법을 제안했다. 지역사회에서 지중해식 식이요법의 보급률이 낮을 가능성에 대비하여 통계적 분석은 알츠하이머병의 발병 위험이 낮은 것과 관련된 식이 성분을 구분하기 위해 영양소와 식이 패턴을 평가했다. 그 결과, 견과류, 생선, 가금류의 고기, 과일, 십자화과 야채와 엽채류(cruciferous and leafy vegetables)의 많은 섭취는 알츠하이머병 위험을 낮추는 것과 관련이 있고, 붉은 고기(red meat), 고지방 유제품, 그리고 버터 섭취는 음의 상관관계를 나타냈다. 전반적으로 종전의 연구결과들은 과일, 야채, 콩류, 생선, 견과류, 곡류가 많이 포함된 식이요법이 가장 건강한 것이라고 제안하고 있다[1, 2, 4]. 이러한 권고와 관계없이 개개의 식이 성분이 다른 식이 성분에 미치는 영향은 의문으로 남아있다.

식이요법 중재는 특히, APOE4 대립유전자 보균자 상태와 관련하여 여러 방식으로 개인에게 영향을 줄 수 있다[35]. 유전적으로 유사한 서구식 생활방식과 식이요법을 하는 대상들과 비교해 볼 때, 나이지리아의 Yoruba 족에서는 APOE4 상태와 알츠하이머병과의 연관성이 전혀 나타나지 않았다[36]. 노인에서는 APOE4 음성인 사람에서만 CRP 수치가 인지 감소와 관련이 있었다[37]. 지방이 많은 생선을 일주일에 두 번 이상 섭취하는 것은 APOE4 음성인 대상에서만 치매와 알츠하이머병의 위험 감소와 관련이 있었다[38, 39]. 포화지방 섭취는 20년 뒤 치매 위험이 증가하는 것과 관련이 있었지만 APOE4 보균자에만 해당되었다[40].

영양 중재와 식이 보충제 Nutritional Interventions and Dietary Supplements

인지감소와 치매에 대한 영양 중재에 대한 근거는 꾸준히 증가하고 있다. 아래의 내용이 상당히 포괄적이고 치매에 대한 최신정보를 요약한 것이긴 하지만 알츠하이머병 치료제 개발 재단(Alzheimer's Drug Discovery Foundation)에서 시작된 인지활성(Cognitive Vitality)이라고 불리는 최근의 한 운동은 아래의 주제 중 많은 내용에 대한 근거를 지속적으로 업데이트하려는 시도를 하고 있다. 이 운동에 대한 더 많은 정보는 다음 웹 사이트(http://www.alzdiscovrey.org/cognitive-vitality/nutrition-natural-products-and-supplements)에서 얻을 수 있다.

마늘 Garlic

마늘은 항산화 성분과 유기유황이 풍부하다. 마늘 추출물은 콜레스테롤 수치와 혈압을 낮추는 것으로 알려져 왔다. 또한 마늘은 계속되는 신경퇴행성 진행을 막을 수 있는 항산화 성분을 제공할 뿐만 아니라 심혈관 질환 위험요인과 이것이 알츠하이머병 발병에 미치는 영향을 낮춘다는 점에서 두 배의 이점이 있는 것으로 여겨진다. 동물실험에서 마늘이 호모시스테인을 감소시킬 수 있는 것으로 나타났다[41]. 체외(시험관) 연구는 마늘 추출물이 아밀로이드의 퇴적을 촉진하는 Aβ와 카스파제(caspase) 효소를 억제할 수 있다는 것을 입증했다[42].

Budoff와 동료들[43]은 마늘이 인간의 호모시스테인 수치를 감소시킬 수 있음을 증명했지만 이러한 결과가 실험 대상들이 동시에 받고 있었던 스타틴(statin) 요법의 영향을 받지 않았는지는 명확하지 않다.

은행나무 Gingko Biloba

은행나무에 포함되어 있는 플라보노이드와 테르펜은 인간의 몸에서 일어나는 염증과 산화과정에 영향을 미칠 수 있는 다면 발현성 작용(pleiotropic actions)과 연관되어 왔다[44]. 은행나무가 미국에서는 보충제로 팔리지만 몇몇 유럽 국가에서는 뇌혈관 결함과 인지감소의 승인된 치료제로 사용된다[1]. 단기간 보충제로 섭취하는 것이 미미한 인지향상 결과를 보인 연구가 있는 반면, 아무런 효과를 나타내지 않은 연구도 있어 그 결과는 상충되어 왔다[19, 45]. 한 소규모 무작위 통제실험(RCT)은 은행 추출물의 약물 순응도가 조정되었을 때, 임상적 치매 평가척도(CDR)를 조금 향상시키는 것과 관련이 있다는 결과를 보였다[46]. 그러나 치료군에서 나타난 높은 뇌혈관 질환의 발병과 함께 인지 검사에서의 이러한 미미한 향상의 임상적 중요성을 고려하면 그 결과가 틀렸을 수도 있다. 알츠하이머병 치료와 예방에 대한 은행나무의 효과에 대해 불확실성이 큰 가운데 은행나무가 알츠하이머병의 예방에는 아무런 효과가 없다는 결정적인 연구결과가 나왔다[47]. 실제로 지금은 이 보충제가 치매나 인지감소의 예방에 일반적으로 효과가 없다는 여러 연구결과가 있다. 복용량이 적을 때는 일반적으로 안전하지만 대부분의 의사들은 사용을 권하는 것을 주저한다. 그러나 치매치료에서 표준화된 처방을 사용한 9개 실험에 대한 메타분석에 따르면, 인지등급에서는 통계학적으로 유의미한 향상을 보이지 않았고, 일상수행활동에서는 어떠한 유의미한 이점도 보이지 않았다. 연구 설계의 높은 가변성이 이러한 결과의 일반화를 저해한다.

알코올 Alcohol

몇몇 관찰연구는 적당한 양의 알코올 섭취가 치매의 위험성을 낮출 수 있다는 결과를 보여왔다[49, 50]. 레드와인의 플라보노이드도 기여하는 점이 있지만 알코올의 이점은 지질 프로파일의 향상이라는 추측이 있다[15, 51]. 23개의 관찰연구에 대한 최근의 한 메타분석에 따르면, 적은 양의 알코올은 치매와 알츠하이머병으로부터 보호할 수 있지만 인지감소의 속도와 혈관성 치매의 발병에는 영향을 미치지 않았다[49]. 일관적이지 못한 분석결과가 연구결과의 적용가능성에 대한 최종결론을 내리는 것을 방해한다. 또 다른 한 연구에서는 적당한 양의 알코올 섭취가 치매 발병과 인지 감소의 위험성을 줄일 수 있는 Aβ 효과와 관련이 있었다[52]. 이러한 근거를 고려할 때, 장기적으로 치매의 위험성을 낮추는 잠재력이 있으므로 많은 의사들이 적당한 양의 알코올 섭취(여성은 1잔, 남성은 1~2잔)를 지지할 것이다. Neafsey와 Collins는 비록 더 많은 연구가 필요하긴 하지만 이 정도 양의 알코올 섭취는 치매와 인지감소의 위험을 낮출 수 있다는 결론을 내렸다[53]. 대부분의 의사는 하루에 2회(two servings) 이상의 알코올 섭취를 하지 말도록 조언하는데, 이것이 심각한 건강문제를 초래할 수 있기 때문이다. 미국에서 '표준' 알코올 음료는 0.6 액량온스(fluid ounces) 또는 14g의 "순수" 알코올을 포함한다. 일반적인 알코올 제공량은 다음과 같다; 12 온스 맥주=8~9 온스 맥아주=5 온스 와인=3~4 강화와인(예: 쉐리 또는 포트)=1.5 온스 증류주[즉, '한잔 (a shot)'].

카페인 Caffeine

고대부터 카페인은 위대한 자원이었다. 그 인기로 인해 카페인은 전 세계적으로 더욱 더 대중화되고 가장 많이 소비되는, 행동에 영향을 미치는 물질로 자리매김했다. 카페인이 GABAA나 더 높은 수치의 5' 뉴클레오티드 분해효소와 같은 수용체와 상호작용을 할 수 있긴 하지만 아데노신 수용체 A1과 A2A의 길항제(antagonist)이기도 하다[55]. 동물실험에서는 카페인과 같은 A2A 수용체의 길항제가 Aβ 펩타이드의 뇌척수액과 혈청 수치를 감소시켰으며 신경세포 단계에서 미치는 그 악영향을 중화시켰다[56, 57]. 포스포디에스테라아제(phosphodiesterase) 억제가 신경보호를 전달하는 잠재적인 메커니즘으로 생각된다[58]. A2A 수용체의 활성화는 기억처리에 중요한 선조체(striatal)와 해마의 신경접합부에서의 장기적 보호와 관련이 있다. 이러한 수용기의 과도하거나 불충분한 활성은 비정상적인 신경접합부 기능을 초래한다[58~60]. 카페인은 특히 피로나 스트레스와 같은 과도한 내인성 아데노신 자극 상태에서 비정상적인 기억수행을 제고시키는 대신, 이러한 과정을 정상화시키는 역할을 할 수 있다[58, 61].

카페인은 인간의 몸에서 경구 섭취 45~120분 후 혈장에서 최고조에 도달하며, 반감기는 2.5~4.5시간이다[55]. 카페인은 정보가 수동적으로 제시되는 과제에 대한 학습은 용이하게 하지만 계획적인 학습과 관련된 과제에서는 입증된 효과가 없다. 기억 과제에 미치는 카페인의 효과는 거꾸로 된 U자 모양을 가지는데, 그 복잡성이 약에서 중에 해당하는 과제를 하는 동안에는 향상된 결과를 보이지만 고도의 복잡성을 가진 과제에서는 제대로 된 수행을 하지 못한다[13]. 카페인은 피곤한 사람들의 인지수행을 북돋우며, 비록 일상적으로 카페인을 섭취하지 않는 사람들에게는 그 효과가 더 크게 나타나지만 장기적으로 섭취함에 따라 인지기능을 향상시키기도 한다[62, 63]. 카페인의 효과는 나이에 따라 다양하게 나타난다. 노인인구에게 카페인을 투여하는 것이 집중력과 정신운동 수행, 그리고 인지기능을 향상시키는 데 있어 더 효과적인데, 이는 나이가 들어감에 따라 발생하는 쇠퇴를 상쇄시킬 가능성이 있다. 이러한 효과는 카페인이 나이와 관련된 각성(arousal)이 감소하는 것을 저지하기 때문인 것으로 설명될 수 있다[64, 65].

알츠하이머병과 카페인의 관계를 이해하는 것은 더 어렵다. 후향적(retrospective) 집단연구에 따르면, 중년기의 카페인 섭취는 차후에 알츠하이머병의 발병을 예방하는 효과가 있다[66]. 전향적 연구에서 Ritchie 외 다수의 연구가들은 하루에 세 잔 이상의 커피를 섭취하는 여성에게서 카페인의 보호 효과가 나타남을 밝혔으며[67], van Gelder와 동료들은 남성들도 카페인 섭취로부터 얻는 이득이 있다고 밝혔다. 이 전향적 집단연구는 하루에 세 잔 이상의 커피를 마셨던 남성들이 이보다 적은 양의 커피를 마시거나 아예 마시지 않는 남성들보다 인지감소가 늦다는 것을 발견했다[68]. 또 다른 전향적 집단연구 분석에 따르면, 인지수행은 카페인 섭취와 깊은 연관성이 있으나 그 보호 효과에 있어서 성별에 따른 차이는 없다. 그러나 카페인 섭취가 나이, 지능지수, 그리고 사회계층과도 큰 연관성이 있어 교육 교란 효과의 가능성을 배제할 수 없다[69]. 마지막으로, Boxtel과 동료들은 위에서 언급된 어떠한 결과도 재현해내지 못함으로써 장기적인 카페인 섭취와 인지수행은 서로 연관성이 없음을 증명했다[70]. 연구간의 가변성과 임상적 결과를 고려했을 때, 카페인 섭취를 인지감소에 효과적인 방법으로 강하게 권고하기는 어렵다. 그럼에도 불구하고, 카페인이 인지능력을 북돋을 수 있고 보호 효과를 보인 인구가 있다는 것에는 이의가 없을 것이다.

비타민 B B Vitamins

비타민 B는 식이섭취를 통해 확보되는 유기성분이다. 이 성분은 세포대사에서 주된 역할을 하는 것으로 알려져 있으며 인지 보호역할과 관련이 있다. 비타민 B1(티아민)과 B2(리보플라빈)는 통곡물 시리얼, 내장육, 우유, 야채와 같은 다양한 음식에서 발견된다. 비타민 B6(피리독신)와 비타민 B12(코발라민)는 일반적으로 가금류, 해산물, 육류, 계란에서 섭취가능하며 강화곡물에서 주로 발견된다. 엽산의 주요 공급원은 녹색 잎 채소이다[71]. 티아민, 리보플라민, 니아신은 포도당, 아미노산, 지방산 대사에서 주된 생화학적 회로로 기능하며, 비타민 B12, 엽산, 비타민 B6의 효소들은 혈관성 질환과 치매의 위험요인인 호모시스테인의 대사에서 서로 상호작용 한다[72, 73]. 뉴클리오타이드 합성과 신경기능에 대한 기여와 함께 비타민의 항산화성과 항염증성을 조사하는 것은 인지의 맥락에서 봤을 때 중요하다[71]. 비타민 B12, 엽산, 피리독신의 상호작용이 인지감소에 어느 정도 효과가 있음이 입증될 수 있다. 이러한 비타민들은 호모시스테인의 수치를 결정하는 주요 요인인데, 이 호모시스테인의 높은 수치는 뇌혈관구조와 정상적인 인지 기능에 대한 신경독성 및 혈관독성 효과로 인해 위험할 수 있다[74~76]. 호모시스테인과 비타민 B 수치와는 별개로, 엽산이 다양한 정도의 인지감소와 관련이 있음을 밝힌 연구도 있다[76~78]. 비타민 B와 엽산 보충제의 상호작용을 더욱 명확히 하기 위해서는 향후 연구에서 호모시스테인이 통제되어야 한다. 각각의 효과를 분리하는 것을 힘들게 만드는 다양한 공변인(covariate) 때문에 여러 비타민이 결합된 실험을 해석하는 것이 어렵다[71, 79]. 현재까지 가장 강한 근거는 호모시스테인이 증가된 MCI 환자의 복합 비타민 B에 대한 인지기능과 임상적 수치의 감소에 대한 효과 연구이다. 이중맹검(double-blind) 연구에서 매일 엽산 0.8mg, 비타민 B12 0.5mg, 그리고 비타민 B6 20mg을 투여받는 호모시스테인 수치가 높은 경도인지장애(MCI) 환자들(70세 이상)은 간이정신상태 검사(Mini Mental State Examination)와 범주유창성 검사(category fluency test)에서 향상된 인지 검사결과를 보였다. 이 무작위 통제실험(RCT)에 따르면, 이러한 특정 비타민 B 결합이 경도인지장애(MCI)가 있는 환자들의 인지감소와 임상적 쇠퇴를 늦출 뿐만 아니라 해마의 위축현상도 지연시키는 것으로 나타났다. 이러한 비타민이 경도인지장애(MCI)가 알츠하이머병으로 진행되는 것을 늦추거나 막을 수 있는지 또는 경도인지장애(MCI)의 발병을 지연시키거나 예방할 수 있는지를 결정하기 위해서는 더 많은 연구가 있어야 할 것이다[80].

비타민 B1(티아민) Vitamin B1 (Thiamine)

동물실험에 따르면, 티아민이 낮은 식사를 한 쥐가 적당량의 티아민 보충제를 먹은 대조군과 비교했을 때 인지수행 장애를 보였으며[81], 티아민 결핍이 반복해서 일어날 경우, 인지수행이 악화되고 심각한 뇌 손상을 야기할 수 있다[82, 83]. 티아민 결핍은 동물실험에서 혈뇌장벽(BBB) 기능장애 및 세포 내 부종과 관련이 있어 왔는데 이러한 결과는 정상적인 뇌 기능을 저해할 수 있는 병리학적 변화를 보여주었다[71].

Meador와 동료들[84]은 비무작위 통제실험(RCT)을 통해서 하루에 3~8g의 경구 티아민 보충제를 섭취한 노인들이 처음 몇 개월 뒤 ADAS에서 현저한 향상을 보였으며 실험이 종료되고 나서 11~13개월 동안 인지감소 속도가 느려졌음을 발견했다. 그러나 이 실험은 표본 크기가 작고 개방형 설계라는 문제점을 가지고 있다. Mimori와 동료들[85]은 개방형 설계 실험을 통해 경구용 티아민 보충제 섭취 후 혈중 티아민 수치가 높아지는 것이 간이정신상태 검사(MMSE)에서 점수가 향상되는 것과 관련이 있음을 발견했다. 낮은 티아민 수치는 알츠하이머병의 높은 유병률과 일관적인 연관성을 보이지 않았으며, 현재로서는 인지감소 예방을 위해 티아민 보충제를 권고할 만한 충분한 근거가 없다[2, 79, 86].

비타민 B2(리보플라빈) Vitamin B2 (Riboflavin)

Godwin과 동료들은 리보플라빈 식이섭취에 있어서 하위 십분위에 해당하는 사람들이 상위 십분위에 있는 사람들보다 인지수행이 좋지 않다는 연구결과를[87], Lee와 동료들[88]은 리보플라빈 섭취가 증가할수록 여성들의 간이정신상태 검사 점수는 증가했으나 남성들은 그렇지 않았다는 결과를 발견했다. 그럼에도 불구하고, 낮은 리보플라빈 혈청수치는 알츠하이머병의 유무와 관련이 없었다. 인지감소와 치매에 있어서의 리보플라빈 효과를 진단하기 위해 구체적으로 설계된 무작위 통제실험(RCT)은 없다. 결과적으로 리보플라빈 보충제는 알츠하이머병 예방을 위해서 권고되지 않는다[2, 79, 86, 89].

비타민 B6(피리독신) Vitamin B6 (Phyridoxine)

설치류에서 피리독신 보충제 투여는 인지나 학습기능을 향상시키지 못했다. 용량 반응 선형관계 분석에서 낮은 피리독신 수치는 악화된 운동기술과 관련이 있었다[71]. 인간에 대한 고용량 보충제 투여 실험[71]에서 피리독신이 향상된 장기기억과 관련이 있었지만 이러한 실험에 근거한 결론은 타당성 부족으로 불확실하다. Mizrahi 외 다수의 연구가들이 낮은 피리독신 식이섭취와 알츠하이머병의 연관성을 발견했지만 치매를 가진 환자들의 식이노출에 대한 회상 편향(recall bias)으로 인해 이러한 자료를 해석하는 것에 한계가 있다[90]. 현재 호모시스테인 수치가 상승된 경도인지장애(MCI)를 가진 환자의 인지감소를 예방하기 위해 피리독신을 엽산과 비타민 B12와 함께 사용하는 것을 뒷받침해주는 근거가 있다[2, 79, 80, 86, 91].

비타민 B12(코발라민) Vitamin B12 (Cobalamin)

코발라민은 핵 기저부 거대세포 병변(저콜린성 상태와 닮은)이 있는 쥐의 움직임에 어떠한 영향도 미치지 않았으며 기억을 향상시키지 못했다[92]. 관찰연구에 따르면, 비타민 B12 결핍의 더 구체적인 표지인 높은 메틸론산 수치가 특히 APOEε4 보균자 R에서 인지감소의 속도가 빨라지는 것과 관련이 있었다[93]. 코발라민의 투여는 15분간의 12개 단어 목록 학습 검사에서 향상된 결과와 관련이 있었으며 무작위 통제실험(RCT)에서 수행된 다른 인지 측정에서도 B12 결핍이 있는 인지장애 환자에 비해 결과가 향상되는 추세를 보였다[94, 95]. 그러나 비통제 실험에서는 정상적인 환자와 인지장애를 가진 환자에 대한 코발라민 보충제 투여의 효과에 대한 근거가 상충된다. 코발라민 보충제 투여가 인지향상과 관련이 있었던 대부분의 연구에서는 코발라민이 비경구 경로로 투여되었다. 횡단 연구에서 코발라민의 식이섭취는 알츠하이머병 유무와 관련성이 없었다[71]. 실험의 이질성과 인지결과, 그리고 연구 집단에서 연구결과의 불일치성이 나타났다. 현재로서 인지감소를 예방하기 위해 코발라민을 단독으로 공급하는 것을 뒷받침해주는 근거는 없지만 호모시스테인이 상승된 환자의 인지감소를 예방하기 위해서 B12를 엽산 및 피리독신과 함께 사용하는 것에 대한 근거는 있다[2, 79, 80, 86, 91]. 또한 비타민 B12 수치는 치매뿐만 아니라 다른 신경계 질환의 가역 원인에 대한 정밀검사의 일부이므로 이것의 결핍은 임상적 중재의 대상이 되어야 한다.

엽산 Folate

Kurman과 동료들은 아밀로이드 전구 단백질(APP) 돌연변이 쥐 실험을 통해서 Aβ 아밀로이드 퇴적량이 엽산 결핍 쥐와 통제집단에서 다르지 않다는 것을 발견했다. 그러나 엽산 결핍 쥐에서는 해마의 코너스 아모니스(cornus amonis) 3영역의 신경세포가 통제군에 비해서 20% 적다는 것을 발견했는데, 이는 Aβ의 생산이나 퇴적과는 관계없이 이 영역이 엽산 결핍에 민감하다는 것을 제시한다. ApoE 결핍 쥐가 산화적 손상을 입을 가능성이 높다는 판단 하에 한 집단은 엽산이 없는 식이요법을, 다른 집단은 엽산이 보충된 식이요법을 실시했다. 엽산이 보충된 식사를 한 집단은 산화물질인 철을 투여했을 때, 산화 부산물이 현저히 감소하는 결과를 보였다[71, 97]. 이러한 결과는 ApoE 결핍이 잠재적으로 야기할 수 있는 산화성이 엽산 보충제를 공급함으로써 완화될 수 있음을 시사한다. 연구자들은 식이요법으로 인해 유도된 고호모시스테인혈증을 가진 쥐에 대한 실험에서 엽산 보충제 투여가 호모시스테인-유도 내피 기능장애에 미치는 영향을 평가하였다[88]. 엽산 보충제 투여는 내피 일산화질소 합성효소 활동과 포도당 수송 단백질-1 활동을 감소시켰는데, 이는 엽산 보충제 투여가 호모시스테인이 내피단계에서 잠재적으로 야기할 수 있는 산화성을 상쇄시킴을 보여준다.

관찰연구는 엽산 식이섭취와 알츠하이머병 유무와 관련해서 상충된 자료를 나타냈다. Tucker와 그 외 연구자들은 식이섭취와 여러 비타민의 연관성 조사를 통해 높은 식이 엽산이 독립적으로 인지감소를 보호하는 기능을 가진다는 것을 발견했다[78]. 반면에 Morris와 그 외 연구자들에 의해 수행된 실험에서는 노화가 진행중인 집단에서의 빠른 인지감소가 음식이나 보충제를 통한 엽산의 높은 수치와 관련이 있었다[98]. 이러한 상충된 결과에도 불구하고 대부분의 횡단 연구와 사례조절 연구는 낮은 혈청 엽산 수치나 높은 엽산 결핍 유병률이 알츠하이머병 환자들에게서 발견된다고 제안한다[71].

인간을 대상으로 한 무작위 통제연구(RCT)에서는 치매에 걸린 참가자는 인지장애가 있는 참가자, 그리고 정상인 참가자 모두에게서 엽산 보충제 투여가 인지적 이점을 보였지만, 임상적인 이점은 보고된 바가 없었다[71]. Fioravanti와 동료들에 따르면, 엽산 보충제 투여는 인지장애와 낮은 엽산 수치를 가진 노인 환자들에 있어서 인지점수를 높였다. 흥미로운 점은 최초의 인지상태는 최초의 엽산 수치와 상관관계가 없었다는 것이다[99]. Bryan과 동료들은 인지장애가 없는 모든 연령대의 여성들을 연구했는데 엽산 보충제 투여가 나이가 많은 여성들의 인지를 향상시켰다고 보고했다. 안타깝게도 이러한 여성들의 식이섭취가 통제되지 않은 요인으로서 상호 영향을 미쳤을 가능성이 있는데, 이는 엽산과 그 외 다른 비타민의 식이섭취가 처리,

회상, 인식, 언어 구사능력과 관련이 있었기 때문이다[100]. 작은 표본을 대상으로 한 실험에서 Sommer와 동료들은 아주 높은 양(하루 20mg)의 엽산 보충제의 투여가 인지기능의 악화와 관련이 있을 수 있음을 보였다[101]. 최근의 체계적 문헌고찰과 메타분석은 인지감소 예방을 위해서 엽산을 비타민 B와 함께 또는 단독으로 단기간 사용할 것을 뒷받침해 주지는 않지만 호모시스테인 수치가 상승된 환자의 인지감소 예방을 위해 B12, 엽산, 그리고 피리독신을 사용하는 것은 권고될 수 있다[2, 79, 80, 86, 91, 102]. 건강하지만 인지장애가 있는 환자에게 엽산 보충제를 장기간 투여하는 것은 아직 체계적으로 연구될 필요가 있다.

비타민 C와 E Vitamin C and E

인지감소 예방을 위해 제안된 비타민 C의 작용 메커니즘은 항산화제의 보호요인이다. 높은 수치의 아스코르브산(비타민 C)과 인지수행 향상의 관련성이 집단연구에서 관찰되어 왔다[103]. 비타민 E는 기름진 음식에서 섭취 가능한 강력한 항산화제로 여겨진다. 비타민 E 섭취에 있어서 상위 십분위에 해당(음식 설문을 통해 확보된 자료)하는 65세 이상 성인들은 이보다 낮은 십분위에 해당되는 사람들보다 더 나은 인지수행을 보였다[104]. Wengreen과 그 외 연구자들은 65세 노인들의 비타민 C와 E 식이섭취를 평균 7년간 추적하여 연구한 결과, 비타민 E와 C의 섭취가 높을수록 간이정신상태 검사 점수가 높고, 이러한 비타민과 카로틴의 섭취가 낮을수록 간이정신상태 검사의 점수가 감소할 확률이 높다는 것을 발견했다[105]. 그러나 비타민 E와 C 보충제를 함께 투여하는 것에 대한 실험들은 유의미한 향상을 일관적으로 입증하지 못했으며, 지금으로서는 비타민 C 처방을 뒷받침할 만한 증거가 없고, 2000 I.U.의 비타민 E 섭취가 가벼운 알츠하이머병부터 중간 정도의 알츠하이머병에서의 기능쇠퇴를 늦춘다는 결과를 제시하는 최근 연구로 인해 비타민 E에 관한 근거가 상충되고 있다[91, 106, 107].

크롬 Chromium

인슐린 저항성과 2차적 고인슐린혈증은 대사증후군과 관련이 있다. 혈뇌장벽(BBB)을 가로지르는 인슐린 운반을 위한 수용체가 혈장성 인슐린으로 포화상태가 되면서 뇌에서 저인슐린혈증 상태를 만든다. 저인슐린혈증은 Aβ 응집 가능성이 높아지는 것과 관련이 있다. 주변적 과인슐린혈증 또한 알츠하이머병 환자와 비알츠하이머병 환자의 인지수행을 악화시키는 것과 관계가 있다[108]. 뇌 속의 비정상적인 전이금속 분포는 잠재적으로 알츠하이머병을 포함한 신경퇴행성 질환의 진단적 표지가 될 수 있다[109]. 인슐린 수용체 신호에 사용되는 필수 미량 미네랄인 크롬은 인슐린작용을 증폭시키는 것으로 보인다[110]. 당뇨병 환자가 200~1,000mcg의 크롬을 복용했을 때 인슐린 저항이 개선되는 것으로 나타났다[111, 112]. Krikorian과 동료들[110]은 26명의 환자들이 크롬 보충제 투여와 플라시보를 받도록 무작위로 배정한 뒤, 다양한 인지 테스트에 대한 검사를 실시하면서 이들을 12주간 추적했다. 그 결과, 공복 인슐린이나 공복 포도당에 대해서는 어떠한 효과도 보이지 않았지만, 활성 치료집단에서 침습오차(intrusion error)가 발생하는 가능성이 줄어든 것으로 나타났다. 기능적 자기공명영상(fMRI) 자료는 활성집단에 속하는 개인들에게서 시상과 전두피질을 포함한 다양한 뇌 영역에서 활성이 증가했음을 보였다; 그러나 활성화된 영역들이 향상된 인지수행에 상응하지는 않았다. 이러한 연구결과는 크롬이 대사에 미치는 영향과는 별개의 기능을 가지고 있을 수 있으며 그에 대한 연구가 좀 더 이루어져야 함을 시사한다. 크롬 보충제 투여결과는 유망한 가능성을 보이지만 알츠하이머병이나 인지감소와의 연관성을 명백하게 결정할 수 있을 만큼 충분하지는 않다[79]. 현재의 근거를 강화시키기 위해서는 더 큰 표본을 사용한 개선된 설계의 연구가 수행되어야 한다.

폴리페놀 화합물(플라보노이드) Polyphenolic Compounds (Flavonoids)

폴리페놀은 우리가 일상적으로 섭취하는 음식에 가장 흔하게 존재하는 성분이며 식물에서 발견되는 피토케미컬(phytochemicals)의 주요한 일부를 구성한다. 폴리페놀은 항산화력과 알츠하이머병 같은 신경퇴행성 질병에서 보이는 병리학적 과정을 약화시키는 능력 때문에 특별한 주목을 받아왔다[113]. Aβ 매개 신경퇴행성이 알츠하이머병 인과관계의 근원이 되는 가장 잘 연구된 가설 중 하나이다. 와인과 관련된 미리세틴(MYR), 커큐민(curcumin), 노르디히드로구아이아레트산(NDGA), 로즈마린산(RA)과 같은 여러 페놀성 화합물은 체내외에서 강한 항-Aβ 응집성을 가지는 것으로 나타났다[51]. 폴리페놀의 하위등급인 플라노이드에는 중요한 항산화성, 항바이러스성, 항발암성을 가진 것으로 생각되는 여러 종류의 피토케미컬이 포함된다[71]. 이 성분은 야채에 아주 흔하며, 식물에 있어서 꽃가루 매개자는 끌어들이고 곤충의 공격은 물리치는 색(colour)을 제공한다[15]. 이러한 성분들은 베리류, 양파, 다크초콜릿, 브로콜리, 사과, 차(茶), 레드와인, 적포도 주스, 대두, 토마토에서 발견되며 그 농도가 높다[114]. 아래에서는 현재까지 연구된 페놀과에 속하는 구성성분 중 더 두드러지는 것들에 대해 논하겠다.

베리류 Berries

베리류는 항산화 성분이 풍부한 것으로 여겨지며, 이것의 섭취가 노화와 관련된 산화과정과 염증과정에 대한 신경보호효과를 제공한다는 가설이 있다. 딸기, 블루베리, 블랙베리, 크렌베리, 라즈베리는 높은 함량의 항염증성 안토시아닌 그리고/또는 프로안토시아니딘(플라노이드 혼합물)으로 인해 높은 항산화력을 가진 과일이다[71, 115, 116].

안토시아닌은 혈뇌장벽(Blood Brain Barrier, BBB)을 지나갈 수 있으며, 5'-탈요소효소 활성화를 막고, 쥐의 뇌 속으로 T3의 운반을 자극한다[117]. 조직 병리학과 인지 검사결과는 블루베리를 먹인 쥐가 대조군에 비해 보호 효과가 있음을 제시한다. 블루베리 추출물은 쥐의 치아 뇌회(dentate gyrus)에서 전구세포가 증가한 것(증가된 신경조직발생)과 관련이 있었으며, 이러한 쥐들은 인지 테스트에서도 더 나은 수행을 보였다[118]. 동물실험에서 딸기 추출물 보충제 투입은 신경보호를 시사하는 뇌의 생화학 표지의 향상과 관련이 있었다. 그러나 인지수행과의 관련성은 보고되지 않았다[71]. 체내 실험은 다양한 베리 추출물이 Aβ-유도 산화손상의 유해한 효과로부터 보호할 수 있음을 제시한다[119]. 매주 최소 2인분의 블루베리 그리고/또는 딸기를 섭취하는 것은 인지감소의 속도 저하와 관련이 있다[5]. 그렇지만 인지감소의 예방을 위해서 베리 추출물을 권하기에는 무작위의 전향적 인간 연구가 부족하다. 그럼에도 불구하고 식이요법에 베리류를 포함하는 것은 이론적인 이점이 있으며 균형 잡힌 식사의 일부로서 권고된다.

커큐민 Curcumin

Hamaguchi와 동료들은 로즈마린산(RA), 커큐민(CUR), 미리세틴(MYR)이 Aβ 단량체가 Aβ 저중합체로, 그리고 저중합체에서 Aβ 퇴적물로 응집하는 것을 저해한다는 것을 밝혔다[51]. 커큐민은 강력한 항산화제이며 효과적인 항염증성 혼합물이다. 커큐민은 Aβ 저중합체와 원섬유의 형성을 막을 수 있고 플라크를 결속시켜서 플라크 부담을 줄일 수 있다[120]. 치매에 관한 또 다른 동물실험에서는 커큐민(14일간 매일 kg당 20mg을 경구투약)이 스트렙토조토신 STZ-유도 기억결함을 성공적으로 약화시켰다. STZ-처리 동물에서 높은 수치의 뇌 AChE(Acetyl-Cholin-Esterase) 활성화와 산화 스트레스가 관찰되었는데, 이것은 커큐민에 의해 현저하게 약화되었다[121]. 다른 동물연구들에서는 커큐민이 금속 침착제(chelator)로 작용할 수 있으며, 항세포고사(anti-apoptotic)나 면역조절제 특성을 가지고 있거나 신경조직발생(neurogenesis)을 촉진할 수 있는 가능성을 제기하고 있다[12].

커큐민의 빈약한 생체 이용률(bioavailability)은 인간연구가 직면한 주된 도전 중 하나이다[122]. 한 예비연구(pilot study)에서는 소규모 무작위 통제실험을 통해 인간에서 커큐민 보충제 투입의 약동학(pharmacokinetic)과 그 효과를 평가했다[123]. 그 예비적 결과는 간이정신상태 검사(MMSE)를 부작용 없이 바꿀 수 있음을 보여 주었지만, 짧은 후속조치 기간과 플라시보 집단에서의 인지감소 부족이 이러한 자료의 해석을 제한한다. 커큐민 투여와 관련된 위험성은 불확실하며 안전성과 효능에 대한 더 많은 연구가 요구된다. Baum 외 다수의 연구자들에 의한 실험[123]에서는 플라시보를 받은 환자들과 활성적 치료를 받은 환자들 사이에서 소화계, 신경계, 호흡기계의 증상이 동일한 비율로 보고되었다. 알츠하이머병 예방에 있어서는 임상실험에 의한 근거가 없긴 하지만 알츠하이머병 치료 영역에서의 연구는 수행되어 왔다[123, 124]. Ringman과 동료들이 수행한 최근의 연구는 비록 24주에 걸쳐서 어떠한 임상적 효과나 생화학적 효과가 없었지만 커큐민이 가벼운 알츠하이머병을 앓고 있는 환자부터 중간 정도의 알츠하이머병을 앓고 있는 환자에게서 일반적으로 좋은 내성을 가진다는 것을 발견했다. 이 연구는 커큐민이 왜 효과가 없었는지를 이해하는데 도움을 주었는데, 이는 커큐민을 흡수하지 못하는 신체와 관련이 있을 가능성이 가장 크며 생체 이용률의 한계가 효과성 결핍의 원인이 되었을 가능성이 있다[53]. 커큐민 보충제 투약의 위험성 대 이점 비율은 환자와 환자의 돌봄제공자 함께 상세히 논의되어야 한다.

레스베라트롤 Resveratrol

레스베라트롤은 보통 와인(포도)에서 발견된다고 알려져 있지만, 이 성분은 블루베리, 땅콩, 코코아 가루와 같은 다양한 음식에서도 발견된다. 그러나 적포도(껍질)에 포함된 농도가 가장 높으며 레드와인에 포함된 농도도 그만큼 높다. 레스베라트롤에 있어서 문제점은 이러한 공급원천에 실제로 포함된 그 양이 아주 적다는 것이다. 레스베라트롤 보충제 한 캡슐에 포함된 양과 동일한 양을 얻기 위해서는 수백 잔의 레드와인을 마셔야 할 것이다. 이러한 보충제에 포함된 실제 레스베라트롤은 적포도 껍질에서 가져온 것도 일부 있지만 대부분은 호장근(Japanese knotweed)에서 얻는다. 동물실험에서 레스베라트롤이 나이와 관련된 인지감소를 늦출 수 있는 것으로 나타났지만, 예방을 위한 자료나 알츠하이머병을 가진 인간에 관한 자료는 제한적이다. 기억상실이 없으며 하루에 200mg의 레스베라트롤을 섭취한 23명의 사람에 대한 최근 연구에 따르면, 이 보충제의 투약이 포도당 대사와 같은 수 많은 대사 표지자와 기억기능을 향상시켰으며 체지방을 감소시켰다[125]. 또한 연구자들은 뇌 영상연구를 사용하여 뇌 기억센터의 기능이 향상되었음을 발견했다. 레스베라트롤과 알츠하이머병의 관계를 명확하게 하기 위해서는 더 많은 연구가 필요하긴 하지만, 그때까지 최적의 뇌 건강과 신체건강을 위해 레스베라트롤 섭취를 시도하고자 하는 사람들이 있을 것이다.

DHA Docosahexaenoic Acid

DHA는 6개의 이중결합이 있는 22개 탄소원자를 가진 긴 사슬모양의 오메가-3 다불포화지방산이다. 이것은 해조류, 지방이 많은 생선, 그리고 피쉬오일에 풍부하다[12]. 다양한 차이가 존재하긴 했지만 많은 연구들에 따르면, 이러한 지방산이 혈중에 많은 사람들이 알츠하이머병을 앓을 가능성이 낮은 것으로 나타났다[126]. 인지감소 맥락에서 DHA 작용 메커니즘의 핵심은 적절한 신경 접합부 기능을 위해 중요한 성분인 debrin의 보전이라고 제안된다. DHA가 인지감소 진행에 영향을 미칠 수 있는 다른 다면발현성 메커니즘으로는 항염증성의 활성, 신경보호, 신경조직발생, 항산화제, 대사 개선제, 그리고 약한 아밀로이드 응집 억제제가 있다[12].

동물실험에서 DHA를 몸에서 빼내는 것은 인지장애와 관련이 있었지만 DHA를 다시 주입하는 것은 알츠하이머병에서 보여지는 것과 유사한 병리학적 변화를 막았다[127, 128]. 가벼운 인지장애 환자와 알츠하이머병 환자를 대상으로 한 DHA에 관한 소규모 실험에서는 인지감소의 속도가 느려진 것으로 나타났다[129, 130]. 485명의 참가자(55세 이상)를 대상으로 한 "DHA로 인한 기억력 향상 연구(MIDAS)"라고 불리는 최근의 한 무작위, 이중맹검, 플라시보 통제 연구는 노화로 인한 인지감소가 있는 건강한 노인들에게 하루 900mg의 해조류-기반 DHA 섭취가 미치는 효과를 평가하는 것을 목표로 했다[129, 130]. 이 연구에 따르면, 6개월 동안 DHA를 섭취했을 때 가벼운 기억장애가 있는 건강한 노인의 기억과 학습 능력이 향상되었다.

DHA 보충제 투여에 관한 무작위 통제연구와 관찰연구에 대한 최근의 체계적인 문헌고찰에 따르면, 모든 연구에서 DHA와 인지감소 진행의 지연이 어느 정도 관련성이 있는 것으로 나타났지만[2] 인지감소에 미치는 DHA의 보호 효과를 제시할 만한 명확한 근거를 찾는 데에는 실패했다[79, 86, 91]. 전체적으로 봤을 때, DHA 보충제 투여가 알츠하이머병 환자에게 전반적으로 도움이 되지는 않지만 잠재적인 인지감소 지연 가능성을 명확하게 밝히기 위한 연구는 필요하다[131, 132]. 더불어 DHA의 초기 보충제 투여와 장기적인 효과도 좀 더 연구될 필요가 있다.

심혈관 위험 프로파일 Cardiovascular Risk Pofile

나이가 치매발병에 있어서 가장 중요한 단일 위험요인이긴 하지만, 심혈관 위험요인도 인지감소 및 치매와 매우 강한 연관성이 있으며 조절 가능하다는 이점을 가진다. 고혈압, 당뇨병, 이상지질혈증, 흡연과 같이 일반적으로 알려진 위험요인들이 혈관성 질환의 위험을 야기하는 것으로 여겨진다. 혈관성 질환은 뇌 저관류(cerebral hypoperfusion), 산화 스트레스, 신경 퇴행 그리고 인지감소와 관련이 있다[133]. 혈관성 질환의 임상적 발현은 가벼운 인지증상이나 알츠하이머병 진행, 알츠하이머병/혈관성 병리 혼합, 또는 혈관성 질환만의 이유로 완전히 진행된 치매로 나타날 수 있다[134]. 순수한 알츠하이머병의 사례는 모든 사례 중 20%가 넘지 않으며 혈관성 질환의 다양한 요소를 가진 알츠하이머병의 경우가 단독으로 알츠하이머병이 오는 경우보다 훨씬 더 흔하다는 견해가 일반적이다[135~137]. 혈관성 위험요인과 함께 발생하는 경우, 임상적 치매를 일으키는데 필요한 알츠하이머병의 병리학적 양은 더 적은 것으로 보인다[134]. 혈관성 질병의 누적은 인지감소의 심각한 정도에서 생물학적 경사도를 가지는데 이것은 나이, 성별, 인종과 같은 공변량에 의해 완화된다[138~140]. 전체가 아닌 일부 위험요인만 통제하는 것의 효과를 평가하기 위해 무작위 통제연구를 수행하는 것은 비윤리적일 것이기 때문에 이것을 확인하기는 어렵다.

심혈관 위험요인 치료에 의한 이차적 예방에 관해서는 불확실성이 존재한다. 경도인지장애(MCI)에 대한 이질적인 정의들과 전환연구의 다양한 방법론으로 인해 경도인지장애에서 치매로의 진행에 이러한 위험요인이 미치는 영향을 이해하는 것이 복잡해진다. 경도 인지장애에 대한 안정적이고 재현가능한 정의가 있지만 심혈관 위험요인 존재와의 강한 연관성을 발견하지 못했다[141]. 지금까지 어떠한 전략도 경도인지장애가 치매로 진행되는 것을 중지시키는데 성공하지 못했다[135]. 앞서 언급했듯이 건강한 생활을 위한 일반적인 권고가 경도인지장애 환자에게도 적용되어야 한다.

고혈압과 고콜레스테롤 혈증 Hypertension and Hypercholesterolemia

일생 동안 심혈관 위험요인에 노출되는 것은 치매 가능성과 연관이 높아 보이며 이는 그러한 노출이 차후 위험성에 더 근본적인 요인이 될 수 있는 기간임을 암시한다. 위험요인에 대한 노출과 발병시점의 상호작용은 각 위험요인에 따라 다르다. 예를 들어, 중년기의 높은 심장 수축압은 노년기의 높은 치매 위험성과 관련이 있으며 노년기의 낮은 심장 수축압 또한 치매와 관련이 있음을 보여주는 근거가 있다[142]. 콜레스테롤 수치에도 동일한 효과가 보고되었다[143]. 그럼에도 불구하고 혈뇌장벽의 혈관 상태가 나빠지는 것은 고혈압의 특징이며 이는 혈액 속 단백질이 뇌 조직으로 유출되는 결과를 초래한다. 이러한 경우 세포손상이나 사멸 또는 신경 접합부 기능의 감소에 이를 수 있으며 알츠하이머병 병리에서 볼 수 있는 베타 아밀로이드(Aβ) 축적의 직접적인 원인이 된다[144].

심혈관 질환 일차 예방연구에는 위험요인 통제가 치매 발병에 미치는 효과에 대한 상충되는 근거가 존재한다. 칼슘통로차단제와 ACE 억제제를 사용한 고혈압 치료는 모든 심혈관 질환을 감소시키고 알츠하이머병 발병 위험을 반감시켰으나[145] 이뇨제와 베타차단제, 또는 안지오텐신(angiotensin) 수용기 차단제를 사용한 다른 실험에서는 그러한 결과를 나타내지 못했다[146, 147]. 알츠하이머병 환자 및/또는 뇌혈관성 치매환자를 대상으로 니모디핀(nimodipin)을 검사한 14개 임상실험의 Cochrane 문헌고찰에 따르면, 알츠하이머병, 뇌혈관 질환, 또는 혼합형 알츠하이머 및 뇌혈관 질환으로 인한 치매 특징이 있는 환자의 치료에서 12주째에 전반적인 임상지수와 인지기능에 대해 통계학적으로 유의미한 이점을 나타냈다[148]. 다른 메타 분석에서는 알츠하이머병 이후 발병 위험성이 있는 고혈압 치료에 중대한 효과를 발견하지 못했다[79, 149, 150]. 2018년에 완료되는 SPRINT(Systolic Blood Pressure Intervation Trial) 연구는 항고혈압 치료가 인지감소를 막을 수 있는지를 결정하는데 도움이 될 수 있을 것이다(NCT01206062).

콜레스테롤을 낮추는 약물(스타틴)의 효과를 조사한 실험과 메타분석에서는 스타틴(statin)이 추후 알츠하이머병의 발병 위험에 미치는 보호 효과를 입증하지 못했다[79, 151~153]. 스타틴의 효과는 기준 콜레스테롤, 알츠하이머 단계, ApoE4 보균자 상태에 따라 다를 수 있다[154]. 그 동안의 연구들은 동력이 부족했거나 혹은 그 기간이 너무 짧거나 너무 늦은 생애시점에서 시작했던지, 아니면 인지장애가 있는 환자들의 선택적인 중도 포기로 인해 영향을 받았을 수 있다. 또한 주목해야 할 점은 스타틴에 대한 개별 반응에 영향을 미치는 다형성(polymorphisms)(KIF5 유전자, HMGCR 아형)이 이젠 고려되어야 한다는 것이다. 심혈관 질환으로 인한 사망률을 줄이기 위해서는 인지장애 유무에 관계없이 모든 인구에서 심혈관 위험요인을 적극적으로 치료해야 한다.

당뇨병과 인슐린 저항 Diabetes and Insulin Resistance

몇몇 연구자들은 인슐린 저항이 인지감소의 위험 요인이라고 주장하고 있다[135]. 인슐린은 대사를 돕기 위해 포도당과 함께 주어질 때 인지를 촉진시키고, 알츠하이머병 환자의 경우에는 감소된 포도당의 활용과 운반으로 인한 문제를 극복하는데 중요한 역할을 할 수 있다[155]. 인슐린 신호 결함은 증가된 Aβ 퇴적과 타우 단백질 저인산화와 관련이 있다. 인슐린 분해 효소(IDE)는 인슐린과 Aβ 분해에 관여하는 프로테아제(protease)이다. 고인슐린혈증 환자에게 인슐린을 투여하면 IDE가 포화되고 그 결과 베타 아밀로이드 혈청 수치가 증가한다[156]. 당뇨병 환자는 비당뇨병 통제집단에 비해 해마와 전두엽 용량이 더 적다[157]. 뇌졸중과 당뇨병이 있는 환자가 그렇지 않은 환자들에 비해서 치매의 진행이 더 두드러졌다[158]. 진단성/비진단성 당뇨병은 인구-기반 표본에서 더 낮은 간이정신상태 검사(MMSE)점수와 관련이 있었다[159]. 당뇨병이 알츠하이머병 존재와 강한 연관성이 있긴 하지만[160~162] 그 치료법과 치매발병에 미치는 영향에 대해서 알려진 바는 적다[159, 163]. 당뇨병이 여러 가지 유해한 결과를 초래하므로 당뇨병 치료는 모든 환자들에 있어서 우선순위가 되어야 한다.

흡연 Smoking

최초의 관찰연구는 흡연이 APOEε4 보균자의 알츠하이머병 발병에 미치는 위험성이 낮다고 제시했다[164, 165]. 과거 흡연자들의 치매발병 위험은 연간 피운 담뱃갑의 수가 증가할수록 감소했다. 이것은 니코틴에 대한 높은 노출과 낮은 치매 발병률 간의 용량–효과(dose–effect) 관계를 나타냈다[164, 165]. APOEε4 상태와 흡연노출의 상호작용에 대해서는 논란이 있어 왔으며 여전히 불분명한 상태로 남아 있다. 그럼에도 불구하고 흡연이 치매 발병 위험을 높이며, 용량–효과 경사도는 흡연을 많이 할수록 그 가능성이 높다는 것이 일반적인 견해이다[167]. 또한 흡연은 신경세포 손실에서 기인하는 축소증과 퇴행적 변화를 가속화할 수 있다[168, 169]. 최근 전향적 연구에 대한 메타분석에서 Anstey와 그 외 연구자들에 따르면, 현재 흡연자들은 기준선에서 이전 흡연자들에 비해 알츠하이머병 발병 위험이 높다는 것을 발견했다. 또한 인지능력은 현재 흡연자들에서는 상당한 감소를 보였지만 혈관성 치매나 다른 형태의 치매 위험에 있어서는 두 집단이 차이를 보이지 않았다. 이 연구자들은 노인 흡연자들은 치매 위험과 인지감소 위험이 높다는 결론을 내렸다[170]. 최근의 한 체계적 문헌고찰에 따르면, 담배가 위험요인으로 분류되기는 하지만 담배의 사용과 치매의 관련성을 명확하게 뒷받침하는 근거가 미흡했다[79]. 그러나 모든 흡연자들에게 담배를 피우지 않도록 권장해야 함은 의심의 여지가 없다. 특히 인지감소와 치매를 가진 환자의 경우에는 이것이 훨씬 더 강조되어야 한다.

신체운동 Physical Exercise

중재연구는 신체적으로 활동적인 사람들은 그들의 인지를 향상시킬 수 있고 중재 후 이르면 4달 뒤부터 인지감소도 늦출 수 있다는 것을 보여주었다[171, 172]. 신체적 운동은 뇌 전체(예: 전두엽과 해마)의 아밀로이드를 감소시킬 뿐만 아니라 심혈관 질환의 향상을 통해 인지에 보호효과를 발휘하는 것으로 보인다[4, 173]. 또한 운동은 복구과정에 사용되는 뇌 신경영양 인자의 생산을 자극한다[4, 173]. 관찰연구에 따르면, 주기적으로 운동을 하는 사람들은 그렇지 않은 사람들에 비해 낮은 치매 유병률을 보이는 것으로 나타났다[174, 175]. 운동을 장려하는 것은 환자의 건강한 생활방식을 촉진하기 위한 전인적 전략의 한 부분이 되어야 하며, 금지되거나 실행 가능하지 않는 한 인지감소 환자나 알츠하이머병 환자에게 권장되어야 한다. 신체활동 유형과 일상적인 주기는 환자의 요구와 능력에 맞추는 것을 권장한다.

요약하면, 인지감소나 치매 예방에 대한 근거가 없다고 심혈관 위험요인을 치료하지 않도록 충고하는 것은 비윤리적일 것이다. 뇌혈관 질환의 발병은 통제되지 않은 위험요인으로 잘 알려진 결과이며, 뇌졸중 발생은 인지문제나 치매와 강한 연관성이 있다[176~179]. 심혈관계 프로파일 문제를 다루는 것은 인지기능장애, 치매 혹은 이 중 하나의 발병 위험이 있는 환자에서 우선순위라 해도 과언이 아니다.

인지 참여 Cognitive Engagement

교육수준이 높은 증상발현전의(preclinical) 알츠하이머병환자는 알츠하이머병의 영향을 받은 영역에서 FDG-PET에 의한 낮은 수준의 기능적 연관성을 보이는데, 이는 증상발현전의 알츠하이머병에서 인지수행을 유지하기 위한 교육의 보충적 역할이 실제로 존재함을 시사한다[180]. '인지예비력(cognitive reserve)'이라는 용어는 더 많은 수의 신경세포나 진보된 신경심리학적 역량(지능)이 임상적으로 뚜렷한 인지감소나 치매발병으로부터 개인을 보호할 수 있다는 일반적인 개념을 설명하기 위해 문헌상에서 쓰여져 왔다[181]. 좀 더 포괄적인 인지예비력의 정의에는 신경계산적(neuro computational) 유연성이 포함되는데 이것의 최종 목적은 적응이다. 이는 높은 뇌예비력을 가진 개인들은 어려운 문제를 해결하기 위해 더 많은 전략 레퍼토리(repertoire)를 가지고 있을 뿐만 아니라 동일한 활동을 수행하기 위해 무성한 신경세포 네트워크를 가지고 있음을 말해준다. 따라서 특정 네트워크가 잘 기능하지 못하는 경우, 동일 전략을 수행하기 위해서는 다른 네트워크가 사용될 수 있는데 그것이 불가능하다면, 동일 과제를 수행하기 위해 다른 전략들이 사용될 수 있다[182]. 환경적 강화는 신경 영양과 신경 성장요인, 시냅스 생성 증가, 시냅스 가소성과 관련되어 왔다[181].

인지훈련 Cognitive Training

정신활동과 치매발병의 연관성을 평가한 코호트 연구에 따르면, 몇몇 연구에서 아주 복잡한 정신활동에 참여하는 것이 관찰된 용량-의존 효과가 있는 치매발병에 대한 보호요인으로 나타났다[183, 184]. 관찰연구에 대한 체계적 문헌고찰에서는 22개의 인구 기반 코호트에 대한 평가를 통해 교육 성과, 인지적 생활방식 활동, 그리고 직업의 복잡성이 치매의 추후 발병에 대한 보호를 제공한다는 것을 발견했다[185]. 노인을 대상으로 하는 실험에서 인지훈련을 받은 사람들은 일상의 문제대응과 기억수행에서 긍정적인 영향을 받은 것으로 나타났다[186]. 2002년에 발행된 ACTIVE 실험은 이 분야의 주요 연구로, 2,832명의 환자를 다음과 같은 4개의 집단과 세 가지 중재군으로 무작위 배정하였다; 기억(언어적 일화기억; n=711), 추론(일련의 패턴을 따르는 문제를 푸는 능력; n=705), 처리속도(시각적 검색과 구분; n=712), 비접촉 통제집단(n=704). 이 실험결과에 따르면, 처리속도의 87%, 추론의 74%, 기억-훈련 참가자의 26%에서 유의한 개선을 나타냈으며, 중재기간이 끝난 직후 신뢰할만한 인지향상이 입증되었다. 촉진훈련(booster training)은 처리속도와 추론 중재에서의 훈련성과를 현저하게 제고시켰는데(속도 촉진 92%, 촉진 무사용 68%, 추론 촉진 72%, 촉진 무사용 49%), 이러한 결과는 후속조치(follow up) 2년 차에도 유지되었다. 후속조치 2년 차에 일상 기능에 대한 훈련 효과는 발견되지 않았다[187]. 동일 대상에 대한 5년간의 후속조치는 훈련받은 능력에 특화된 인지능력이 향상되었음을 발견했으며, 이러한 결과는 대조군과 비교할 때 중재가 중단된 후에도 지속되었다[188].

청각 언어처리 향상에 초점을 둔 컴퓨터 기반 인지훈련 무작위 통제실험은 대조군에 비해 실험군에서 대상인지와 비훈련 인지기능의 향상과 관련이 있었다[189]. 경도인지장애(MCI)가 있는 사람들에게는 단일모드의 기억훈련만으로 충분하지 않을 수 있다[190, 191]. 한 소규모 연구에 따르면, 경도인지장애를 가진 환자에게는 다중모드의 개입이 더 효과적일 수 있다[192]. 치매환자에게 다중영역 인지훈련 접근법을 사용했을 때의 결과는 고무적이다[192]. 그러나 인지훈련의 효과가 지속가능한지에 대한 여부를 연구하기 위해서는 더 긴 시간의 후속조치가 요구된다. 선행 결과에 의하면, 치매발병 위험이 있는 개인들에게는 정식적인 다중모드 치료적 접근의 일부로서 인지훈련에 참여하도록 하는 것이 바람직해 보인다.

사회참여 Social Engagement

사회적 관계망이 감소된 사람들은 폭넓은 사회적 상호작용을 하는 사람들보다 인지감소 위험이 더 크다는 관련 증거가 많다. 타인과 상호작용하도록 노출시키고 관계를 형성시키는 활동들은 인지감소에 보호 효과가 있는 것으로 보인다[4]. 그러나 이것이 예측 연관이라는 개념에 문제를 제기한 비평가들에 따르면, 인지증상이 나타나기 전에 사회 관계망으로부터 벗어날 수 있고 이것이 비인지 신경퇴행성 조기 증상의 징조일 수 있다고 하였다[193]. 치매 위험에 영향을 미치는 사회참여의 효과를 분리시키는 것이 어려운 또 다른 이유는 운동과 인지예비력과 같이 양쪽 모두 관련 있는 공변인이 많다는 것이었다. 건강한 노화를 장려하기 위하여 사회참여를 권장하는 것은 합당해 보인다.

우울증 관리 Management of Depression

인지호소(cognitive complaints)가 있는 모든 연령대의 성인이 진단받아야 하는 인지장애의 가역적(reversible) 원인 중 하나가 우울증이다. 치매환자의 우울증 유병률은 비치매 인구보다 높기 때문에 우울증을 치매로부터 분리시키는 것은 어려울 수 있으며, 때로는 우울증이 치매의 전구 증상일 수 있다[4]. 관찰연구에 대한 최근의 메타분석에 의하면, 우울증은 노년기에 치매를 발병시킬 위험을 두 배 증가시킨다는 것을 제시하였다. 이러한 위험증가에 대한 연구결과는 민감도 분석에서 강력했다. 우울증 진단과 알츠하이머병 진단 사이의 간격은 알츠하이머병 발병 위험 증가와 양적 관계가 있었는데, 이는 우울증이 전구증상이라기보다는 알츠하이머병의 위험요인임을 시사한다[194]. 근거의 질이 전반적으로 낮긴 하지만, 인지호소 환자는 우울증에 대한 정밀검사가 필요하며 증상이 있을 때는 치료를 받아야만 한다. 예전 병력이 없는 성인에게 새로 발병된 우울증은 알츠하이머병으로 인한 뇌 변화의 최초 징후 중 하나일 수 있다. 이와 대조적으로 인지호소가 있는 환자가 평생 겪고 있는 우울증은 루이소체 치매의 위험요인이다.

약물학적 전략 Pharmacological Strategies

호르몬 Hormones

해마 위축은 경도인지장애(MCI) 환자나 알츠하이머병 환자에게서 볼 수 있는 주요한 병리학적 변화이다. 해마가 줄어드는 것은 청년기에 시작해서 나이가 들어감에 따라 가속화 될 수 있다. 매년 0.3~2.1%의 손실이 보고되며 남성에 비해 여성의 진행속도가 더 늦다[195, 196]. 청년기 여성에서 뚜렷하게 보이는 늦은 퇴행은 폐경기 단계 이후에 역전되면서 남성에 비해 여성의 치매 가능성이 더 커진다[197]. 그 결과, 에스트로겐과 다른 성호르몬의 신경보호제로서의 역할에 대한 다양한 연구가 존재한다.

에스트로겐은 언어 유창성과 기억, 공간과제에 대한 수행, 섬세한 운동기술에 영향을 미치는 것으로 알려져 있다[198]. 이 호르몬은 칼륨 전도, 세포 자멸사, 전사인자(transcriptional factors) 제어를 변화시킬 뿐만 아니라 뇌의 산화과정을 중재하는 능력이 있어 신경보호를 조정할 수 있다[197]. 노화과정은 기억능력, 효율적인 집중, 정보처리 속도와 관련이 있다. 그러나 여성은 해마 용량이 더 적고, 인지와 관련된 영역에서 포도당 대사가 감소하는 경향이 있으며, 치매의 연령보정 유병률이 더 크다[199]. 관찰연구에 따르면, 표준 심리검사로 측정 시, 건강한 폐경기 이후의 여성들에게는 기억문제가 크게 나타나지 않기는 하지만 기억문제는 폐경과 관련이 있는 경우가 많다[200, 201]. 에스트로겐 호르몬의 혈중수치는 인지수행에서의 차이와 일관적인 관련성이 없다[202]. 관찰연구에서 보인 알츠하이머병 사례가 여성에 현저하게 많은 이유에 대한 또 다른 설명으로는 남성보다 긴 여성의 수명이었다[203].

여러 임상실험과 종단 연구가 이러한 퍼즐을 풀기 위한 시도를 해왔다. 종단 코호트를 관찰한 연구자들은 비록 다른 코호트 집단이 이러한 주장을 재현하지는 못했지만 호르몬대체요법(HRT)과의 연관성과 심리검사에서 향상된 수행을 보고했다[204]. 최근에 두 개의 메타분석은 호르몬대체요법을 사용한 여성들이 비 사용자들에 비해 위험이 29~34% 감소했음을 발견했다[202, 206]. 여성건강 초기 기억력조사(Women's Health Initiative Memory Study, WHIMS)는 에스트로겐과 프로게스틴을 사용한 호르몬대체요법이 경도인지장애나 치매의 위험을 감소시킬 수 있다는 가설을 테스트하기 위해 무작위 통제실험에 등록할 대규모의 인구 기반 전향적 코호트의 표본을 사용했다. 이들은 4,532명을 등록하여 실험군과 대조군으로 무작위 배정한 뒤 약 13개월 동안 추적했다. 이 연구는 에스트로겐과 프로게스테론을 함께 사용하는 것이 경도인지장애나 치매가능성이 있는 경우에 보이는 인지감소에 보호 효과를 제공한다는 것을 밝히는데 실패했다. 이와 반대로, 이들은 HRT를 사용하는 환자들에게서 경도인지장애나 치매발병 위험이 증가한다는 것을 발견했는데, 그 위험성은 HRT를 사용하지 않은 환자들보다 거의 두 배였다[3]. 이 연구는 호르몬 보충제에 의해 제공되는 인지적 이점의 가능성에 대한 가설을 테스트하기 위해 설계된 연구 중 가장 크고 가장 좋은 구조를 가진 무작위 통제실험(RCT)이다. 폐경기 전후 여성들을 대상으로 생식호르몬 감소 초기단계에 호르몬을 대체 가능성은 연구되지 않았으며, 에스트로겐의 고갈 기간이 더 길어질 경우에는 일부 뇌 구조에 비가역적 손상이 초래될 수 있다고 믿는 사람들도 있다[203, 207, 208]. 이러한 문제들을 해결하기 위해서는 앞으로 이러한 가설을 테스트하기 위해 특별히 설계된 무작위 통제실험(RCT)을 해야 할 것이다. 현재로서는 인지감소 예방이나 치료를 위해 폐경기 이후의 여성들에게 호르몬 보충제 투약을 권고할 만한 근거가 없다[2, 79].

또한 디하이드로에피안드로스테론(DHEA)의 역할도 인지감소의 맥락에서 연구되어 왔다. DHA는 젊은 성인들에게 가장 풍부한 순환호르몬이며 특히, 성호르몬 생산이 감소하는 폐경기 이후 단계에서[210] 중추신경계에 존재하는 안드로겐과 에스트로겐의 주요 전구물질이다[209]. 몇몇 관찰연구에 의하면, 노화와 함께 나타나는 DHEA 감소는 나이와 관련하여 발생하는 인지적 어려움을 일부 설명해준다고 제시하고 있는데, 이는 코티솔(cortisol)이 산화 스트레스 균형에 미치는 악영향에 부분적으로 기인한다[16, 211]. DHEA 보충제 투여가 인지감소 예방을 위한 한 방법으로 눈길을 끌긴 하지만, 인간을 대상으로 한 연구에서는 장기적으로 호르몬 보충제를 투여하는 것이 현저한 개선효과가 있다는 것을 입증하는데 실패했으며, 일부 연구에서는 부정적인 효과를 발견했다. 호르몬대체요법(HRT) 이론에 따르면, 보충제 투여의 시기(timing)가 중요하므로 향후 실험에서는 호르몬의 '젊은(youthful)' 수준이 감소한 후 조기 보충을 검토해야 한다[212]. 진행성 질환이 있는 개인뿐만 아니라 호르몬을 활성 대사물질로 전환하는데 필요한 효소 활성화에서 나이관련 감소는 결과 부족에 대한 또 다른 설명이다. 따라서 지금으로써는 인지감소 예방이나 치료를 위해 DHEA 보충제 투여를 권고할 만한 근거는 없다.

피라세탐과 피라세탐-유사 약물 Piracetam and Piracetam-like Drugs

피라세탐은 향정신성 복합물("nootrope"은 "정신을 위한" 또는 "정신을 향한"을 뜻하는 그리스어에서 기원)이다[213]. 이 약물의 작용 메커니즘은 해마 영역에서 콜린성 전달의 촉진제로서 작용할 뿐만 아니라 GABA 유사약(GABA-mimetic), 항산화제, 세포 내 칼슘 조절제로서의 효과와도 관련이 있다[21]. 이러한 약물의 인지과정 촉진효과로 인해 이 약물군에 속하는 일부

약은 인지 개선제로 알려져 있다.

피라세탐은 연구가 가장 많이 된 인지 개선 복합제이다. 이 물질은 뇌 손상, 뇌혈관 기능 저하, 심장우회(Bypass), 인지결손, 그리고 결과가 좋은 경도인지장애와 같이 수많은 임상환경에서 인지감소에 대한 보호를 평가하기 위해 사용되어 왔다[214]. 그 효능의 일부는 우울증 증상의 상쇄에 기인한다. 그러나 메타분석에서는 상충된 근거가 발견되었고 지금까지 복합제가 경도인지장애 환자와 치매환자에 미치는 효과를 입증한 대규모의 실험은 존재하지 않는다[215, 216]. 옥시라세탐(oxiracetam), 아니라세탐(aniracetam), 프라미라세탐(pramiracetam)은 상대적으로 연구가 덜 된 향정신성 복합제이다. 전반적으로 볼 때, 현재 사용 가능한 근거의 수준이 높지 않기 때문에 피라세탐이나 어떠한 다른 향정신성 약물을 인지감소 예방을 위해 권고할 수 없다.

결론 Conclusion

정상적인 노화, 경도인지장애 및 치매의 맥락에서 인지 감소를 예방하기 위한 효과적인 전략은 우리 사회에 닥칠 치매와 인지 질환의 급속한 확산에 직면하기 위해 반드시 필요하다. 근거에 기반한 권고는 불필요한 비용을 피하고 환자와 그 가족들이 거짓된 기대를 하지 않도록 해준다. 좋은 의도를 가진 실험들이 방법론적 어려움과 선입견에 뒤얽혀 있다. 인지감소 예방이라는 퍼즐에 실마리를 제공한 연구가 있긴 하지만 그 근거가 명확한 경우는 드물다. 인지와 같이 복잡한 과정을 연구하는 것이 도전이라는 것을 연구자들은 반드시 알아야 한다. 특히, 표본의 크기가 작은 연구에서 결과를 편향시킬 수 있는 다양한 요인들과 공변인의 존재는 통계적 분석 단계에서뿐만 아니라 설계단계에서도 주된 방해요인이다. 그러나 실제적인 임상적 관점에서 볼 때, 위험성이 낮은 중재가 가장 중요하므로 첫 번째 필요한 규칙은 기대치를 계속 측정하고 항상 기존의 안정성 있는 근거와 균형을 유지하는 것이다.

식이요법 성분을 평가할 때, 주된 어려움은 영양소나 식이요법 성분이 인지나 치매의 진전에 미치는 효과를 분리하는 것이 힘들다는 것이다. 비타민, 미네랄, 그리고 다른 성분들이 단독으로는 신뢰할 만한 연관성을 입증하지 못했다고 해서 이러한 성분의 섭취가 도움이 되지 않는다는 것을 의미하는 것은 아니다. 다양한 성분의 결합이 차이를 만들 가능성이 있다. 또한 필수 영양소가 풍부한 식이요법, 흡연의 절제, 규칙적인 운동을 포함하는 건강한 생활방식을 위한 권고를 지키고 적절한 심혈관 프로파일을 유지하도록 노력하는 것이 모든 환자의 목표임은 분명하다. 특히 조기 인지호소를 이미 겪고 있는 환자에게는 새로운 정보와 경험을 통해 뇌 활동을 자극하는 것은 권장할 만하다.

References

1. Brown LA, Riby LM, Reay JL. Supplementing cognitive aging: a selective review of the effects of ginkgo biloba and a number of everyday nutritional substances. Exp Aging Res. 2010;36:105–22.
2. Daviglus ML, et al. National institutes of health state-of-the-science conference statement: preventing Alzheimer disease and cognitive decline. Ann Intern Med. 2010;153:176–81.
3. Shumaker SA, et al. Estrogen plus progestin and the incidence of dementia and mild cognitive impairment in postmenopausal women: the women's health initiative memory study: a randomized controlled trial. JAMA. 2003;289:2651–62.
4. Middleton LE, Yaffe K. Promising strategies for the prevention of dementia. Arch Neurol. 2009;66:1210–5.
5. Oboudiyat C, et al. Alzheimer's disease. Semin Neurol. 2013;33(4):313–29.
6. Sperling RA, Aisen PS, Beckett LA, et al. Toward defining the preclinical stages of Alzheimer's disease: recommendations from the National Institute on Aging-Alzheimer's Association workgroups on diagnostic guidelines for Alzheimer's disease. Alzheimers Dement. 2011;7:280–92.
7. Williams JW, Plassman BL, Burke J, Benjamin S. Preventing Alzheimer's disease and cognitive decline. Evid Rep Technol Assess (Full Rep). 2010:1–727.
8. Anstey KJ, Cherbuin N, Herath PM, et al. A self-report risk index to predict occurrence of dementia in three independent cohorts of older adults: the ANU-ADRI. PLoS One. 2014;9, e86141.
9. Smith AD, Yaffe K. Dementia (including Alzheimer's disease) can be prevented: statement supported by international experts. J Alzheimers Dis. 2014;38(4):699–703.
10. Miller ZA, Mandelli ML, Rankin KP, et al. Handedness and language learning disability differentially distribute in progressive aphasia variants. Brain. 2013;136(Pt 11):3461–73.
11. Norton S, Matthews FE, Barnes DE, et al. Potential for primary prevention of Alzheimer's disease: an analysis of population-based data. Lancet Neuro. 2014;13(8):788–94.
12. Frautschy SA, Cole GM. Why pleiotropic interventions are needed for Alzheimer's disease. Mol Neurobiol. 2010;41:392–409.
13. Nehlig A. Is caffeine a cognitive enhancer? J Alzheimers Dis. 2010;20 Suppl 1:S85–94.
14. Schneider JA, Arvanitakis Z, Bang W, Bennett DA. Mixed brain pathologies account for most dementia cases in community-dwelling older persons. Neurology. 2007;69:2197–204.
15. Prasain JK, Carlson SH, Wyss JM. Flavonoids and age-related disease: risk, benefits and critical windows. Maturitas. 2010;66:163–71.
16. Miller DB, O'Callaghan JP. Aging, stress and the hippocampus. Ageing Res Rev. 2005;4:123–40.
17. Glade MJ. Oxidative stress and cognitive longevity. Nutrition. 2010;26:595–603.
18. Akiyama H, et al. Inflammation and Alzheimer's disease. Neurobiol Aging. 2000;21:383–421.
19. Tapsell LC, et al. Health benefits of herbs and spices: the past, the present, the future. Med J Aust. 2006;185:S4–24.
20. Reiman EM, Chen K, Alexander GE, et al. Functional brain abnormalities in young adults at genetic risk for late-onset alzheimer's dementia. Proc Natl Acad Sci USA. 2004;101(1):284–9.
21. Silva DF, Selfridge JE, Lu J, Lezi E, Cardoso SM, Swerdlow RH. Mitochondrial abnormalities in Alzheimer's disease: possible targets for therapeutic intervention. Adv Pharmacol. 2012;64:83–126.
22. Supnet C, Bezprozvanny I. The dysregulation of intracellular calcium in Alzheimer disease. Cell Calcium. 2010;47(2):183–9.
23. Gibson GE, Shi Q. A mitocentric view of Alzheimer's disease suggests multi-faceted treatments. J Alzheimers Dis. 2010;20 Suppl 2:S591–607.
24. Feart C, Samieri C, Barberger-Gateau P. Mediterranean diet and cognitive function in older adults. Curr Opin Clin Nutr Metab Care. 2010;13:14–8.
25. Singh B, Parsaik AK, Mielke MM, et al. Association of Mediterranean diet with mild cognitive impairment and Alzheimer's disease: a systematic review and meta-analysis. J Alzheimers Dis. 2014;39:271–82.
26. Bayer-Carter JL, Green PS, Montine TJ, et al. Diet intervention and cerebrospinal fluid biomarkers in amnestic mild cognitive impairment. Arch Neurol. 2011;68:743–52.
27. Nilsson A, Tovar J, Johansson M, Radeborg K, Bjorck I. A diet based on multiple functional concepts improves cognitive performance in healthy subjects. Nutr Metab (Lond). 2013;10:49.
28. Mosconi L, Murray J, Tsui WH, et al. Mediterranean diet and magnetic resonance imaging-assessed brain atrophy in cognitively normal individuals at risk for Alzheimer's disease. J Prev Alzheimers Dis. 2014;1(1):23–32.
29. Vitali C, Wellington CL, Calabresi L. HDL and cholesterol handling in the brain. Cardiovasc Res. 2014;103(3):405–13.
30. Kourlaba G, Polychronopoulos E, Zampelas A, Lionis C, Panagiotakos DB. Development of a diet index for older adults and its relation to cardiovascular disease risk factors: the elderly dietary index. J Am Diet Assoc. 2009;109:1022–30.
31. Scarmeas N, Stern Y, Tang MX, Mayeux R, Luchsinger JA. Mediterranean diet and risk for Alzheimer's disease. Ann Neurol. 2006;59: 912–21.
32. Scarmeas N, et al. Mediterranean diet and mild cognitive impairment. Arch Neurol. 2009;66:216–25.

33. Feart C, et al. Adherence to a Mediterranean diet, cognitive decline, and risk of dementia. JAMA. 2009;302:638–48.
34. Gu Y, Nieves JW, Stern Y, Luchsinger JA, Scarmeas N. Food combination and Alzheimer disease risk: a protective diet. Arch Neurol. 2010;67:699–706.
35. Padilla CR, Isaacson RS. Genetics of dementia. Continuum (Minneap Minn). 2011;17(2 Neurogenetics): 326–42.
36. Gureje O, Ogunniyi A, Baiyewu O, et al. APOE epsilon4 is not associated with Alzheimer's disease in elderly Nigerians. Ann Neurol. 2006;59:182–5.
37. Lima TA, Adler AL, Minett T, Matthews FE, Brayne C, Marioni RE. C-reactive protein, APOE genotype and longitudinal cognitive change in an older population. Age Ageing. 2014;43(2):289–92.
38. Huang TL, Zandi PP, Tucker KL, et al. Benefits of fatty fish on dementia risk are stronger for those without APOE epsilon4. Neurology. 2005;65:1409–14.
39. Barberger-Gateau P, Raffaitin C, Letenneur L, et al. Dietary patterns and risk of dementia: the Three-City cohort study. Neurology. 2007;69:1921–30.
40. Laitinen MH, Ngandu T, Rovio S, et al. Fat intake at midlife and risk of dementia and Alzheimer's disease: a population-based study. Dement Geriatr Cogn Disord. 2006;22:99–107.
41. Borek C. Garlic reduces dementia and heart-disease risk. J Nutr. 2006;136:810S–2.
42. Peng Q, Buz'Zard AR, Lau BH. Neuroprotective effect of garlic compounds in amyloid-beta peptide-induced apoptosis in vitro. Med Sci Monit. 2002;8:BR328–37.
43. Budoff MJ, et al. Inhibiting progression of coronary calcification using aged garlic extract in patients receiving statin therapy: a preliminary study. Prev Med. 2004;39:985–91.
44. Gold PE, Cahill L, Wenk GL. The lowdown on Ginkgo biloba. Sci Am. 2003;288:86–91.
45. Oken BS, Storzbach DM, Kaye JA. The efficacy of Ginkgo biloba on cognitive function in Alzheimer disease. Arch Neurol. 1998;55:1409–15.
46. Dodge HH, Zitzelberger T, Oken BS, Howieson D, Kaye J. A randomized placebo-controlled trial of Ginkgo biloba for the prevention of cognitive decline. Neurology. 2008;70:1809–17.
47. Vellas B, Coley N, Ousset PJ, Berrut G, Dartigues JF, Dubois B, Grandjean H, Pasquier F, Piette F, et al. Long-term use of standardised Ginkgo biloba extract for the prevention of Alzheimer's disease (GuidAge): a randomised placebo-controlled trial. Lancet Neurol. 2012;11:851–9.
48. Weinmann S, Roll S, Schwarzbach C, Vauth C, Willich SN. Effects of Ginkgo biloba in dementia: systematic review and meta-analysis. BMC Geriatr. 2010;10:14.
49. Peters R, Peters J, Warner J, Beckett N, Bulpitt C. Alcohol, dementia and cognitive decline in the elderly: a systematic review. Age Ageing. 2008;37:505–12.
50. Orgogozo JM, et al. Wine consumption and dementia in the elderly: a prospective community study in the Bordeaux area. Rev Neurol (Paris). 1997;153:185–92.
51. Hamaguchi T, Ono K, Murase A, Yamada M. Phenolic compounds prevent Alzheimer's pathology through different effects on the amyloid-beta aggregation pathway. Am J Pathol. 2009;175: 2557–65.
52. Mitchell RM, Neafsey EJ, Collins MA. Essential involvement of the NMDA receptor in ethanol preconditioning-dependent neuroprotection from amyloid-betain vitro. J Neurochem. 2009;111(2): 580–8.
53. Ringman JM, Frautschy SA, Teng E, et al. Oral curcumin for Alzheimer's disease: tolerability and efficacy in a 24-week randomized, double blind, placebo-controlled study. Alzheimers Res Ther. 2012;4:43.
54. Koppelstaetter F, et al. Caffeine and cognition in functional magnetic resonance imaging. J Alzheimers Dis. 2010;20 Suppl 1:S71–84.
55. Fredholm BB, Battig K, Holmen J, Nehlig A, Zvartau EE. Actions of caffeine in the brain with special reference to factors that contribute to its widespread use. Pharmacol Rev. 1999;51:83–133.
56. Dall'Igna OP, Porciuncula LO, Souza DO, Cunha RA, Lara DR. Neuroprotection by caffeine and adenosine A2A receptor blockade of beta-amyloid neurotoxicity. Br J Pharmacol. 2003;138:1207–9.
57. Arendash GW, et al. Caffeine protects Alzheimer's mice against cognitive impairment and reduces brain beta-amyloid production. Neuroscience. 2006;142: 941–52.
58. Cunha RA, Agostinho PM. Chronic caffeine consumption prevents memory disturbance in different animal models of memory decline. J Alzheimers Dis. 2010;20 Suppl 1:S95–116.
59. Huang CC, Liang YC, Hsu KS. A role for extracellular adenosine in time-dependent reversal of long-term potentiation by low-frequency stimulation at hippocampal CA1 synapses. J Neurosci. 1999;19: 9728–38.
60. d'Alcantara P, Ledent C, Swillens S, Schiffmann SN. Inactivation of adenosine A2A receptor impairs long term potentiation in the accumbens nucleus without altering basal synaptic transmission. Neuroscience. 2001;107:455–64.
61. Lieberman HR, Tharion WJ, Shukitt-Hale B, Speckman KL, Tulley R. Effects of caffeine, sleep loss, and stress on cognitive performance and mood during U.S. Navy SEAL training. Sea-Air-Land. Psychopharmacology (Berl). 2002;164:250–61.
62. Smith AP. Caffeine, cognitive failures and health in a non-working community sample. Hum Psychopharmacol. 2009;24:29–34.

63. Rees K, Allen D, Lader M. The influences of age and caffeine on psychomotor and cognitive function. Psychopharmacology (Berl). 1999;145:181–8.
64. Jarvis MJ. Does caffeine intake enhance absolute levels of cognitive performance? Psychopharmacology (Berl). 1993;110:45–52.
65. Lorist MM, Snel J, Mulder G, Kok A. Aging, caffeine, and information processing: an event-related potential analysis. Electroencephalogr Clin Neurophysiol. 1995;96:453–67.
66. Eskelinen MH, Ngandu T, Tuomilehto J, Soininen H, Kivipelto M. Midlife coffee and tea drinking and the risk of late-life dementia: a population-based CAIDE study. J Alzheimers Dis. 2009;16:85–91.
67. Ritchie K, et al. The neuroprotective effects of caffeine: a prospective population study (the Three City study). Neurology. 2007;69:536–45.
68. van Gelder BM, et al. Coffee consumption is inversely associated with cognitive decline in elderly European men: the FINE study. Eur J Clin Nutr. 2007;61:226–32.
69. Corley J, et al. Caffeine consumption and cognitive function at age 70: the Lothian Birth Cohort 1936 study. Psychosom Med. 2010;72:206–14.
70. van Boxtel MP, Schmitt JA, Bosma H, Jolles J. The effects of habitual caffeine use on cognitive change: a longitudinal perspective. Pharmacol Biochem Behav. 2003;75:921–7.
71. Balk E, et al. B vitamins and berries and age-related neurodegenerative disorders. Evid Rep Technol Assess (Full Rep). 2006;164:1–161.
72. Riggs KM, Spiro 3rd A, Tucker K, Rush D. Relations of vitamin B-12, vitamin B-6, folate, and homocysteine to cognitive performance in the normative aging study. Am J Clin Nutr. 1996;63:306–14.
73. Wang HX, et al. Vitamin B(12) and folate in relation to the development of Alzheimer's disease. Neurology. 2001;56:1188–94.
74. Seshadri S, et al. Plasma homocysteine as a risk factor for dementia and Alzheimer's disease. N Engl J Med. 2002;346:476–83.
75. Garcia A, Zanibbi K. Homocysteine and cognitive function in elderly people. CMAJ. 2004;171:897–904.
76. Ravaglia G, et al. Homocysteine and folate as risk factors for dementia and Alzheimer disease. Am J Clin Nutr. 2005;82:636–43.
77. Kado DM, et al. Homocysteine versus the vitamins folate, B6, and B12 as predictors of cognitive function and decline in older high-functioning adults: MacArthur studies of successful aging. Am J Med. 2005;118:161–7.
78. Tucker KL, Qiao N, Scott T, Rosenberg I, Spiro 3rd A. High homocysteine and low B vitamins predict cognitive decline in aging men: the veterans affairs normative aging study. Am J Clin Nutr. 2005;82:627–35.
79. Plassman BL, Williams Jr JW, Burke JR, Holsinger T, Benjamin S. Systematic review: factors associated with risk for and possible prevention of cognitive decline in later life. Ann Intern Med. 2010;153:182–93.
80. Douaud G, Refsum H, de Jager CA, et al. Preventing Alzheimer's disease-related gray matter atrophy by B-vitamin treatment. Proc Natl Acad Sci USA. 2013;110:9523–8.
81. Terasawa M, Nakahara T, Tsukada N, Sugawara A, Itokawa Y. The relationship between thiamine deficiency and performance of a learning task in rats. Metab Brain Dis. 1999;14:137–48.
82. Jolicoeur FB, Rondeau DB, Barbeau A, Wayner MJ. Comparison of neurobehavioral effects induced by various experimental models of ataxia in the rat. Neurobehav Toxicol. 1979;1 Suppl 1:175–8.
83. Ciccia RM, Langlais PJ. An examination of the synergistic interaction of ethanol and thiamine deficiency in the development of neurological signs and long-term cognitive and memory impairments. Alcohol Clin Exp Res. 2000;24:622–34.
84. Meador K, et al. Preliminary findings of high-dose thiamine in dementia of Alzheimer's type. J Geriatr Psychiatry Neurol. 1993;6:222–9.
85. Mimori Y, Katsuoka H, Nakamura S. Thiamine therapy in Alzheimer's disease. Metab Brain Dis. 1996;11:89–94.
86. Jia X, McNeill G, Avenell A. Does taking vitamin, mineral and fatty acid supplements prevent cognitive decline? A systematic review of randomized controlled trials. J Hum Nutr Diet. 2008;21:317–36.
87. Goodwin JS, Goodwin JM, Garry PJ. Association between nutritional status and cognitive functioning in a healthy elderly population. JAMA. 1983;249:2917–21.
88. Lee H, Kim HJ, Kim JM, Chang N. Effects of dietary folic acid supplementation on cerebrovascular endothelial dysfunction in rats with induced hyperhomocysteinemia. Brain Res. 2004;996:139–47.
89. Scileppi KP, Blass JP, Baker HG. Circulating vitamins in Alzheimer's dementia as compared with other dementias. J Am Geriatr Soc. 1984;32:709–11.
90. Mizrahi EH, et al. Plasma total homocysteine levels, dietary vitamin B6 and folate intake in AD and healthy aging. J Nutr Health Aging. 2003;7:160–5.
91. Dangour AD, et al. B-vitamins and fatty acids in the prevention and treatment of Alzheimer's disease and dementia: a systematic review. J Alzheimers Dis. 2010;22:205–24.
92. Masuda Y, Kokubu T, Yamashita M, Ikeda H, Inoue S. EGG phosphatidylcholine combined with vitamin B12 improved memory impairment following lesioning of nucleus basalis in rats. Life Sci. 1998;62:813–22.
93. Tangney CC, Tang Y, Evans DA, Morris MC. Biochemical indicators of vitamin B12 and folate insufficiency and cognitive decline. Neurology. 2009;72:361–7.
94. Kwok T, et al. Randomized trial of the effect of supplementation on the cognitive function of older people with subnormal cobalamin levels. Int J Geriatr Psychiatry. 1998;13:611–6.

33. Feart C, et al. Adherence to a Mediterranean diet, cognitive decline, and risk of dementia. JAMA. 2009;302:638–48.
34. Gu Y, Nieves JW, Stern Y, Luchsinger JA, Scarmeas N. Food combination and Alzheimer disease risk: a protective diet. Arch Neurol. 2010;67:699–706.
35. Padilla CR, Isaacson RS. Genetics of dementia. Continuum (Minneap Minn). 2011;17(2 Neurogenetics): 326–42.
36. Gureje O, Ogunniyi A, Baiyewu O, et al. APOE epsilon4 is not associated with Alzheimer's disease in elderly Nigerians. Ann Neurol. 2006;59:182–5.
37. Lima TA, Adler AL, Minett T, Matthews FE, Brayne C, Marioni RE. C-reactive protein, APOE genotype and longitudinal cognitive change in an older population. Age Ageing. 2014;43(2):289–92.
38. Huang TL, Zandi PP, Tucker KL, et al. Benefits of fatty fish on dementia risk are stronger for those without APOE epsilon4. Neurology. 2005;65:1409–14.
39. Barberger-Gateau P, Raffaitin C, Letenneur L, et al. Dietary patterns and risk of dementia: the Three-City cohort study. Neurology. 2007;69:1921–30.
40. Laitinen MH, Ngandu T, Rovio S, et al. Fat intake at midlife and risk of dementia and Alzheimer's disease: a population-based study. Dement Geriatr Cogn Disord. 2006;22:99–107.
41. Borek C. Garlic reduces dementia and heart-disease risk. J Nutr. 2006;136:810S–2.
42. Peng Q, Buz'Zard AR, Lau BH. Neuroprotective effect of garlic compounds in amyloid-beta peptide-induced apoptosis in vitro. Med Sci Monit. 2002;8:BR328–37.
43. Budoff MJ, et al. Inhibiting progression of coronary calcification using aged garlic extract in patients receiving statin therapy: a preliminary study. Prev Med. 2004;39:985–91.
44. Gold PE, Cahill L, Wenk GL. The lowdown on Ginkgo biloba. Sci Am. 2003;288:86–91.
45. Oken BS, Storzbach DM, Kaye JA. The efficacy of Ginkgo biloba on cognitive function in Alzheimer disease. Arch Neurol. 1998;55:1409–15.
46. Dodge HH, Zitzelberger T, Oken BS, Howieson D, Kaye J. A randomized placebo-controlled trial of Ginkgo biloba for the prevention of cognitive decline. Neurology. 2008;70:1809–17.
47. Vellas B, Coley N, Ousset PJ, Berrut G, Dartigues JF, Dubois B, Grandjean H, Pasquier F, Piette F, et al. Long-term use of standardised Ginkgo biloba extract for the prevention of Alzheimer's disease (GuidAge): a randomised placebo-controlled trial. Lancet Neurol. 2012;11:851–9.
48. Weinmann S, Roll S, Schwarzbach C, Vauth C, Willich SN. Effects of Ginkgo biloba in dementia: systematic review and meta-analysis. BMC Geriatr. 2010;10:14.
49. Peters R, Peters J, Warner J, Beckett N, Bulpitt C. Alcohol, dementia and cognitive decline in the elderly: a systematic review. Age Ageing. 2008;37:505–12.
50. Orgogozo JM, et al. Wine consumption and dementia in the elderly: a prospective community study in the Bordeaux area. Rev Neurol (Paris). 1997;153:185–92.
51. Hamaguchi T, Ono K, Murase A, Yamada M. Phenolic compounds prevent Alzheimer's pathology through different effects on the amyloid-beta aggregation pathway. Am J Pathol. 2009;175: 2557–65.
52. Mitchell RM, Neafsey EJ, Collins MA. Essential involvement of the NMDA receptor in ethanol preconditioning-dependent neuroprotection from amyloid-betain vitro. J Neurochem. 2009;111(2): 580–8.
53. Ringman JM, Frautschy SA, Teng E, et al. Oral curcumin for Alzheimer's disease: tolerability and efficacy in a 24-week randomized, double blind, placebo-controlled study. Alzheimers Res Ther. 2012;4:43.
54. Koppelstaetter F, et al. Caffeine and cognition in functional magnetic resonance imaging. J Alzheimers Dis. 2010;20 Suppl 1:S71–84.
55. Fredholm BB, Battig K, Holmen J, Nehlig A, Zvartau EE. Actions of caffeine in the brain with special reference to factors that contribute to its widespread use. Pharmacol Rev. 1999;51:83–133.
56. Dall'Igna OP, Porciuncula LO, Souza DO, Cunha RA, Lara DR. Neuroprotection by caffeine and adenosine A2A receptor blockade of beta-amyloid neurotoxicity. Br J Pharmacol. 2003;138:1207–9.
57. Arendash GW, et al. Caffeine protects Alzheimer's mice against cognitive impairment and reduces brain beta-amyloid production. Neuroscience. 2006;142: 941–52.
58. Cunha RA, Agostinho PM. Chronic caffeine consumption prevents memory disturbance in different animal models of memory decline. J Alzheimers Dis. 2010;20 Suppl 1:S95–116.
59. Huang CC, Liang YC, Hsu KS. A role for extracellular adenosine in time-dependent reversal of long-term potentiation by low-frequency stimulation at hippocampal CA1 synapses. J Neurosci. 1999;19: 9728–38.
60. d'Alcantara P, Ledent C, Swillens S, Schiffmann SN. Inactivation of adenosine A2A receptor impairs long term potentiation in the accumbens nucleus without altering basal synaptic transmission. Neuroscience. 2001;107:455–64.
61. Lieberman HR, Tharion WJ, Shukitt-Hale B, Speckman KL, Tulley R. Effects of caffeine, sleep loss, and stress on cognitive performance and mood during U.S. Navy SEAL training. Sea-Air-Land. Psychopharmacology (Berl). 2002;164:250–61.
62. Smith AP. Caffeine, cognitive failures and health in a non-working community sample. Hum Psychopharmacol. 2009;24:29–34.

healthy older adults. J Neurosci. 2014;34(23): 7862–70.
126. Dacks PA, Shineman DW, Fillit HM. Current evidence for the clinical use of long-chain polyunsaturated n-3 fatty acids to prevent age-related cognitive decline and Alzheimer's disease. J Nutr Health Aging. 2013;17(3):240–51.
127. Oster T, Pillot T. Docosahexaenoic acid and synaptic protection in Alzheimer's disease mice. Biochim Biophys Acta. 2010;1801:791–8.
128. Greiner RS, Moriguchi T, Hutton A, Slotnick BM, Salem Jr N. Rats with low levels of brain docosahexaenoic acid show impaired performance in olfactory-based and spatial learning tasks. Lipids. 1999;34:S239–43.
129. Chiu CC, et al. The effects of omega-3 fatty acids monotherapy in Alzheimer's disease and mild cognitive impairment: a preliminary randomized double-blind placebo-controlled study. Prog Neuropsychopharmacol Biol Psychiatry. 2008;32: 1538–44.
130. Freund-Levi Y, et al. Omega-3 fatty acid treatment in 174 patients with mild to moderate Alzheimer disease: OmegAD study: a randomized double-blind trial. Arch Neurol. 2006;63:1402–8.
131. Quinn JF, et al. Docosahexaenoic acid supplementation and cognitive decline in Alzheimer disease: a randomized trial. JAMA. 2010;304:1903–11.
132. Mahmoudi MJ, et al. Effect of low dose omega-3 poly unsaturated fatty acids on cognitive status among older people: a double-blind randomized placebo-controlled study. J Diabetes Metab Disord. 2014;13(1):34.
133. de la Torre JC. Alzheimer disease as a vascular disorder: nosological evidence. Stroke. 2002;33:1152–62.
134. Snowdon DA, et al. Brain infarction and the clinical expression of Alzheimer disease. The Nun study. JAMA. 1997;277:813–7.
135. Stephan BC, Brayne C. Vascular factors and prevention of dementia. Int Rev Psychiatry. 2008;20:344–56.
136. Kalaria RN. Comparison between Alzheimer's disease and vascular dementia: implications for treatment. Neurol Res. 2003;25:661–4.
137. Fernando MS, Ince PG. Vascular pathologies and cognition in a population-based cohort of elderly people. J Neurol Sci. 2004;226:13–7.
138. Luchsinger JA, et al. Aggregation of vascular risk factors and risk of incident Alzheimer disease. Neurology. 2005;65:545–51.
139. Dartigues JF, Fabrigoule C, Barberger-Gateau P, Orgogozo JM. Memory, aging and risk factors. Lessons from clinical trials and epidemiologic studies. Therapie. 2000;55:503–5.
140. Launer LJ. Regional differences in rates of dementia: MRC-CFAS. Lancet Neurol. 2005;4:694–5.
141. Matthews FE, Stephan BC, McKeith IG, Bond J, Brayne C. Two-year progression from mild cognitive impairment to dementia: to what extent do different definitions agree? J Am Geriatr Soc. 2008;56:1424–33.
142. Skoog I, et al. 15-year longitudinal study of blood pressure and dementia. Lancet. 1996;347:1141–5.
143. Mielke MM, Zandi PP. Hematologic risk factors of vascular disease and their relation to dementia. Dement Geriatr Cogn Disord. 2006;21:335–52.
144. Rocca WA, Petersen RC, Knopman DS, Hebert LE, Evans DA, Hall KS, et al. Trends in the incidence and prevalence of Alzheimer's disease, dementia, and cognitive impairment in the United States. Alzheimers Dement. 2011;7(1):80–93.
145. Forette F, et al. Prevention of dementia in randomised double-blind placebo-controlled systolic hypertension in Europe (Syst-Eur) trial. Lancet. 1998;352:1347–51.
146. Lithell H, et al. The study on cognition and prognosis in the elderly (SCOPE): principal results of a randomized double-blind intervention trial. J Hypertens. 2003;21:875–86.
147. Curb JD, et al. Effect of diuretic-based antihypertensive treatment on cardiovascular disease risk in older diabetic patients with isolated systolic hypertension. Systolic hypertension in the elderly program cooperative research group. JAMA. 1996;276:1886–92.
148. Lopez-Arrieta JM, Birks J. Nimodipine for primary degenerative, mixed and vascular dementia. Cochrane Database Syst Rev. 2002;3, CD000147.
149. McGuinness B, Todd S, Passmore P, Bullock R. The effects of blood pressure lowering on development of cognitive impairment and dementia in patients without apparent prior cerebrovascular disease. Cochrane Database Syst Rev. 2006;19(2), CD004034.
150. McGuinness B, Todd S, Passmore P, Bullock R. Blood pressure lowering in patients without prior cerebrovascular disease for prevention of cognitive impairment and dementia. Cochrane Database Syst Rev. 2009;7(4), CD004034.
151. McGuinness B, Craig D, Bullock R, Passmore P. Statins for the prevention of dementia. Cochrane Database Syst Rev. 2009;15(2), CD003160.
152. Zhou B, Teramukai S, Fukushima M. Prevention and treatment of dementia or Alzheimer's disease by statins: a meta-analysis. Dement Geriatr Cogn Disord. 2007;23:194–201.
153. Agostini JV, et al. Effects of statin use on muscle strength, cognition, and depressive symptoms in older adults. J Am Geriatr Soc. 2007;55:420–5.
154. Sparks DL, Connor DJ, Sabbagh MN, Petersen RB, Lopez J, Browne P. Circulating cholesterol levels, apolipoprotein E genotype and dementia severity influence the benefit of atorvastatin treatment in Alzheimer's disease: results of the Alzheimer's disease cholesterol-lowering treatment (ADCLT) trial. Acta Neurol Scand Suppl. 2006;185:3–7.
155. Rdzak GM, Abdelghany O. Does insulin therapy for Type 1 diabetes mellitus protect against Alzheimer's disease? Pharmacotherapy. 2014;34(12):1317–23.

156. Cook DG, et al. Reduced hippocampal insulin-degrading enzyme in late-onset alzheimer's disease is associated with the apolipoprotein E-epsilon4 allele. Am J Pathol. 2003;162:313–9.
157. Bruehl H, et al. Modifiers of cognitive function and brain structure in middle-aged and elderly individuals with type 2 diabetes mellitus. Brain Res. 2009;1280:186–94.
158. Censori B, et al. Dementia after first stroke. Stroke. 1996;27:1205–10.
159. Bourdel-Marchasson I, et al. Characteristics of undiagnosed diabetes in community-dwelling French elderly: the 3C study. Diabetes Res Clin Pract. 2007;76:257–64.
160. Arvanitakis Z, Wilson RS, Bienias JL, Evans DA, Bennett DA. Diabetes mellitus and risk of Alzheimer disease and decline in cognitive function. Arch Neurol. 2004;61:661–6.
161. Allen KV, Frier BM, Strachan MW. The relationship between type 2 diabetes and cognitive dysfunction: longitudinal studies and their methodological limitations. Eur J Pharmacol. 2004;490:169–75.
162. Yaffe K, et al. Diabetes, impaired fasting glucose, and development of cognitive impairment in older women. Neurology. 2004;63:658–63.
163. Areosa SA, Grimley EV. Effect of the treatment of Type II diabetes mellitus on the development of cognitive impairment and dementia. Cochrane Database Syst Rev. 2002:CD003804.
164. Aggarwal NT, et al. The relation of cigarette smoking to incident Alzheimer's disease in a biracial urban community population. Neuroepidemiology. 2006;26:140–6.
165. Ott A, et al. Smoking and risk of dementia and Alzheimer's disease in a population-based cohort study: the Rotterdam Study. Lancet. 1998;351:1840–3.
166. Merchant C, et al. The influence of smoking on the risk of Alzheimer's disease. Neurology. 1999;52:1408–12.
167. Juan D, et al. A 2-year follow-up study of cigarette smoking and risk of dementia. Eur J Neurol. 2004;11:277–82.
168. Meyer J, Xu G, Thornby J, Chowdhury M, Quach M. Longitudinal analysis of abnormal domains comprising mild cognitive impairment (MCI) during aging. J Neurol Sci. 2002;201:19–25.
169. Fratiglioni L, Wang HX. Smoking and Parkinson's and Alzheimer's disease: review of the epidemiological studies. Behav Brain Res. 2000;113:117–20.
170. Anstey KJ, von Sanden C, Salim A, O'Kearney R. Smoking as a risk factor for dementia and cognitive decline: a meta-analysis of prospective studies. Am J Epidemiol. 2007;166:367–78.
171. Lautenschlager NT, et al. Effect of physical activity on cognitive function in older adults at risk for Alzheimer disease: a randomized trial. JAMA. 2008;300:1027–37.
172. Angevaren M, Aufdemkampe G, Verhaar HJ, Aleman A, Vanhees L. Physical activity and enhanced fitness to improve cognitive function in older people without known cognitive impairment. Cochrane Database Syst Rev. 2008;3, CD005381.
173. Dishman RK, et al. Neurobiology of exercise. Obesity (Silver Spring). 2006;14:345–56.
174. Rockwood K, Middleton L. Physical activity and the maintenance of cognitive function. Alzheimers Dement. 2007;3:S38–44.
175. Ravaglia G, et al. Physical activity and dementia risk in the elderly: findings from a prospective Italian study. Neurology. 2008;70:1786–94.
176. Kirshner HS. Vascular dementia: a review of recent evidence for prevention and treatment. Curr Neurol Neurosci Rep. 2009;9:437–42.
177. Pohjasvaara T, et al. How complex interactions of ischemic brain infarcts, white matter lesions, and atrophy relate to poststroke dementia. Arch Neurol. 2000;57:1295–300.
178. Tatemichi TK, et al. Risk of dementia after stroke in a hospitalized cohort: results of a longitudinal study. Neurology. 1994;44:1885–91.
179. Moroney JT, et al. Risk factors for incident dementia after stroke. Role of hypoxic and ischemic disorders. Stroke. 1996;27:1283–9.
180. Ewers M, Insel PS, Stern Y, Weiner MW. Cognitive reserve associated with FDG-PET in preclinical Alzheimer disease. Neurology. 2013;80:1194–201.
181. Valenzuela MJ. Brain reserve and the prevention of dementia. Curr Opin Psychiatry. 2008;21:296–302.
182. Stern Y. What is cognitive reserve? Theory and research application of the reserve concept. J Int Neuropsychol Soc. 2002;8:448–60.
183. Verghese J, et al. Leisure activities and the risk of dementia in the elderly. N Engl J Med. 2003;348:2508–16.
184. Fratiglioni L, Wang HX, Ericsson K, Maytan M, Winblad B. Influence of social network on occurrence of dementia: a community-based longitudinal study. Lancet. 2000;355:1315–9.
185. Valenzuela MJ, Sachdev P. Brain reserve and dementia: a systematic review. Psychol Med. 2006;36:441–54.
186. Oswald WD, Rupprecht R, Gunzelmann T, Tritt K. The SIMA-project: effects of 1 year cognitive and psychomotor training on cognitive abilities of the elderly. Behav Brain Res. 1996;78:67–72.
187. Ball K, et al. Effects of cognitive training interventions with older adults: a randomized controlled trial. JAMA. 2002;288:2271–81.
188. Willis SL, et al. Long-term effects of cognitive training on everyday functional outcomes in older adults. JAMA. 2006;296:2805–14.
189. Mahncke HW, et al. Memory enhancement in healthy older adults using a brain plasticity-based training program: a randomized, controlled study. Proc Natl Acad Sci USA. 2006;103:12523–8.

190. Gates N, Valenzuela M. Cognitive exercise and its role in cognitive function in older adults. Curr Psychiatry Rep. 2010;12:20–7.
191. Troyer AK, Murphy KJ, Anderson ND, Moscovitch M, Craik FI. Changing everyday memory behaviour in amnestic mild cognitive impairment: a randomised controlled trial. Neuropsychol Rehabil. 2008;18:65–88.
192. Rozzini L, et al. Efficacy of cognitive rehabilitation in patients with mild cognitive impairment treated with cholinesterase inhibitors. Int J Geriatr Psychiatry. 2007;22:356–60.
193. Saczynski JS, et al. The effect of social engagement on incident dementia: the Honolulu-Asia aging study. Am J Epidemiol. 2006;163:433–40.
194. Ownby RL, Crocco E, Acevedo A, John V, Loewenstein D. Depression and risk for Alzheimer disease: systematic review, meta-analysis, and metaregression analysis. Arch Gen Psychiatry. 2006;63:530–8.
195. Tisserand DJ, Visser PJ, van Boxtel MP, Jolles J. The relation between global and limbic brain volumes on MRI and cognitive performance in healthy individuals across the age range. Neurobiol Aging. 2000;21:569–76.
196. Wolf H, et al. Structural correlates of mild cognitive impairment. Neurobiol Aging. 2004;25:913–24.
197. Markou A, Duka T, Prelevic GM. Estrogens and brain function. Hormones (Athens). 2005;4:9–17.
198. Sherwin BB. Estrogenic effects on memory in women. Ann N Y Acad Sci. 1994;743:213–30; discussion 230–211.
199. Murphy DG, et al. Sex differences in human brain morphometry and metabolism: an in vivo quantitative magnetic resonance imaging and positron emission tomography study on the effect of aging. Arch Gen Psychiatry. 1996;53:585–94.
200. Caldwell BM, Watson RI. An evaluation of psychologic effects of sex hormone administration in aged women. I. Results of therapy after six months. J Gerontol. 1952;7:228–44.
201. Portin R, et al. Serum estrogen level, attention, memory and other cognitive functions in middle-aged women. Climacteric. 1999;2:115–23.
202. Yaffe K, Sawaya G, Lieberburg I, Grady D. Estrogen therapy in postmenopausal women: effects on cognitive function and dementia. JAMA. 1998;279: 688–95.
203. Barrett-Connor E, Laughlin GA. Endogenous and exogenous estrogen, cognitive function, and dementia in postmenopausal women: evidence from epidemiologic studies and clinical trials. Semin Reprod Med. 2009;27:275–82.
204. Maki PM, Zonderman AB, Resnick SM. Enhanced verbal memory in nondemented elderly women receiving hormone-replacement therapy. Am J Psychiatry. 2001;158:227–33.
205. Lokkegaard E, et al. The influence of hormone replacement therapy on the aging-related change in cognitive performance. Analysis based on a Danish cohort study. Maturitas. 2002;42:209–18.
206. LeBlanc ES, Janowsky J, Chan BK, Nelson HD. Hormone replacement therapy and cognition: systematic review and meta-analysis. JAMA. 2001;285:1489–99.
207. Matthews K, Cauley J, Yaffe K, Zmuda JM. Estrogen replacement therapy and cognitive decline in older community women. J Am Geriatr Soc. 1999;47: 518–23.
208. Zandi PP, et al. Hormone replacement therapy and incidence of Alzheimer disease in older women: the Cache county study. JAMA. 2002;288:2123–9.
209. Sorwell KG, Urbanski HF. Dehydroepiandrosterone and age-related cognitive decline. Age (Dordr). 2010;32:61–7.
210. Labrie F, et al. DHEA and the intracrine formation of androgens and estrogens in peripheral target tissues: its role during aging. Steroids. 1998;63:322–8.
211. Karishma KK, Herbert J. Dehydroepiandrosterone (DHEA) stimulates neurogenesis in the hippocampus of the rat, promotes survival of newly formed neurons and prevents corticosterone-induced suppression. Eur J Neurosci. 2002;16:445–53.
212. Wolf OT, Kudielka BM, Hellhammer DH, Hellhammer J, Kirschbaum C. Opposing effects of DHEA replacement in elderly subjects on declarative memory and attention after exposure to a laboratory stressor. Psychoneuroendocrinology. 1998;23: 617–29.
213. Giurgea C. The "nootropic" approach to the pharmacology of the integrative activity of the brain. Cond Reflex. 1973;8:108–15.
214. Malykh AG, Sadaie MR. Piracetam and piracetam-like drugs: from basic science to novel clinical applications to CNS disorders. Drugs. 2010;70:287–312.
215. Waegemans T, et al. Clinical efficacy of piracetam in cognitive impairment: a meta-analysis. Dement Geriatr Cogn Disord. 2002;13:217–24.
216. Flicker L, Grimley Evans J. Piracetam for dementia or cognitive impairment. Cochrane Database Syst Rev. 2000:CD001011.

CHAPTER

2

치매 발견

Detection of Dementia

James E. Galvin

약 600만 명의 미국인들이 알츠하이머병 및 이와 관련된 장애를 가지고 사는데, 대부분 동반이환(co-morbid) 병적상태와 우울증을 앓고 있다[1~3]. 2000년과 2010년 사이에 알츠하이머병 환자의 사망률은 68% 증가했다[1]. 앞으로 20년 동안 65세 이상 노인인구와 85세 이상 노인인구가 각각 62%와 84%로 증가할 것으로 예상된다[4, 5]. 따라서 치매의 발병률(incidence), 유병률(morbidity), 사망률(mortality)은 급격하게 증가할 것이다. 수명연장 및 인구 고령화와 함께 질병과 부양에 대한 사회적 부담비용이 기하급수적으로 늘어날 것이다. 알츠하이머병은 환자뿐만 아니라 환자의 가족들에게도 영향을 미친다. 알츠하이머병 환자 1인이 2.9명의 비공식적(대부분 가족) 돌봄제공자가 있는 것으로 예측되는데 이들은 연간 2,160억 달러에 해당하는 175억 시간의 간호를 제공하는 것으로 추산된다[1]. 2010년에 알츠하이머병 환자를 무급으로 돌보는 돌봄제공자들에게 부과된 부담은 대체 비용과 임금손실로 따지면, 사회적 비용이 3,740억에 해당되며 2050년까지 79% 증가할 것으로 예상된다[1]. 이러한 동일한 부담은 2012년에 91억에 해당하는 무급 돌봄제공자 자신들의 건강관리 비용도 증가시킨다[1]. 미국 건강보험개혁법(Affordable Care Act)[6]은 예방 서비스, 인지 선별검사, 그리고 임상 간호의 질에 대한 측정을 강조하는 반면에, 미국 알츠하이머 프로젝트 법(National Alzheimer Project Act)(NAPA)은 다음과 같은 국가의 목표를 진전시키는 것을 강조한다: (a) 알츠하이머병에 대한 인식 제고, (b) 알츠하이머병이 환자, 가족, 제공자, 의료전달 체계에 부과하는 부담에 대한 더 나은 이해, (c) 노인의 연구참여 증가, (d) 점점 다양해지는 노인인구의 맥락에서 이렇게 습득된 지식을 공중보건업무에 적용하는 것. 따라서 치매 발견, 간호 그리고 환자와 가족 중심의 결과를 향상시킬 수 있는 신뢰할만한 방법이 절실히 요구된다.

경도인지장애(MCI)와 알츠하이머병은 이러한 장애의 초기 증상을 감지할 수 있는 간편한 선별검사 부족으로 지역사회에서 발견되는 경우가 제한적이다. 현재 미국 질병예방특별위원회(US Preventative Services Task Force)가 권하거나 권하지 않는 명확한 권고사항은 존재하지 않는다[8]. 현재 사용되고 있는 많은 간편한 선별검사(예: 간이정신상태 검사 MMSE)는 지역사회에서 인지장애를 발견하기에는 제한된 능력을 가지고 있다[10~12]. 미국 건강보험개혁법[6]에는 인지장애에 대한 선별검사와 메디케어를 통해 가능한 환급을 포함하는 맞춤형 예방계획(Personalized Prevention Plan)이 포함된다. 조기발견은 질병부담을 줄이고 환자와 가족에게 혜택을 제공하기 위한 치료조치나 예방조치와 함께 핵심적인 요소이다[13](표 2.1). 치매 발견으로 질환이 이미 시작되어 가벼운 임상증상을 겪고 있지만 의료적 관리를 받지 않는 환자를 확인할 수 있다.

효과적인 선별검사의 목적은 일상적인 의료에 의해 감지되는 것보다 더 일찍 질환을 발견하고 중재를 가장 효과적일 수 있는 단계에서 시작하기 위함이다. 또한 조기발견은 식이요법, 운동, 생활방식 권고사항이 결합된 방법을 통하여 위험요인을 개선할 수 있는 기회를 제공할 수 있다. 치매 선별검사는 특히, 이러한 선별검사 조치로 알츠하이머병의 알려진 증상단계를 반영하는데 가장 적합할 것이다. 알츠하이머병과 관련된 병리학적 변화와 생물표지자(biomarkers) 변화와의 상관관계를 반영한다면, 질병의 징후가 시작되는 단계에서 인지 장애를 발견하는 것이 가장 적절할 것이다[12]. 이러한 식으로 치료(현재와 미래 모두)가 시작될 수 있다. 게다가 의사는 치매의 조기 인식으로 환자가 권장된 치료법을 이행하면서 겪을 수 있는 문제와 질병의 진행으로 야기될 향후 문제를 계획하는 데 있어 환자의 돌봄제공자와 가족을 도울

표 2.1 치매 조기발견의 이점

1. 최대한 이른 단계에 현재 이용 가능한 증상 치료 약물을 시작하는 것은 증상에 대한 부담을 경감시킬 수 있다.
2. 이용 가능한 질병개선 약물로부터 가장 많은 혜택을 받을 수 있는 환자를 식별한다.
3. 환자들은 새로운 치료법을 검사하기 위한 임상시험에 참여할 수 있다.
4. 의료진은 환자들이 권고 치료법을 이행하면서 겪고 있을지 모르는 문제들을 예상할 수 있게 된다.
5. 환자의 돌봄제공자와 가족들이 향후 계획(사전의사결정, 대리인 지정, 장기 간호계획)을 세우는 것을 돕는다.
6. 환자들이 스스로 자신들의 의료, 재정, 사회적 의사결정과정에 기여할 수 있는 단계에서 자신의 의견을 반영할 수 있게 한다.
7. 지역사회 자원, 사회적 서비스 그리고 지원 단체에 조기 의뢰할 수 있다.
8. 돌봄제공자를 대상으로 스트레스를 줄이고, 기분을 완화시키고, 요양원 입원을 지연시키며, 웰빙을 향상시키기 위한 비약물학적 중재를 시행할 수 있다.

때 겪을 수 있는 문제를 예상하게 해 준다[15].

질환 및 이로 인한 합병증의 효과적인 치료와 환자(그리고 가족)의 미래에 대한 준비를 가능하게 하는 조기발견의 이점에도 불구하고 지역사회에서의 치매에 대한 인식은 여전히 낮다[16, 17]. 이는 질병의 초기 징후를 정상적인 노화로 간과하는 환자와 가족, 노화와 치매에 대한 문화적 인식의 차이(표 2.2), 부정, 바쁜 임상실무에서의 시간부족, 그리고 시간에 민감하고 효과적인 선별 도구의 부족에 기인한다[12]. 일반적인 병원방문에서 볼 수 있는 일차 진료 의사에게 허용된 짧은 시간을 감안할 때, 유효하고 적용하기 쉬우며 시간소모가 최소화된 민감하고 구체적인 인지장애 선별검사 도구가 필요하다(표 2.3)[17, 18].

간단한 도구를 사용함에 있어서의 문제는 그것이 효율적인 시간사용을 통해 아주 가벼운 장애로부터 정상적인 노화를 구별할 수 있는가 하는 것이다. 다수의 간단한 수행 기반 치매 선별검사법이 이미 사용 중이지만 (1) 이전의 기능수준에서 얼마나 변했는지 감지하지 못하거나 그 양을 측정하지 못 할 수 있고; (2) 초기 치매단계 동안 정상범위에 해당하는 점수를 보이는 고기능환자(high functioning individuals)에게 발생한 미묘한 변화에 대해 둔감하고(예: 천정효과); (3) 일생 동안 결핍된 능력을 가지고 사는 환자에게 일어나는 쇠퇴를 알아

표 2.2 치매에 있어서 문화적 차이

- 미국의 노인인구가 점점 더 다양화되고 있다.
  - 2006년에 65세 이상 노인의 81%가 백인이었고, 2050년쯤에는 이 인구가 61%로 감소할 것으로 예상된다.
  - 사례 확인, 사례 모집, 사례 유지에 있어서 횡문화적(cross-cultural) 차이 고려하기

- 사례 발견, 진단 지연, 간호에 접근, 그리고 만족스럽지 못한 결과와 관련된 문화적 요소
  - 치매에 대한 지식과 인지 대 정상적인 노화와 간호에 대한 인식/기대
  - 구조적 장애요인(시골지역, 전문가의 수, 교통수단)
  - 언어 장벽
  - 증상표현의 차이

- 환자-가족관계에 영향을 미치는 심리사회적 요인
  - 간호에서 가족의 지각된 역할(가족주의라는 용어로 알려짐)과 문화적 정체성
  - 성 역할
  - 돌봄 제공에 대한 기대
  - 신념과 종교의 역할

- 연구참여에 있어서 차이를 설명하는 문화적 요인
  - 의료기관과 연구에 대한 불신
  - 건강 신념(예: '노망(senility)'이 삶의 한 단계라고 표현)
  - 의료 전문인들과의 접촉빈도와 유형
  - 터스키기(Tuskegee) 유산과 이와 관련된 현상

표 2.3 치매 발견을 위해 간단한 도구가 가져야 할 바람직한 속성

• 조기 치매의 예측
• 비싸지 않은 가격
• 높은 안면 타당성(face validity)
• 신뢰성, 민감성, 구체성
• 간결성
• 관리와 점수화의 용이성
• 사회적 수용가능성
• 문화적 민감성

차리지 못하고; (4) 문화적 차이에 둔감함으로 인해 잘 드러나지 않는 소수민족 집단의 능력을 과소평가 할 수 있다. 정보제공자 기반 진단은 바닥효과나 천정효과를 보일 확률이 적으며 나이, 성별, 언어, 인종, 또는 교육수준에 관계없이 환자를 진단하는데 있어서 더 타당할 수 있다[19~23]. 신뢰할만한 정보제공자가 늘 이용 가능하지 않을 수 있고, 증상이 덜 중요해 보이도록 축소하거나 그들에게 인지장애가 있을 수 있으며, 또는 부차적인 동기가 있을 수 있다. 알츠하이머병협회[13]와 미국 의료지침 정보제공 센터(National Guideline Clearinghouse)[24]는 치매를 가장 효율적으로 감지하기 위해서는 정보제공자와 수행측정법을 함께 사용할 것을 권한다. 치매 선별검사는 위험에 처한 대상에 대한 고려 및 사용되는 도구에 대한 민감도와 특수성을 요구한다[111]. 거짓(false) 양성반응을 받는 많은 수의 환자들은 제한된 건강의료비를 낭비하게 된다; 거짓 음성반응 결과를 받는 많은 환자들은 치료를 받지 못하고 임상연구에 참여할 수 있는 기회를 놓친다. 따라서 단계별 치매 선별검사가 임상적으로나 경제적으로 가장 타당하다. 또한 환자가 자발적으로 치매에 대한 선별검사를 받고자 하는지도 중요하다. 연구에 따르면, 환자가 인지하고 있는 선별검사의 이점이 있을 때, 그리고 치매가 감지되었을 경우에 의사가 문제에 대한 치료법을 제공할 수 있을 때, 환자는 선별검사를 받고자 하는 자발성을 보인다[24, 25].

마지막으로 고려할 사항은 인터뷰와 수행 기반 평가를 보충하고 치매발견을 개선하기 위해 생물표지자를 잠재적으로 사용하는 것이다[26, 27]. 알츠하이머병의 분자표지와 생화학적 표지에 대해 같은 입장인 집단이 알츠하이머병의 이상적인 생물표지자에 대한 기준을 다음과 같이 제안했다; “알츠하이머병의 이상적인 생물표지자는 신경병리의 기본적인 특징을 감지할 수 있어야 하고 신경병리학적으로 확인된 사례를 통해 타당해야 한다. 알츠하이머병을 감지하기 위해

서는 진단 민감도가 80% 이상이 되어야 하고 다른 치매유형들을 구분하기 위해서는 특수성이 80% 이상 되어야 한다. 또한 신뢰 가능하고 재생산이 가능하며 비침습적이며 수행하기 간단하고 가격이 비싸지 않아야 한다"[28]. 정확한 조기 진단을 위한 이러한 기준을 넘어서서 생물표지자가 질환을 수정하는 치료법의 유익한 효과를 포착하여[29] 경도인지장애에서 알츠하이머병으로 전환되는 것을 예상할 수 있고, 사용 가능한 임상적 발견방법에 밀접하게 상응하여 조기 중재나 예방의 기회를 제공할 수 있다면 특히 더 유용할 것이다[26].

질병에 대한 생물표지자는 조기 알츠하이머병 환자의 진단을 제고하기 위한 연구에 중요한 방안을 제공하고, 알츠하이머병 발병 위험이 있는 환자들의 확인을 도울 수 있다. 알츠하이머병의 병리는 생물표지자에 대한 많은 잠재적 자료를 제공한다. 신경원섬유 엉킴과 아밀로이드 플라크와 같은 특유한 조직변화는 여전히 이러한 질환의 특징이다[30]. 조기 신경원섬유 엉킴과 아밀로이드 플라크 병리는 증상이 시작되기 수십 년 전에 시작하는 것으로 예상된다[27]; 진화론적인 관점에서는 임상증상들이 신경원섬유 엉킴, 신경퇴행, 시냅스 상실과 밀접한 관련이 있다[31, 32]. 임상증상이 시작되기 수십 년 전에 병리가 시작되므로 아밀로이드, 타우, 그리고 이와 관련된 신경화학적 변화와 신경생리학적 변화를 측정하는 것이 질환의 존재와 진행에 대한 잠재적인 생물표지자 풀(pool)을 제공한다[33~37]. 질환의 병리학적 증거는 위축증[38]이나 표면 변형[36]에 대한 MRI 측정, FDG-PET에서의 포도당 대사저하[40], 아밀로이드와 타우에 대한 CSF 측정[41~43], 또는 아밀로이드 리간드(ligands)를 보이는 PET 영상[44]과 같은 생물표지자로부터 확보될 수 있다. 질병진행에는 민감하지 않을 수 있으나 알츠하이머병 신경병리의 구체적인 병리학적 특징들을 볼 수 있는 기회를 제공하는 생물표지자(예: CSF Aβ42)가 있는 반면에, 질병진행과는 밀접한 관련이 있으나 알츠하이머병에 대한 특수성이 없는 생물표지자(예: FDG-PET)도 있다[26]. 생물표지자가 알츠하이머병 존재의 진단가능성을 높일 수는 있지만 이러한 생물표지자는 침습성일 수 있으며, 불편하거나 비쌀 수 있고, 시골지역이나 서비스가 부족한 지역사회, 보험에 가입되지 않은 환자들, 또는 개발도상국에서는 쉽게 이용 가능하지 못할 수 있어서 폭넓은 사용을 위해서는 비실용적이다.

정신상태 검사 The Mental Examination

포괄적인 정신상태 검사의 요소에는 관찰, 인지, 그리고 신경정신 평가가 있다. 환자와의 초기접촉은 인지나 집중, 또는 언어장애가 있는지 평가할 수 있는 기회를 제공한다. 정보제공자에 대한 설문은 환자가 인지하지 못하거나 부정하는 인지, 기능, 행동에 있어서의 변화를 드러나게 할 수 있다. 정보제공자 인터뷰가 치매환자에서 발생하는 인지나 기능변화를 결정하는데 더 신뢰할 수 있는 방법일 수 있지만 정보제공자가 항상 임상진료에 참여하는 것은 아니다. 정보제공자를 동반하지 않는 경우가 많고 일년에 한 번 하는 건강검진과 같은 짧은 진료방문으로는 치매의 아주 가벼운 증상이 드러나지 않을 수 있다. 치매환자들은 통찰력이 부족하고 인지문제를 부정한다는 인식으로 인해 가벼운 형태의 치매에서조차도 치매 자가평가 도구는 잘 사용하지 않는다[45~47]. 치매환자는 인지결손을 알아차리지 못하기(인지적 질병인식불능증, cognitive amosognosia) 때문에[45~47] 인지증상의 신뢰할 만한 보고자로 여겨지지 않는데, 이는 치매환자의 자가평가와 정보제공자 등급간의 차이 또는 자가평가와 객관적 수행간의 차이가 있기 때문이다[48]. 결손에 대한 지각은 개인마다 큰 차이가 있는데, 기억력 변화에 대해 신뢰할만한 설명을 하는 환자들이 있는 반면, 자신의 기억감소를 인정하지 못하는 환자들도 있다. 인지결손의 부정은 치매발병 시 나이, 투병기간, 교육과 상관성이 없으며, 우울증과의 상관관계는 음의 상관관계에 있으나[45] 치매의 심각성과는 상관관계가 없다[49]. 그러나 치매환자들은 많은 신체적, 심리적 증상에 대해 자가평가를 요구받는다. 한 연구에서 치매환자의 신체적, 심리적, 사회적 건강을 평가했는데, 이들 중 75%가 간이정신상태 검사 점수가 16 미만이었다[50]. 신체건강에 대해서는 환자와 정보제공자가 상당한 일치를 보였지만 심리적, 사회적 웰빙에 대한 일치는 저조했다. 또한 치매환자들에게 우울 증상[51]과 삶의 질[52]에 대해서도 자가평가를 실시한다. 대부분의 환자들은 이러한 평가를 완료할 수 있으며 치매환자들은 자신의 삶의 질에 대한 등급을 매길 수 있었을 뿐만 아니라 삶의 질에 대한 돌봄제공자의 등급을 합리적으로 추정할 수도 있었다[52].

환자의 상세한 병력확보와 신경검사의 보다 일반적인 구성요소(운동기능과 감각기능, 보행, 균형 등)뿐만 아니라 환자의 외모, 행동과 태도에 대한 주의 깊고 사려 깊은 관찰은 인지상태의 본질에 대한 통찰력을 제공할 수 있다. 환자의 의식수준, 일반적인 외모, 움직임, 언어사용에 대한 관찰을 통하여 환자의 정신상태에 대해 중요한 초기 평가를 하고, 그 다음에 기분, 사고, 인식 및 통찰력을 알아내기 위한 질문을 한다.

인지평가 Cognitive Assessment

의사는 관찰 후 인지능력에 대한 공식적 평가를 시작해야 한다. 인지기능에 대한 평가는 방법론적으로 수행되어야 하며, 신경심리학적 기능의 주요 영역(집중, 기억, 언어, 시공간 인지능력, 실행능력)을 포괄적으로 평가해야 한다. 환자의 나이, 어느 쪽 손을 사용하는지, 교육수준, 사회문화적 배경은 모두 인지기능에 영향을 미칠 수 있으므로 이는 평가를 시작하거나 평가하기 전에 결정해야 한다. 일반적으로 환자를 평가하는 두 가지 방법에는 환자-정보제공자 평가와 수행검사가 있다.

의사는 수행검사를 사용할 때, 보통 나이와 교육에 맞게 수정 전 공표된 정상치와 관련해서 환자의 객관적 수행능력을 얻을 수 있다. 만일 환자가 이전에 평가를 받았다면, 이전 검사와 비교함으로써 변화를 측정할 수 있다. 검사 시 능력에 대한 스냅샷(snap shot)을 제공하는 동안 간단한 수행검사는 이전 능력과 비교해서 어떻게 변했는지, 또는 검사 점수가 환자의 사회적, 직업적 기능(예: 일상생활활동)을 저해하는지에 대한 정보를 제공할 수 없다(표 3.4). 다음은 임상환경에서 치매발견을 위해 사용되는 일반적인 인지검사의 예이다.

간이정신상태 검사 Mini Mental State Exam

30개 항목의 간이정신상태 검사(MMSE)는 완료하는데는 약 10분이 소요된다. 이는 기억문제의 초기진단을 위해 자주 사용되어 왔으며 시간에 따른 점수의 감소를 고려한다면 그 민감성은 증가한다[9]. MMSE는 다음과 같은 6개 영역을 포함한다: (1) 지남력, (2) 등록, (3) 집중력과 계산, (4) 회상, (5) 언어, (6) 그림을 똑같이 그리는 능력. 그러나 MMSE가 빠르고 적용하기 쉽고 인지감소의 전반적 진행을 추적할 수 있기는 하나 특히, 치매 가장 초기단계에서는 일반적으로 손상되지 않는 지남력을 더 많이 강조(30점 중 10점)하기 때문에, 가벼운 인지손상의 사례는 발견하지 못할 수 있다[53]. 또한 나이, 인종, 교육, 사회경제적 지위에 따른 편향성을 포함해 MMSE와 관련된 몇 가지 문제점이 있다[5]. 이 검사의 사용을 제한할 수 있는 저작권 문제 또한 존재한다. MMSE에 대한 대체방법으로 일차 간호에서 사용 가능한 몇 가지 진단 검사가 있다; 이러한 검사들은 간단하고 적용하기 쉬우며 효과적인 진단도구를 제공하기 위해 지속적으로 업데이트되고 간소화되고 있다.

Mini-Cog Mini-Cog

간이 인지평가도구(Mini-Cog)는 단서가 주어지지 않는 3개 항목의 회상 검사와 회상을 방해하는 역할을 하는 시계 그리기를 결합하고 있다. 이 검사는 3분 내에 수행될 수 있으며 특별한 도구가 요구되지 않는다[54]. Mini-Cog와 간이정신상태 검사는 치매에 대한 유사한 민감성(76% 대 79%)과 특이성(89% 대 88%)을 가지며, 관례적으로 사용되는 신경정신 배터리를 사용해서 얻어지는 결과와 연관성이 있다. Mini-Cog의 간결성은 일차 간호에서 인지장애의 인식을 제고하는 것이 목적이라면, 뚜렷한 장점이 있다[54]. Mini-Cog는 또한 일상생활활동 감소와 관련되어 있다. 게다가 Mini-Cog는 널리 사용되는 인지 선별검사가 종종 실패를 하는 미국의 인종적으로 다양한 인구 집단에서 우수한 성능이 입증되었으며, 비영어권 대상에게 적용하기 쉽다. 한계점으로는 문맹인구에서 시간을 말하는 방법에 대해 익숙하지 않고 다른 인지

표 2.4 사무실 환경에서 유용한 치매 선별검사

선별검사	항목 수	점수 체계	준거점수 (cut-off score)	타당성	제한점
간이정신상태 검사 (MMSE)	30개 점수범위 0~30	• 총 정답 수를 더함 • 집중과제 형태를 번갈아 하기 - WORLD 스펠링 거꾸로 하기 - 연속으로 7 빼기 • 점수가 낮을수록 장애가 더 심함	27~30 정상 24~26 경도 인지장애 18~23 가벼운 치매 10~17 중등 정도 치매 0~9 중증 치매	민감성 85~100 특이성 66~100	• 점수가 나이, 교육, 인종, 민족성, 언어에 의해 영향을 받음 • 가벼운 장애를 확인하기 위해서는 적합하지 않음 • 저작권의 보호를 받으므로 라이센스 비용이 필요함
Mini-Cog	시계 그리기와 결합된 3개 단어 연상 점수범위 0~5	• 각 단어 연상 = 1점 • 정확한 시계 = 2점 • 점수가 낮을수록 장애가 더 심함	3~5 정상 0~2 장애	민감성과 특이성은 간이정신상태 검사와 같음	• 검사는 기억력과 시공간 인지능력, 구조에 중점을 둠 • 다른 영역은 포착하지 못함
간이 블레스트 검사 (SBT)	지남력-기억과 집중력에 관한 6개 항목 점수범위 0~28	• 총 28점에 대한 가중 점수체계 • 점수가 높을수록 장애가 더 심함	0~5 정상 6~9 치매의심 10~28 치매	점수와 알츠하이머병 부검결과의 높은 상관관계(r=0.52)	• 검사가 지남력, 기억, 집중력에 중점을 둠 • 비건망증 치매는 감지하지 못할 수 있음
Saint Louis 대학 정신상태(SLUMS)	11개 점수범위 0~30	• 총 정답 수를 더함 • 12년 이하의 교육에서는 점수를 조절함 • 점수가 낮을수록 장애가 더 심함	준거 21~26: 경도인지장애 20 이하: 고학력자의 경우 치매	민감성 96~98 특이성 61~100	• 당초 연구의 다른 환자집단에서는 유효성이 제한적임 • 검사가 복잡하고 진료실에서 사용하기에 시간이 많이 걸림 • 간이정신상태 검사만큼 포괄적으로 연구되지 않음
몬트리얼 인지평가 (MoCA)	12개, 다양한 인지영역 점수범위 0~30	• 총 정답 수를 더함 • 12년 이하의 교육에서는 1점을 더함 • 사용가능한 형태를 번갈아 함 • 점수가 낮을수록 장애가 더 심함	26~30 정상 0~26 장애	민감성이 경도 인지장애에 대해서는 90이고 치매에 대해서는 100	• 더 심한 장애를 가진 환자에게는 10분 이상이 걸림 • 간이정신상태 검사만큼 포괄적으로 연구되지 않음
AD-8	8개, Yes/No 점수범위 0~8	• Yes 라고 답한 수를 더함 • 점수가 높을수록 장애가 더 심함	0~1 정상 2~8 장애	민감성 90 특이성 68	• 관찰력 있는 정보제공자에 의존함 • 정보제공자가 없으면 AD-8을 사용할 수 없음
IQCODE	16개, 5점 리커트 척도 점수범위 0~30	• 총 점수는 완료된 항목의 평균계산 값 • 점수가 높을수록 장애가 더 심함	3.44 이상	민감성 76~100 특이성 65~85	• 관찰력 있는 정보제공자에 의존함

영역에 대한 검사가 결여되어 있다.

간이 블레스트 검사 Short Blessed Test

간이 블레스트(SBT)는 블레스트 지남력-기억-집중력 검사의 항목으로 구성되는데, 3개의 지남력 문제(월, 년, 시간), 20에서 1까지 세기, 월(month)을 거꾸로 말하기, 5개 항목의 이름과 주소 기억단계를 회상하는 것을 포함한다[55]. 6개 항목 검사와 부검 시 38개 대뇌피질에서 확보된 플라크 수는 양의 상관관계가 있었다[56]. 의사가 아닌 사람에 의해 쉽게 적용되는 이 검사는 가벼운 인지결손, 중간 정도의 인지결손, 중증 인지결손을 구분하는 것으로 나타났다[55]. SBT는 초기 인지변화에 꽤 민감한데 알츠하이머병의 준거가 정상인지의 경우에는 점수가 0~4, 장애의심은 5~9, 치매와 일치하는 장애는 10점 이상이다[59]. 검사의 초점이 기억과 지남력에 있다는 것을 고려할 때, SBT는 치매의 비알츠하이머병 형태는 발견하지 못할 수 있다.

Saint Louis 대학 정신상태 The Saint Louis University Mental Status

Saint Louis 대학 정신상태(SLUMS)는 지남력, 기억, 집중력, 실행기능을 검사하는 총 30점의 11개 항목으로 구성된 의사에 의해 적용되는 설문이다[57]. SLUMS는 MMSE와 비슷한 형식을 가지지만 집중력, 계산, 즉각적 회상과 지연된 회상, 동물 이름대기, 숫자 외우기, 시계 그리기, 형상 인지/크기 차별화, 그래프에 나온 사실을 즉각적으로 기억하기와 같은 추가 과제를 포함하고 있다. 정상 커트라인은 27~30, 경증 신경인지장애는 21~26, 고학력자의 치매는 1~20으로, 경도인지장애에서는 민감성이 0.98, 특이성이 0.61이며, 치매에서는 민감성이 0.96, 특이성이 1.0이다[57]. SLUMS는 재향군인관리국(Veterans Administration)에서 흔히 사용되지만 지금까지 원래의 연구표본 이외에는 검증되지 않고 있다.

몬트리얼 인지사정 Montreal Cognitive Assessment

몬트리얼 인지사정(MoCA)은 의사의 경도인지장애 감지를 돕기 위해 개발된 10분이 소요되는 인지 선별검사 도구이다[58]. MoCA는 특히, 전면 실행기능에 있어서 초기 장애 감지에 대한 민감성을 향상시킨다. 이 검사는 MMSE의 정상범위 내에서 수행하는 환자들의 경도인지장애를 감지하는데 있어서 높은 민감성과 특이성을 가진다. 경도인지장애를 감지하기 위해 18%의 민감성을 가졌던 MMSE에 비해 MoCA는 경도인지장애 대상 중 90%를 감지했으며, 가벼운 알츠하이머병을 가진 환자에 있어서는 MMSE가 78%의 민감성을 가지는 반면에, MoCA는 100%

의 민감성을 가진다[58]. 또한 MoCA는 파킨슨병에 있어서 인지장애에 대한 선별검사로서도 적합한데, 이 파킨슨병에서의 기억장애는 실행기능에 비해 질병 단계 후반에 관련될 수 있다[59]. MoCA의 한계로는 복잡한 점수에 대한 해석과 문화적 · 교육적 편향성이 있을 가능성이 있다는 것이다.

신경심리 검사 Neuropsychological Testing

공식적인 신경심리 검사는 질환 이전의 지능에 대한 예측과 함께 인지능력에 대해 보다 포괄적인 평가를 제공하며, 차별화된 진단을 돕는 수행 프로파일을 제공한다(표 2.5). 이러한 평가는 일반적으로 수 시간이 소요되며 신경정신전문가에 의해 가장 잘 해석된다. 그 대신에 많은 기억간호센터는 환자의 인지능력에 관한 즉각적인 결과를 제공하기 위해 자신들만의 검사를 수행한다. 독특하고 간단한 정신력 측정 배터리를 고안하는 것이 매력적으로 보일 수 있지만, 간단한 배터리 조차도 그것을 적용하는데 20~30분이 소요된다. 진료실 환경에서도 수행될 수 있는 간단한 20~30분의 배터리 검사를 고안하기 위해 개별 인지영역을 결합하는 것(치매의 심각한 정도와 언어능력 수준에 따라서)이 일반적인 전략이다(표 2.6). 이러한 접근법을 선택할 시에는 적절한 면허(license) 수수료를 내고, 해석을 위해 나이와 교육에 의해 조정되어 공

표 2.5 치매의 일반적인 원인에 대한 인지 프로파일

인지영역	정의	AD	LBD	FTD	VaD
일화적 기억	새로 습득한 정보를 잠깐 지연 후 회상함				
자유회상	자극없이 정보를 회상함	+++	++	+/−	+
인식	이전에 제시된 정보를 인식함	+++	−	−	−
유도	정보의 회상을 유도하기 위해 단서를 사용함	x	√	√	√
침입	과제에서 제시되지 않은 정보에 대한 잘못된 회상	+++	+++	+++	+
의미기억	단어, 물체, 행위, 또는 생각의 의미에 대한 지식	++	+	+	+
절차기억	과제를 수행하는 방법을 앎	−	+	−	+
작업기억	정보에 대한 정신적 조작	++	+++	+++	++
통찰	개인의 인식, 기분, 행위 상태를 인지함	+++	+	+++	−
집중	과제에 대한 집중	++	+++	++	++
실행기능	선택을 하거나 서로 다른 과제간의 이동을 요구하는 문제해결 과제	++	+++	+++	+++
시공간 기술	손-눈 조직화, 패턴이나 모양을 모방함	++	+++	−	+

기호설명: ×, 이점이 없음; √, 이점; −, 낮은 장애 가능성; +, 가벼운 장애; ++, 중간 정도 장애; +++, 중증 장애

표 2.6 간단한 신경행동상태 검사의 예

언어기억	• 동물 이름 열거 • Boston 이름 열거 검사 • 다중언어 이름 열거 검사
작업기억	• 앞으로 숫자 외우기 • 거꾸로 숫자 외우기 • F, A, S 문자에 대한 단어 유창성
일화적 기억	• 단어 목록 회상(Rey Hopkins, California, CERAD) • 단락 회상
시각-구성	• 시계 그리기
정신운동 속도	• 선 추적 A
실행기능	• 선 추적 B • 숫자부호 치환
추상화	• 유사점과 차이점 • 속담 해석
집중	• 역순으로 월(month) 열거 • 20부터 뒤로 세기
전체적 측정(한 가지를 선택)	• 간이정신상태 검사 • 간이 블레스트 검사 • 몬트리얼 인지사정
기분(한 가지를 선택)	• 노인 우울측도 • PHQ-9 • 병원 불안 및 우울 측도
기능(한 가지를 선택)	• 기능적 진단설문 • 일상수행능력 평가 측도 • 바델 색인(Barthel Index)

표된 정상치를 사용해야 함을 명심해야 한다.

인지평가를 위한 정보제공자 기반 도구 Informant-Based Tools for Cognitive Evaluation

치매진단은 사회적, 직업적 기능을 방해하는 인지기능의 개인 내(intra-indivisual) 감소의 원칙에 근거하는 임상진단이다. 모든 간단한 수행측정에 있어서의 한계는 (1) 치매 선별검사로 사용할 때, 그 도구들은 '변화'와 '방해'를 포착하지 못하고, (2) 나이, 성별, 인종, 교육, 문화에 의해 편향될 수 있다는 것이다. 정보제공자 기반 도구는 인지에 변화가 있었는지, 그러한 변화가 기능을 방해하는지를 진단하기 위해 관찰력 있는 부수적인 정보원에 의존한다. 다른 인지 선별검사와 비교할 때, 특별한 장점으로는 정보제공자 평가가 교육과 질병 이전의 능력 또는 문화적으로 우위에 있는 언어의 유창성에 의해 상대적으로 영향을 받지 않는다는 것이다. 각 개인이 자신의 통제력을 발휘하므로 나이, 교육, 성별, 또는 인종에 의한 편향이 훨씬 더 적다[60]. 정보제공자 평가의 단점은 정보제공자의 신뢰성 및 정보제공자와 환자 간의 관계의 질이다. 정보제공자 평가는 인지검사를 보충하는 정보를 제공하기 때문에 이 두 가지를 함께 묶는 것은 선별검사의 정확성을 향상시킬 수 있다.

최적의 표준 정보제공자 평가는 많은 임상실험과 연구 프로젝트에서 사용되는 임상치매등급(CDR)이다. 그러나 긴 인터뷰 시간으로 인해 바쁜 진료실 환경에서 사용하기에는 실용적이지 않을 수 있다. 노인의 인지와 정동장애를 평가하는 데 있어서 신뢰할 만한 정보제공자(배우자, 성인 자녀, 유급 돌봄제공자)를 포함하는 것의 가치는 다음의 설문조사에 통합되었다.

AD-8 AD-8

AD-8은 정보제공자에게 변화의 등급을 매기도록 하는 8개의 Yes/No 질문으로 구성된 간단한 선별검사 인터뷰이며 정보제공자가 완성하는 데 약 2~3분이 소요된다. 정보제공자가 없을 때에는 AD-8이 유사한 큰 효과크기(Cohen d 정보제공자=1.66; 환자=0.98)를 가지는 자가평가 도구로서 직접 환자에게 적용될 수 있다. AD-8은 기억, 지남력, 판단, 기능에 대해서 질문함으로써 치매가 있는 환자와 없는 환자를 확실히 구분한다[19]. AD-8은 아밀로이드 PET 영상촬영과 알츠하이머병에 대한 뇌척수 생물표지자뿐만 아니라 CDR과 신경심리 검사와도 상당한 상관관계를 가진다[62]. 하나의 단어목록과 같은 참가자에 대한 간단한 평가와 함께 AD-8을 사용하는 것은 일차 현장에서의 치매발견을 향상시킬 수 있는데, 치매의 경우에는 97%, 경도인지장애는 91%까지 향상시킨다[20]. AD-8은 84%의 민감성과 80%의 특이성을 가지며, 장애의 원인에 관계없이 비치매성 노인과 경증 치매를 앓는 노인을 구분하는 능력(92%)이 뛰어나다[20]. AD-8은 유사한 심리측정 속성을 가지도록 스페인어[63], 포르투갈어[64], 한국어[65], 중국어[66]로 번역되어 있다.

노인의 인지감소에 대한 정보제공자 설문
The Informant Questionnaire on Cognitive Decline in the Elderly

노인의 인지감소에 대한 정보제공자 설문(IQCODE)은 정보제공자의 보고서를 통해 질병 이전의 수준으로부터 인지감소를 측정한다[67]. 흔히 사용되는 16개 항목의 short-version이 원래의 version을 대체했다. 정보제공자는 10년 전과 비교하여 대상의 인지변화를 평가한다.

IQCODE의 항목은 환자가 자신의 기억이나 지식을 사용하는 일상적인 상황을 보여준다. 응답자는 10년 전과 비교했을 때, 변화의 정도를 나타내기 위해 5점 리커트 척도(1 = 훨씬 향상됨~5 = 훨씬 나빠짐)를 사용하는데, 3점은 항목을 완료할 수 있는 능력에 변화가 없음을 나타낸다. 완료된 항목의 평균을 계산하여 총점을 구한다. 문헌에 제시된 치매에 대한 커트라인 범위는 3.4에서 3.9까지이다[68~70]. 임상현장에서는 짧은 IQCODE 점수 3.44+를 선별검사 커트라인으로 하는 것이 민감성과 특이성의 균형을 맞추기 위한 적당한 타협점이다. 평가척도는 인지감소뿐만 아니라 인지향상을 반영하기 위해 고안되었는데 그 설문이 치료실험과 급성 질환 후에도 사용 가능하도록 고안되었다[70].

AD-8과 IQCODE를 비교하면, 둘 다 지역사회현장에서 인지장애의 존재를 감지할 수 있었으며 지역사회에서 흔히 사용되는 간단한 인지평가(MMSE, Mini-Cog, 시계 그리기, 동물 이름 열거)와 상관관계가 높았다[71]. AD-8과 IQCODE 모두 인지적으로 정상인 개인과 치매환자를 구별하였지만 경도인지장애를 감지하는 데 있어서는 AD-8이 IQCODE보다 더 좋았다[71]. IQCODE가 기억의 두 가지 양상(새로운 정보의 획득과 존재하는 지식의 검색)과 두 가지 양상의 지능(언어와 수행)을 포함하는 반면에, AD-8은 기억, 문제해결 능력, 지남력, 일상활동과 관련된 항목을 포함한다.

맺음말 Concluding Comments

알츠하이머병, 경도인지장애, 그리고 이와 관련된 질환들은 (1) 질환수정 약물을 개발하고 (2) 가능한 한 가장 초기단계에서 질환을 발견하기 위해 타당하고 신뢰할 만한 조치방안을 의사에게 제공하고 (3) 의사들이 환자평가를 위해 사용한 시간을 보상해주기 위한 조치를 취하지 않는다면, 향후 20년 내에 공중보건의 위기가 되고 메디케어에 심각한 부담이 될 것이다[17]. 치매 선별검사는 위험에 처한 대상들과 사용된 도구의 민감성 및 특이성에 대한 고려를 필요로 한다[11~13]. 거짓 양성반응을 받는 많은 수의 사람들은 제한된 건강간호비용을 지출할 수 있다; 거짓 음성진단을 받는 많은 수의 환자들은 치료가 거부되고 임상연구에 참여할 수 있는 기회를 놓친다. 따라서 단계별 치매 선별검사 접근법은 임상적으로나 경제적으로 가장 의미가 있을 것이다.

인지장애가 노인들에게 흔하긴 하지만 부정, 통찰력 부족, 낙인(stigma)에 대한 두려움, 그리고/또는 나이에 따른 '정상적인' 것에 대한 일반적인 지식부족으로 인해 환자들은 기억호소

(memory complaint)를 쉽게 말하지 않을 수 있다. 포괄적인 정신상태 검사의 요소에는 관찰, 인지 및 신경심리 평가가 포함된다. 인지능력을 평가하기 위한 포괄적인 접근법이 없는 경우, 중재가 가장 많은 이점을 제공할 수 있는 아주 가벼운 단계에서는 의사가 인지손상을 발견할 가능성이 낮다. 게다가 인지손상이 있는 경우는 인지손상 없는 같은 나이의 노인들에 비해 이행이 더 떨어지고 비용이 더 많이 들고 의학적 생태에 더 나쁜 결과를 초래한다. 의사들이 자신만의 독특한 평가를 설계하거나 사용 가능한 많은 표준화된 도구 중 하나를 사용할 때, 노인 평가에서 정신상태 검사를 포함하지 않는다면 기회를 놓치게 된다.

보건의료개혁의 환경에서 의사가 외래환자와 입원 환자의 인지손상을 발견하기 위해서는 간단하고, 민감한, 신뢰할 만한 방법을 사용하는 것이 중요할 것이다. 바쁜 진료실 환경에서의 조기 인지손상을 위한 간단한 선별검사가 목표라면, 간단한 인터뷰 도구(예: AD-8)와 간단한 수행측정(예: Mini-Cog)이 권고되고 있는데 이것은 특히, 이러한 도구들이 메디케어 수혜자를 위한 맞춤형 예방계획의 기본 요건을 충족시키기 때문이다.

References

1. Alzheimer Disease Facts & Figures 2013. www.alz.org. Accessed 25 Jun 2014.
2. U.S. Surgeon General Office. www.surgeongeneral.gov/library/mentalhealth/chapter5/sec1.html. Accessed 25 Jun 2014.
3. Center for Medicare and Medicaid Services—Geographic Variation Public Use File. http://www.cms.gov/Research-Statistics-Data-and-Systems/Statistics-Trends-and-Reports/Medicare-Geographic-Variation/index.html. Accessed 25 Jun 2014.
4. United States Census Bureau. Annual projections of the resident population by age, sex, race and hispanic origin: lowest, middle, highest series and zero international migration series, 1999 to 2100. Accessed 25 Jun 2014.
5. Federal Interagency Forum on Aging-Related Statistics. Older Americans 2010: key indicators of well-being. Federal interagency forum on aging-related statistics. Washington, DC: US Government Printing Office; 2010, July. Accessed 25 Jun 2014.
6. Public Law 111-148. Patient protection and affordable care act. Accessed 25 Jun 2014.
7. U.S. Department of Health and Human Services. National plan to address Alzheimer's disease. Available at: http://aspe.hhs.gov/daltcp/napa/natlplan.shtml. Accessed 25 Jun 2014.
8. Lin JS, O'Connor E, Rossom RC, Perdue LA, Burda BU, Thompson M, Eckstrom E. Screening for cognitive impairment in older adults: an evidence update for the U.S. preventive services task force. Rockville, MD: Agency for Healthcare Research and Quality; 2013 Nov. [Internet].
9. Folstein MF, Folstein SE, McHugh PR. "Mini-mental state". A practical method for grading the cognitive state of patients for the clinician. J Psychiatr Res. 1975;12:189–98.
10. Espino DV, Lichtenstein MJ, Palmer RF, Hazuda HP. Evaluation of the mini-mental state examination's internal consistency in a community-based sample of Mexican-American and European-American elders: results from the San Antonio longitudinal study of aging. J Am Geriatr Soc. 2004;52:822–7.
11. Holsinger T, Deveau J, Boustani M, Williams Jr JW. Does this patient have dementia? JAMA. 2007;297:2391–404.
12. Galvin JE. Dementia screening, biomarkers and protein misfolding: implications for public health and diagnosis. Prion. 2011;5:16–21.
13. Cordell CB, Borson S, Boustani M, Chodosh J, Reuben D, Verghese J, et al. Medicare Detection of Cognitive Impairment Workgroup. Alzheimer's association recommendations for operationalizing the detection of cognitive impairment during the medicare annual wellness visit in a primary care setting. Alzheimers Dement. 2013;9:141–50.
14. Barnett JH, Lewis L, Blackwell AD, Taylor M. Early intervention in Alzheimer's disease: a health economic study of the effects of diagnostic timing. BMC Neurol. 2014;14:101.
15. Borson S, Frank L, Bayley PJ, Boustani M, Dean M, Lin PJ, et al. Improving dementia care: the role of screening and detection of cognitive impairment. Alzheimers Dement. 2013;9:151–9.
16. Connolly A, Gaehl E, Martin H, Morris J, Purandare N. Underdiagnosis of dementia in primary care: variations in the observed prevalence and comparisons to the expected prevalence. Aging Ment Health. 2011;5:978–84.
17. Galvin JE, Meuser TM, Morris JC. Improving physician awareness of Alzheimer disease and enhancing recruitment: the clinician partners program. Alzheimer Dis Assoc Disord. 2012;26:61–7.
18. Doody RS, Ferris SH, Salloway S, Meusser TM, Murthy AK, Li C, et al. Identifying amnestic mild cognitive impairment in primary care: a feasibility study. Clin Drug Investig. 2011;31:483–91.
19. Galvin JE, Roe C, Coats M, Powlishta KK, Muich SJ, Grant E, et al. The AD8: a brief informant interview to detect dementia. Neurology. 2005;65:559–64.
20. Galvin JE, Roe CM, Xiong C, Morris JC. The validity and reliability of the AD8 informant interview for dementia. Neurology. 2006;67:1942–8.
21. Galvin JE, Roe CM, Coats MA, Morris JC. Patients rating of cognitive ability: using the AD8, a brief informant interview as a self-rating tool to detect dementia. Arch Neurol. 2007;64:725–30.
22. Galvin JE, Roe CM, Morris JC. Evaluation of cognitive impairment in the older adult: combining brief informant and performance measures. Arch Neurol. 2007;64:718–24.
23. National Guideline Clearinghouse (NGC). Guideline synthesis: diagnosis and assessment of Alzheimer's disease and related dementias. Agency for Healthcare Research and Quality 2006. Available at: http://www.guideline.gov. Accessed 14 Aug 2014.
24. Boustani MA, Justiss MD, Frame A, Austrom MG, Perkins AJ, Cai X, et al. Caregiver and noncaregiver attitudes toward dementia screening. J Am Geriatr Soc. 2011;59:681–6.
25. Galvin JE, Fu Q, Nguyen JT, Glasheen C, Scharff DP. Psychosocial determinants of intention to screen for Alzheimer Disease. Alzheimers Dement. 2008;4:353–60.
26. Biagioni M, Galvin JE. Using biomarkers to improve detection of Alzheimer's disease. Neurodegener Dis Manag. 2011;1:127–39.
27. Jack Jr CR, Knopman DS, Jagust WJ, Shaw LM, Aisen PS, Weiner MW, Petersen RC, Trojanowski JQ. Hypothetical model of dynamic biomarkers of the Alzheimer's pathological cascade. Lancet Neurol. 2010;9:119–28.
28. Consensus report of the Working Group on: "Molecular and Biochemical Markers of Alzheimer's Disease". The Ronald and Nancy Reagan Research Institute of the Alzheimer's Association and the National Institute on Aging Working Group. Neurobiol Aging. 1998;19:109–16.

29. Frank RA, Galasko D, Hampel H, Hardy J, de Leon MJ, Mehta PD, et al. Biological markers for therapeutic trials in Alzheimer's disease. Proceedings of the biological markers working group; NIA initiative on neuroimaging in Alzheimer's disease. Neurobiol Aging. 2003;24:521–36.
30. Braak H, Braak E. Neuropathological stageing of Alzheimer-related changes. Acta Neuropathol. 1991;82:239–59.
31. Terry RD, Masliah E, Salmon DP, Butters N, DeTeresa R, Hill R, et al. Physical basis of cognitive alterations in Alzheimer's disease: synapse loss is the major correlate of cognitive impairment. Ann Neurol. 1991;30:572–80.
32. Gomez-Isla T, Hollister R, West H, Mui S, Growdon JH, Petersen RC, et al. Neuronal loss correlates with but exceeds neurofibrillary tangles in Alzheimer's disease. Ann Neurol. 1997;41:17–24.
33. Weinstein G, Seshadri S. Circulating biomarkers that predict incident dementia. Alzheimers Res Ther. 2014;6:6.
34. Kim DH, Yeo SH, Park JM, Choi JY, Lee TH, Park SY, et al. Genetic markers for diagnosis and pathogenesis of Alzheimer's disease. Gene. 2014;545:185–93.
35. Cohen AD, Klunk WE. Early detection of Alzheimer's disease using PiB and FDG PET. Neurobiol Dis. 2014;72(Pt A):117–22.
36. Blennow K, Dubois B, Fagan AM, Lewczuk P, de Leon MJ, Hampel H. Clinical utility of cerebrospinal fluid biomarkers in the diagnosis of early Alzheimer's disease. Alzheimers Dement. 2015;11(1):58–69.
37. Ferreira D, Perestelo-Pérez L, Westman E, Wahlund LO, Sarría A, Serrano-Aguilar P. Meta-review of CSF core biomarkers in Alzheimer's disease: the state-of-the-art after the new revised diagnostic criteria. Front Aging Neurosci. 2014;6:47.
38. Landau SM, Harvey D, Madison CM, Reiman EM, Foster NL, Aisen PS, et al. Comparing predictors of conversion and decline in mild cognitive impairment. Neurology. 2010;75:230–8.
39. Wang L, Miller JP, Gado MH, McKeel DW, Rothermich M, Miller MI, et al. Abnormalities of hippocampal surface structure in very mild dementia of the Alzheimer type. Neuroimage. 2006;30:52–60.
40. Langbaum JB, Chen K, Caselli RJ, Lee W, Reschke C, Bandy D, et al. Hypometabolism in Alzheimer-affected brain regions in cognitively healthy Latino individuals carrying the apolipoprotein E epsilon4 allele. Arch Neurol. 2010;67:462–8.
41. Glodzik L, de Santi S, Tsui WH, Mosconi L, Zinkowski R, Pirraglia E, et al. Phosphorylated tau 231, memory decline and medial temporal atrophy in normal elders. Neurobiol Aging. 2011;32:2131–41.
42. Fagan AM, Roe CM, Xiong C, Mintun MA, Morris JC, Holtzman DM. Cerebrospinal fluid tau/beta-amyloid(42) ratio as a prediction of cognitive decline in nondemented older adults. Arch Neurol. 2007;64:343–9.
43. Shaw LM, Vanderstichele H, Knapik-Czajka M, Clark CM, Aisen PS, Petersen RC, et al. Cerebrospinal fluid biomarker signature in Alzheimer's disease neuroimaging initiative subjects. Ann Neurol. 2009;65:403–13.
44. Jack CR, Barrio JR, Kepe V. Cerebral amyloid PET imaging in Alzheimer's disease. Acta Neuropathol. 2013;126:643–57.
45. Sevush S. Relationship between denial of memory deficit and dementia severity in Alzheimer disease. Neuropsychiatry Neuropsychol Behav Neurol. 1999;12:88–94.
46. Derousen C, Thibault S, Lagha-Pierucci S, Baudouin-Madec V, Aneri D, Lacomblez L. Decreased awareness of cognitive deficits in patients with mild dementia of the Alzheimer type. Int J Geriatr Psychiatry. 1999;14:1019–30.
47. Barrett AM, Eslinger PJ, Ballentine NH, Heilman KM. Unawareness of cognitive deficit (cognitive anosognosia) in probable AD and control subjects. Neurology. 2005;64:693–9.
48. Hardy RM, Oyebode JR, Clare L. Measuring awareness in people with mild to moderate Alzheimer's disease: development of the memory awareness rating scale—adjusted. Neuropsychol Rehabil. 2006;16:178–93.
49. Sevush S, Leve N. Denial of memory deficit in Alzheimer's disease. Am J Psychiatry. 1993;150:748–51.
50. Bureau-Chalot F, Novella JL, Jolly D, Ankri J, Guillemin F, Blanchard F. Feasibility, acceptability and internal consistency reliability of the Nottingham health profile in dementia patients. Gerontology. 2002;48:220–5.
51. Yesavage JA. Geriatric depression scale. Psychopharmacol Bull. 1988;24:709–11.
52. James BD, Xie SX, Karlawish JH. How do patients with Alzheimer disease rate their overall quality of life? Am J Geriatr Psychiatry. 2005;13:484–90.
53. deSouza L, Sarazin M, Goetz C, Dubois B. Clinical investigations in primary care. Front Neurol Neurosci. 2009;24:1–11.
54. Borson S, Scanlan JM, Watanabe J, Tu SP, Lessig M. Simplifying detection of cognitive impairment: comparison of the mini-cog and mini-mental state examination in a multiethnic sample. J Am Geriatr Soc. 2005;53:871–4.
55. Katzman R, Brown T, Fuld P, Peck A, Schechter R, Schimmel H. Validation of a short orientation-memory concentration test of cognitive impairment. Am J Psychiatry. 1983;140:734–9.
56. Morris JC, Heyman A, Mohs RC, Hughes JP, van Belle G, Fillenbaum G, Mellits ED, Clark C. The consortium to establish a registry for Alzheimer's disease (CERAD). Part I. Clinical and neuropsychological assessment of Alzheimer's disease. Neurology. 1989;39:1159–65.
57. Tariq SH, Tumosa N, Chibnall JT, Perry III MH, Morley JE. Comparison of the Saint Louis university mental status examination and the mini-mental state examination for detecting dementia and mild neuro-

cognitive disorder—a pilot study. Am J Geriatr Psychiatry. 2006;14:900–10.
58. Nasreddine ZS, Phillips NA, Bedirian V, Charbonneau W, Whitehead V, Collin I, et al. The montreal cognitive assessment, MoCA: a brief screening tool for mild cognitive impairment. J Am Geriatr Soc. 2005;53:695–9.
59. Dalrymple-Alford JC, MacAskill MR, Nakas CT, Livingston L, Graham C, Crucian GP, et al. The MoCA: well-suited screen for cognitive impairment in Parkinson disease. Neurology. 2010;75:1717–25.
60. Morales JM, Bermejo F, Romero M, Del-Ser T. Screening of dementia in community dwelling elderly through informant report. Int J Geriatr Psychiatry. 1997;12:808–16.
61. Morris JC. The clinical dementia rating (CDR): current version and scoring rules. Neurology. 1993;43:2412–4.
62. Galvin JE, Fagan AM, Holtzman DM, Mintun MA, Morris JC. Relationship of dementia screening tests with biomarkers of Alzheimer's disease. Brain. 2010;133:3290–300.
63. Carnero Pardo C, de la Vega Cotarelo R, Lopez Alcalde D, Martos Aparicio C, Vilchez Carillo R, Mora Gavilan E, et al. Assessing the diagnostic accuracy (DA) of the Spanish version of the informant-based AD8. Neurologia. 2013;28:88–94.
64. Correia CC, Lima F, Junqueira F, Campos MS, Batos O, Petribu K, et al. AD8-Brazil: cross-cultural validation of the ascertaining dementia interview in Portuguese. J Alzheimers Dis. 2011;27:177–85.
65. Ryu HJ, Kim HJ, Han SH. Validity and reliability of the Korean version of the AD8 informant interview (K-AD8) in dementia. Alzheimer Dis Assoc Disord. 2009;23:371–6.
66. Yang YH, Galvin JE, Morris JC, Lai CL, Chou MC, Lie CK. Application of AD8 questionnaire to screen very mild dementia in Taiwanese. Am J Alzheimers Dis Other Demen. 2011;26:134–8.
67. Jorm AF, Christensen H, Henderson AS, et al. Informant ratings of cognitive decline of elderly people: relationship to longitudinal change on cognitive tests. Age Ageing. 1996;25:125–9.
68. Jorm AF, Jacomb PA. The informant questionnaire on cognitive decline in the elderly (IQCODE): socio-demographic correlates, reliability, validity and some norms. Psychol Med. 1989;19:1015–22.
69. Jorm AF, Scott R, Cullen JS, et al. Performance of the informant questionnaire on cognitive decline in the elderly (IQCODE) as a screening test for dementia. Psychol Med. 1991;21:785–90.
70. Jorm AF. The informant questionnaire on cognitive decline in the elderly (IQCODE): a review. Int Psychogeriatr. 2004;16:275–93.
71. Razavi M, Tolea MI, Margrett J, Martin P, Oakland A, Tscholl DW, Ghods S, Mina M, Galvin JE. Comparison of 2 informant questionnaire screening tools for dementia and mild cognitive impairment: AD8 and IQCODE. Alzheimer Dis Assoc Disord. 2014;28:156–61.

CHAPTER

3

기억 클리닉과 간호관리 프로그램

Memory Clinics and Care Management Programs

Yael R. Zweig

기억 클리닉과 간호관리 프로그램 Memory Clinics and Care Management Programs

기억 클리닉은 기억장애가 있는 환자에 대한 포괄적인 진단, 평가, 관리 그리고 치료에 있어 전문적이고 근거에 기반한 다학제적 접근법을 제공하며, 이러한 환자들을 돌보는 사람들을 지원한다. 기억 클리닉에 대한 일반적인 정의는 없다; 따라서 이러한 클리닉은 연계, 위치, 대상에 따라 아주 다양하다. 가장 일반적으로 기억클리닉은 조기진단 혹은 비정상적이거나 비특이적인 증상의 진단에 특별히 초점을 맞춘다. 동반증상(symptomatology)의 연속선상에 있는 사람들을 위해 연구와 임상간호를 결합한다. 돌봄제공자에 대한 지원, 상담, 자원 또한 기억 클리닉의 필수적인 부분이다.

미국의 기억의료는 일차 의료 현장에서 제공되는 경우가 많은데, 대부분의 노인들은 이곳에서 진료(medical care)를 받는다. 일차 의료에서 이루어지는 기억의료에 대해 알려진 한계점으로는 제공자의 지식부족, 시간문제, 비효율적이거나 부적절한 증상관리가 있다[1]. 전 세계적으로 대부분의 치매환자들은 진단을 받지 않으며 단지 20~50%만이 일차 의료에서 진단을 받는다. 조기진단은 환자와 그 가족들이 미래 계획을 세우는 데 도움을 주고 질병 상태에서 조기에 적절한 치료와 중재를 받을 수 있도록 해준다[2]. 치매의 조기진단은 또한 연구 참여의 기회를 주고 간호결과를 개선시킬 수 있게 해준다[3]. 진단과정 동안 환자와 가족이 잘 준비되고 지원된다면, 이들은 특히 치매 진단공개를 받아들인다. 세계 알츠하이머병 보고서(World Alzheimer's Report)는 조기 치매진단을 확인하고, 간호관리를 제공하기 위해 각 국가들이 전문화된 진단센터 네트워크를 구축하도록 권고했다[2].

이 장에서는 미국과 해외의 기억 클리닉 역사와 설명, 서비스를 받는 대상, 협력간호와 직원채용, 환자와 돌봄제공자에게 나타나는 결과와 간호관리 모델에 대해 논의할 것이다. 현재 전 세계적으로 기억 클리닉이 있지만, 이 장은 이러한 클리닉이 처음 소개되고 설명된 미국과 유럽에 중점을 둘 것이다.

역사 History

기억 클리닉은 1970년대에 미국에서 처음 설립되었으며 이 후 영국에 세워졌는데, 최초의 영국 기억 클리닉은 1983년에 설립되었다[4]. 영국과 아일랜드의 기억 클리닉에 대한 첫 번째 보고서는 주로 임상 약물실험에 중점을 둔 병원 기반의 전문화된 서비스를 제공한 20개 클리닉을 설명했다[5]. 이와 유사하게 미국의 기억 클리닉은 알츠하이머병에 관심이 있었던 학술기관을 중심으로 설계되었다. 초기 서비스와 목표에 포함된 것으로는 조기 진단과 치료, 치매 이외에 수반되는 장애에 대한 확인과 치료, 치료를 위한 새로운 치료제에 대한 평가, 그리고 의료적 치료가 필요하지는 않지만 걱정되어 찾아오는 사람들을 안심시키는 것이었다[6].

초기에 기억 클리닉은 그 범위가 보다 학문적이었다. 그러나 아세틸콜린 분해효소 억제제가 도입된 1990년대 후에는 특히 진단 후 간호를 제공하기 위해 그 범위가 확대되었다[7, 8]. 1993년에 실시된 초기 조사와 그 후 1999~2000년에 반복 실시된 조사에서 기억 클리닉을 비교한 영국의 조사에 따르면, 시간이 지남에 따라 연구에 적극적으로 참여한 클리닉 수는 줄어들었고, 치료를 시작해서 모니터링 하는 클리닉은 많아졌으며, 조기발병 치매 서비스의 비율이 높아졌다[9]. 지난 10년간 실시된 최근 연속 조사는 보고되지 않았다.

미국에서 기억 클리닉은 노인병학, 신경학 또는 정신과 실무의 일부인 경우가 많으며, 항상 학계 의료센터와 연계되어 있는 것은 아니다. '기억 클리닉'을 구성하는 것에 대한 공식적인 지침이 없기 때문에 서비스의 범위가 넓다. 미국 국립노화연구소는 미국 전역의 학술기관에 있는 알츠하이머병 센터(ADC)에 기금을 지원한다. 알츠하이머병 센터는 포괄적인 연구 진단평가, 환자와 돌봄제공자에 대한 정보와 자원, 그리고 임상실험이나 그 외 연구프로젝트에 자원봉사자로 참여할 수 있는 기회를 제공한다. 또한 알츠하이머병 센터는 소수민족이나 농촌 지역사회를 포함하여 서비스를 제공받지 못하는 대상들을 위한 위성 프로그램(satellite program)도 제공한다. 2014년 기준, 미국 19개 주에서 기금을 제공받는 알츠하이머병 센터는 29개이다[10]. 알츠하이머병 센터는 연구센터로, 종단연구에서 인지감소가 있는 것으로 나타난 참가자는 임상평가와 치료를 받을 수 있도록 의뢰할 필요가 있다. 따라서 알츠하이머병 센터는 연구프로젝트에서 받는 의뢰를 담당하기 위해 그 연구센터에 통합되어 있거나 혹은 별개의 연계된 임상 기억 클리닉을 가지고 있다. 미국의 알츠하이머병 프로젝트법(NAPA)은 2011년에 제정되었다. 미국 알츠하이머병 프로젝트법의 주된 목표는 2025년까지 알츠하이머병의 예방과 치료이며, 치료의 질과 효율성을 최적화하고, 알츠하이머병 환자와 그 가족들에 대한 지원을 확대하며, 대중인식과 참여를 위한 자금을 조달하고, 질병 개선을 촉진하기 위해 진행상황을 추적하는 것이다[11]. 기억 클리닉에는 명백한 초점은 없지만 미국 알츠하이머병 프로젝트법의 목표를 다루고 있으며, 로스앤젤리스 캘리포니아 대학에서 설명된 것과 같은 혁신적인 치료모델의 개발을 통해 자금을 조달 할 수 있다[12].

기억 클리닉은 영국 국립치매전략(National Dementia Strategy)에 의해 노인을 위한 모든 전문적 정신건강 서비스가 의무화되어 왔다[13]. 영국 국립치매전략은 치매에 대한 인식제고, 조기 진단과 중재, 그리고 치료의 질 향상과 같은 목표를 달성하는 것을 돕기 위해 2009년에 시작한 정부 주도 프로젝트이다. 영국 국립치매전략은 지정된 인구집단에서 필요로 하는 서비스를 제공하는 것을 기억 클리닉의 목표로 규정하고 있다[4]. 국립 치매전략을 시작한 후, 영국의 기억 클리닉의 수는 1995년 20개에서 2002년에는 58개 이상으로 증가했다[9]. 1999년에서 2000년에 기억 클리닉 수는 영국이 44개, 스코틀랜드가 5개, 웨일즈에는 4개, 북아일랜드에는 5개가 있었다[9]. 2011년 아일랜드 공화국에서 전국적으로 실시한 기억 클리닉에 대한 최근의 조사는 14개의 클리닉을 보고하였다. 물론 그 대부분은 더블린(Dublin)에 위치한 병원에 기반을 두고 있으며, 정신과 의사나 노인병 전문의가 주도하는 클리닉이다. 이러한 클리닉 중 건강전문가를 고용하고 연구에 적극적인 클리닉은 절반이 채 되지 않는다[13].

재정지원 Funding

미국의 각 주는 기억 서비스에 필요한 자금을 개별적으로 제공할 수 있다. 예를 들어, 뉴욕 주에서는 대학과 병원에 연계된 9개의 알츠하이머병 지원센터(Alzheimer's Disease Assistance Centers)가 있다. 알츠하이머병 지원센터는 특히, 비특이적이거나 비정상적 발현이 있는 환자에 대한 진단과 평가, 간호관리 전략, 환자, 가족, 보건의료전문가(Health Care Professional) 대한 계속 교육을 제공하고 지방의 정보자원 센터로서의 역할을 한다[14]. 이와 유사하게 캘리포니아는 대학의료센터에 있는 10개의 캘리포니아 알츠하이머병 센터의 자금을 지원한다. 제공되는 서비스에는 기억장애에 대한 진단과 치료, 환자와 가족들을 위한 지역사회 행사, 의료전문가를 위한 전문가 훈련이 있다. 알츠하이머병 연구를 지원하기 위한 추가자금이 있다[15]. 플로리다에는 돌봄제공자를 위한 임시위탁과 지원, 기억장애 클리닉, 성인 주간프로그램, 그리고 연구 데이터베이스를 위한 자금을 제공하는 알츠하이머병 이니셔티브(Alzheimer's Disease Initiative)가 있다[16]. 미국의 기억 클리닉은 다른 전문적 업무와 같은 방식으로 보험금

청구에 의해 자금을 받거나 임상실험에 참여하여 돈을 받거나, 설명된 대로 각 주나 연방 프로그램으로부터 보조금을 받거나, 혹은 서비스 구조를 위한 비용을 통해 자금을 지원 받을 수 있다.

영국에서는 국가 치매전략(NDS)을 통해 조기 진단을 장려하고 치매 치료의 질을 높이기 위해 일차 보건의료신탁(PCTs)에 1억 4천만 파운드를 제공하였다. 일차 보건의료신탁이 이러한 목표를 달성하는 메커니즘 중 하나는 기억 클리닉의 제공을 통한 것이다[17]. 영국의 기억 클리닉 대부분은 국민건강보험(National Health Service)에 의해 자금이 제공된다. 그 외 제약회사, 대학, 의료자선 단체 또는 혼합적 형태로부터 제공되는 자금지원이 있다[9]. 영국의 기억 클리닉의 품질 표준은 국가공인 기억 서비스 프로그램(MSNAP)에 의해 모니터되며, 덴마크와 네덜란드에서는 다른 표준들을 채택해 왔다.

서술 Description

기억 클리닉은 그 전반적인 업무에 있어서는 가변적이지만, 환자 및 가족을 평가하기 위한 일정과 위치가 정해진 핵심 직원의 구조는 공통된 현상이다[18]. Jolley[13]는 적절한 장소와 24시간 이용 가능한 팀을 포함하는 기억 클리닉의 필수 구성요소에 대해 설명했다. '장소'는 쉽게 접근 가능해야 하며, 검사실과 회의실은 학제간 간호팀을 통합할 수 있을 만큼 충분한 크기여야 한다. 또한 기억 클리닉은 심리검사를 위해 사적이면서 조용한 숙박시설도 포함해야 한다. 대기공간은 장애인들이 접근할 수 있어야 하고, 자극을 쉽게 받을 수 있는 중증 인지손상 환자에 대한 행동 촉발요소를 고려해야 한다.

학제간 통합팀은 의료적 범위 밖에 있는 환자와 가족에 대한 지속적인 관리를 제공하기 위해 중요하다. 직원채용과 협력간호는 이 장의 후반부에서 설명될 것이다. 의학적, 신경학적, 정신의학적 평가는 표준화되어 있지 않지만, 일반적으로 포괄적인 신체적 · 정신적 건강력, 심리사회적 평가, 약물검토, 심리검사, 그리고 기분, 행동, 기능에 대한 평가를 포함한다. 환자는 표준화된 심리검사를 거쳐야 하며, 신체검사와 신경검사를 완료해야 한다. 클리닉은 일반적으로 치매의 가역적 원인을 평가하거나 진단적 명확성을 제공하기 위해 임상검사와 영상촬영을 완료하거나 의뢰한다. 한 번의 방문으로 평가 전체를 완료하는 클리닉이 있는 반면에, 여러 번의 방문을 거쳐서 평가를 완료하는 클리닉도 있다. 시간이 지남에 따라 환자의 기억, 언어 또는 기능의 변화를 입증할 수 있는 사람으로 정의되는 부가적인 정보원(CS)은 개별내 변화 이력을 제공하기 위해 인터뷰에 참여해야 한다. 이와 마찬가지로 돌봄제공자가 있는 경우에는 이들의 스트레스, 부담, 기분지수를 평가해야 한다[6]. 기억 클리닉 평가와 관리에 있어 환

표 3.1 기억 클리닉 평가와 관리 구성요소

<table>
<tr><th>주제</th><th>웹사이트</th></tr>
<tr><td colspan="2">개요: 의학적 · 정신적 · 사회적, 가족력을 포함한 환자와 부가적인 정보원(CS)으로부터의 포괄적인 이력; 처방 약물과 비처방 약물에 대한 검토; 읽고 쓰는 능력, 문화 그리고 언어에 대한 평가</td></tr>
<tr><td>환자평가
- 다양한 인지영역을 진단하는 심리검사나 공식적인 신경심리 검사
- 기분 선별 검사
- 종합적인 신체검사와 신경검사
- 임상검사 평가 CBC, CMP, B12, 엽산, 갑상선기능 (소변검사, 매독, 위험요인이 존재하는 경우에만 HIV)
- 구조적인 뇌 영상촬영(MRI 또는 CT)</td><td>부가적인 정보원(CS) 평가
- 환자에 대한 기능평가와 행동평가(예: 신경심리 목록)
- Mayo와 같은 추가적인 도구 고려 변동(fluctuation) 설문지 그리고/또는 이력에 근거한 Mayo의 수면 설문지
- 자원과 지원을 결정하기 위한 심리사회적 면담 (인터뷰)
- 돌봄제공자 부담 평가</td></tr>
<tr><td colspan="2">간호계획 개발
- 결과를 검토하고 계획을 세우기 위해 간호 팀, 환자, 가족과 회의를 한다.
- 구체적인 진단과 후속조치를 포함한 권고사항에 대하여 구두와 서면에 의한 피드백을 제공한다.
- 일차 간호 제공자 및 위탁 제공자와 함께 결과에 대해 소통한다.
- 언급된대로 콜린분해효소억제제과 메만틴을 시작한다.
- 인지에 역효과를 줄 수 있는 모든 약물을 중단한다.
- 행동증상과 심리증상이 나타날 경우 이를 치료한다.
- 그 정도가 간호나 안전을 방해할 정도로 심하지 않다면, 행동치료를 위해 약물을 사용하기 전에 비약물학적 중재를 사용한다.
- 안전요건을 다룬다(배회, 가정안전과 낙상예방, 운전, 약물관리).
- 남용 위험성을 평가한다.
- 사전의사결정서에 대해 논의한다.
- 정신활동과 신체활동 그리고 사회참여를 장려하기 위한 계획에 대해 논의한다.
- 물리치료사, 작업치료사, 약사, 심리학자, 노인병간호 관리자와 같은 기억 클리닉 팀에 속하지 않는 제공자에 의뢰하는 의뢰서를 활용한다.
- 돌봄제공자의 요구(질병정보, 의뢰서, 재정적 · 법적 계획, 지원단체, 가정간호, 임시위탁, 주간간호, 식사 서비스)를 관찰하고 지속적으로 재진단한다.
- 연구에 참여할 수 있는 기회를 가지도록 위탁한다.</td></tr>
</table>

자와 부가적인 정보원(CS) 구성요소에 대한 예는 표 3.1에 설명되어 있다.

영국의 기억 클리닉 조사는 가장 높은 비율 순서대로 다음과 같은 기능을 제공하고 있다; 전문가 평가와/또는 2차 의견, 돌봄제공자와 환자의 조언 및 정보, 치료의 시작과 모니터링, 관리 권고, 교육과 훈련, 연구와 약물실험, 그리고 법의학적 평가[9]. 대부분의 클리닉은 일주일 단위에서 한 달 단위의 일정으로 운영한다고 보고했는데, 14%만이 매주 1회 이상 운영하였다.

이후 설문조사에서 나타난 추세를 보면, 새롭게 국민건강보험(NHS)의 자금지원을 받는 클리닉일수록 규모가 더 작았고 연구와 교육보다는 서비스에 중점을 두면서 더 짧은 시간의 평가로 인해 더 적은 수의 환자를 평가하였다[19].

기억 클리닉의 주된 목표 중 하나는 질병의 초기 단계, 또는 조기 발병, 흔하지 않거나 비특이적인 발현에서 진단을 내리거나 이를 확인하는 것이다. 일단 진단이 내려지면, 가족들은 운전 안전성, 재정계획, 결정 능력, 배심원 의무 배제(jury duty exclusions) 그리고 은퇴나 고용문제와 같은 사회적 이슈나 윤리적 이슈를 다루는 것에 도움을 받기 위해 기억 클리닉을 찾는 경우가 많다. 기억 클리닉은 평가결과가 걱정스러운 돌봄제공자를 돕기 위한 방법을 가지고 있어야 한다. 여기에는 교육을 통해 현재나 미래의 부담을 관리하거나 예방하는 것, 위기를 예방하기 위한 적극적인 전략, 지역사회 서비스와 자원, 지원단체, 그리고 성인주간프로그램, 식사배달, 가정간호, 위탁간호와 같은 구체적인 서비스를 제공하는 것이 있다. 지역사회 서비스 및 지원단체와의 밀접한 관계는 아주 중요하다. 지역사회 서비스와의 관계와 후속조치의 유형은 환자 및 돌봄제공자의 요구와 서비스 이용가능성에 따라 다양하다. 미국의 알츠하이머병협회는 무료로 주당 24시간 연중무휴 전화상담서비스를 제공하고 전화기반 지원을 제공한다.

기억 클리닉은 또한 보건의료 전문가와 대중에 대한 교육 및 훈련에 있어서도 중요한 역할을 한다. 기억 클리닉에 대한 자금지원은 예방과 검사에서부터 말기 기억간호와 증상관리에 이르기까지 다학제간 전문가를 위한 지역사회 지원활동과 교육프로그램의 필요성을 통합하는 경우가 많다. 기억 클리닉은 흔히 정보, 교육, 연구의 제공에 있어서 최상의 실무표준 모델로서 기능한다[18]. 인구의 고령화는 특히 노인병학과 치매 교육을 더 요구할 것이므로 기억 클리닉은 모든 보건의료전문가들의 훈련에 있어서 중요한 순환 근무지이다.

환자와 돌봄제공자 교육은 방문할 때마다 이루어져야 하며 특히, 학술기관 및 연구센터와 연계된 기억 클리닉은 관심있는 치매 주제에 대한 공공세미나를 주최한다. 기억 클리닉은 또한, 알츠하이머병협회와 알츠하이머병 학회와 같이 교육에 큰 역할을 하는 지역사회 단체들과 협력할 수도 있다[20].

다양한 연구 프로젝트가 기억 클리닉의 구성요소가 될 수 있지만 그것이 모든 클리닉에서 요구되거나 반드시 필요한 것은 아니다. 초기의 기억 클리닉은 더욱 연구에 근거하였으며, 연구와 임상실습간의 중복이 지속되었다. 새로운 중재는 기억 클리닉 환경에서 보다 원활하게 임상실습으로 전환될 수 있었다[9]. 또한 기억센터는 임상활동과 지역사회 교육 및 봉사 활동의 역할을 통해 연구 참여자 모집을 촉진할 수 있다.

대상 인구 Population Served

기억 클리닉은 주로 알츠하이머병, 루이소체 치매, 혈관성 인지장애, 그리고 전측두엽 퇴행과 같은 노인인구에서 가장 흔한 신경퇴행성 진단에 맞춰져 있다. 기억호소와 관련된 다양한 요인들로 인해 기억 클리닉은 우울증과 불안과 같이 함께 동반되는 정신질환도 치료할 수 있다. 그러나 현저한 정신질환을 가진 환자들은 기억 클리닉 평가에 적절하지 않다[7]. 기억은 외상성 뇌 손상과 같은 다양한 질병에 영향을 받을 수 있지만, 기억 클리닉은 흔히 경도인지장애나 신경퇴행성 질환으로 인한 치매를 다루도록 설계되어 있다. 대학 의료센터의 기억 클리닉은 흔하지 않거나 비특이적인 발현을 가진 환자를 평가할 가능성이 더 높다.

의뢰는 의료적인 치료가 필요하지는 않지만 걱정으로 인해 의사를 방문하는 '건강염려증이 있는' 환자로부터 발생할 수 있으며, 자가의뢰는 환자, 가족이나 돌봄제공자, 일차 간호 제공자 또는 진단되지 않은 치매와 관련된 증상을 알아차린 응급간호 제공자와 같은 다른 의료제공자로부터 발생할 수 있다. 미국에서는 보험환급에 따라 자가의뢰가 더 흔할 수 있다. 대부분의 노인들은 메디케어를 가지고 있는데, 메디케어는 전문의를 브기 위해 의뢰를 요구하지 않는 것이 관례이다. 영국에서는 일반의(GP)가 전문가 간호에 대한 의뢰를 제공한다. 때때로 환자들은 자신의 기억에 대한 걱정 때문에 일반의를 찾지만, 환자와 그들을 돌보는 사람은 모두 이러한 걱정 때문에 의사를 찾는 것이 더 흔히 보고된다. 일반적으로 일반의들은 전문가 기억 팀과의 협력을 지원한다[21]. 기억 클리닉으로의 자가의뢰는 조기 진단에 대한 장애를 줄이는 데 도움이 될 수 있다. 그러나 자가의뢰에 있어서 한 가지 문제점은 의학적 치료가 필요 없지만 걱정 때문에 방문하는 환자를 평가하는데 자원을 사용할 위험성이 있다는 것이다[6].

기억 클리닉을 방문하는 환자의 사회인구학적 프로파일은 잘 정의되어 있지 않고, 이는 국가와 기억 클리닉의 유형에 따라 다르다. 호주의 9개 기억 클리닉 환자들은 기준선(baseline)에서 평가되고 다시 6개월 되는 시점에서 평가된다. 이 표본에서 기억 클리닉에 참여한 환자들은 배우자와 함께 살고 있는 남성일 가능성이 더 많았고, 경미한 치매나 가장 흔하게는 알츠하이머병을 가지고 있었다[22]. 이 표본은 여성 돌봄제공자들이 간호를 하는 데 더 적극적이기 때문에 남성에게 더 많게 치우쳐져 있었다. 영국의 기억 서비스는 이와 유사하게 기준선에서 인구정보를 수집하고 난 후 6개월 시점에서 여성이 더 많았다. 여기에는 알츠하이머병이나 혼합형 치매의 진단이 가장 흔했고 이들 또한 경미한 단계일 가능성이 컸다[23].

미국에서는 기억 클리닉에 대한 표준화된 보고가 없으며, 프로그램 설명은 문헌에 설명된 모델에서 오는 경우가 흔하다. 캘리포니아 대학의 로스앤젤레스 알츠하이머 및 치매 간호 프로그램에서 환자의 특성을 보면, 평균연령이 81세로 대부분이 여성이고 중등도에서 중증 치매를 가진 것으로 나타났다[12]. 뉴욕대학의 인지 신경학 센터는 짧은 기간 동안 환자 특성을 수집했는데, 평균 연령 78세로 절반에 가까운 수가 여성이고, 다양한 진단의 경미한 장애를 가지고 있고, 38%가 동반되는 혈관성 질환 유무에 관계없이 알츠하이머병 진단을 받은 것으로 나타났다[24]. 인디애나 주 건강한 뇌 노화센터(HABC)에서 환자의 특성을 보면 평균연령 73.8세로 40%가 아프리카계 미국인이고 46%가 치매진단을 받은 것으로 나타났다[25].

기억간호에서 원격의료 Telemedicine in Memory Care

시골지역 치매관리의 어려움은 국제적으로 설명되어 왔는데, 여기에는 기억관리 서비스의 제한된 이용가능성, 장거리 이동, 교통 문제가 포함된다[26]. 특히, 서비스가 활발하지 않은 지역에서는 간호를 받기 위한 대기자 목록이 있을 수 있다[27]. 원격의료는 서비스를 받지 못하는 시골지역에서 간호를 제공하기 위한 혁신적인 접근법이다. 원격의료는 환자의 건강상태를 개선시키기 위하여 통신기술의 사용을 통해 의료간호를 교환하는 것이다[28].

기억 클리닉은 포괄적인 초기 진료실 방문이 이루어진 후 후속조치를 원격으로 제공하는 곳으로 설명되어 왔다. 캐나다 시골지역의 한 예에서는 신경과 전문의, 신경정신과 팀, 노인전문의, 신경방사선의, 물리치료사가 포함된 학제간 팀이 매주 클리닉을 통하여 치매평가를 제공한다. 환자와 그 가족들은 하루 동안 실시되는 클리닉 과정을 통해서 모든 팀 구성원들로부터 평가를 받는다. 이들의 시골지역에 있는 일차 진료의사는 이러한 팀과의 전화를 통한 진단 회의에 참여하도록 요청받으며, 그 뒤 후속조치 방문을 위한 원격의료 예약이 시골지역의 환자들에게 제공된다. 환자와 돌봄제공자들은 이러한 직접 평가와 후속조치를 위한 원격의료 선택에 높은 만족감을 보고했다[26]. 이와 유사하게 또 다른 캐나다 연구는 처음에는 노인전문의에 의한 직접상담을 하고, 이어서 원격의료 시스템을 사용한 후속조치에서 시골지역의 환자들을 평가했다. 대부분의 참가자들은 비디오 회의 시스템을 다시 사용하는 것에 관심을 보였으며, 직접 진료에 비해 더 많은 불안감을 표현하긴 했지만 의사의 진단적 평가에 확신을 느꼈다. 표본의 크기가 작은 이 연구에서는 전반적으로 환자와 의사들로부터 높은 만족감이 보고되었다[27].

다른 연구에 따르면, 기억 클리닉은 초기 진료실 상담을 필요하지 않는다고 보고하고 있다. 시골지역의 재향군인들은 이들의 지역사회 클리닉에 의해 편성된 비디오 원격의료를 사용하는 기억장애 클리닉(MDC)을 통해 평가를 받았다. 시골지역의 의사는 환자 및 돌봄제공자와 함께 그 자리에 있는 동안, 기억장애 클리닉의 의사가 과거력, 돌봄제공자 면담, 신경학적검사, 그리고 합의 진단을 포함한 포괄적인 평가를 완료했다. 진단은 환자와 돌봄제공자에게 전달되었고, 일차 돌봄제공자는 치료와 후속조치를 검토하기 위한 진료 후 회의에 초대되었다. 대부분의 경우 일차 간호 제공자들은 권고사항을 따랐으며, 환자와 제공자들은 그 과정에 대해 긍정적인 피드백을 나타냈다. 이 연구는 절차의 신뢰성을 입증했지만 진단의 일관성을 확인하기 위해서는 더 많은 근거가 요구된다[29].

원격의료가 비용을 줄인다는 가설을 세워왔지만 기억간호에 있어서는 포괄적으로 평가되어 오지 않았다. 호주의 한 연구는 전문의가 환자를 평가하기 위해 시골지역으로 간 기억 클리닉과 전문의가 비디오 회의를 통해서 유사한 평가를 완료한 비디오 회의 클리닉을 평가했다. 그 결과, 의사가 면대면 상담을 제공하기 위해 2시간 이상 이동해야 한다면, 시골지역 환자에게는 비디오 회의를 통한 치매평가가 비용면에서 효율적인 것으로 드러났다[30].

기억 클리닉 환경에서의 협력간호 Collaborative Care in the Memory Clinic Setting

기억장애 환자와 그들 가족에 대한 평가를 보면 진행성 만성질환을 관리하는 독특한 특성으로 인해 본질적으로 협력적인데 이는 환자와 이들을 돌보는 사람들에게 영향을 미친다. 이러한 간호의 부가적인 어려움에는 환자의 통찰력 부족과 시간이 많이 소요되는 돌봄제공자 교육, 그리고 지속적인 의사의 보강이 요구되는 비약물학적 접근법을 사용할 때 가장 잘 관리되는 행동 증상들이 있다. 간호에 대한 다학제간 접근법에는 자신만의 독립적인 평가를 수행하고 직접적인 상호작용 없이 의사소통하는 전문가들이 포함된다[24, 31]. 선호되는 접근법은 전문가들이 협력적인 의사소통을 통해서 정보를 교환하고 양질의 간호를 제공하기 위해 함께 일하는 학제간 접근법, 또는 빈번하고 효과적인 의사소통을 포함하고 전통적인 학문의 경계를 넘는 접근법이 있다[31]. 환자와 가족들은 의학적 진단모델과 의학적 모델을 넘어서는 간호를 요구하는 경우가 많다. 사회적 지원, 치료적 중재, 상담, 그리고 간호 서비스들은 다양한 학제간의 협력간호로부터 온다.

협력간호 모델은 우울증 및 불안과 같은 다른 만성질환에서 설명되어 온 것과 마찬가지로 간호를 감독하고 조정하는 케어 매니저를 포함할 수 있다[32]. 협력간호 모델은 또한, 환자중심간호를 향상시키고 환자 및 가족에 대한 통합된 건강 및 의료간호의 제공을 돕는 팀 기반 다중요소 중재로서 설명되어 왔다[24]. 기억 클리닉에서 진단과정의 본질은 시간과 노동집약적이며 다른 의학 전문가들과 마찬가지로 상환되지 않는다. 이것은 간호팀의 각 구성원들이 간호결과를 향상시키기 위해 자신만의 임상, 관리, 운영에 강점을 제공하는 협력관리 접근법에 적합하다.

협력은 학문마다 다르게 정의되며, 간호모델은 그것이 의사가 이끄는 것이든 아니든간에 기억간호 팀에 따라 영향을 받을 수 있다. 협력간호접근법을 평가하는 대부분의 이용 가능한 근거에는 의사(MD)나 간호관리 역할[12, 33, 34]이나 사회복지업무 케어관리[35, 36]를 수행하는 전문간호사(NP)와 협력하는 것이 포함되어 있다. 모델들은 기억간호 클리닉이 일차 간호실무 내에 만들어져 있거나[34, 37] 독립형 클리닉으로 만들어진 것[24, 25]으로 설명되어 왔다. Croydon 기억 서비스 모델(CMSM)에서는 가정 기반 협력간호 평가가 설명되었는데 이는 임상적 배경과 관계없이 모든 팀 구성원들이 초기 환자 평가를 완료할 수 있다. 일단 진단이 내려지면, 환자에 대한 관리는 다학제간 팀에 의해 이루어진다[23].

독특한 협력간호 모델의 또 다른 예는 스페인에 있는 알츠하이머병 교육센터(ACE)인데, 이 센터는 주간센터로 시작해서 기억 클리닉으로 발전하였다. 여기에는 포괄적인 연구 팀뿐만 아니라 신경전문의, 노인병전문의, 신경정신전문의, 사회복지사, 간호사 그리고 기술진과 같은 직원이 있는 기억장애부서(Memory Disorders Unit)가 포함된다. 지원팀은 출판, 교육, 세미나를 관리하고, 간호팀은 연계된 주간치료센터에서 환자들에게 서비스를 제공한다[38].

직원채용 Staffing

영국의 기억 클리닉 조사에서는 기억 클리닉에 정규적으로 상주하는 1~9명의 직원채용을 제안한다. 가장 흔하게 보고된 전문가는 지도 의료인으로서의 정신전문의, 간호사, 심리학자, 노인병전문의, 신경전문의였다. 더 적은 비율에는 작업치료사와 언어치료사가 포함되었고 거의 4분의 1이 알츠하이머병 학회로부터 받아들여졌다. 1990년대 초기 조사와 비교하면 기억 클리닉에는 간호사들이 더 많이 포함되었다[9]. 아일랜드의 대부분의 기억 클리닉은 고령의 정신전문의나 노인병전문의, 또는 간호사를 채용하는데, 어떤 곳은 사회복지업무나 작업치료 또는 신경심리 서비스를 받기 위해 의뢰를 제공하기도 한다[13]. 캐나다에 있는 포괄적인 학제간 기억 클리닉은 가정의, 자문 노인병전문의, 간호사, 사회복지업무, 시력측정, 약국을 활용하는 모델을 설명했다[39].

학제간 협력간호 기억 클리닉의 보다 일반적인 전문가들은 더 상세하게 설명될 것이다.

의사 Physician

기억 클리닉에서 진료할 가능성이 많은 의사들은 의대, 전문의 수련 과정, 그리고 신경학이나 노인 정신병학에 대한 연구과정을 수료했다. 노인병전문의들은 노인의료에 대한 전문지식을 가진 일차 의료 제공자이며 기억 클리닉 팀의 일원이 될 수도 있다. 노인 정신병전문의들은 우울증, 불안 혹은 다른 정신장애의 결과로 나타나거나 이들과 동시에 존재하는 복잡한 행동증상과 기억호소를 관리하는 데 특히 도움을 준다. 행동 신경전문의는 질병의 신경적 측면에 근거하여 행동과 인지를 관리하기 위한 훈련을 받은 부전문의(subspecialist)다. 신경전문의들 특히, 운동장애를 부전공한 신경전문의는 파킨슨증이나 신경퇴행성 질병에서 보이는 다른 움직임 이상을 평가할 수 있다.

전문간호사/의사 보조자 Nurse Practitioner/Physician Assistant

전문간호사는 석사학위, 석사 후(post-master) 과정 수료 그리고/또는 간호실무박사(DNP) 학위를 가진 등록 간호사이다. 전문간호사는 전문분야의 훈련을 거치고 국가공인자격과 주정부 면허를 획득한다. 각 주는 전문간호사가 의사와 독립적으로 또는 협력모델이나 감독모델에서 환자를 평가하고 관리하고 치료할 수 있는지를 규제한다[40]. 이들은 미국 전역에서 처방권한을 가진다[40].

의사 보조자(PA) 프로그램은 일반적으로 학사 후(post-baccalaureate) 2년의 학점 인정 과정이며, 일정 수준의 의학적 경험을 요구한다. 훈련 프로그램은 생애주기를 아우르는 임상 순환근무를 제공한다. 또한 의사 보조자는 일할 수 있는 국가공인자격증과 주정부 면허를 반드시 가지고 있어야 한다. 주정부 법은 실무의 범위와 의사의 감독을 규정하고 있다. 이들은 후속조치 방문을 제공하고 미국 전역에서 처방권한을 가질 수 있다[40].

기억간호에 있어서 의사-전문간호사 또는 의사-의사 보조자 간의 협력관계는 진료와 비용청구 구조에 따라 개별화될 수 있다. 의사는 복잡하거나 일반적이지 않은 진단, 영상촬영의 검토, 임상과정이 복잡하거나 예상된 방식으로 진행되지 않을 때의 관리에 대한 지침을 제공해야만 한다. 일차 간호에서 의사는 전문의 의뢰가 필요한지를 결정하는 것을 도울 수도 있다.

기억 클리닉 실무는 의사가 최초 인지평가를 내리고 의료활동을 시작하도록 한 다음, 전문간호사/의사 보조자가 약물과 증상 관리, 그리고 행동, 기분, 기능에 대한 재평가를 위한 후속조치에서 환자와 돌봄제공자를 평가하는 데 중점을 두도록 선택할 수 있다. 전문간호사/의사 보조자는 사무실 내 예약이나 전화 상담을 통해 합병증과 응급상황을 방지하도록 돕는다. 또한, 이들은 다른 보건의료전문가들 간의 간호조정을 돕고, 의뢰나 더 많은 의학적인 전문지식을 요구하는 환자와 가족에 대한 교육에 간호사와 사회복지사를 지원한다.

등록 간호사 Registered Nurse

등록 간호사는 국가시험에 합격하고 다양한 경로를 통한 훈련을 거쳐야만 한다. 간호사는 실습에 더 중점을 둔 2년의 준학사과정이나, 4년 과정의 간호학사, 또는 흔하지는 않지만 학위 프로그램(diploma program)을 수료한다. 간호사는 신체검진을 실시하고 건강력(health history) 정보를 수집하며 약물을 투여한다. 또한 환자 간호 서비스를 제공하고 환자와 가족에 대한 교육을 실시할 수 있다. 이들은 다양한 환경에서 모든 생애주기에 해당되는 환자와 가족을 돌보도록 훈련 받는다[41].

등록 간호사들은 진료실에서 일상적인 환자의 활력징후 측정을 수행하고 검사를 완료하거나 시간에 따른 수행 및/또는 기능의 변화에 대한 객관적인 재평가를 가능하게 하는 도구를 점검하는 업무를 수행할 수 있다. 간호사는 환자와 돌봄제공자에 대한 전화 후속조치에 가장 밀접하게 관여함으로써 예약된 진료를 놓치는 인지감소, 지시와 후속조치에 대한 혼동, 그리고 약물투약 과오에 대한 자신의 평가를 확인한다. 등록 간호사는 질병에 특화된 기관으로 외래 환자를 의뢰하는 것을 보조하고 돌봄제공자 지원을 제공하고, 또한 약물이행, 안전, 행동관리 이 외 치매관련 주제에 대한 교육을 제공하는 것을 도울 수 있다.

의료 보조원 Medical Assistant

공인된 의료 보조원(CMAs)은 중등과정 후 의료 보조원 훈련프로그램과 자격시험을 완료하면 자격이 주어진다. 의료 보조원은 환자의 활력징후를 모니터링하고, 몸무게, 심전도, 정맥절개를 추적하고, 진료실에서 발생하는 환자의 요구(예: 용변)를 돕는 것과 같은 업무를 보조할 수 있다[42]. 의료 보조원은 간호 제공자가 돌봄제공자와 면담하는 동안 배회하는 환자를 감시하는 것과 같은 문제가 있는 환자를 보조할 수 있다. 의료 보조원들은 전자 의료기록, 처방요청에 대한 응대, 예약 스케쥴 관리, 의뢰, 그리고 기억 클리닉 예약으로 예상할 수 있는 사항에 대해 환자와 돌봄제공자 교육을 포함하여 임상적으로 더 복잡한 행정업무에 대한 직원의 업무부담을 완화시킬 수 있도록 교차적용이 가능하기 때문에 도움이 된다.

심리학과 신경심리학 Psychology and Neuropsychology

임상심리학자와 신경심리학자는 박사학위나 심리학 박사학위를 가지고 있으며 진료할 수 있는 면허를 소유하고 있다. 신경심리학자는 전문 임상심리학자이며 뇌 해부학과 신경질환에 대한 높은 수준의 지식을 가지고 있다[43]. 이들은 심리검사에서 환자의 인지능력에 대한 포괄적인 평가를 제공하는 기억 클리닉의 중요한 추가요소이다. 신경심리학적 검사는 질병에 수반되는 기분이나 다른 진단들, 또는 단순한 검사에서는 분명하게 나타나지 않는 경미한 질병으로 인해 진단적으로 불분명한 사례에 유용하며, 환자의 인지적 강점과 약점에 근거한 인지개선 접근법을 사용하는데 구조적 중재를 제공한다.

임상심리학자는 돌봄제공자 평가와 훈련, 환자와 돌봄제공자 양자 및/또는 돌봄제공자 부담을 안고 있는 가족을 위한 상담, 그리고 관리를 위한 개별화된 중재를 제공할 수 있다. 이들은 또한 지원집단을 운영하는 데 도움을 줄 수 있다.

사회복지업무 Social Work

임상사회복지사는 공인 프로그램의 석사학위를 소지하고 있으며 미국에서는 각 주에 따라 규제를 받는다. 이들은 석사 사회복지사(LMSW)자격이나 임상 사회복지사(LCSW)자격 중 하나를 소지하고 있으며 추가적인 지도훈련과 시험을 수행할 수 있다. 용어와 요건은 주마다 다르다[44]. 임상사회복지사는 의료기관과 그 외 다른 구체적인 서비스를 포함한 지역사회 서비스에 대한 지식을 가지고 있기 때문에 기억 클리닉의 필수적 부분이다. 이들은 알츠하이머병협회나 치매에 특화된 관련기관의 대표들과 협력할 수 있다. 환자와 가족들은 구체적인 서비스에 가장 관심을 많이 가지며 간호를 확보할 수 있는 자원, 재정, 전략에 관한 질문을 하는 경우가 자주 있다. 사회복지사들은 간호에 관한 복잡한 의료-사회 시스템을 탐색해서 간호 요구와 인지 손상 단계에 개별화된 권고를 제공한다. 또한 사회복지사들은 지지 집단을 이끌고 환자와 가족들이 상담 서비스가 필요한지 살핀다.

물리치료사와 작업치료사 Physical and Occupational Therapists

물리치료사들은 반드시 물리치료사 대학원 과정을 이수해야 하며, 2015년까지는 물리치료 박사(DPT)를 완료한 후 국가자격시험에 통과해야만 한다. 물리치료사는 신경퇴행성 질병을 가진 상태에서 신체기능을 유지하는 것을 도울 수 있다. 이들은 치료운동, 보행훈련, 균형, 낙상 예방을 위한 개별화된 운동중재를 제공한다. 또한 물리치료사들은 보행보조도구의 필요성을 진단할 수 있다[45].

작업치료사(OT)도 석사나 박사수준의 대학원 학위를 수료하고 공인시험을 수료해야만 한다. 작업치료사는 환자들이 자신의 환경 내에서 더 나은 기능을 하도록 돕고 일상생활활동을 진단한다. 또한 인지기술을 촉진하고 독립성을 최대화시키기 위한 보조도구의 필요성을 평가할 수 있다. 작업치료사들은 운전능력에 대한 도로주행평가를 시행할 수도 있다. 물리치료사와 작업치료사 모두 가정의 안전진단을 수행하고 돌봄제공자 교육을 제공할 수 있다[46].

환자와 돌봄제공자의 경험과 결과 Patient and Caregiver Experience and Outcomes

기억 클리닉의 결과를 다루는 일련의 근거는 미국보다 유럽에서 더 왕성하다. 이는 아마도 자금지원 공급원이 다르기 때문일 것인데, 이 공급원에서 실시하는 기억 클리닉 결과에 대한 조사는 자금을 할당하는 데 있어 중요하다. 기억 클리닉이 치매와 관련된 질병의 조기 발견을 제공하는 것으로 입증되었으나[18] 진단공개 과정은 복잡할 수 있다. 통찰력이 부족한 환자들은 진단을 받는 것에 관한 기대를 가지고 있지 않지만 돌봄제공자들은 실질적인 인생 조언과 자원뿐만 아니라 진단의 필요성에 관한 구체적인 기대를 보고한다. 이스라엘의 기억 클리닉에서는 환자와 동반자를 대상으로 과정과 결과에 대한 그들의 경험과 인식을 더 잘 정의하기 위해 만남 후 인터뷰(Post encounter interviews)를 시행하였다[47].

환자들은 인지된 이점이 부족했다는 측면에서 방문에 대한 실망감을, 그리고 의사가 자신의 동반자와 직접 대화를 나누는 것과 같은 일부 의사소통 방식에서 박탈감을 느꼈다고 표현했다. 일부 환자들은 특히, 알츠하이머병과 같은 진단에 대한 두려움을 표현했다. 과정에 만족했던 환자들은 자신의 기억결손에 대한 통찰력이 어느 정도 있었을 가능성이 높았고 동반자의 참여에 개방적이었다. 동반자들은 자신들의 의심이 맞았다는 검증을 받았지만 진단이 알츠하이머병이 아니었으면 하는 희망을 갖고 있었다. 동반자들은 지원, 장기적인 치료계획, 지속적인 관리에 관한 구체적인 권고를 기대했으며, 구체적인 해결책이 제공되지 않거나 진단정보가 완벽하게 설명되지 않았다고 인지하는 경우에는 실망하였다. 이들은 자신들의 부담감을 분출할 수 있는 기회를 감사해하였고 일부 동반자들은 진단을 받는 것이 자신들의 역량을 향상시키는데 도움이 된다고 생각했다[47].

영국에서 이루어진 한 연구는 인지감소 환자와 이들의 돌봄제공자들이 살아온 경험을 더 잘 알아내기 위해 4개의 기억 클리닉에서 환자–돌봄제공자 양자(dyads)에 대한 질적 인터뷰를 실시했다. 처음에 환자들은 적절하게 응대해준 자신들의 일반의(GP)에게 인지호소(cognitive complaint)를 보고했지만, 전문간호에서는 신경심리 검사와 영상촬영 때문에 압도되는 느낌을 받는다고 보고했다. 이러한 결과에 대한 해석은 명확하지 않았으며 결과를 기다릴 때의 불안은 원활하지 않은 의사소통으로 인해 더욱 심화되었다는 것이 특히 문제였다. 진단공개 또한 불안을 자극하여 혼란과 불확실성을 가져온다고 하였다. 모든 환자들이 진단을 원하지 않았다. 저자들은 기억 클리닉 제공자들이 개별화되고 인간중심의 진단공개 과정을 개발해야 하며, 명확하면서도 환자와 돌봄제공자에게 관련성이 있는 정보를 제공해야 한다고 권고했다[21]. 치매진단 공개를 위한 최상의 실행권고로는 준비와 진단 전 상담, 가족 구성원의 참여, 환자의 관점 파악, 진단 공개, 환자의 반응에 대한 응대, 삶의 질에 대한 초점, 미래계획, 그리고 효과적인 의사소통을 제안했다[48].

의사와 심리학자로 구성된 네덜란드의 한 기억 클리닉은 세 번의 환자 방문에 걸쳐 표준화된 진단을 실행했는데, 마지막 방문에서 진단과 치료계획을 공개했다. 환자와 돌봄제공자를 직접 인터뷰했고 일반의에게 우편을 보내서 치료양상을 평가하기 위한 설문을 실시했다. 환자와 돌봄제공자들은 진단에 관한 의사소통은 적절하게 전달되었으나 모호했다고 했다. 이와 대조적으로, 일반의들은 그들에게 제공된 진단정보에 만족감을 나타내었다. 환자들은 치매가 진단되고 안되고가 이러한 차이를 만들지는 않았다고 했다. 의사의 태도는 긍정적으로 평가되었고 전체적인 기억 평가는 유용한 것으로 나타났다. 환자, 가족, 일반의들은 간호지원, 행동관리, 돌봄에 대한 정보에 대해서는 만족하지 않았다.

기억 클리닉에서 간호의 질은 결과에 대한 의사소통, 제공된 진단정보, 의사의 태도, 의학적 평가의 유용성, 그리고 가족 구성원에게 제공된 정보와 조언을 근거로 평가될 수 있다[49]. 일반의들은 돌봄제공자의 근심을 다루는 정보와 지역사회 지원 서비스에 대한 정보에는 그다지

만족하지 않았지만 포괄적인 진단평가와 진단에 관해 제공된 정보에 있어서는 기억 클리닉에 대한 만족감을 보고했다[50]. 이와 대조적으로, 치매 간호에 있어서 차이를 개선시키는 것에 중점을 둔 협력간호 운영 모델을 활용하는 기억 클리닉은 의뢰하는 의사에 대한 설문조사를 했는데, 그 결과 이 프로그램이 가치 있는 행동적 · 사회적 권고를 제공한 것으로 보고했다[12].

최근에 실시된 네덜란드 기반의 무작위 통제실험은 진단 후 첫 해에 기억 클리닉에 의해 제공된 치매 간호의 효과를 평가했다. 환자와 돌봄제공자 모두에게 일반의(GP) 또는 기억 클리닉에 의한 일상적인 관리를 배정받았다. 기억 클리닉은 일반적인 간호집단이 하는 것처럼 약물학적 · 비약물학적 관리를 제공했다. 여러 일반 간호제공자들이 여전히 콜린에스테라아제 억제제를 처방했지만, 네덜란드의 일반적인 실무지침에서는 이러한 약물의 사용을 권장하지 않았다. 전반적으로 6개월과 12개월에 환자나 돌봄제공자의 삶의 질에 기억 클리닉이 제공한 이점이 없었으며, 기능, 인지 또는 행동에 있어서 어떠한 이점도 없었다[8].

치매 간호의 내용은 동일한 환자집단에서 더 포괄적으로 설명되었다. 기억 클리닉에서 더 많은 치매환자들이 콜린에스테라아제 억제제를 받았고 콜린에스테라아제 억제제 실험 후에는 나멘다(Namenda)를 받았다. 가정간호와 주간간호, 식사 서비스 또는 요양원 입원과 같은 지역사회 자원에 있어서 집단들 사이의 차이는 없었다. 기억 클리닉 집단은 치매에 관한 더 많은 정보를 돌봄제공자에게 제공했고 환자와 돌봄제공자를 위한 지역모임에 더 자주 의뢰했다. 집단간의 전반적인 차이는 예상했던 것보다 적었는데 이는 기억 클리닉 집단의 결과에서 이점이 부족함을 설명할 수 있다[51].

협력관리 기반 기억 클리닉은 환자와 가족들로부터 방문 전 · 후 평가에 대한 수집된 자료를 기술했다. 협력관리 접근법은 세 가지 환자 영역에 대해 영향력을 제공했는데, 환자들이 자신의 기억문제에 덜 스트레스를 받았으며, 알츠하이머병 및 이와 관련된 질병에 대한 자신들의 지식에 더 많은 자신감을 보였고, 우울 증상을 덜 보였다. 돌봄제공자 개선된 결과에는 환자를 다룰 때 겪는 좌절감 감소, 불명확성 감소, 통제감 향상, 그리고 지원의 발견에 대한 자신감 향상이 포함되어 있다[24]. 조정된 간호관리 모델을 활용하는 유사한 유형의 기억 클리닉은 돌봄제공자가 자신의 우려를 표명하고 방문 중 의사결정이 중요하다고 느꼈으며, 또한 의뢰가 도움이 되었고, 그들의 역할에 지원을 받았다고 느꼈으며, 그리고 초기 방문 후 다른 사람에게 이 프로그램을 추천한 것으로 나타났다[12].

앞서 설명한 CMSM (Croydon 기억 서비스 모델) 서비스는 특히, 경미한 치매환자를 위해 적절한 의뢰 및 이들 지역사회에서의 치매진단 횟수에 대한 증가를 입증할 수 있었다. 6개월 후, CMSM에 참여한 치매환자들의 삶의 질과 행동장애가 개선되었으며, 우울증은 약간의 개선을 보였다. 돌봄제공자들 또한 삶의 질에 있어서 향상을 보였다.

비용 효과성 Cost Effectiveness

알츠하이머병의 조기 인식과 진단을 촉진함으로써 환자들이 더 일찍 증상치료를 받고 더 나은 결과를 가진다는 것이 기억 클리닉의 이론적인 비용 효과성이다. 또한, 돌봄제공자들은 지원과 교육을 받음으로써 부담과 긴장감을 줄이고 조기 시설입소를 지연시킨다. 기억 클리닉의 경제적 평가는 관리모델이 경제적 이익을 제공하느냐에 대한 여부에 중점을 둔다. 예를 들어, 네덜란드의 한 무작위 통제실험이 치매 간호에 대한 통합 접근법을 평가하면서 경제적 평가도 함께 실시했다. 중재는 지역사회 정신건강 팀에 의한 가정방문과, 일차 간호 제공자에게 간호 권고를 전달하는 학제간 진단과정이 포함된 두 번의 외래 의료방문을 포함하는 다학제적 평가를 제공했다[52].

중재를 받는 환자들의 삶의 질 측정[질-조정된 수명(Quality-adjusted life years, QALY)]치는 일반 간호그룹과 비교했을 때, 평균 0.005 QALY 올랐다. 이 중재가 비용 효율적일 가능성이 63%에서 80% 사이인 것으로 계산되었다. 포괄적인 인지진단 평가 또한 치매의 가역적 원인을 평가하고, 환자와 가족들에게 증상이나 동반질환에 근거한 맞춤형 중재를 제공하여 충족되지 않은 요구사항을 관리할 것이다. 이러한 요인들은 가설적으로 볼 때, 비용감소에 기여해야 하지만 그것이 이 연구에서는 입증되지 않았다. 그러나 중재집단에 있는 환자들은 더 낮은 요양원 입소율을 보였고 가정에서 더 많은 전문적인 간호를 이용했다. 경제적 분석을 힘들게 하는 것 중 하나는 비공식적인 관리의 경제비용을 평가하는 것이다. 전반적으로 중재집단은 인지감소나 이와 관련된 행동증상의 감소에 있어서의 비용 효과를 입증하지 못했는데, 특히 목표가 된 요구 서비스 배정에 있어서 더욱 그러하였다[52].

앞서 설명한 일반의와 비교하여 기억 클리닉에서의 치매 후속조치를 평가한 Meeuwsen과 그의 동료에 의한 연구 또한 기억 클리닉이 어떠한 비용감소를 제공하는지를 진단하기 위해 경제적 평가를 실시하였다. 여기서도 비용 효과에 QALY를 사용하여 측정되었는데, 이 비용은 다양한 정보자원으로부터 계산되었다. 12개월 동안 기억 클리닉 그룹의 환자 일인당 평균 비용은 22,035 유로였으며, 일반 간호집단에서는 그 비용이 23,059 유로였다. 이 두 집단의 QALY 점수는 유의미한 차이가 없었다. 궁극적으로 간호를 연계하고 진단 후 치매치료를 관리하는 데 있어서 일반의보다 기억 클리닉이 비용 효율성이 크다고 제시하는 어떠한 증거도 없었다[53]. 비용 효과를 입증했었던 Wolfs 외 다수에 의한 연구와 비교할 때, 이 연구의 인구집단은 더 나은 인지와 더 높은 QALY 평균점수를 가졌는데, 이것은 비용으로 비교 할 수 없었던 이유를 설명해주고 있다.

치매에서 간호관리 Care Management in Dememtia

치매는 인구의 고령화와 치료효과가 있는 치료법이 없기 때문에 전 세계적으로 지속적인 재정적 · 사회적 문제임이 분명하다. 치매는 환자와 그들을 돌보는 이들에게 영향을 미치기 때문에 환자와 돌봄제공자에게 더 나은 결과를 제공하고 입원과 입소를 피함으로써 비용을 절약할 수 있는 중재를 만들어서 실행해야 한다는 압박이 있다. 문헌에서 관심을 받고 있는 한 가지 중재는 간호관리, 사례관리, 또는 간호연계(care coordination)라는 개념인데, 이것은 모두 유사한 서비스를 내포한다. '사례관리'라는 용어는 유럽과 캐나다의 출판물에서 더 자주 등장하는 반면에, '간호관리'나 '간호연계'는 미국에서 더 인기 있는 용어이다. 치매 간호에서의 사례관리라는 개념은 국제적으로 미국, 영국, 네덜란드, 인도, 중국, 벨기에, 호주에서 연구되었다[54].

사례관리는 평가, 계획, 촉진, 옹호를 통해 환자의 건강요구를 충족시키기 위한 협력과정으로 정의된다[55]. 치매 사례관리는 사례관리자가 환자 및 돌봄제공자와 연결하고, 옹호, 지원, 지역사회 서비스 정보, 재정적 · 법적 조언, 교육을 제공하면서 이러한 서비스간의 분절을 감소시키는 모든 중재로 정의되어 왔다[56, 57]. 사례관리를 정의하는 데 있어서 어려움 중 하나는 치매 간호와 같은 구체적인 예에서 조차도 제공되는 서비스와 대상 인구집단이 다양하다는 것이다. 사례관리는 또한 전문적인 영역으로 여겨진다. 미국에서의 이러한 예는 노인케어 매니저(Geriatric Care Manager, GCM)인데, 이들은 주로 정규간호사나 사회복지사이다. 이들은 주로 가정환경에서 환자를 평가하고 이들의 의료적 · 사회적 상태에 대한 포괄적인 평가를 수행할 수 있는 능력을 가지고 있다. 이들이 하는 평가에는 주거, 가정간호 서비스, 사회 · 개인적 활동, 법적 · 재정적 서비스에 대한 의뢰, 재정지원 혜택, 그리고 가정 내 안전을 위한 권고사항이 포함된다[58]. GCM는 제공자들 간의 간호를 연계하고 가족간의 효과적인 의사소통을 돕는다. 이들은 사례를 의료적으로나 사회적으로 어려움이 있는 혹은 장거리 돌봄제공자와 관련된 문제를 다루는 데 있어서 가장 효과적이다. 미국의 전통적인 의료보험에 의해 그 비용이 상환되지 않기 때문에, 이러한 서비스들의 주된 장애 중 하나는 비용이다.

사례관리는 개인과 지역사회 자원을 연결하는 것과 같은 다양한 범위에서의 연구중재들과 건강평가, 요구평가, 간호연계와 같은 중재들, 또는 가이드라인에 근거한 사례관리를 포함하는 폭넓은 개념으로 남아있다[56]. 치매환자에 대한 사례관리 프로그램에 관한 여러 체계적 문헌고찰이 있는데, 각각의 개별 실험의 장점을 논하기 보다는 이를 전체적으로 요약하겠다. Pimouguet와 동료들은 비공식 비용, 입원률, 응급상황, 입소 결과, 그리고 또 다른 비용 효과의 지표를 평가한 지역사회의 치매환자와 돌봄제공자에 대한 모든 사례관리 무작위 통제실험 중재를 검토했다.

12개의 임상실험은 선별기준을 충족했고 그 중 절반이 양질의 실험이었다. 이 모든 임상실험에서 가장 중요한 주제는 사례 관리자에 의한 환자와 돌봄제공자의 요구 평가와 우선순위 선정, 돌봄제공자 교육, 지역사회 지원으로의 의뢰였다. 사례관리는 때로 임시위탁간호나 행동징후 관리와의 연관되어 있다. 사례 관리자는 간호사나 사회복지사인 경우가 많고 다학제적 팀으로 일하는 경우가 가장 흔했다. 12개의 연구 중 3개가 경제분석을 제공했다. 사례관리 중재가 비용을 감소시켰다거나 건강관리비용을 줄이고 입원을 감소시켰다는 근거는 없었다. 6개 양질의 연구 중 4개에서 시설 입소와 요양원 입소에 지연이 있었다는 근거가 있었다. 이러한 검토는 사례관리가 효과적이기 위해서는 보건의료시스템에 통합할 필요가 있으며, 인지장애가 있는 환자 그리고/또는 요구 조건이 충족되지 않은 돌봄제공자와 같이 가장 많은 혜택을 받을 수 있는 대상을 목표로 해야 함을 강조했다. 가장 충족되지 않은 것 중 하나는 사실 어떤 인구가 사례 관리로부터 가장 많은 이익을 얻을 것인가에 대한 질문이었다[56].

Somme와 동료들은 체계적 문헌고찰을 통해 지역사회 치매환자의 종단 후속조치를 보고한 사례관리 프로그램에 관한 무작위 통제실험을 조사했다. 이들은 6개 무작위 통제실험을 검토했으며, 환자결과, 자원활용, 보건의료시스템으로의 사례관리 통합, 보고된 사례건수에 의한 사례관리의 강도에 관해 보고했다. 위치, 직원채용, 범위의 관점에서 볼 때, 사례관리의 정의에는 폭넓은 가변성이 있다. 연구들은 전반적으로 자원활용에 미치는 영향보다는 임상적인 영향을 보고하는 경향이 있었다. 이 검토에서는 사례관리자의 직업적인 배경, 팀 접근양식 대 개인별 사례관리, 또는 사례관리를 받을 수 있는 환자의 자격요건이 효능과 관련된 것이 있는지 결정할 수 없었다. 보다 집중적인 프로그램과 건강 및 사회 서비스 기관간의 통합된 프로그램은 더 많은 혜택을 제공했다[59].

Koch와 동료들은 Pimouguet 외 연구자들이 완료한 연구를 반복했는데, 여기에는 치매간호에서 사례관리자와 그들의 역할을 더 잘 정의하고, 사례관리에서 환자와 돌봄제공자들이 원하는 것, 비용-효과, 향후 연구에 대한 기회를 목표로 하는 무작위 통제실험이 아닌 연구들도 포함했다. 이 검토는 이들의 임상적 배경, 기술역량, 서비스 측면에서 사례 관리자를 정의하는 것이 어렵다는 것을 다시 한번 더 강조했다. 치매 사례관리에서 보고된 이점은 광범위했고, 케어 매니저의 역할, 연구 설계와 측정, 결과의 차이로 인해 구체적인 결론이 정의되지 않았다. 사례관리는 돌봄제공자의 결과를 개선시킬 수 있다. 따라서 입소를 감소시킬 수 있지만 이것은 환자에게 실제로 돌봄제공자가 있다는 가정하에 해당된다. 더 오랜 후속조치[35]를 한 연구들은 입소지연을 입증했는데, 이 검토에서는 특정 결과측정이 단기적으로는 비현실적일 수도 있다고 이론화했다. 돌봄제공자의 스트레스와 부담을 감소시키는데 있어서 긍정적인 결과가 보였다. 간호를 연계하는 데 있어 사례관리를 유익한 접근법으로 보는 것은 타당하지만, 가장 혜택을 많이 받을 수 있는 인구집단, 사례관리 기술, 위치, 유형, 그리고 중재의 강도를 정의하기 위해서는 더 많은 연구가 필요하다는 것이 다시 한번 더 드러났다[60]. 미국 보건복지부는 의학적 · 심리사회적 비용을 포함한 치매환자에 대한 간호연계 모델을 평가했다. 앞서 설명된 이전 검토로부터 확장되어 9개의 무작위 통제실험과 4개의 관찰연구가 포함되었다. 검토를 통해 간호연계에 공통 요소를 결정했는데, 여기에는 (1) 간호 연계자, (2) 다학제간 간호 팀, (3) 구조화된 요구 평가, (4) 간호계획, (5) 의뢰 또는 직접적인 간호배치, (6) 지속적인 모니터링과 지원이 포함된다. 간호연계의 전반적인 결과는 의료 및 장기지원과 서비스 간의 간호연계 모델을 기존의 통합 보건의료환경에 포함시키는 가장 성공적인 프로그램과 불분명한 것으로 결정되었다. 기대할 만한 결과는 돌봄제공자의 긴장감, 건강상태, 치매 지침에 따른 이행, 일상생활활동의 결과에서 나타났다. 향후 연구를 위한 권고사항에는 더 큰 표본 크기, 그리고 가장 많은 이득을 끌어낼 수 있는 집단을 평가하기 위한 더 긴 시간이 포함되어 있다[61].

Khanassov와 동료들은 일차 간호에서 치매 사례관리 중재에 관한 혼합형 연구를 검토했다. 치매환자와 이들의 돌봄제공자에 대한 사례관리 중재를 시행하기 위한 긍정적인 조건과 부정적인 조건을 결정하기 위해 23개의 연구가 검토되었다. 활용 가능한 모든 근거는 환자의 사례 건수(caseload)가 사례 관리자에게 개별화되고 적극적인 간호를 제공할 수 있는 능력을 줄 수 있을 만큼 합당해야 한다고 결론 내렸다. 또한, 사례 관리자는 행동적 징후나 다른 우려사항과 같이 그것을 필요로 하는 사람들에게만 서비스를 제공했을때 유익할 수도 있다. 의사소통과 협력 능력을 포함한 대인관계 기술이 그러하듯이, 책임에 대한 명확한 설명은 아주 중요하다[54].

치매에 있어서 사례관리나 간호관리를 평가한 모든 근거는 전반적으로 그것이 환자와 돌봄제공자에게 이득을 제공하는 접근법이지만 목표한 효율성을 결정하기 위해서는 더 많은 근거가 요구된다는 것을 시사한다. 장기적으로 간호관리를 평가한 연구들은 요양원 입소 감소와 같은 이점과 강도 높은 사례관리가 더 많은 임상효과를 나타낸다는 것을 입증했다. 또한 가장 효과적인 프로그램은 통합 보건의료환경에서 장기적인 지원과 서비스(주간간호, 가정간호, 사회센터, 임시위탁 간호)뿐만 아니라 의료간호와 연계한다. 임상실무에서 구체적인 서비스, 시스템 탐색, 개별화된 치료적 중재 기술을 가진 전문가를 임상에서 활용하는 것이 이치에 맞지만, 무엇이 다양한 환경과 현장에서 효과가 있을지를 보다 폭넓게 정의하는 것은 어려운 문제다.

결론 Conclusion

기억 클리닉은 포괄적인 평가, 진단, 치료, 그리고 다양한 질병 스펙트럼 중 기억장애 환자 관리에 있어서 중요한 서비스를 제공하고 그들의 가족과 돌봄제공자들을 지원한다. 기억 클리닉은 최신의 연구근거에 기반하여 지원되는 임상 서비스를 제공하고, 보건의료제공자와 대중에게 신경퇴행성 질환에 대한 교육 제공을 돕는 전문 자원센터로서의 역할을 한다. 전 세계적으로 대부분의 치매환자들은 조기진단이 제공하는 명확한 이점에도 불구하고 진단을 받지 못했다[2]. 기억서비스는 임상적으로 복잡하고 조사를 위한 시간과 자원이 들며 종종 공개하기 어려운 진단을 내리는데 어려움을 겪는 일차 간호와의 격차를 해소하는 데 도움이 된다.

기억 클리닉은 이상적으로는 환자와 가족들의 요구를 충족시키기 위해 전인적인(holistic) 결과를 촉진하는 학제간 또는 다학제간 간호를 제공해야 한다. 협력 기억간호 모델은 일차 간호 내에서 독립형 클리닉 또는 가정환경 내 클리닉으로서 설명되어 왔다. 기억간호 모델은 위치, 환자 대상, 그리고 직원채용에 따라 다를 수 있지만, 일반적으로 지원 직원과 함께 최소한의 의사와 간호 서비스를 포함하며, 외래 사회복지 업무와 재활 전문가에 대한 접근성을 포함한다. 환자와 돌봄제공자에 대한 간호를 촉진하는 데 큰 역할을 하는 지역사회 지원 및 서비스와 연계하는 것도 협력관리의 일부에 포함된다. 원격의료는 원격으로 평가를 제공하거나 또는 직접 평가와 원격 후속조치의 결합에 의해 기억간호를 위한 간호의 선택사항을 확대시키는 데 도움을 줄 수 있다.

국가의 치매전략 채택을 비추어 볼 때, 기억 클리닉의 성과는 관심의 한 영역이다. 기억 클리닉 서비스에 입증되지 않은 가치가 있어 보이기는 하지만, 일반개업의와 보다 표준화된 비교에서는 이점을 입증하지 못했다. 필요한 서비스를 대상에게 배정하여 비용을 절감할 수 있다는 제안으로 인해 비용 효과 또한 명확하지 않다. 환자와 돌봄제공자는 기억 클리닉의 목표와 일치하는 진단을 받는 것에 관심이 있다고 보고한다. 진단과정 그 자체는 압도적일 수 있으며, 지원과 서비스에 대한 논의에서 환자, 돌봄제공자, 때로는 일반의들(GPs)의 기대가 여전히 동떨어져 있다. 치매케어 매니저가 이러한 공백을 메우는 한 가지 방법일 수 있지만, 이들을 최대한 활용할 수 있는 방법을 결정하기 위해서는 더 많은 조사가 요구된다.

References

1. Rubinstein L. A view from the USA on the Alzheimer's disease international position paper. J Nutr Health Aging. 2010;14:104.
2. World Alzheimer's Report. Early diagnosis and interventions. http://www.alz.co.uk/research/world-report (2011). Accessed 8 Aug 2014.
3. Goldberg SE, Bradshaw LE, Kearney FC, Russell C, Whittamore KH, Foster PE, Mamza J, Gladman JR, Jones RG, Lewis SA, Porock D, Harwood RH. Care in specialist medical and mental health unit compared with standard care for older people with cognitive impairment admitted to general hospital: randomized controlled trial. BMJ. 2013;347:4132.
4. Banerjee S. Memory assessment services. In: Dening T, Thomas A, editors. Oxford textbook of old age psychiatry. Oxford: Oxford University Press; 2013. p. 319–25.
5. Wright N, Lindesay I. A survey of memory clinics in the British Isles. Int J Geriatr Psychiatry. 1995;10:379–85.
6. Jolley D, Benbow SM, Grizzell M. Memory clinics. Postgrad Med J. 2006;82:199–206.
7. Simpson S, Beavis B, Dyer J, Ball S. Should old age psychiatry develop memory clinics? A comparison with domiciliary work. Psychiatr Bull. 2004;28:78–82. doi:10.1192/pb.28.3.78.
8. Meeuwsen EJ, Melis RJ, Van Der Aa G, Goluke-Willemse GA, De Leest BJ, et al. Effectiveness of dementia follow-up care by memory clinics or general practitioners: randomized controlled trial. BMJ. 2012;34:1–9.
9. Lindesay J, Marudkar M, Van Diepen E, Wilcock G. The second Leicester survey of memory clinics in the British Isles. Int J Geriatr Psychiatry. 2002;17: 41–7.
10. US Department of Health and Human Services. http://www.nia.nih.gov/alzheimers/alzheimers-disease-research-centers. Accessed 12 Aug 2014.
11. US Department of Health and Human Services. Office of the Assistant Secretary for Planning and Education. http://aspe.hhs.gov/daltcp/napa/NatlPlan2014.shtml (2014). Accessed 12 Aug 2014.
12. Tan ZS, Jennings L, Reuben D. Coordinated care management for dementia in a large academic health system. Health Aff. 2014;33:619–25.
13. Cahill S, Pierce M, Moore V. A national survey of memory clinics in the republic of Ireland. Int Psychogeriatr. 2014;26:605–13.
14. New York State Department of Health. Alzheimer's Disease Assistance Centers. https://www.health.ny.gov/diseases/conditions/dementia/alzheimer/about_adac.htm (2011). Accessed 12 Aug 2014.
15. California Department of Public Health. California Alzheimer's Disease Program. http://www.cdph.ca.gov/programs/alzheimers/Pages/default.aspx (2014). Accessed 12 Aug 2014.
16. Department of Elder Affairs, State of Florida. http://elderaffairs.state.fl.us/doea/alz.php (2011). Accessed 12 Aug 2014.
17. Mukadam N, Livingston G, Rantell K, Rickman S. Diagnostic rates and treatment of dementia before and after launch of a national dementia policy: an observation study using English national databases. BMJ. 2014;4:1–7.
18. Jolley D, Muniz EC. Memory clinics in context. Indian J Psychiatry. 2009;51:S70–6.
19. Phipps A, O'Brien J. Memory clinics and clinical governance- a UK perspective. Int J Geriatr Psychiatry. 2002;17:1128–32.
20. Lee L, Miller L, Harvey D. Integrating community services into primary care: improving the quality of dementia care. Neurodegener Dis Manag. 2014; 4:1–11.
21. Samsi K, Abley C, Campbell S, Keady J, Manthorpe J, et al. Negotiating a Labyrinth: experiences of assessment and diagnostic journey in cognitive impairment and dementia. Int J Geriatr Psychiatry. 2013;29:58–67.
22. Brodaty H, Woodward M, Boundy K, Ames D, Balshaw R. Patients in Australian memory clinics: baseline characteristics and predictors of decline at six months. Int Psychogeriatr. 2011;23:1086–96.
23. Banerjee S, Willis R, Matthews D, Contell F, Chan J, Murray J. Improving the quality of care for mild to moderate dementia: an evaluation of the Croydon memory service model. Int J Geriatr Psychiatry. 2007;22:782–8.
24. Galvin JE, Valois L, Zweig Y. Collaborative transdisciplinary teams approaches for dementia care. Neunodegener Dis Manag. 2014;4:455–69.
25. Boustani MA, Sachs GA, Alder CA, Munger S, Schubert CC, et al. Implementing innovative models of dementia care: the health aging brain center. Aging Ment Health. 2011;15:13–22.
26. Morgan DG, Crossley M, Kirk A, Arcy CD, Stewart N, et al. Improving access to dementia care: development and evaluation of a rural and remote memory clinic. Aging Ment Health. 2014;13:17–30.
27. Azad N, Amos S, Milne K, Power B. Telemedicine in a rural memory disorder clinic-remote management of patients with dementia. Can Geriatr J. 2012; 15:96–100.
28. American Telemedicine Association. http://www.americantelemed.org/about-telemedicine/what-is-telemedicine#.U8r6LLGye-c (2012). Accessed 13 Aug 2014.
29. Barton C, Morris R, Rothlind J, Yaffe K. Video-telemedicine in a memory disorders clinic: evaluation and management of rural elders with cognitive impairment. Telemed J E Health. 2011;17:789–93.
30. Comans TA, Martin-Khan MM, Gray LC, Schuffham PA. A break-even analysis of delivering a memory clinic by videoconferencing. J Telemed Telecare. 2013;19:393–6.

31. Dyer J. Multidisciplinary, interdisciplinary, and transdisciplinary educational models and nursing education. Nurs Educ Perspect. 2003;24:186–8.
32. Archer J, Bower P, Gillbody S, Lovell K, Richards D, et al. Collaborative care for depression and anxiety problems. Cochrane Database Syst Rev. 2012;10.
33. Ganz D, Koretz BK, Bail JK, McCreath HE, Wenger NS, et al. Nurse practitioner co-management for patients in an academic geriatric practice. Am J Manag Care. 2013;16:343–55.
34. Callahan CM, Boustani MA, Unverzagt FW, Austrom MG, Damush TM, et al. Effectiveness of collaborative care for older adults with Alzheimer disease in primary care: a randomized controlled trial. JAMA. 2006;295:2148–57.
35. Mittelman MS, Haley WE, Clay OJ, Roth DL. Improving caregiver well-being delays nursing home placement of patients with Alzheimer's disease. Neurology. 2006;67:1592–9.
36. Vickrey BG, Mittman BS, Connor KI, Pearson ML, Della Penna RD, et al. The effect of a disease management intervention on quality and outcomes of dementia care: a randomized, controlled trial. Ann Intern Med. 2006;145:713–26.
37. Lee L, Hillier LM, Stolee P, Heckman G, Gagnon M, McAiney CA, Harvey D. Enhancing dementia care: a primary care-based memory clinic. J Am Geriatr Soc. 2010;8:2197–204.
38. Boada M, Tarraga L, Hernandez I, Valero S, Alegret M, et al. Design of a comprehensive Alzheimer's disease center in Spain to meet critical patient and family needs. Alzheimers Dement. 2014;10:409–15.
39. Rojas-Fernandez CH, Patel T, Lee L. An interdisciplinary memory clinic: a novel practice setting for pharmacists in primary care. Ann Pharmacother. 2014;48:785–95.
40. American College of Physicians. Hiring a physician assistant or nurse practitioner. http://www.acponline.org/running_practice/practice_management/human_resources/panp2.pdf (2010). Accessed 16 Jun 2014.
41. American Nurses Association. http://www.nursingworld.org/EspeciallyForYou/What-is-Nursing/Tools-You-Need/RegisteredNurseLicensing.html (2014). Accessed 16 Jun 2014
42. American Association of Medical Assistants. http://www.aama-ntl.org/ (2014). Accessed 13 Jun 2014.
43. American Neuropsychiatric Association. http://www.anpaonline.org/what-is-neuropsychology. Accessed 17 Jun 2014.
44. National Association of Social Workers. http://www.socialworkers.org/practice/standards/naswclinicalsw-standards.pdf (2005). Accessed 17 Jun 2014.
45. American Physical Therapy Association. http://www.apta.org/ (2014). Accessed 14 Aug 2014.
46. The American Occupational Therapy Association. http://www.aota.org/ (2014). Accessed 14 Aug 2014.
47. Karnieli-Miller O, Werner P, Aharon-Peretz J, Sinaff G, Eidelman S. Expectations, experiences, and tensions in the memory clinic: the process of diagnostic disclosure of dementia within a triad. Int Psychogeriatr. 2012;24:1756–70.
48. Lecouturier J, Bamford C, Hughes JC, Francis JJ, Foy R, Johnston M, Eccles MP. Appropriate disclosure of a diagnosis of dementia: identifying the key behaviours of 'best practice'. BMC Health Serv Res. 2008;8:95.
49. van Hout HPJ, Vernooij-Dassen MJFJ, Hoefnagels WHL, Grol RPTM. Measuring the opinions of memory clinic users: patients, relatives, and general practitioners. Int J Geriatr Psychiatry. 2001;16:846–51.
50. Gardner IL, Foreman P, Davis S. Cognitive dementia and memory service clinics: opinions of general practitioners. Am J Alzheimers Dis Other Demen. 2004;19:105–10.
51. Meeuwsen EJ, Melis RJ, Meulenbroek O, Olde Rikkert MGM. Comparing content of dementia care after diagnosis: memory clinics versus general practitioners. Int J Geriatr Psychiatry. 2014;29:437–8.
52. Wolfs CA, Dirksen CD, Kessels A, Severens JL, Verhey FRJ. Economic evaluation of an integrated diagnostic approach for psychogeriatric patients. Arch Gen Psychiatry. 2009;66:313–23.
53. Meeuwsen E, Melis R, van der Aa G, Goluke-Willemse G, de Leest B, et al. Cost-effectiveness of one year dementia follow-up care by memory clinics or general practitioners: economic evaluation of a randomized controlled trial. PLoS One. 2013;8:1–7.
54. Khanassov V, Vedel I, Pluye P. Case management for dementia in primary health care: a systematic mixed studies review based on the diffusion of innovation model. Clin Interv Aging. 2014;9:915–28.
55. Case Management Society of America. www.cmsa.org (2014). Accessed 18 Aug 2014.
56. Pimouguet C, Lavaud T, Dartigues JF, Helmer C. Dementia case management effectiveness on health care costs and resource utilization: a systematic review of randomized controlled trials. J Nutr Health Aging. 2010;14:669–76.
57. World Alzheimer's Report. Journey of caring, an analysis of long term care for dementia. http://www.alz.co.uk/research/world-report-2013 (2013). Accessed 8 Aug 2014.
58. National Association of Professional Geriatric Care Managers. http://www.caremanager.org/why-care-management/what-you-should-know/ (2014). Accessed 17 Jun 2014.
59. Somme D, Trouve H, Drame M, Gagnon D, Couturier Y, Saint-Jean O. Analysis of case management programs for patients with dementia: a systematic review. Alzheimers Dement. 2012;8:426–36.
60. Koch T, Iliffe S, Manthorpe J, Stephens B, Fox C, et al. The potential of case management for people with dementia: a commentary. Int J Geriatr Psychiatry. 2012;27:1305–14.
61. US Department of Health and Human Services. Care coordination for people with Alzheimer's disease and related dementias: literature review. http://aspe.hhs.gov/daltcp/reports/2013/alzcc.shtml (2013).

CHAPTER

4

초기단계 치매: 자기주도와 건강의 극대화

Early Stage Dementia: Maximizing Self-Direction and Health

Valerie T. Cotter and Julie Teixeira

현재 약 5.2백만 명의 미국인이 치매의 가장 흔한 유형인 알츠하이머병을 앓고 있다. 하지만 새롭게 진단 받는 환자의 수는 2050년까지 두 배가 될 것으로 예상된다[1]. 초기단계 알츠하이머병(경미한 인지감소)이란 다음과 같은 증상을 경험하는 질병의 시작단계에 있는 환자를 일컫는다: 정확한 단어나 이름을 생각해내는 것에 눈에 띄게 문제가 있음, 새로운 사람을 소개받을 때 이름을 기억하는 것이 어려움, 사회적 환경이나 직장에서 업무를 수행하는 것이 눈에 띄게 점점 더 어려워짐, 방금 읽은 내용을 잊어버림, 소중한 물건을 잃어버리거나 제자리에 두지 않음, 계획하거나 정리하는 것이 점점 더 힘들어짐[2].

또 다른 용어인 조기 발병 알츠하이머병(초기단계 알츠하이머병과 혼용되는 경우가 많음)은 질병의 단계에 의해 정의되는 것이 아니라 어떻게 알츠하이머병이 65세 미만 환자에게 영향을 미치는지에 의해 정의된다. 초기단계 알츠하이머병의 유병률은 불분명하다. 질환 및 그 초기징후에 대한 인식증가와 함께 뇌 영상촬영과 생물표지자 측정을 통한 기술 발전의 출현은 알츠하이머병과 알츠하이머병에 앞서 나타나는 상태인 경도인지장애에 대한 조기 진단을 가능하게 하였다. 치매 초기단계에 진단을 받는 환자들이 늘어남에 따라 이들은 자신들의 요구, 걱정, 선호사항을 의사소통을 할 수 있게 되었다.

초기단계 치매에서의 대처 Coping in Early Stage Dementia

일반적으로 초기단계 치매의 진단은 상실감, 사회적 낙인, 그리고 불확실성을 초래하는데, 이로 인해 개인의 대처전략에 대한 요구가 크다[3~7]. 초기단계 치매환자와 그들을 돌보는 동반자 모두 슬픔을 조정하는 과정과 유사한 상실감이 있음을 인정한다[8]. 초기단계 치매환자들은 인지, 대처, 평가라는 단계를 통해 진행되는 일련의 과정을 통하여 질병과 그로 인한 감정적 충격에 대처하기 위해 노력한다. 다양한 인지단계를 통해 이들은 현재와 미래에 발생할 기억, 독립성, 이전의 역할 그리고 생활방식의 상실뿐만 아니라 우울감과 좌절감을 인정하고 적극적으로 이해하고 적응하기 위해 애쓴다[9, 10].

초기단계 치매환자에게 자신의 의견을 표현할 기회가 주어진다면, 이들은 진단과 일상적으로 요구되는 일들에 대처하는 다양한 구체적인 방식에 대해 설명할 수 있다[8]. 치매환자와 이들의 돌봄제공자에 의한 장애 및 기능인식에 대한 표현은 심리적 · 사회적 요인들에 의해 영향을 받는다[11]. Clare의 최근 연구에 따르면, 기분, 자아개념, 성격은 치매환자와 관련이 있었다; 그리고 간호제공자에게 간호 수혜자와의 관계의 질, 질병의 중증도에 대한 인식, 사회-경제적 지위는 중요했다.

환자는 초기단계 치매에 대처하면서 자신에 대한 부정적인 신념을 가질 가능성이 있다[8, 9, 12]. 자아의 재구축은 자기평가, 능력에 대한 재평가, 원래의 역할 지속 그리고 관계 내 새로운 역할의 창출을 통해 발달한다[6, 8]. 환자들은 적응-대처 모델을 통해 자아개념을 재조정하기 위해 연속적 반응과 감정적 반응을 경험한다[9]. 최근의 연구에서 자아개념은 치매의 초기단계에서 안정적으로 유지되고, 삶의 질을 위해 긍정적인 자아개념이 중요함을 강조하는 것으로 나타났다[13].

초기단계 치매 환자들의 정체성은 질병의 신체적, 정신적, 사회적 결과들이 점차 자아를 변화시키기 시작하면서, 이전의 자아를 유지할 수 있는 개인의 능력에 문제를 일으킬 때 위협받을 수 있다[14]. 정체성의 다차원적 구성에는 역할, 기질, 정체성의 강도, 개인적 특성, 자서전과 같은 자신의 표현이 포함된다[15]. 사람은 인지적 · 언어적 결함을 경험함에 따라 자아 및 정체성과 같은 요인들을 유지하기 위해 대안적 의사소통 자원을 만들어내고 사용하려고 노력할 가능성이 크다[16]. 따라서 알츠하이머병 환자에 있어서 정체성 구축은 지속적으로 진화하는 협상과 재협상의 과정으로 볼 수 있다. 최근의 한 연구에 의하면 초기단계 치매 환자들은 정체성의 많은 측면에서 건강한 노인들과 다르지 않다는 것을 발견했으며, 정체성 관련 고통(distress)과 불안의 징후가 거의 없음을 보고했다[17].

초기단계 치매환자는 대인관계가 어떻게 변하는지, 다른 사람들이 자신들을 어떻게 무시하거나 경시할 수 있는지를 인식한다[12, 18]. 수치심, 낙인, 좌절, 당혹감, 타인들이 받아들이지 않는 느낌은 환자들을 다른 사람들로부터 스스로 고립되게 한다[3]. 초기단계 치매환자들은 자신들이 사회와 그들의 가정 내에서, 그리고 사회적 네트워크 내에서 어떻게 자리잡기를 원하는지로부터 발생하는 긴장으로 인해 새로운 관계와 기존의 관계를 협상하는데 어려움을 겪는다[9, 12].

초기단계 치매환자와 돌봄제공자 모두는 서로에게 의존하고, 사회적 상황에서 보상받을 수 있는 방법을 찾고, 자신들의 어려움에 대해 말할 수 있는 기회를 찾으며, 지역사회 활동으로부터 지원을 받고 있다는 느낌을 얻는다[9]. 가족 구성원이나 친구들과의 관계는 이 두 사람이 어떻게 초기단계 치매진단을 해석하고 자신들의 사회적 맥락 안에서 상실감에 적응하는지에 영향을 미친다. 동반자들은 치매환자의 독립성 상실과 의존성 증가와의 관계에서 역할변화를 경험한다[6]. 사회적 역할과 폭넓은 사회적 네트워크와의 접촉을 유지하는 것은 고립과 절망감을 예방하기 위한 대처전략에 영향을 미친다[6, 9].

희망은 정상적인 감각을 유지하려고 할 때, 그리고 자신감을 향상시키기 위해 인지적, 사회적, 행동적 전략을 개발하려고 할 때, 초기단계 치매에서 적응과정의 핵심이다[19]. 학습과 개발은 현실적인 방법으로 희망과 절망의 균형을 수용하는 수준에서 지원할 수 있다[9]. 환자가 치매를 안정시키는 치료나 약물을 희망하고, 자아나 정상 상태를 유지하기 위한 시도들은 자기보호이다[11]. 종교나 영성(spirituality)은 초기단계 치매의 영향에 대처하는 것을 돕는 희망, 힘, 안전 또는 인도(guidance)의 느낌을 불러일으킨다[20].

환자의 통합성과 자율성 유지를 위한 전략
Strategies to maintain a Person's Integrity and Autonomy

진단공개 Diagnostic Disclosure

조기 진단과 치매환자 및 그 돌봄제공자와 논의에 소요되는 시간은 최적의 적응과 미래계획을 지원하는 데 중요하다. 의사와 돌봄제공자들은 너무 초기단계에 치매를 공개하는 것이 치매환자를 당황하게하고 우울증이나 불안을 야기할지도 모른다고 걱정할 수 있지만, 이러한 비극적인 반응은 드물다[21, 22]. 공개는 복잡하며, 진단에 대해 더 잘 이해하고 지원서비스에 관한 정보와 향후 간호계획을 통합하는 방법을 찾는 것을 촉진하기 위한 지속적인 과정이어야 한다[23, 24]. 치매진단을 공개하는 과정에는 다음과 같은 구성요소를 권장한다: (1) 공개를 위해 치매환자와 가족을 준비시킨다. (2) 환자의 관점을 파악한다. (3) 환자와 돌봄제공자가 진단에 관해 서로 대화하는 것을 배우는 기회를 제공하기 위해 가족 구성원들을 과정에 포함시킨다. (4) 환자와 가족이 선호하는 과정과 용어에 맞춰 진단을 공개한다. (5) 환자의 반응에 대응하고 다양한 정서반응을 관리하고 탐구하여 이에 대처하도록 준비한다. (6) 삶의 질과 안녕(well-being)에 중점을 둔다. (7) 미래에 대한 계획을 세운다. (8) 효과적으로 의사소통한다[23].

운전과 치매 Driving and Dementia

알츠하이머병의 초기단계에서 환자는 운전과 같은 복잡한 과제에 어려움을 겪기 시작할 수 있다. 판단력, 시간과 장소에 대한 감각, 신체능력이 손상됨에 따라 손상을 예방하고 알츠하이머병 환자가 독립성을 더 오래 유지하도록 하기 위해 포괄적인 안전계획이 필요하다[25]. 안전하지 않은 운전에 대한 경고신호는 다음과 같다: (1) 익숙한 장소를 찾는 법을 잊어버리고 길을 잃는다. (2) 교통신호와 표지판을 준수하지 못한다. (3) 자신의 차선에 머무르는 것에 어려움이 있다. (4) 운전하는 동안 화를 내거나 혼란스러워 한다. (5) 자동차나 차고에 새롭게 찌그러지거나 긁힌 자국이 있다[25]. 이러한 경고신호는 치매환자가 더 이상 운전할 수 없게 될 때, 어떻게 이동할지에 대한 적극적인 전략과 계획이 필요함을 보여준다. 또한, 알츠하이머병 초기단계의 환자를 위해 계획을 세우는 것은 그 환자에게 자신의 의견을 낼 수 있는 권한을 부여하는 방법이 될 수도 있다.

돌봄제공자와 치매환자는 운전계약이나 협약을 함께 만드는 것을 원할 수 있다. 운전계약은 초기단계 치매환자가 자신이 더 이상 운전을 할 수 없을 때 어떻게 하면 좋을지에 대한 방향을 공유할 수 있도록 환자에게 권한을 부여하는 것을 목표로 한다[25]. 또한 이러한 협약은 운전평가 전문가에 의한 주기적인 운전평가, 자동차의 GPS 감시 시스템이나 다른 안전한 귀가 프로그램, 대체적인 대중교통 시스템과 같은 실질적인 안전단계를 포함하고 있다. 치매환자가 독립적인 이동에 대한 다른 선택사항을 고려하는 것은 대단히 중요한데 이는 독립감과 이동에 대한 통제감과 관련이 있기 때문이다[25]. 독립성 상실이 운전과 관련되어 있음을 고려할 때, 돌봄제공자가 사랑과 지원으로 치매환자의 감정을 확인하고, 환자의 안전과 타인의 안전을 보장하는 동시에 환자의 독립성을 보존하는 것은 중요하다[25].

어떤 사람들은 운전을 쉽게 포기하는 반면에, 어떤 사람들은 알츠하이머병의 한 부분인 통찰력 상실로 인해 화를 내고 이러한 화를 돌봄제공자에게 투영하기로 한다[25]. 통찰력과 판단력이 손상되면 알츠하이머병 환자들은 자신들의 운전이 더 이상 안전하지 않다는 것을 이해하기 어렵게 되고, 뚜렷한 반응을 반영하는데 기분과 성격 변화를 유발할 수 있다[25]. 돌봄제공자는 긍정적인 면을 강조하고 이러한 삶의 변화에서 오는 고통을 인정하고 책임감 있게 행동하려는 환자의 바램에 호소하려고 하는 반면에, 제공된 대안에 대해 인내심, 공감, 확고함을 보인다. 또한 보건의료전문가들과 법적 권한을 가진 기관들은 돌봄제공자의 안전을 돕는 방법으로써 진단 받은 환자가 더 이상 운전할 수 없음을 명시하는 편지를 써서 알츠하이머병의 의학적 진단 및 이에 수반되는 안전 지시를 강화할 수 있다. 최후의 수단으로, 돌봄제공자는 자동차 열쇠를 가져감으로써 자동차를 몰지 못하게 하거나 자동차를 완전히 없애버릴 수도 있다. 그러나 여전히 치매환자에게 안전하고 믿을 수 있는 대체 교통수단은 남겨둔다. 치매와 운전에 대한 포괄적인 논의를 위해서는 "지역사회 이동성과 치매: 보건의료전문가의 역할"이라는 장을 참고한다.

법적 · 재정적 계획 Legal and Financial Planning

미래에 대한 계획을 세우는 것은 누구에게나 중요하지만, 법적 · 재정적 계획은 알츠하이머병 환자들에게 특히 중요하다. 초기 단계에서 계획을 세우는 것은 초기단계 치매환자가 미래의 간호 및 결정에 대한 자신들의 바램을 표현하는 것을 가능하게 한다. 초기단계의 환자가 자신의 돌봄제공자와 함께 생애 말기 바램을 포함한 치료와 간호에 관한 자신들의 선호사항을 자유롭게 논할 수 있도록 권한을 부여하는 것은 중요한 핵심요소이다[26]. 치매환자는 대리 의사결정자를 지명함으로써 해결되지 않은 문제들이 제거된다. 이러한 시간을 배정하는 것은 돌봄제공자들로 하여금 장기 돌봄 계획에서 발생할 수 있는 복잡한 문제들을 해결할 수 있는 여지를 제공한다[26].

법적 계획에는 (a) 보건의료와 장기요양간호를 위한 계획을 세우는 것, (b) 재정과 재산에 대한 계획을 세우는 것, (c) 치매환자를 대신해서 결정 할 사람을 지명하는 것을 포함해야 한다[26]. 치매 초기단계에 있는 환자들은 자신들의 질환이 진행됨에 따라 누가 자신에게 가장 관심을 보일지를 생각하기 때문에, 초기단계에서 돌봄제공자와 환자들은 신뢰할 수 있는 조언자와 협력하여 자신들의 선호사항을 문서화하는 것을 권장한다[26]. 일단 모든 당사자들이 이러한 문서를 완료하고 나면, 알츠하이머병 초기단계 환자뿐만 아니라 돌봄제공자, 믿을 수 있는 가족 구성원, 변호사, 의사를 포함한 간호 팀의 모든 구성원들은 반드시 복사본을 가지고 있어야 한다.

이러한 대화들은 다양한 감정들을 경험할 수 있기 때문에 때때로 아주 어려울 수 있다. 돌봄제공자의 입장에서는 상대방의 감정을 다치게 할 수 있다는 두려움이 있을 수 있는 반면에, 초기단계 환자는 변화에 대한 좌절감과 분노를 느낄 수 있다[26]. 치매환자의 바램이 최대한 많이 반영되고 미래에 예상치 못한 상황을 피하기 위해서는 가능한 한 일찍 시작할수록 성공적인 대화가 될 수 있다[26].

지원의 지속성 Continuity of Support

보건의료전문가와 함께 일찍 미래를 위한 계획을 세우는 것은 돌봄제공자뿐만 아니라 초기단계에 있는 치매 환자 모두에게 중요하다. 보건의료전문가들은 사람들이 할 수 있는 범위내에서 자기옹호를 할 수 있도록 돕기 위해 건강 서비스와의 상호작용을 통해 시민권 및 참여를 촉진하여 회복중심 간호와 관련된 몇가지 전략을 활용해야만 한다[27](표 4.1).

표 4.1 회복-중심의 실무를 위한 조언(tips)

환자가 자신의 문제를 이해하는 것을 돕기 위해 적극적으로 듣는다.
환자가 회복을 위한 자신의 개인적(전문적이 아닌) 목표를 확인하고 우선순위를 매기도록 돕는다.
이러한 목표를 추구함에 있어서 환자가 가지고 있는 강점에 대한 믿음과 자원을 입증한다.
환자의 희망을 고무시키고 입증하는 다른 서비스 사용자들로부터 사례를 확인한다.
환자를 '아픈 역할'에서 벗어나게 하고 다른 사람들의 삶에 적극적으로 기여하게 할 수 있게 하는 목표의 중요성에 특별한 관심을 기울인다.
이러한 목표의 달성과 관련된, 비정신건강 자원(친구, 지인관계, 기관)를 확인한다.
정보를 제공하고 기존의 대처전략을 보강하는 것과 같이 정신건강문제에 대한 자기관리를 독려한다.
가능한 한 환자들의 바램을 존중하면서 심리치료, 대체치료, 합동위기계획과 같은 치료의 관점에서 환자가 원하는 것을 의논한다.
항상 환자에게 존경하는 태도를 보이고, 함께 일함에 있어서 '특별한 노력을 기울일' 의향이 있음을 표현하면서 동등한 파트너십에 대한 바램을 전달하기 위해 행동한다.
미래가 불확실하고 차질이 있을 수 있다는 것을 수용하는 반면, 희망과 긍정적 기대감을 유지하면서 환자 스스로 정의한 목표를 달성할 수 있는 가능성에 대한 지원을 계속해서 표현한다.

(28)에 근거함.

간호제공자로부터 요구되는 도움의 수준은 환자가 가능한 독립적일 수 있도록 권한을 부여하는 것을 목표로 하는 초기단계에서는 다양할 수 있다. 초기단계에서 돌봄제공자의 역할에는 환자 개인의 강점을 활용하고 매일의 일상을 확립하여 유지할 수 있도록 독려하는 것이 포함된다. 예를 들어, 환자는 기억을 돕는 단서나 알림(reminders)이 필요할 수 있다; (a) 약속을 지키는 것, (b) 단어나 이름을 기억하는 것, (c) 익숙한 장소나 사람을 회상하는 것, (d) 돈을 관리하는 것, (e) 약물을 파악하는 것, (f) 익숙한 과제를 하는 것, (g) 계획을 세우거나 체계화하는 것. 돌봄제공자는 공유되는 달력이나 약 복용 일정 또는 다른 종류의 상기 시스템을 개발하는 것을 도울 수 있다. 돌봄제공자와 치매환자의 관계가 팀으로서 과제를 완성할 때, 개발된 시스템에 의해서가 아니라 공유하는 시기에 의해 돈독해지는 것이 중요하다[29]. 돌봄제공자는 초기단계 치매환자와 마찬가지로 많은 감정을 거치게 될 것이다. 이들은 자신들이 혼자가 아니라는 것과 활용 가능한 자원이 있다는 것을 아는 것이 중요하다[29]. 적극적인 보건의료팀과 지원 시스템을 갖추는 것이 중요하다. 예를 들어, 지원집단의 일부가 되는 것은 유사한 경험을 한 동료집단들(community of peers)에게 지지, 희망, 가치 있는 공유정보를 제공한다. 집단

환경에 속해 있는 것은 고립을 제거하는 지원적 · 사회적 참여환경에 관여하도록 장려하므로 초기단계 치매환자뿐만 아니라 돌봄제공자에게도 건강에 좋다[29].

활용가능한 자원 Available Resources

알츠하이머병협회 Alzheimer's Association

1980년에 결성된 알츠하이머병협회는 알츠하이머병 간호, 지원, 연구에 있어서 세계적으로 주도하는 자발적 보건기구이다.

알츠하이머병협회의 미션 성명서는 연구의 발전을 통한 알츠하이머병의 제거, 치매환자와 가족 모두를 위한 양질의 간호와 지원을 제공하고 강화하는 것의 중요성, 치매 간호 교육의 중요성을 기술하고 있다[1]. 치매 초기단계 환자는 각자의 특정한 문제에 맞춰 설계된 프로그램이 필요하다는 것을 인식하기 때문에 국가적으로 알츠하이머병협회의 각 지부는 초기단계 추진 계획을 가지고 있다(표 4.2).

국립 알츠하이머병협회 초기단계 자문그룹과 초기단계 자문 위원회의 지부 조성은 초기 단계의 환자들이 알츠하이머병 또는 관련 질환을 가진 환자들을 도울 수 있는 최선의 방법에 대한 조언을 제공하기 위함이다. 초기단계 개인 간 지원활동 프로그램은 알츠하이머병 초기단계에서 새롭게 진단을 받은 환자들을 같은 단계에 있는 다른 사람들과 전화로 연결해주도록 설계된 프로그램이다[30]. 전화통화는 개인의 경험을 공유하고 질문하는 시간을 제공하며, 또한 자원봉사자들이 알츠하이머병협회의 프로그램과 서비스에 대해 논의하는 시간도 제공해주어 자원봉사자를 위한 또 다른 의미의 요인을 제공한다.

알츠하이머협회는 또한 대중에게 무료 교육프로그램도 제공하는데, 이는 초기단계 치매환자와 가족 모두를 위해 치매진단에 대처하기 위한 지식, 도구, 전략들을 제공한다. '알츠하이머병과 더불어 살아가기; 치매를 가진 사람들을 위해'는 이러한 상호작용 프로그램 중 하나이다. 3부분으로 이루어진 이 시리즈 중 첫 번째 부분은 증상, 자원계획, 질병 초기단계에서의 적극적인 간호의 중요성과 같은 주제에 대해 논한다[30].

초기단계 이중지원 프로그램은 치매 초기단계의 환자와 그들 가족 또는 친구들을 대상으로 만들어진 프로그램이지만 돌봄제공자는 참여할 필요가 없다. 이 프로그램의 목표는 질환에 대해 더 배우고, 자신들의 경험을 공유하고, 소외감을 줄이고, 대처와 장기계획에 도움을 제공하는 것이다. 비록 이 프로그램의 형식이 다양할 수 있지만, 9주 과정의 프로그램은 개선된 삶의 질, 가족의 의사소통, 자기 효능감과 초기단계 환자의 감소된 우울 증상을 입증했다[31]. 각 지부의 초기단계 추진계획이 서로 다를 수 있으므로, 보건의료전문가들은 이러한 추

표 4.2 알츠하이머병협회 초기단계 자원

초기단계 자문 위원회	www.alz.org/about_us_early_stage_advisory_group.asp
초기단계 개인간 지원활동 프로그램	www.alz.org/sewi/in_my_community_59796.asp
알츠하이머병과 더불어 살아가기: 치매를 가진 사람들을 위해	www.elearning.alz.org
초기단계 지원집단	www.communityresourcefinder.org
24/7 전화상담 서비스(helpline)	1-800-272-3900
ALZ Connected®	www.alzconnected.org
Trial Match®	www.alz.org/research/clinical_trials/find_clinical_trials_trialmatch.asp
Green-Field 도서관 가상현실 도서관	www.alz.org/library/index.asp
Alzheimer's Navigator®	www.alzheimersnavigator.org/?_ga=1.28660287.2076691233.1410202757
알츠하이머병과 더불어 살아가기: 젊은 나이에 발병한 사람들을 위해	www.elearning.alz.org
알츠하이머병을 위한 법적 · 재정적 계획	www.elearning.alz.org
Comfort Zone®과 Comfort Zone Check-In®	www.alz.org/care/alzheimers-dementia-gps-comfortzone.asp
MedicAlert®와 Alzheimer's Association safe Return®	www.alz.org/care/dementia-medic-alert-safe-return.asp
간호 팀 달력	www.alz.org/care/alzheimers-dementia-care-calendar.asp

진계획에 대한 더 많은 정보를 얻기 위해 자신들의 지부에 방문해야 한다.

의학교육에서 버디 프로그램 Buddy Programs in Medical Educatin

일부 교육기관들은 의대생을 초기단계 치매환자에게 소개함으로써 인지손상 환자에 대한 일반적인 지식과 태도를 개선시키는 것을 목적으로 하는 프로그램을 만들었다. Northwestern 대학 Feinberg 의대(NUFSM)는 의대 1학년생과 초기단계 치매환자들이 경험학습과 멘토십 프로그램에 참여할 기회를 제공하기 위해 1997년에 첫 버디 프로그램을 개발했다[32, 33]. 버디 프로그램의 목적은 다음과 같은 목적을 달성하는 것이다: (1) 치매환자에게 사회참여의 기회를 제공하고, (2) 의대생에게 치매의 초기단계에 대한 체험교육(hand-on education)과 돌봄제공자 요구에 대한 교육을 제공한다[32].

버디 프로그램은 환자 자신의 경험과 지식을 의대생에게 전달하고 공유함으로써, 초기단계 치매환자에게 의미, 목적, 기여를 제공한다. 초기단계 치매환자가 인지감소에도 불구하고, 사회와 타인에게 의미 있는 기여를 할 수 있는 지속적인 능력이 있음을 인식하기 위해 치매환자에게 '멘토'라는 단어를 부여함으로써, 이 프로그램은 위계적인 관계를 넘어 공유하는 관계의 가치를 인정한다[33].

의대생의 일지와 개인적 성찰은 치매환자가 버디프로그램에 참여하는 동안 그들의 멘토가 의대생들에게 영향을 미쳤음을 입증해 주었다. 1997년부터 2005년까지 96개 버디 프로그램의 연구결과에 따르면, 학생이 쓰는 매달 일지 항목들은 치매에 관한 기본 지식의 성장뿐만 아니라 치매환자와 그들 가족에 대한 연민과 공감의 성장이 뚜렷하게 나타남에 따라 프로그램 참여로 인해 학생의 성장이 있음을 입증해주었다. Boston 대학은 Northwestern 대학의 버디 프로그램을 반복하기 위해 알츠하이머병 교육조사 연구(PAIRS) 협력 프로그램으로 알려진 최초의 교육적 추진계획을 고안했다. 2007년부터 2011년까지의 연구결과는 의대생들이 돌봄제공자들의 정서적 · 신체적 부담을 관찰하고 고찰했을 뿐만 아니라 알츠하이머병에 대한 이해와 의사소통 기술에 대한 이해가 증가했음을 다시 한 번 보여주었다[34]. 전반적으로 버디 프로그램의 진보는 초기단계 치매환자를 위한 사회참여의 수단과 돌봄제공자를 위한 임시위탁을 제공하고, 의대생들을 위한 경험교육을 제공한다. 버디 프로그램 모델은 또한 증가된 알츠하이머병과 관련 치매 유병률에 대한 독특한 교육적 추진계획의 대응을 제시한다[34].

인지 지원 Cognitive Support

학습을 촉진하고 기억수행을 강화하도록 설계된 전략이나 인지재활(CR) 접근법은 초기단계 치매환자의 긍정적인 대처기술과 안녕을 촉진한다[35]. 심각한 일화기억 결손에도 불구하고 일부 기억의 구성요소는 상대적으로 보존되기 때문에 인지지원은 기억수행을 실시할 수 있다. 매우 경미한 알츠하이머병이나 경미한 알츠하이머병을 가진 21명의 성인을 대상으로 한 인지훈련 프로그램은 작업기억, 처리속도(주의력 유지), 학습능력(주의력 과제를 바꾸는 것)을 약간 향상시키는 것으로 나타났다[36]. 개인 인지훈련이 집단 인지훈련보다 상대적으로 더 효과적이었지만 인지훈련은 두 가지 형태 모두로 제공될 수 있다[36]. 이러한 결과는 학습과 재학습이 모두 초기단계 알츠하이머병에서 가능하다는 증거를 한층 더 뒷받침해준다[37, 38].

알츠하이머병 초기단계에 있는 환자들의 어려움에 대한 인식은 기능과 인지재활에 대한 반응에 중요한 영향을 미칠 수 있다[39]. 증가된 인식은 우울증과 초기단계 알츠하이머병 단계에서 보고된 행동문제와 관련되었다. 연구결과는 초기단계 알츠하이머병에 있어서의 인식수준의 변이는 심리적 요인에 의해 영향을 받지만 실행기능 장애에 의해서는 영향받지 않는다는 것을 나타냈다[39]. 인지적 어려움으로 인한 과도한 장애나 감소된 자신감은 불안, 우울증, 활동철회를 초래할 수 있다[40].

창의적 예술 접근법 Creative Art Approaches

미술요법은 치매환자를 위한 치료적 방식으로서 실행되고 연구되어 왔다. 미술요법은 신뢰적인 치료관계 내에서 자기 자신의 마음속에서 자연스럽게 우러나오는 이미지 창출을 촉진하는 미술표현을 이용한다. 여기에서는 이미지의 미적인 장점보다는 의사소통을 강조한다[41]. 미술요법은 자신의 정서적 · 정신적 안녕을 증가시키는 것을 목표로 색칠하기, 그리기, 조각과 같은 매체를 사용하고, 미술제작 과정에 내재된 자연적이고 고유한 치유적 특성을 활용한다[42]. 미술요법의 과정은 자기 정체성 보존을 돕는 정서적 성장, 의사소통, 그리고 문제해결 기술을 촉진시키기 위해 정서와 생각을 표현하고 통합하는 것을 촉진시킨다[42].

창의성이 뇌세포간의 필수적인 연결을 강화시키기 때문에 치매환자들은 종종 미술 재료를 다루면서 잊어버린 기억에 대해 표현할 것이다[41]. 이론적으로 볼 때, 이것은 여전히 잘 기능하고 있는 뇌 영역의 운동을 도와 감각자극과 자기표현의 기회를 제공함으로써 삶의 질을 증가시킨다[44]. 개별화된 회상과 인생 이야기 작업과 같은 미술요법은 환자의 정체성을 보전하는 것을 돕는다[41]. 인생 회고와 회상의 과정을 통해 치매환자들이 예전에 성취했던 높은 수준의 건강과 기능을 상기하도록 하는 것이 중요하다[41]. 또한 개별화된 회상과 인생 이야기 작업은 미술재료 사용을 통하여 묻혀있던 기억을 자극함으로써 치매환자의 통찰력과 이해력을 강화하는 것을 돕는다[41].

추억(Memories in the Making®, MIM)은 초기단계와 중기단계에 있는 치매환자 모두를 위한 치료적 미술 프로그램이다[45]. 이 프로그램에 참여하는 환자들은 기억을 재현하고, 이야기하며, 다양한 종이에 그림물감과 아크릴 물감을 사용한 표현을 통해 사회화되도록 훈련된 촉진자의 안내를 받는다[46]. 언어적 · 비언어적으로 기쁨을 표현함으로써 환자들은 자신과 타인에게 가치 있는 무엇인가를 창조했다는 것으로 인해 자존감 증가를 나타낸다[46].

일지 쓰기, 기억 책, 자기-상자(self-boxes), 인생지도, 타임캡슐과 같은 표현적인 미술요법 기술은 치매환자의 자서전적인 또는 서사적 정체성(narrative identity)에서 중심이 되는 효과적인 의미생성 과정을 만든다[47]. 상담원, 환자, 돌봄제공자, 가족 구성원들은 공유된 기억회상을 통해 인생회고의 과정에 참여할 수 있다.

신체적 건강 Physical Fitness

신체운동 프로그램에 참여하는 것은 초기단계 치매환자에게 인지적 · 사회적 자극을 제공한다[48]. 신체운동에 참여하는 것의 이점은 무수히 많지만 향상된 에너지 수준과 고조된 기분이 있다; 익숙한 활동을 통해 진정효과를 나타내고, 운동 파트너와의 정서적 유대를 촉진한다[48]. 신체적 건강은 치매환자가 눈에 띄는 성취를 이룰 수 있는 영역이며, 이는 치매환자와 그 가족들의 자존감을 구축하는 경험으로 이어진다[48]. 최근의 연구는 낮은 수준의 규칙적인 신체활동이 인지감소를 늦추고 심지어 치매발병의 위험까지 낮춘다고 제안한다[49].

돌봄제공자는 가정 기반 환경에서 초기단계의 치매환자에게 운동을 이행하는 것을 독려하고 감독하는 자원이 될 수 있다. 초기단계의 치매환자는 자신들의 일상 활동에 더 독립적이고 자기 주도적이기 때문에 돌봄제공자는 (기억의) 상기, 안내, 지원을 제공하거나 또는 이들을 위한 운동친구가 될 수도 있다[49]. 돌봄제공자의 지원과 함께 하는 일일 걷기 프로그램 또한 돌봄제공자들이 지각하는 스트레스를 감소시키는 결과를 가져온다[49].

결론 Conclusion

초기단계 치매환자와 돌봄제공자 모두 인식, 대처, 자기평가의 단계를 거치며 진행되는 다양한 정서를 경험할 것이다. 치매진단에 대한 심리적 반응에 영향을 미칠 수 있는 요인은 다양하다. 초기단계의 치매환자가 자신들의 강점영역에서 가능한 독립적일 수 있도록 자율성과 권한부여에 중점을 두는 것이 중요하다. 이것은 개인적 선택과 의견에 대한 권한을 더 부여하기 위해 초기단계의 치매환자와 함께 어려운 주제에 관해 함께 대화하는 것뿐만 아니라 조기 발견과 진단의 중요성을 통해서도 입증된다. 따라서 초기단계의 치매환자와 돌봄제공자들은 보건의료전문가들의 지원을 받아 하나의 팀으로 함께 일함으로써 합동 중재와 전략을 통하여 삶의 상황변화에 대한 통제감을 강화하는 것이 반드시 필요하다.

References

1. Alzheimer's Association. 2014 Alzheimer's disease facts and figures. Alzheimers Dement. 2014;10(2):1–75.
2. Alzheimer's Association. Seven stages of Alzheimer's 2014 [cited 2014 September 2]. Available from: http://www.alz.org/alzheimers_disease_stages_of_alzheimers.asp
3. Alzheimer's Association. Voices of Alzheimer's disease: a summary report on the Nationwide Town Hall Meetings for people with early stage dementia; 2008.
4. Beard RL. In their voices: identity preservation and experiences of Alzheimer's disease. J Aging Stud. 2004;18(4):415–28. PubMed PMID: WOS:000224598900004.
5. Pratt RW, Wilkinson H. A psychosocial model of understanding the experience of receiving a diagnosis of dementia. Dementia. 2003;2(2):181–99.
6. Robinson L, Clare L, Evans K. Making sense of dementia and adjusting to loss: psychological reactions to a diagnosis of dementia in couples. Aging Ment Health. 2005;9(4):337–47. PubMed PMID: 16019290.
7. Husband HJ. Diagnostic disclosure in dementia: an opportunity for intervention? Int J Geriatr Psychiatry. 2000;15(6):544–7. PubMed PMID: 10861922.
8. Clare L, Roth I, Pratt R. Perceptions of change over time in early-stage Alzheimer's disease: implications for understanding awareness and coping style. Dementia. 2005;4(4):487–520.
9. Clare L. We'll fight it as long as we can: coping with the onset of Alzheimer's disease. Aging Ment Health. 2002;6(2):139–48. PubMed PMID: 12028882.
10. Werezak L, Stewart N. Learning to live with early dementia. Can J Nurs Res. 2002;34(1):67–85. PubMed PMID: 12122774.
11. Clare L, Nelis SM, Martyr A, Roberts J, Whitaker CJ, Markova IS, et al. The influence of psychological, social and contextual factors on the expression and measurement of awareness in early-stage dementia: testing a biopsychosocial model. Int J Geriatr Psychiatry. 2012;27(2):167–77. PubMed PMID: 21425345.
12. Harman G, Clare L. Illness representations and lived experience in early-stage dementia. Qual Health Res. 2006;16(4):484–502. PubMed PMID: 16513992.
13. Clare L, Whitaker CJ, Nelis SM, Martyr A, Markova IS, Roth I, et al. Self-concept in early stage dementia: profile, course, correlates, predictors and implications for quality of life. Int J Geriatr Psychiatry. 2013;28(5):494–503. PubMed PMID: 22767455.
14. Macrae H. Managing identity while living with Alzheimer's disease. Qual Health Res. 2010;20(3):293–305. PubMed PMID: 19940091.
15. Morin A. Levels of consciousness and self-awareness: a comparison and integration of various neurocognitive views. Conscious Cogn. 2006;15(2):358–71. PubMed PMID: 16260154.
16. Hyden LC, Orulv L. Narrative and identity in Alzheimer's disease: a case study. J Aging Stud. 2009;23(4):205–14. PubMed PMID: WOS:000271796300001.
17. Caddell LS, Clare L. A profile of identity in early-stage dementia and a comparison with healthy older people. Aging Ment Health. 2013;17(3):319–27. PubMed PMID: 23171274.
18. Clare L. Managing threats to self: awareness in early stage Alzheimer's disease. Soc Sci Med. 2003;57(6):1017–29. PubMed PMID: 12878102.
19. Cotter VT. Hope in early-stage dementia: a concept analysis. Holist Nurs Pract. 2009;23(5):297–301. PubMed PMID: 19713788.
20. Snyder L. Satisfactions and challenges in spiritual faith and practice for persons with dementia. Dementia. 2003;2(3):299–313.
21. Carpenter BD, Xiong C, Porensky EK, Lee MM, Brown PJ, Coats M, et al. Reaction to a dementia diagnosis in individuals with Alzheimer's disease and mild cognitive impairment. J Am Geriatr Soc. 2008;56(3):405–12. PubMed PMID: 18194228.
22. Vernooij-Dassen M, Derksen E, Scheltens P, Moniz-Cook E. Receiving a diagnosis of dementia: the experience over time. Dementia. 2006;5(3):397–410.
23. Lecouturier J, Bamford C, Hughes JC, Francis JJ, Foy R, Johnston M, et al. Appropriate disclosure of a diagnosis of dementia: identifying the key behaviours of 'best practice'. BMC Health Serv Res. 2008;8:95. PubMed PMID: 18452594. Pubmed Central PMCID: 2408568.
24. Zaleta AK, Carpenter BD, Porensky EK, Xiong C, Morris JC. Agreement on diagnosis among patients, companions, and professionals after a dementia evaluation. Alzheimer Dis Assoc Disord. 2012;26(3):232–7. PubMed PMID: 22037598. Pubmed Central PMCID: 3277665.
25. Alzheimer's Association. Dementia & Driving Resource Center 2014 [cited 2014 September 19]. Available from: http://www.alz.org/care/alzheimers-dementia-and-driving.asp
26. Alzheimer's Association. Plan for Your Future, Make Your Wishes Known 2014 [cited 2014 September 19]. Available from: http://www.alz.org/i-have-alz/plan-for-your-future.asp
27. Irving K, Lakeman R. Reconciling mental health recovery with screening and early intervention in dementia care. Int J Ment Health Nurs. 2010;19(6):402–8. PubMed PMID: 21054726.
28. Shepherd G, Boardman, J., & Slade, M. Making Recovery a Reality London: Sainsbury Centre for Mental Health; 2008 [cited 2014 September 19]. 2008 [Available from: http://www.centreformentalhealth.org.uk/pdfs/Making_recovery_a_reality_policy_paper.pdf.
29. Alzheimer's Association. Building a Care Team 2014 [cited 2014 September 19]. Available from: http://www.alz.org/i-have-alz/building-a-care-team.as

30. Alzheimer's Association. Early Stage 2014 [cited 2014 September 8]. Available from: http://www.alz.org/delval/in_my_Community_15417.asp
31. Logsdon RG, Pike KC, McCurry SM, Hunter P, Maher J, Snyder L, et al. Early-stage memory loss support groups: outcomes from a randomized controlled clinical trial. J Gerontol B Psychol Sci Soc Sci. 2010;65(6):691–7. PubMed PMID: 20693265. Pubmed Central PMCID: 2954328.
32. Morhardt D. Educating medical students on Alzheimer's disease and related disorders: an overview of the Northwestern University Bubby Program. Dementia. 2006;5:448–56.
33. Morhardt DJ. The effects of an experiential learning and mentorship program pairing medical students and persons with cognitive impairment: A qualitative content analysis. Dissertations Paper 727; 2013.
34. Jefferson AL, Cantwell NG, Byerly LK, Morhardt D. Medical student education program in Alzheimer's disease: the PAIRS Program. BMC Med Educ. 2012;12:80. PMID: 22906234. Pubmed Central PMCID: 3500260.
35. Dunn JC, Clare L. Learning face-name associations in early-stage dementia: comparing the effects of errorless learning and effortful processing. Neuropsychol Rehabil. 2007;17(6):735–54.
36. Kanaan SF, McDowd JM, Colgrove Y, Burns JM, Gajewski B, Pohl PS. Feasibility and efficacy of intensive cognitive training in early-stage Alzheimer's disease. Am J Alzheimers Dis Other Demen. 2014;29(2):150–8. PubMed PMID: 24667905.
37. Clare L, Wilson BA, Carter G, Roth I, Hodges JR. Relearning face-name associations in early Alzheimer's disease. Neuropsychology. 2002;16(4):538–47. PubMed PMID: 12382992.
38. Clare L, Woods RT, Moniz Cook ED, Orrell M, Spector A. Cognitive rehabilitation and cognitive training for early-stage Alzheimer's disease and vascular dementia. Cochrane Database Syst Rev. 2003;(4):CD003260. PubMed PMID: 14583963.
39. Clare L. Does awareness of cognitive difficulties influence the outcome of cognitive rehabilitation for people with early-stage Alzheimer disease? Neurobiol Aging. 2004;25:S72-S. PubMed PMID: WOS: 000223058700243.
40. Reifler BV, Larson E. Alzheimer's disease treatment and family stress: excess disability in dementia of the Alzheimer's type. New York: Hemisphere; 1990.
41. Mottram P. Art therapy with clients who have dementia. Dementia. 2003;2:272–7.
42. Harlan JE. The therapeutic value of art for persons with Alzheimer's disease and related disorders. Loss Grief Care. 1993;6(4):99–106.
43. Hannemann BT. Creativity with dementia patients. Can creativity and art stimulate dementia patients positively? Gerontology. 2006;52(1):59–65. PubMed PMID: 16439826.
44. Stewart EG. Art therapy and neuroscience blend: working with patients who have dementia. Art Ther J Am Art Ther Assoc. 2004;21(3):148–55.
45. Alzheimer's Association. Memories in the Making 2014 [cited 2014 September 8]. Available from: http://www.alz.org/delval/in_my_Community_63511.asp
46. Rentz CA. Memories in the making: outcome-based evaluation of an art program for individuals with dementing illnesses. Am J Alzheimers Dis Other Demen. 2002;17(3):175–81. PubMed PMID: 12083348.
47. Caldwell RL. At the confluence of memory and meaning- Life review with older adults and families: using narrative therapy and the expressive arts to re-member and re-author stories of resilience. Fam J. 2005;13(2):172–5.
48. Arkin SM. Student-led exercise sessions yield significant fitness gains for Alzheimer's patients. Am J Alzheimers Dis Other Demen. 2003;18(3):159–70.
49. McCurry SM, Pike KC, Logsdon RG, Vitiello MV, Larson EB, Teri L. Predictors of short- and long-term adherence to a daily walking program in persons with Alzheimer's disease. Am J Alzheimers Dis Other Demen. 2010;25(6):505–12. PubMed PMID: 20660515. Pubmed Central PMCID: 2935497.

PART

2

치매의 임상 관리

Clinical Management of Dementia

CHAPTER

5

치매 치료: 약물학적 접근

Treatment of Dementia: Pharmacological Approaches

Nicole J. Brandt and Daniel Z. Mansour

배경 Background

매 68초마다 누군가는 알츠하이머병의 진단을 받는다[1]. 2013년에는 전 연령 중 약 5.2백만 명의 미국인들이 알츠하이머병(AD)을 앓고 있었다. 여기에는 65세 이상의 환자 5백만 명과 더 젊은 나이에 알츠하이머병이 발병한 65세 미만 환자 약 2십만 명이 포함된다[2]. 알츠하이머병과 그 외 다른 치매를 가진 사람들에 대한 보건의료, 장기요양간호, 호스피스 간호를 위한 총 비용이 2013년도 2천 3십억 달러에서 2050년에는 1.2조 달러로 증가할 것으로 예상된다. 중요한 것은 메디케어(medicare)와 메디케이드(medicaid)가 간호 비용의 약 70%를 보장한다는 것이다[2]. 이러한 통계는 현재 이용 가능한 치료 약물이 없다는 사실과 함께 충격적인 사실이다[3].

불행히도, 약 20년간 혁신적인 약물학적 치료 접근이 없었고 현재까지도 이러한 질환을 치료하는 약물은 없다. 이것은 기존의 분자와 새로운 분자를 이용한 노력이 부족했기 때문이 아니라 임상적으로 실행 가능하고 지속 가능한 자료를 만들기 위한 신경정신학적 연구에 장애요인이 있었기 때문이다[4]. 예를 들어, 특유한 인간의 속성과 인지결손은 실험에서 가장 흔하게 사용되는 시험관 내 모델인 쥐에서는 실질적으로 측정이 불가능하다[4]. 우리가 직면하는 또 다른 장애물은 과다한 양의 부정적 연구자료가 출판되지 않았고 따라서 사실상 쓸모가 없다는 것이다[4]. 현재 알츠하이머병을 설명하는 최근에 발견된 많은 가설들을 둘러싸고 진화하는 많은 화합물들이 있다. 분자의 위험-효용 프로파일(risk-benefit profile)을 불리하게 만드는 심각한 부작용의 출현 때문에 이러한 분자들 중 많은 것들이 임상시험 3단계 동안 제외되었다[5]. 위약 대조 임상시험인 IDENTITY 이중맹검에서 Semagacestat은 아밀로이드-베타 펩타이드의 합성에서 핵심적인 효소인[7] γ-세크레타아제에 대해 유효한 억제효과를 보였다[6].

피부암과 감염 발병뿐만 아니라 기능적 능력의 악화가 나타났고, 이로 인해 76주로 계획되었던 실험이 시작되기 첫 주 전에 추가조사가 중지되었다[6]. 이러한 예들은 알츠하이머병 및 관련 증상을 치료하는 것에 대한 어려움을 강조한다. 이 장의 목표는 알츠하이머병의 다양한 측면 즉 인지적, 기능적, 행동적 측면을 관리하기 위해 현재 사용 중이면서도 유효한 약물학적 접근을 검토하는 것이다.

현재 약물학적 접근 Present Pharmacological Approaches

현재 우리는 아세틸콜린 분해효소 억제제(AchEls)와 N-메틸-D-아스파라긴산(NMDA) 수용체 작용제라는 두 계통의 약물을 알츠하이머병 치료에 사용하고 있다[8]. 이 약물들은 약물학적으로 뚜렷한 차이가 있으며, 중등도 단계와 중증 단계의 환자에게 처방될 수 있다. 아세틸콜린 분해효소 억제제는 아세틸콜린 파괴에 직접적으로 관여하는 효소인 아세틸콜린 분해효소를 억제하는 역할을 하여 뇌의 Meynert 세포핵 기저에서 아세틸콜린 농도를 높이고 그 결과, 알츠하이머병의 인지적 · 기능적 양상을 개선시키는 작용을 한다[9]. 이러한 약물학적 범주에는 타크린(Cognex), 도네페질(Aricept), 리바스티그민(Exelon), 갈란타민(Razadyne)이 포함된다. N-메틸-D-아스파라긴산 수용체 작용제의 효과는 인지를 향상시키는 것으로 알려진 글루타메이드와 같은 효과를 낸다. 현재 이용 가능한 이러한 계통의 약물학적 제제는 메만틴(Nameda)뿐이다[10].

아세틸콜린 분해효소 억제제 Acetylcholinesterase Inhibitors

콜린성 가설에 따르면, 알츠하이머병은 뇌의 아세틸콜린 부족으로 인해 이차적으로 발병하는 것으로 생각된다[7]. 따라서 아세틸콜린 분해효소 억제에 초점을 맞춘 연구가 지난 40년동안 신경의학의 중심이 되어 왔다. 그러나 이 이론은 도파민, 아밀로이드, 타우 과인산화 가설과 같이 알츠하이머병에서 임상 결과에 유사하게 영향을 미칠 수 있는 많은 다른 생물표지자에 대한 관심을 불러일으켰다[11]. 결과적으로, 알츠하이머병의 시작과 진행이 거의 단일 메커니즘이나 병리학적 경로의 한 가지 요소가 아니라는 개념이 사실인 것으로 여겨진다[12]. 그러나 오늘날까지 아세틸콜린 분해효소 억제제는 모든 단계의 알츠하이머병에서 치료의 중심이다.

타크린(코그넥스) Tacrine (Cognex)®

1993년도에 미국 식품의약청(US FDA)에 의해 승인을 받은 '타크린 경구 캡슐'은 경증 알츠하이머병에서부터 중등도 알츠하이머병을 치료하기 위한 첫 아세틸콜린 분해효소 억제제였다[13]. 승인은 알츠하이머병에 대한 한 연구(n=2,706)와 치료 임상시험 신약(TIND) 프로그램의 또 다른 연구(n=9,861)에서 이 약물의 효과에 대한 평가를 한 후에 이루어졌다. 그 해 판매 승인을 받은 후 첫 2년 동안 미국에서 190,000명 이상의 환자들이 타크린을 처방 받았다.

타크린 복용량 Dosing of Tacrine

환자들은 4주 동안 하루에 40mg을 4회에 나누어서 복용한 뒤, 그 다음 4주 동안은 하루에 80mg을 4회에 나누어서 복용한다. 환자가 간의 아미노전이효소 상승없이 치료를 잘 견딘다면, 복용량은 4회로 나눠서 하루 120mg으로 증가하고, 다시 4주 뒤에 하루에 160mg으로 증가할 것이다. 간 아미노전이효소의 상승이 발생한 경우에는 아미노전이효소의 정상수치에서 몇 배가 침해되었는지에 따라 복용량의 상향 적정을 멈출 것인지, 하루 복용량을 40mg 감소시킬 것인지, 아니면 약물투약을 중단할 것인지에 대한 임상적 결정이 뒤따른다. 정상수치보다 5배 높은 알라긴 아미노기 전이효소(AST) 수치는 치료에 이차적인 것으로 생각되어 무시되었고 환자들은 계속해서 그 약물을 계속 복용하거나, 만일 간 손상이 의심되어 중단되었다면, 다시 사용하도록 허용되었다[15].

타크린의 부작용 Adverse Reactions of Tacrine

가장 흔한 타크린 관련 부작용은 첫 3개월 동안의 간 아미노전이효소 수준의 상승, 특히 알라닌 아미노기 전이효소(ALT)의 상승이다. 알라닌 아미노기 전이효소(ALT)는 거의 간에서만 발견되는 반면, 아스파라긴산 아미노 전이효소(AST)는 간뿐만 아니라 근육과 다른 장기에서도 발견된다. 알라닌 아미노기 전이효소 수치는 타크린으로 치료를 받은 환자의 25%에서 정상 상한치의 3배만큼 증가했는데, 이는 임상적으로 상당히 위험한 것으로 여겨졌고 치료 초기에 정기적인 모니터링이 필요하다[14, 15].

수치상승은 거의 항상 무증상이었고, 빌리루빈의 현저한 증가를 동반했으며, 약물 복용량보다는 복용기간(90%가 치료 시작 후 첫 12주 내에 일어났다)과 관련이 있었다. 또한 아스파라긴산 아미노 전이효소(AST)뿐만 아니라 약한 정도의 말초 콜린성 증상(오심, 구토, 설사, 소화불량, 식욕부진, 체중감소) 또한 기록되었다. 타크린은 선호되지 않았으며, 2012년 5월에 미국시장에서 완전히 철수되었다[14].

도네페질(아리셉트) Donepezil (Aricept)®

이 약물은 1996년에 미국 FDA 승인을 받았으며, 모든 단계의 알츠하이머병을 치료하는데 있어서 시장을 주도해 왔다. 심각한 알츠하이머병을 앓고 있는 보행가능 환자(n=343)에 대한 24주간의 무작위 이중맹검 위약효과 통제 실험을 통해, 도네페질이 인지개선과 전반적인 기능에 미치는 영향이 위약효과보다 낫다는 결론을 얻었다[16]. 요양원에서 알츠하이머병을 가진 환자를 대상으로 한 또 다른 24주간의 무작위 이중맹검 위약효과 대조시험(n=248)에서도 인지와 일상생활활동(ADLS) 및 전반적인 기능이 향상되었지만, 행동에서는 아무런 개선이 없었다는 결론을 내렸다[17]. 도네페질은 루이소체 치매와 파킨슨병 치매와 같은 다른 형태의 치매에도 이점이 있는 것으로 나타났다[18, 19].

도네페질 복용량 Dosing of Donepezil

도네페질은 4~6주 동안 하루 5mg으로 시작하여 내성이 생기면, 하루 10mg으로 증가시킬 수 있다[20]. 2010년 7월에 미국 FDA는 중등도에서 중증의 알츠하이머병을 앓고 있는 환자를 대상으로 시행한 임상실험을 기반으로, 중등도에서 중증의 알츠하이머병 치료를 위한 또 다른 투약 선택사항으로 하루 23mg이라는 더 높은 복용량을 승인했다. 여기에는 중증 장애 배터리(Severe Impairment Battery)와 변화에 대한 의사의 면담기반 추적진단 및 돌봄제공자의 조언(CIBIC-Plus)이라는 두 가지 주요한 논점이 있었다. 전자는 인지를 측정하는 것이고, 후자는 전반적인 기능을 평가한다. 비록 연구에서는 전반적인 기능의 개선을 보이지 않았지만, 하루 10mg의 도네페질을 투약한 환자에 비해 하루 23mg의 도네페질을 투약한 환자의 통계적으로 유의한 인지개선은 FDA의 승인을 받기에 충분했다.

도네페질의 부작용 Adverse Reactions of Donepezil

전반적으로 다른 아세틸콜린 분해효소 억제제와 같은 도네페질은 오심, 구토, 설사와 같은 소화기계통 증상뿐만 아니라 실신과 생생한 악몽을 유발하는 것으로 알려져 왔다[20]. 약물의 부작용뿐만 아니라 인지 감소 및 기능장애는 도네페질의 투약중단과 관련되어 있었다[24].

리바스티그민(엑셀론) Rarivastigmine (Exelon)®

리바스티그민은 9개의 무작위 이중맹검 위약효과 통제 실험에서 경도부터 중등도의 알츠하이머형 치매를 가진 환자가 포함된 코크란 문헌검토(n=4,775)에서 경구 인지기능 감소를 지연시켰고 일상생활활동을 개선시켰으며 치매의 중증도를 감소시켰다는 결론을 내렸다[25]. 리바스티그민은 아세틸콜린의 생산의 구성성분인 아세틸과 부틸리 콜린에스테라아제(BuChE)라는 두 가지 콜린에스테라아제 효소를 억제한다는 점에 있어서 다른 아세틸콜린 분해효소 억제제

중에서도 특별하다. 스위스의 한 연구(n=18)에서는 리바스티그민의 투약 후 생기는 뇌척수액(CSF)과 인지변화에서 아세틸콜린분해효소 억제와 부틸리 콜린에스테라아제 활동의 관계를 평가하기 위해 전산화된 신경심리 검사 배터리(CNTB)가 사용되었다. 전산화된 신경심리 검사 배터리(CNTB) 요약 점수와 뇌척수액에서 아세틸콜린분해효소 활동($r= -0.56$, $p<0.05$)과 부틸리 콜린에스테라아제 활동($r=-0.65$, $p<0.01$)의 억제 사이에 통계적으로 유의미한 상관관계가 나타났다[26]. 전산화된 신경심리 검사 배터리(CNTB)의 속도, 주의력, 기억관련 하위검사에서의 개선은 뇌척수액에서의 부틸리 콜린에스테라아제 억제와는 상당한 상관관계가 있었으나, 아세틸콜린분해효소 활동과는 상관관계가 없었다[26]. 혈청 부틸리 콜린에스테라아제의 억제(BuChE)는 인지수행의 변화와 상관관계가 약하거나 없음이 발견되었다. 이러한 결과는 알츠하이머병에서 리바스티그민 투약으로 인한 인지개선이 콜린에스테라아제의 중심 억제와 관련이 있음을 보여주며, 알츠하이머병에서 콜린성 기능을 조절하는데 있어 아세틸콜린분해효소 억제뿐만 아니라 부틸리 콜린에스테라아제의 중심적 역할을 뒷받침한다[26].

리바스티그민은 도네페질에 뒤이어 미국 FDA의 승인을 받았으며, 2000년 4월에는 경구액제(liquid formulations)뿐만 아니라 경구캡슐로 경도에서 중등도 알츠하이머병을 치료하기 위한 치료제로 승인 받았다. 액제는 고체 제형을 삼키는 것이 어려운 환자들에게 리바스티그민의 투약을 용이하게 했다. 리바스티그민은 파킨슨병과 관련 있는 경도에서 중등도까지의 치매 치료를 위한 첫 아세틸콜린 분해효소 억제제로 2006년에 승인되었고, 2007년에는 최초로 소화기계통 부작용 감소[27], QTc 간격 연장에 대한 걱정 감소[28], 돌봄제공자의 부담감소와 환자의 치료이행 증가[29]를 일으키는 경피 패치(RV-TDP) 형태로 만들어졌다.

리바스티그민 복용량 Dosing of Rivastigmine

경도에서 중등도 알츠하이머병에 대한 경구 복용량은 2주간 하루 총 3mg으로 12시간마다 1.5mg을 복용하고 내성이 생기면 매 2주마다 1.5mg씩 증가시키되, 한 회 복용량이 6mg을 초과하거나 하루 12mg을 초과하지 않는다. 주의할 점은 치료 복용량 범위는 하루 6~12mg이며, 종종 더 긴 적정 일정(예: 매 4주)이 필요한 경우가 있다. 경도에서 중등도 알츠하이머병에 대한 경피 패치 투여량은 물기가 없는 피부에 4주 동안 24시간마다 패치 당 4.6mg이고, 그 뒤 4주 동안 하루 9.5mg으로 증가한다. 유지 투여량은 일반적으로 하루에 9.5~13.3mg이다. 중등도에서 중증 알츠하이머병 환자에서 유지 투여량은 하루 13.3mg이다. 최소 3일 동안 치료가 중단된다면, 가장 적은 용량으로 다시 시작해야 한다[25].

리바스티그민의 부작용 Adverse Reactions of Rivastigmine

전반적으로 경피 패치는 경구투약에 비해 오심, 구토, 어지러움증과 같은 부작용 발생이 더 적었다. 경구투약의 적정(titration)을 천천히 하거나 약을 식사와 함께 또는 식사 후에 복용하는 것이 이러한 부작용을 개선시킬 수 있다[25].

갈란타민(라자다인) Galantamine (Razadyne)®

갈란타민은 경도에서 중등도 알츠하이머병 치매의 치료를 위해 2003년도에 미국 FDA의 승인을 받은 아세틸콜린 분해효소 억제제이다. 경도에서 중등도 질환을 가진 환자에 대한 다기관 이중맹검 실험(n=636)에서는 위약효과나 갈란타민을 무작위로 배정한 후, 하루 24~32mg으로 유지하기 위해 복용량을 증가시켰다. 이 연구는 갈란타민이 일상기능뿐만 아니라 인지와 전반적인 기능도 상당히 개선시켰다는 결론을 내렸다[30].

갈란타민은 또한 α-7-니코틴 수용체 작용제 활동을 보였는데, 이것의 임상 관련성은 아직 확립되지 않았다. 이는 신경염증, 산화 스트레스, 뇌 손상 감소뿐만 아니라 신경발생(neurogenesis) 연구에 있어서도 한 걸음 진보한 것으로 여겨진다[31, 32].

갈란타민 복용량 Dosing of Galantamine

이 약물은 즉각 방출성과 연장 방출성 제제로 모두 이용가능하며, 총 일일 시작 복용량은 8mg으로 4주마다 목표 복용량을 16~24mg/일까지 적정한다. 환자가 중간정도의 신장이나 간 손상이 있다면, 복용량은 하루 16mg을 초과해서는 안된다. 다른 콜린에스테라아제와 마찬가지로 치료에서 3일 이상의 중단이 있다면, 갈란타민은 최저 복용량에서 다시 시작되어야 한다.

갈란타민 부작용 Adverse Reactions of Galantamine

다른 아세틸콜린 분해효소 억제제와 유사하게 갈란타민은 설사, 오심 및 구토와 같은 소화기계통 증상을 유발하는 것으로 알려져 있으며, 체중감소도 보고되었다. 그러나 최근 연구에 따르면, 이것은 갈란타민의 사용에 기인한 것이 아닐 수 있으며, 다른 체중감소의 원인들을 먼저 조사해야 한다[33]. 갈란타민은 또한 어지러움증, 서맥 및 실신, 피곤함 그리고 노인들의 낙상 가능성을 잠재적으로 증가시킬 수 있는 졸음(somnolence)을 유발한다.

메만틴(나멘다) Memantine (Namenda)®

경구 메만틴은 아만타딘, 케타민 그리고 덱스트로메트로판(기침 억제제로 흔히 사용)을 포함하는 N-메틸-D-아스파라긴산 종류로서, 2003년 중등도에서 중증 단계의 알츠하이머병 치료를 위해 승인되었다. 28주 동안의 이중맹검 위약효과 대조 실험(n=252)에서 메만틴은 임상적 악화를 감소시켰다. 또 다른 위약효과 대조실험(n=404)에서는 이미 일정한 양의 도네페질을 복용하고 있는 중등도에서 중증 알츠하이머병 환자들에게 무작위 실험을 하였다: 일부

(n=203)에게는 하루에 메만틴 20mg이 제공되었고, 나머지에게는(n=201) 위약이 제공되었다. 약 1년 후, 메만틴을 복용한 환자집단은 위약이 제공된 집단에 비해 전반적, 기능적, 인지 점수 측정에서 향상되었으며, 통계적으로 유의미한 것으로 나타났다[34, 35].

2012년 연장 방출형의 메만틴은 미국 FDA의 승인을 받았고, 나멘다 XR(Namenda XR)로 사용 가능해졌다. 이러한 승인 과정에서 중추적 역할을 한 연구는 아세틸콜린 분해효소 억제제를 이미 복용하고 있던 상태에서 24주 동안 하루에 메만틴 XR 28mg이 제공된 환자들(n=667)을 조사했던 24주간의 이중맹검 다국적 실험이었다. 메만틴이 제공된 환자들은 심각한 장애 배터리(severe impairment battery)(p=0.001), 변화에 대한 의사의 면담기반 추적진단과 돌봄제공자 투입(CIBIC-Plus)(p=0.008), 신경정신 목록(NPI)(p=0.005), 언어 유창성 테스트(p=0.004)에서 위약효과 치료 환자보다 더 나은 유의미한 결과를 나타냈다[36].

메만틴 복용량 Dosing of Memantine

비연장 방출형 메만틴은 하루 5mg으로 시작하여 매주 5mg씩 증가하되, 하루 최대 20mg을 넘지 않는 양을 두 번에 나누어 복용한다. 메만틴은 신장에 의해 배출되므로 신장장애가 있는 환자들의 경우, 복용량을 하루 10mg으로 낮추고 두 번에 나눠서 복용하도록 권장되고 있다. 그러나 연장 방출형은 하루에 7mg으로 시작해서 매주 7mg씩 증가시키되, 최대 복용량이 하루 28mg을 넘지 않도록 한다. 하지만 신장에 문제가 있는 환자들은 하루 14mg으로 제한해야 한다.

메만틴 부작용 Adverse Reactions of Memantine

메만틴은 일반적으로 내성이 좋지만 변비와 같은 소화기계통의 부작용 증상을 야기할 수 있고, 어지러움증, 혼동, 두통을 유발할 수도 있다. 또한 이 약물이 중등도에서 중증단계의 알츠하이머병에 적절하다는 점에 비추어볼 때, 행동변화를 모니터링하는 것은 중요하다. 이 약물이 초조와 같은 표적증상을 개선하는 것으로 나타났지만, 이 증상 또한 악화시키기도 하는 것으로 나타났다[36].

요약 Summary

약물 치료는 질병과정을 지연시킬 뿐 질병 전 상태로 되돌릴 수는 없다. 이러한 의약의 발전은 치매환자뿐만 아니라 돌봄제공자에게 다른 방법으로는 실현 불가능한 중요한 삶의 결정과 재정적 결정을 내릴 수 있는 기회를 제공한다. 약제의 선택은 일반적으로 질병의 단계, 내성, 부작용 프로파일, 사용의 용이성, 약물 비용에 근거한다. 약물을 처방할 때에는 그 약물이 사망이나 호스피스 입원 시까지 계속해서 사용될 수 있으므로 신중을 기해야 한다[37].

알츠하이머병 치료에 대한 향후 약물치료 접근
Future Drug Therapy Approaches to Treating Alzheimer's Disease

향후 약물학적 접근에 대한 다양한 목표들이 강조될 것이다(표 5.1). 이러한 접근에 포함되는 것으로는 (1) 아밀로이드-베타 펩타이드(Aβ) 축적의 억제, (2) 타우/포스포-타우(tau/phospho-tau) 생산의 억제, (3) 인슐린 수용체의 억제, (4) 항염증성 접근법이 있지만, 여기에 국한되지는 않는다. 알츠하이머병의 병태생리학과 아래에서 논의될 다양한 접근법들의 영향에 대한 지속적인 논쟁은 계속 진행 중에 있다.

아밀로이드-베타 펩타이드 축적의 억제 Inhibition of Amyloid-Beta Peptide Accumulation

아밀로이드-베타 펩타이드(Aβ)는 아밀로이드 전구 단백질(APP)이 β-세크레타아제로 분열된 다음, 그 생산물(sAPPβ)이 병리학적 방식으로 파괴되어 형성되는 것으로 보인다. 건강한 상태에서 APP는 sAPPα로 분열되고, α-세크레타아제의 의해 sAPPα와 C83을 형성한다. 그런 다음, sAPPα는 γ-세크레타아제의 도움을 받아 AICD와 세포내 영역으로 분열되는데, 이 성분들은 둘 다 대체로 양성인 것으로 보인다.

알츠하이머병 환자에서 β-세크레타아제, 특히 BACE1는 α-세크레타아제 대신에 APP에 작용하여 sAPPβ와 C99를 형성하는데, γ-세크레타아제의 도움을 받아 아밀로이드-베타 펩타이드가 형성되어 올리고머(oligomer)로 축적되며, 이것이 알츠하이머병 환자의 사후에 발견되는 플라크로 알려진 것이다[43].

능동 또는 수동 면역은 아밀로이드-베타 펩타이드 수준을 감소시킬 수 있는 것으로 생각되어 왔다. 인간이 아닌 실험대상에 전장(full-length) Aβ42(예: AN-1792)의 예방접종은 낮은 역가의 항-Aβ항체를 생성시켰으며, 면역력이 없는 환자와 비교할 때, 다양한 아밀로이드 플라크 제거 결과의 변이와 관련이 있었다. 이 백신을 접종하는 동안 CD4+ T세포를 활성화시키는 것에 관한 안전 문제가 나타났다. 유해한 자가반응 CD4+ T세포의 활성화 없이 항-Aβ항체의 높은 역가를 유도하는 안전하고 효과적인 알츠하이머병 백신을 생산하는 것이 아직도 극복해야 할 면역학의 난제이다[44]. 플라크 제거 정도와 함께 복용량을 결정하는 것 또한 예방접종 시험에서의 도전과제였다. 이러한 연구는 백신 임상시험 2단계 후 환자의 소수집단에서 수막뇌염이 발생함으로 인해 중단되었고, 이 백신은 향후 연구가 수행될 때까지 비효과적이고 안전하지 않은 것으로 간주되었다. 긍정적인 면에서 이 백신을 투여받은 환자들은 기능저하의 감소를 보고했다. 새로운 증거는 아밀로이드-베타 펩타이드의 축적이 뇌가 장기적인 만성 스트레스 자극에 어떻게 적응하는지를 나타내는 유일한 방식일 수 있어 스트레스가 미치는 영향에 대한 추가적인 연구가 필요함을 제시하고 있다[45].

표 5.1 알츠하이머 치료에 대한 표적접근법

접근법	주된 개념	예시	논의
아밀로이드-베타 펩타이드 축적의 억제	γ-세크레타아제의 억제나 β-세크레타아제의 억제 또는 아밀로이드-베타 펩타이드 응집의 억제를 가져오는 APP 생산의 감소를 통하여 아밀로이드-베타 펩타이드의 제거를 증가시킴	Semagacestat AN-1792 Bapineuzumab	γ-세크레타아제인 Semagacestat는 아밀로이드-베타 펩타이드 생산과 축적을 억제했을 것이다. 대신 이것이 초기 임상실험을 촉진하는 암과 같은 심각한 부작용을 초래했다. 능동면역(예: AN-1792)과 수동면역(예: Bapineuzumab) 모두 기능저하의 감소를 가져왔다. 그러나 이 실험은 결정적이지 않은 것으로 간주되었다. 용량-반응 관계가 성립될 수 없었을 뿐만 아니라 CD4+T세포반응의 활성화는 이러한 치료경로에서 도전이었다.
타우 과인산화의 억제	타우를 인산화시키는 키나아제의 억제에 의해 타우 과인산화가 감소되고, 그로 인해 미세소관 안정화가 증가하고 축삭돌기의 사멸이 감소함	Lithium Minocycline	강력한 글리코겐 신타아제 키나아제(GSK3 β) 억제제인 Lithium은 타우 과인산화를 그에 맞게 감소시키는 것으로 여겨진다. 항신경염증성을 가진 항균제인 minocycline의 특성은 신경세포 시토카인에 대한 억제효과에 의한 타우 과인산화의 감소를 통해 유효한 효과를 나타낼 수 있다.
인슐린 수용체 표적	뇌 인슐린 수용체 저항을 극복함으로써 뇌의 포도당 수치가 더 잘 제어됨	Insulin Pioglitazone	고혈당증과 당뇨병이 알츠하이머병에 걸릴 위험성을 높이는 것과 관련이 있기 때문에 인슐린은 자연적으로 혈중 포도당의 상승을 억제하는 강력한 요법이다. 최근 연구에서는 표시된 용량보다 더 높은 양의 pioglitazone을 복용하는 것이 인지, 행동, 기능수준의 개선과 관련이 있었다.
HMGCO-A	콜레스테롤 농도/다면 발현성 효과를 감소시킴(아밀로이드-베타 펩타이드 생산 감소)	Atorvastatin Pitavastatin	스타틴의 장기 사용은 치매를 예방하는 것처럼 보인다[38]. Atrovastatin는 염증반응을 감소시켜서 아밀로이드-베타 펩타이드의 생산을 감소시키고, 그 결과 기억을 향상시키는 것으로 주목받았다(Zhang 외 다수[39]). Pitavastatin은 atrovastatin과 같은 다면발현성 효과를 가지고 있지만 비교적으로 장기적인 효과가 있을 수 있다(Kurata 외 다수[40]).
염증	NSAIDs(비스테로이드 소염제)	Ibuprofen Indomethacin Rofecoxib	Ibuprofen은 신경세포 내의 올리고머 아밀로이드-베타 펩타이드를 감소시키고, 인지결손을 줄이며, 과인산화된 타우 면역반응성을 예방한다[41]. 비스테로이드 소염제와 COX-2 억제제의 효과성은 입증되지 않았으므로 알츠하이머병의 치료에는 권할 수 없다.

수동적인 예방접종 방법을 적용하는 또 다른 예는 인간형 항Aβ-단세포군 항체(monoclonal antibodies)인 Bapineuzumab의 사용이다. 이것은 2단계 II 시험에서 뇌의 아밀로이드-베타 펩타이드의 부담을 감소시키는 것으로 관찰되었지만 알츠하이머병 환자의 임상결과를 개선시키지는 못했다[46].

타우/포스포-타우의 억제 Inhibition of Tau/Phospho-tau

타우는 미세소관의 형태를 유지시키는 단백질이며, 축삭돌기의 일부인 미세소관은 신경신호를 다른 축삭돌기로 전달하는데 있어서 필수적이다. 타우가 과인산화되면 이것은 해리되어 미세소관의 파괴를 초래한다. 결과적으로 축삭돌기는 죽고 신경원섬유 엉킴이 형성된다. 이러한 치료 범주는 축삭돌기의 구조와 기능(예: GSK3, CDK5, MARK)을 구하기 위한 노력으로서 타우의 비정상적인 과인산화를 촉진하는 것으로 보이는 효소를 그 표적으로 해왔다.

양극성장애를 나타내는 리디움(Lithium)은 강력한 글리코겐 신타아제 키나아제(GSK3) 억제를 통해 타우 과인산화를 억제시켜서 신경 미세소관의 안정화, 축삭돌기 수송의 개선, 신경세포 사망의 감소를 초래하는 것으로 추측하고 있다[47]. 그러나 리디움은 무작위 위약 임상연구에서 ADAS-Cog 하위척도로 측정된 전반적인 수행에 있어서 변화를 보여주지 못했다[48]. 또 다른 예로서, 여드름 치료에 일반적으로 사용되는 항염증 특성을 지닌 일반적인 항균제인 Minocycline이 알츠하이머병 치료에 시험되기도 했었다. 이 항균제의 중요성은 타우-과인산화를 감소시켜 결과적으로 축삭돌기 사멸을 최소화하는 특히 신경세포의 인터류킨-1β와 종양괴사 인지-α에 미치는 항신경염증 효과에서 기인한다[49]. 확실히 이 연구결과는 중요하긴 하지만 여전히 추가 조사가 필요하다[50].

흥미롭게도 위식도 역류를 야기하는 박테리아인 헬리코박터 파일로리 여과액이 타우-과인산화를 증가시키는 것과 관련이 있다. 한 연구에서 GSK3 억제제의 적용은 효율적으로 헬리코박터 파일로리-유도 타우-과인산화를 약화시켰다[51].

인슐린 수용체의 억제 Inhibition of Insulin Receptors

인슐린은 학습과 기억에서 중요한 역할을 할 뿐만 아니라 초기 알츠하이머병에서 손상된 학습 유형과 기억력에 필요한 키나아제인 ERK를 직접 조절한다. 다른 한편으로, 인슐린 저항은 알츠하이머병 발병의 주된 위험요인으로 확인되었다[52]. 따라서 고혈량증과 당뇨병은 알츠하이머병의 위험 증가와 관련되어 왔다. 최근의 한 연구는 인슐린 저항을 아밀로이드-베타 펩타이드 플라크의 축적과 연관지었는데[53], 이 연구에서는 인슐린과 약물학적으로 만들어진 인슐린은 알츠하이머병 연구를 위한 물질이었다. 제1형 당뇨병에서 인슐린 투약 증가가 알츠하이머병에 대한 보호와 관련이 있었는데, 한 가지 가능한 기전은 타우 과인산화 감소에 의한 것이었다[54].

Peroxisome 증식체-활성 수용체(PPAR-γ) 작용제(예: rosiglitazone과 pioglitazone)는 특히 인슐린 저항이 있는 대상자의 인슐린 기능을 조절하는 것으로도 알려져 있다. 따라서 이 것들은 당뇨병 치료제로 시판되어왔다. 그러나 알츠하이머병 치료에 미치는 효과 연구에서 로시글리타존(rosiglitazone)에 대한 6~12개월간의 3단계 실험은 치료 용량에서 유의미한 이점을 보이지 못했고[55], 2mg이나 8mg을 사용할 때 효능에 대한 어떠한 근거도 없었다[56]. 그러나 최근의 한 연구에서 경도인지장애가 있고 외가 쪽이 알츠하이머병을 앓은 것으로 의심되는 가족력이 있으면서 MMSE 점수가 24인 73세 남성에서는 인지와 기능성에 상당한 개선을 보였으나, 미국 FDA가 승인한 복용량을 넘어선 양(즉, 최대 하루 60mg의 pioglitazone)을 복용했을 때만 그러하였다[57].

항염증 접근법 Anti-inflammatory Approaches

질병 과정을 잠재적으로 수정하는 것에 대한 다양한 항염증 접근법에 대해서는 계속적인 연구와 논쟁이 진행되고 있다. 그 개요는 아래와 같다.

HMG-CoA 환원효소 억제제 HMG-CoA Reductase Inhibitors ("Statins")

이 계통의 약물은 뇌혈관의 동맥경화 침전물을 감소시키는 것으로 나타났다(예: atorvastatin과 pitavastatin). HMG-CoA에 대한 관심은 아마도 알츠하이머병 환자의 사후 동맥경화 발견으로 인해 촉발되었을 것이다. 이상지질혈증과 아밀로이드 펩타이드 응집간의 관련 가능성 질문에 대한 답이 연구되었지만, 아직 결론에 이르지 못했다[58].

한 연구에서 스타틴(statins)의 장기 사용은 치매를 예방하는 것처럼 보인다[38]. 더욱이, 아토르바스타틴(atorvastatin)은 염증 반응을 감소시켜 아밀로이드-베타 펩타이드의 생산을 줄이고, 이에 따라 기억을 개선시킬 수 있다고 잘 알려져 있다[39]. Pitavastatin도 atorvastatin처럼 동일한 다발성(pleiotropic) 효과를 나타내지만, 이에 비해 장기적인 효과가 있을 수 있다[40]. 또 다른 연구는 콜레스테롤-알츠하이머병 가설의 취약점을 입증했는데, 이 약물계통의 유익성 대 위해성에 대한 논쟁은 계속되고 있다[59].

아스피린 유발 리폭신 Aspirin-Generated Lipoxin A4

강력한 항염증 특성을 가진 내인성 지질 매개체인 아스피린 유발 리폭신(LXA4)을 하루 두 번 15μ/kg s.c. 복용하는 것은, NF-kB 활성화를 감소시키고 염증을 일으키는 시토카인과 케모카인의 수준을 낮추고, IL-10 수치를 높이고 성장 인자(growth factor)-β를 변형시킴으로써 항상성으로 돌아가게 한다. 이러한 변화는 소교세포(microglia)가 아밀로이드-베타 펩타이드 침전물에 대한 식세포 특성을 나타내는 결과를 초래하여, 결국에는 시냅스 독성을 줄이고 인지를 개선시켰다[60, 61].

항신경염증 Anti-neuroInflammatory (예, SCM-198)

혼합물인 SCM-198은 소교세포에 항신경염증 효과를 나타낼 수 있다. 소교세포는 신경세포가 물리적인 제 위치를 유지하도록 하고 신경세포에 영양분과 산소를 제공하며 신경세포 사이에 절연체로서의 역할을 할 뿐만 아니라, 신경계에 일어날 수 있는 잠재적 감염을 막는 장애물 역할을 하는것으로 생각된다. 최근에는 이 세포들이 생리적인 역할도 하는 것으로 보인다. SCM-198은 신경세포의 손실을 줄였고 신경세포에서의 타우와 세포 밖 신호-조절 키나아제의 손실을 감소시켰다. 이것은 쥐 실험에서 아밀로이드 베타 펩타이드 1-40-유도 신경세포 사멸을 직접적으로 보호했으며 인지수행을 개선시켰다[62].

요약 Summary

이러한 파괴적인 질병에 대한 공중보건문제를 해결하기 위해서는 질병 조절약제(disease modifying agents)에 대한 지속적인 추적은 계속되어야 한다. 우리는 의료진으로서 이러한 질병을 치료하기 위한 새로운 접근법을 계속해서 검토하여야 한다. 환자와 돌봄제공자들은 전통적인 약물뿐만 아니라 대안적 접근법을 통해서도 치료 접근법을 계속 찾아야 한다.

치매 치료에서 기능식품의 역할 Role of Nutraceuticals in Treating Dementia

기능식품은 "질병의 예방 및/또는 치료를 포함한 의학적 또는 건강상의 이점을 제공하는 식품 또는 식품의 일부"로 정의된다[63]. 미국에서 건강식품의 판매는 지난 9년간 매년 성장하고 있으며 2011년부터 2012년까지 5.5% 증가하였다. 80세 이상의 환자를 대상으로 한 미국의 한 코호트 연구에서는 59.4%가 종합비타민을 복용하고, 66.6%는 최소한 한 가지의 비타민이나 미네랄 보충제를 섭취하며, 27.4%는 다른 유형의 식이 보충제(예: 은행)를 복용한다고 보고했다[64, 65].

이러한 보충제 중 다수가 무해한 것으로 보이지만, 부작용 또는 처방약물과 함께 복용했을 때 특히 약물 상호작용이 생길 가능성이 있다는 것은 큰 문제이다. 예를 들어, 비타민 E와 은행나무는 둘 다 환자의 출혈 위험성을 증가시키므로 환자가 항응고요법을 받고 있다면, 복용을 중단해야 한다[66, 67]. 이러한 위험성 때문에 보건의료 제공자들은 환자들에게 처방전 없이 구입한 약물(OTC)과 약초 사용여부에 대해 물어야 하며, 건강기능식품 요법을 시작할 때에는 동반이환 상태/약물을 고려해야만 한다. 다음 부분에서는 인지건강을 위해 흔히 사용되는 건강기능식품의 사용에 관한 문헌을 검토하도록 하겠다.

비타민 B B Vitamins

혈청 호모시스테인(Hcy) 증가는 치매와 알츠하이머병의 발생률 증가와 관련되어 왔다[68]. 엽산(B9), 사이아나코발라민(B12), 피리독신(B6)은 호모시스테인(Hcy)의 대사를 돕고, Hcy 수준을 25~33% 감소시키는 것으로 나타났다[69]. 이것이 Hcy가 비타민 B12, B6, 엽산 수준의 대리 표지자로 사용될 수 있는 이유이다[70]. 이러한 비타민의 조합은 알츠하이머병의 병태생리에 기여하는 것으로 생각되는 베타 아밀로이드 단백질인 아밀로이드-베타 펩타이드 단백질 1-40(Aβ 40)의 혈장 수준을 감소시키는 것으로 나타났다[71]. 따라서 비타민 B가 알츠하이머병과 같은 치매를 예방하거나 치료하는 것을 도울 수 있다는 가설이 세워졌다.

19개의 무작위 임상 시험(RCTs)에 대한 체계적 문헌고찰은 비타민 B12, B6, 엽산 보충제를 단독으로 또는 조합하여 복용하는 것이 기존의 인지장애 유무와 관계없이 개인의 인지기능을 개선시키지 않는다는 결론을 내렸다[72]. 이전의 체계적 문헌고찰도 이와 동일한 결론을 내렸다[73]. 체계적 분석에 포함되지 않은 무작위 임상 시험은 MRI로 측정된 뇌 위축을 인지기능의 대리 표지자로 사용했다. 이 연구는 2년간의 B12, B6, 엽산 복용 과정이 경도인지장애가 있는 노인들의 뇌 위축 속도를 늦추었다는 것을 발견했다[74].

이 연구나 체계적 문헌고찰에 포함된 무작위 임상 시험들 중 어떠한 연구도 B12 결핍을 적격성 기준으로 열거하지 않았다는 것에 주목하는 것은 중요하다. B12 결핍이 증가된 인지감소의 위험과 상관관계가 있을 수 있다는 근거가 있으므로 이것은 유의미하다[75]. B12 치료는 이러한 이유와 함께 빈혈, 신경병증, 신경계장애를 포함하는 다른 건강문제로 인해 결핍 환자에서 시작해야만 한다[76]. 그러나 비타민 B12 보충제가 B12 결핍이 있는 치매환자의 인지기능을 개선시킬 수 있다는 근거는 불충분하다[77]. 게다가, 완전히 가역적인 치매는 극히 드물다[78]. 그러나 B12 결핍으로 인해 이차적으로 발생한 급성 혼돈상태는 B12 치료로 완전히 회복될 가능성이 있다[79]. B12 보충제가 필요한 것으로 나타나는 경우, 경구용 B12는 기존의 근육 내 투약과 동등한 효과가 있으며 비용면에서 더 효과적이다[80, 81].

다른 비타민 B와 관련하여, 엽산 단독으로 또는 B12와의 병용은 정상적인 인지를 가진 노인이나 다양한 형태의 치매를 포함하는 경도에서부터 중등도의 인지감소가 있는 노인들의 인지나 기분의 측정에 이로운 영향을 미치지 않는다[82]. 또한, 최근의 근거는 엽산 보충제가 비타민 B12 수준이 낮거나 정상인 노인들의 인지에 해로울 수 있다고 제시한다[83]. B12가 부족한 환자에게 엽산 보충제를 사용하는 것은 이러한 결핍을 가릴 수 있어 비가역적인 신경손상에 이르게 할 수 있다[82]. 그러나 정상적인 B12 수치를 가진 사람들에서 과도한 엽산으로 인해 인지장애의 근본적 원인이 되는 기전은 불분명하다[83]. 엽산과 B12보다 연구가 덜 되긴 했지만, 비타민 B6 단독으로는 인지에 긍정적인 영향을 미치지 않는 것으로 나타났다[84].

비타민 D Vitamin D

비타민 D 결핍은 흔하며 알츠하이머병을 가진 노인 중 약 70~90%가 영향을 받는 것으로 추정된다. 비타민 D의 낮은 혈청 농도는 전반적인 인지장애 및 증가된 알츠하이머병 위험과 횡단면적으로 관련이 있다[85]. 비타민 D는 가능성이 있는 여러 메커니즘을 통해 알츠하이머병에 대한 신경보호를 촉발하는 비타민 D 수용체와 결합한다. 즉, 이러한 메커니즘으로는 항염증작용, 항산화 효과, 해마 신경세포에서 세포 내 칼슘농도 조절을 통한 칼슘 항상성 통제, 신경영양제 조절을 통한 항영양(anti-trophic) 효과, 그리고 뇌에서 콜린성 아세틸전달효소의 활성화 증가로 인한 아세틸콜린 결함의 예방 효과가 있다[85, 86].

언급한 바와 같이, 비타민 D는 뼈 건강뿐만 아니라 뇌 건강에도 영향을 미친다. 2년의 기간에 걸쳐 기억 클리닉에 다닌 노인 환자에 대한 사전 · 사후 연구에 따르면, 비타민 D3 집단은 기준선보다 더 높은 25OHD 농도를 가진 것으로 나타났다. 이는 대조군보다 MMSE, CAB, FAB에서 더 높은 최종점수와 더 큰 점수변화로 해석된다[87]. 최근의 6개월간의 예비 연구는 메만틴과 비타민 D의 조합이 알츠하이머병 환자의 인지에 미치는 영향을 조사했다. 전반적으로 6개월 동안 메만틴과 비타민 D를 함께 섭취한 알츠하이머병 환자는 MMSE에서 4점이 증가한 반면, 비타민 D나 메만틴을 단독으로 섭취한 환자들은 변화가 없었다[88].

전반적으로 비타민 D는 비타민 D가 부족한 노인들에게 성공 가능한 선택사항으로 보인다. 임상적 난제는 보충목적으로 사용하기에 최적의 배합이 무엇인가에 관한 것이다. 지속되는 치료 수준으로 인해 콜레칼시페롤(D3) 대 에르고칼시페롤(D2)의 사용을 지지하는 새로운 근거가 나타나고 있다[89]. 배합과 관계없이 치료 이상 수준의 비타민 D는 피해야만 한다. 과도한 비타민 D는 식욕부진, 설사, 변비, 오심, 뼈, 근육 및 관절의 통증, 지속적인 두통, 불규칙적인 심장박동, 급성 신부전증으로 발현될 수 있는 고칼슘혈증을 초래할 위험이 있다[90, 91].

비타민 E Vitamin E

알파 토코페롤(α-tocopherol), 즉 비타민 E는 독성이 있는 유리기(free radical)를 제거하는 항산화제로 기능하는 또다른 지용성 비타민이다. 유리기는 알츠하이머병을 포함한 인지장애의 병리에 기여할 수 있다. 총 토코페롤, 총 토코트리에놀 또는 총 비타민 E의 혈장 수준이 가장 높은 삼분위(tertile)에 있는 환자들은 가장 낮은 삼분위에 있는 환자들에 비해 알츠하이머병의 발병 위험이 낮았다[92].

알츠하이머병 치매와 경도인지장애에 대한 비타민 E를 평가한 최근의 한 코크란 문헌고찰에는 3개의 무작위 임상시험, 2개의 알츠하이머병, 1개의 경도인지장애에 관한 것이 포함되었다. 세 연구에서의 논점은 사망, 시설입소(institutionalism), 임상적 치매평가, 일상생활활동, MMSE 그리고 경도인지장애/알츠하이머병으로의 진행을 포함했다. 이러한 연구들의 전반적인 결론은 “비타민 E가 알츠하이머병이나 경도인지장애에 도움이 된다는 어떠한 확실한 근거가 없고, 알츠하이머병에 있어서 비타민 E 치료를 진단하는 향후 실험은 알파 토코페롤에만 국한되지 않아야 한다”는 것이었다[93].

TEAM-AD VA 협력적 무작위 시험은 비타민 E와 메만틴이 기능감소에 미치는 영향을 조사했다. 이들은 경도에서 중등도까지의 알츠하이머병 환자들을 등록시켜서 하루 2,000 IU의 알파-토코페롤(n=152), 하루 20mg의 메만틴(n=155), 이 둘의 결합(n=154), 또는 위약(n=152)에 무작위로 배정했다. 적절한 연구 수에 도달하지 않았음에도 불구하고, 연구자들은 ADCS-ADL Inventory의 점수가 위약 집단에 비해 알파-토코페롤 집단에서 3.15 단위 감소했음을 보여줄 수 있었다. 또한 알파-토코페롤 집단에서는 돌봄제공자 시간의 감소가 있었다. TEAM-AD 연구 결과는 고용량의 비타민 E 사용이 부작용의 유의미한 증가나 증가된 사망률과 관련이 없음을 제시했다[94].

역사적으로, 하루 400 IU 이상의 비타민 E를 복용하는 것은 심부전, 응고 장애, 모든 원인(all-cause)의 사망률과 관련이 있었다[95, 96]. 항응고제와 항혈소판 약물을 복용하고 있는 환자들은 출혈 위험이 증가하기 때문에 복용에 주의가 필요하다. 따라서, 현재로서는 고용량의 비타민 E 복용은 제한된 효능과 함께 잠재적인 부작용으로 인해 주의해야 한다.

오메가-3 지방산 Omega-3 Fatty Acids

오메가-3 지방산(FAs)은 최근 몇 년 동안 미국에서 인기가 점점 많아져, 어유(fishoil) 보충제 판매가 2007년 4억 2천 5백만 달러에서 2012년 10억 달러 이상으로 증가했다[97]. 오메가-3 지방산이란 분자배열을 일컫는데, 이 중 도코사헥사엔산(DHA)과 에이코사펜탄산(EPA)은 생물학적으로 가장 관련이 있는 것으로 보인다. 역학연구에서 많은 양의 생선섭취와 알츠하이머병 위험감소와의 일관된 관련성이 관찰되었을 때, 이러한 지방산이 인지에 미치는 영향에 대한 관심을 나타냈다[98].

알츠하이머병과 관련하여 알츠하이머병 유전자 이식 쥐를 대상으로 한 연구에서 DHA가 풍부한 식사가 일반적인 식사에 비해 총 아밀로이드-베타 펩타이드를 70% 감소시켰다는 것을 입증했다[99]. 이러한 감소는 DHA가 아밀로이드-베타 펩타이드 생산을 조절하는 특정 신경세포 단백질을 조절했기 때문이라고 추정된다[100]. 알츠하이머병의 병태생리는 산화 스트레스, 염증, 상승된 콜레스테롤 수치와 관련이 있었다[101]. EPA는 아라키돈산(AA)을 대체하고 덜 강력한 염증 매개체(프로스타노이드)의 합성을 초래한다. 게다가 여러 오메가-3 지방산이 콜레스테롤을 감소시키는 것으로 나타났다[102].

그러나 오메가-3 지방산에 의한 신경보호 메커니즘은 임상적으로 그다지 중요하지 않다. 그 이유는 무작위 임상시험이 건강하거나 경도-중등도 알츠하이머병 환자의 인지 감소를 늦추는 데 있어서 보충제의 이점을 지속적으로 보여주는 것에 실패했기 때문이다. 인지적으로 건강한 60세 이상 성인의 기억력에서 오메가-3 지방산 보충제 섭취를 조사한 3개의 무작위 임상시험에 대한 메타분석은 6~40개월의 후속조치 동안, 오메가-3 지방산이 위약에 비해 인지를 개선시키거나 인지감소를 늦추지 않았다는 결론을 내렸다[103]. 한 무작위 임상시험은 경도-중등도 알츠하이머병 환자에서 오메가-3 지방산 치료의 효능을 평가했다. 두 실험집단이 이 연구에 포함되었다; 하루에 오메가-3 지방산(DHA 675mg과 EPA 975mg)만 복용한 집단과 오메가-3 지방산(같은 용량)과 알파리포산(LA) 600mg을 함께 복용한 집단. 위약 집단과 비교할 때, 오메가-3 지방산과 알파리포산을 함께 사용한 치료는 12개월 동안 MMSE와 도구적 일상생활활동에서의 감소를 현저하게 늦추었다. 오메가-3 지방산만을 복용한 집단도 도구적 일상생활활동의 감소가 적게 나타났다. 치료가 ADAS-cog 점수나 일상생활활동을 모두 향상시키지 못하긴 했지만 표본의 크기가 환자 39명밖에 되지 않았다[101]. 결론적으로 노인에게 인지개선이나 인지감소를 늦추는 목적으로 오메가-3 지방산을 사용하는 것을 뒷받침하는 근거가 부족하다. 알츠하이머병 환자 중 특히 경미한 알츠하이머병 환자에서 보충제 사용을 뒷받침하는 근거가 더 많이 존재하지만, 이러한 근거는 가변적이고 일관적이지 않다. 오메가-3 지방산에 대한 대부분의 연구는 보충제에 대한 내성이 좋고 기껏해야 트림과 같은 소화기계통의 문제가 가끔 생긴다고 언급한다. 전반적으로 치료에 대한 최소한의 단점과 가능한 이점을 고려할 때, 오메가-3 지방산 치료는 경도-중등도 알츠하이머병 환자에 있어서 고려될 수 있다.

은행나무 Ginko Biloba

은행나무의 판매는 2012년에 2천 5백만 달러를 초과하면서 모든 약초(Herb) 보충제 중 5위를 차지했다[65]. 유럽에서는 기억에 대해 널리 알려진 이점 때문에 은행을 사용하는 경우가 훨씬 높은데, 독일의 한 연구는 환자의 15%가 사용 한다고 보고했다[104]. 은행의 작용기전은 플라보노이드, 테르페노이드, 유기산에 의해 제공되는 항산화 성질과 관련되어 있는 것으로 보인다[105]. 동물 모델에서 EGb 761 은행 추출물은 알츠하이머병 모델에서 인지결손을 정상화하고[106] 혈관성 치매 모델에서는 공간기억을 향상시키고 해마의 신경세포를 보호하는 것으로 나타났다[107]. 인지장애(CI)와 치매를 예방하고 치료하는데 있어서 은행을 사용하는 것에 관한 연구는 방대하지만 모순되는 경우가 흔히 있다.

인지장애와 치매환자에 대해 은행 사용을 조사하는 무작위 임상시험에 관한 메타분석에서 12주차에는 모든 용량의 은행이 인지측정을 향상시켰지만 24주차에는 아니었음을 발견했다. 게다가 연구의 4/5는 12~24주의 후속조치에서 일상생활활동 측정에 대한 이점을 보였고, 24주에는 임상적으로 전반적 향상(CGI)이 위약보다 유의미하게 높았다. 이러한 결과가 전망이 좋아 보이긴 하지만, 연구자들은 "전반적으로 많은 실험들이 만족스럽지 못한 방법을 사용했고 표본의 크기가 작았으며 출판편향을 제외시킬 수 없다"는 결론을 내렸다[108]. 또 다른 체계적 문헌고찰은 알츠하이머병이나 신경정신적 특징이 있는 혈관성 치매를 앓는 노인들을 포함한 4개의 무작위 임상시험의 결과를 결합하였다(n=1,294). EGb761 은행나무 추출물로 치료받은 환자들은 일상생활활동의 개선 및 돌봄제공자의 부담감소와 관련이 있는 인지수행과 행동증상의 향상을 보였다. 이 문헌고찰에 포함된 한 무작위 임상시험은 EGb761에 대한 적극적 통제로서 도네페질(donepezil)을 사용했으며 앞서 언급한 논점에서 이 둘 간의 통계적인 차이를 밝히지 못했다[109]. 그런데 과연 은행나무가 알츠하이머병의 인지감소를 콜린에스테라아제 억제제만큼 잘 늦출까? 한 메타분석의 저자는 "증상진행 지연, 임상적으로 유의미한 치료반응의 비율, EGb 761에 대해 발견된 치료에 필요한 환자 수(Number Needed to Treat, NNT)가 아세틸콜린 분해효소 억제제에 관해 보고된 수준과 동일한 범위에 있다"는 결론을 내렸다[110]. 한 가지 보다 최근의 무작위 임상시험은 하루에 은행나무 120mg을 투여 받는 환자들에 비해 하루에 리바스티그민 4.5mg을 받는 환자들의 MMSE와 7분 테스트(SMT) 점수가 24주차에 현저히 더 높았음을 발견했다[111].

치매치료에 있어서 은행의 효능은 여전히 불분명하다. 알츠하이머병과 그 외 치매의 발병을 예방하기 위해 은행을 사용하는 것을 조사한 연구들은 은행이 위약보다 뛰어나지 않다고 만장일치로 결론 내리는 것처럼 보인다[112, 113]. 그러나 근거들은 상충되며 개별 연구설계에서 다양한 배합, 복용량, 치료기간이 이것을 더욱 복잡하게 만든다. 미국의 보충제는 유럽의 연구에서 사용되는 EGb 761 은행 추출물에 비해 유효성분의 수치가 일관성이 없다[114]. 전반적으로 은행 보충제 섭취는 치매환자에게 도움이 되는 것 같지 않으며 최소한 기존의 약물학적 치료(예: 아세틸콜린분해효소 억제제)만큼 도움이 되지 않으며, 건강한 환자에게도 도움이 될 가능성이 훨씬 적다.

치매관련 행동에 대한 약물학적 관리

Pharmacological Management of Behaviors Associated with Dementia

치매환자의 행동건강을 관리하는 것이 점점 더 큰 공중보건문제가 되고 있다. 초조와 같은 어려운 신경정신적 증상은 돌봄제공자들을 힘들게 하며 시설 입소와 보건의료 이용률의 증가를 초래한다[115]. 항우울제, 항정신병제, 항경련제, 항불안제, 콜린에스테라아제 억제제와 같은 다양한 정신약리학적 약물이 이러한 증상을 치료하기 위해 사용된다. 치매환자에게 이러한 약물에 대한 연구는 제한적이고 대부분 이러한 약물사용은 인가되지 않았으며 FDA 승인을 받지 않았다[116, 117].

이러한 한계에도 불구하고, 정신약리학적 약물이 치매환자에게 광범위하게 사용되고 있다. 예를 들어, 항정신병제는 과거 10년간 사용이 증가했다. 2001년에는 요양원에서 메디케어 혜택을 받는 모든 수혜자 중 27.6%가 적어도 한 가지 이상의 항정신병제 처방을 받았다[118]. 항우울제도 널리 사용되는데, 2009년에 요양원 거주자의 49.1%가 항우울제 처방을 받았다[119]. 항불안제와 진정제-수면제 또한 특정 인구집단에서 높은 사용률을 보이며[120] 항경련제는 다른 계통의 정신약리학적 약물에 비해 그 정도가 적기는 하지만 요양원 거주집단에서 사용된다[121].

2012년 3월 29일에 메디케어/메디케이드 서비스 센터(CMS)는 치매 환자를 관리하기 위해 행동건강을 향상시키고 항정신병제와 같은 약물사용을 최소화하는 것을 목표로 전국적인 이니셔티브를 시작했다. 행동건강이란 한 개인의 행동이 상대적으로 안정적이고 자신과 타인에게 현저하게 지장을 주거나 해를 끼치지 않는 상태를 말한다. 여기에는 뇌, 신체뿐만 아니라 개인적 경험과 학습, 선천적 기질, 환경, 다른 사람들에 대한 행동 및 반응과 같이 행동에 영향을 미치는 많은 요인들이 있다. 그렇기 때문에 개인의 행동 발단과 충족되지 않은 요구에 대한 더 나은 이해를 위해서는 포괄적인 생물심리사회적 평가를 수행해야 한다. 요양원 및 기타 시설(예: 병원, 외래간호)에서는 행동증상에 대한 '빠른 해결책' 또는 근본적인 신체적, 기능적, 심리 사회적 원인과 개별화된 인간 중심 중재에 대한 철저한 평가를 포함하는 포괄적인 간호 접근의 대체물로 약물을 사용할 수 있다는 우려가 있다. 표 5.2는 평가뿐만 아니라 중재를 지원할 수 있는 자원과 도구들을 제공한다.

일반적으로 어떠한 약물이라도 새로운 행동증상이나 악화되는 행동증상의 중요하고 구체적인 의학적 · 정신적 기저 원인에 적절하게 대처하기 위해 약물들이 사용될 때, 효과적이고 안전할 수 있다. 불행하게도 약물사용에 대한 적절한 지시가 없거나 포괄적인 평가가 수행되지 않은 채 복용할 때는 그렇지 않다. 더욱이 치료효과나 부작용에 대한 적절한 모니터링을 하지 않고 사용될 때도 약물은 유해할 수도 있다. 아래에서는 일반적으로 사용되는 다양한 정신약리학적 약물의 역할에 대한 검토를 논의될 것이다.

표 5.2 치매 노인환자 간호를 위한 자원

자원	설명	웹사이트
우수성 향상(Advance excellence)	항정신병 약물의 사용을 줄이는데 도움이 되는 시설, 공급자원과 도구를 제공한다.	http://www.nhqualitycampaign.org/star_index.aspx?controls=medicationsexploregoal
양로원(Assisted living residences)과 요양원을 위한 알츠하이머병협회의 치매간호실무 권고사항	낙상예방, 가족지원, 통증관리, 음식과 액체섭취, 그리고 거주자 배회와 같은 분야에 대한 치매 간호의 기초를 다룬다.	http://www.alz.org/national/documents/brochure_dcprphases1n2.pdf
노인간호에 있어서 사정과 최상의 실무	노인의 치매, 통증, 낙상위험, 영양 등을 진단하기 위한 다양한 진단도구를 포함한다.	http://www.nursingcenter.com/lnc/static? pageid=730390
아이오와(Iowa) 노인병교육센터-치매환자의 항정신병 약물 적합성 개선	치매환자의 항정신병 약물의 적합성, 위험, 이점에 대한 강의, 참고 안내서와 그 외 정보를 포함한다.	https://www.healthcare.uiowa.edu/igec/iaadapt/
메사추세츠대학교 의과대학과 공동으로 만들어진 Qualidigm "치매환자를 위한 간호: 행동관리와 근거기반 약물사용에 대한 안내"	요양원에서의 행동관리 및 비정형 항정신병 약물사용과 관련된, 특히 치매환자를 위한 간호 교육자료	https://www.nursing-home-antipsychotic.org/

항정신병제 Antipsychotics

항정신병제는 FDA의 복약 주의사항 경고에 불구하고 정신병, 환각, 초조와 같은 신경정신적 증상을 치료하기 위해 65세 이상의 치매환자들에게 흔히 처방된다[122]. 2012년도 코크란 검토는 치매환자에 대한 약물효과 및 부작용과 관련하여 각각의 비특이(2세대) 항정신병제를 평가했다. 하루 리스페리돈(Risperidone) 1~2mg과 2mg 복용이 공격성과 정신병에 이점이 있는 것으로 나타났지만, 하루 2mg 복용의 중도 포기율이 컸다. 위약과 비교할 때, 치료집단에서 추체외로 증상, 졸림 그리고 감염(상기도와 요로)과 같은 부작용의 발생율이 컸다. 하루 1~15mg의 올란자핀(Olanzapine)으로 치료를 받은 환자들 중 위약에 비해 공격성, 불안, 다행증(euphoria)에 관한 이점이 있었다. 그러나 공격성, 비정상적인 걸음걸이, 졸림, 요실금과 같은 부작용은 증가했다. 아리피프라졸(Aripiprazole)을 하루에 2~15mg 사용하는 것에 대한 실험은 별로 없다. 그러나 이는 위약에 비해 정신병에 관한 이점이 있을 수도 있지만 부작용도 전반적으로 증가할 수 있다는 것을 보여준다. 또한 쿠에티아핀(Quetiapine)은 일반적으로 하루에 50~100mg으로 사용되나 효능에 대한 자료가 부족하고 위약에 비해 인지를 악화시키는 것으로 나타났다[123].

운동장애, 낙상, 고관절 골절, 뇌졸중, 사망과 같은 합병증의 위험 증가와 함께 제한된 효능은 항정신병제에 대한 정밀조사가 점점 더 많이 진행되고 있는 이유이다[124~127]. 또한 향정신성 약물은 적절한 이론적 근거 없이, 또는 확인되지 않은 원인으로 인한 행동을 제한하거나 통제할 목적으로 사용될 수 있는데, 이것이 그러한 이유에서라면 향정신성 약물과 그 외 다른 정신약리학적 약물들이 효과적일 수 있게 한다. 항정신병제의 사용이 비판적으로 평가되어야 한다는 측면에서 이러한 약물의 대안이 아래에서 논의될 것이다.

항우울제 Antidepressants

우울증은 치매환자에게 흔히 나타나고, 알츠하이머병 환자에서 약 17%의 유병률을 나타내며 피질하 치매환자에서 그 유병률은 더 높다[128]. 따라서 보건의료전문가들은 우울증뿐만 아니라 자살 위험에 대한 선별검사도 실시해야만 한다[129]. 치매의 심각성은 우울증을 예측하는데, 우울증의 유병률은 치매의 심각한 정도와 함께 증가한다[130]. 또한 치매환자에서 우울증이 공격성 및 초조와 관련되어 있으므로[130] 밖으로 드러나지 않은 우울증은 치매증상을 악화시킬 수 있다[129].

이 뿐만 아니라 무감동, 수면문제, 초조, 우울증의 존재는 항정신병제의 사용을 피하기 위한 시도에서 이러한 행동을 해결하기 위해 다양한 항우울제 사용을 증가시켰다. 다양한 항우울제의 효능은 제각기 다르지만 일반적으로 말하자면, 선택적 세로토닌 재흡수 억제제(SSRIs)가 치매환자에 있어서 내성과 임상적 근거로 인해 더 자주 사용되는 것처럼 보인다[129].

85명의 입원환자를 대상으로 17일 동안 실시한 공격성, 초조, 적대심, 의심, 환각, 망상과 같은 중등도-중증 대상 증상치료에 대한 무작위 이중맹검 임상시험에서 시탈로프램(Citalopram)은 페르페나진(Perphenazine)이나 위약효과와 비교되었다. 시탈로프램 치료집단은 다른 치료집단과 비교할 때, 초조/공격성, 불안정/긴장 요인에서 통계적으로 유의미한 개선을 보였을 뿐만 아니라, 인지, 초조, 지체, 정신병, 불안정에 있어서도 기준선에서부터 통계적으로 유의미한 개선을 보였다. 앞서 언급된 세 가지 치료간에는 부작용의 차이가 없었다[131].

시탈로프램은 또한, 우울증이 없는 입원 치매환자(n=103)의 행동증상 치료에서 12주 동안 리스페리돈과도 비교되었다. 공격성, 초조, 적대감, 의심, 환각 또는 망상과 같은 중등도-중증 신경정신적 증상이 한 개 또는 그 이상 보이는 입원환자들이 모집되었다. 완료비율은 44%였으며 치료그룹 둘 다 초조증상(공격성, 적대감 또는 초조)과 정신병적 증상(예: 의심, 환각 또는 망상)에서 통계적으로 유의미한 개선을 나타냈으나 시탈로프램에 비해 리스페리돈 집단에서 부작용이 현저하게 더 높았다.

저자들은 정신병적 증상에 대한 세로토닌성 항우울제의 이러한 효능에 대한 결과를 해석함에 있어서 주의가 필요하다고 언급했다[132].

트라조돈(Trazodone)은 149명의 알츠하이머병 외래환자의 초조치료에서 16주 동안 할로페리돌(Haloperidol)과 행동관리치료(BMT), 그리고 위약과 비교되었다. 인지개선에 있어서 이러한 각기 다른 치료형태간의 유의미한 차이는 없었다. 전반적인 중도 포기율은 각 집단간에 유사했지만 그 이유는 달랐다. 트라조돈 집단의 중도 포기 이유는 대체로 증가된 초조(50%)때문이었고, 돌봄제공자의 어려움과 증가된 초조(35%)가 BMT집단의 중도 포기 이유였다. BMT는 다른 치료집단에 비해 훨씬 적은 부작용(운동완만증 및 파킨슨병 보행)을 보였다[133].

치매노인들의 복용량에 의해 좌우되는 낙상과 같은 부작용의 위험성 증가로 앞서 언급된 항우울제를 사용할 때는 주의를 기울여야 한다[134]. 또한, 이러한 약물의 만성적 사용은 우울증뿐만 아니라 수면 및 식욕과 같이 인가받지 않은 적응증에 기간의 33% 이상 사용이 증가되있다[135]. 치매 노인환자에서 SSRIs와 같은 항우울제의 장기 사용 안전성에 대한 연구는 제한적이기 때문에 이러한 사실에 주목하는 것은 중요하다.

항경련제 Anticonvulsants

항경련제는 초조와 기분 불안정이 있는 환자에게 사용되는 대체 약물계통이며 치매환자의 성공 정도는 다양하다. 카르바마제핀(Carbamazepine)은 위약에 비해 초조를 개선시키는 것으로 나타났으나 운동실조 및 졸음과 같은 부작용이 더 많이 발생하였다. 더욱이 카르바마제핀은 노인에게 특히 문제가 될 수 있는 다양한 약물 상호작용을 가진, 그 범위가 협소한 치료제이다[136]. 4개의 임상시험에 대한 Porsteinson의 검토에 따르면, 프로엑스(Divalproex) 나트륨을 사용하는 것은 임상적으로 유의미한 이점이 없을 뿐만 아니라 부작용의 위험을 높인다고 하였다. 예를 들어, Tariot 외 다수[137]는 디발프로엑스가 초조를 개선시키지 못했음을 발견했다. 뿐만 아니라 이 연구는 디발프로엑스 집단에서 주로 졸음과 같은 부작용의 높은 비율로 인해 조기에 중단되었다.

항불안제 Anxiolytics

치매환자에 있어서 벤조디아제핀(Benzodiazepine)과 같은 항불안제의 효능에 대한 자료는 제한적이다[129]. 그럼에도 불구하고, 이러한 약물들은 초조로 인해 때로 진정이 필요한 환자 또는 의료절차상 수용 가능한 역할이 있을 수 있다[129]. 그러나 항불안제에 대한 단기 적응증에도 불구하고, 많은 환자들에게 이러한 약물이 만성적으로 처방되기 때문에 주의를 기울이도록 권고된다[138, 139].

또한 요양원에서 벤조디아제핀 사용의 42%는 적절한 적응증 없이 이루어지는 것으로 추정된다[140]. 이것이 노인들에게 특히 문제가 되는 이유는 의존성을 야기하고, 인지와 기억을 악화시키고, 망상을 초래하고, 호흡에 지장을 줄 수 있기 때문이다. 또한 이러한 약물은 노인의 높은 사망률과 관련이 있는 낙상 위험을 증가시킨다[138]. 벤조디아제핀은 또한 역설적으로 치매환자의 초조를 증가시키는 것으로 나타났다[141]. 이 약물 자체적으로도 많은 잠재적인 부작용을 야기하지만, 벤조디아제핀은 자주 항정신병 약물과 함께 처방되어 잠재적으로 부작용을 증가시킬 뿐만 아니라 인지에도 유해한 영향을 미친다[142]. 필요한 경우, 로라제팜(Lorazepam)과 옥사제팜(Oxazepam)은 약동학적 선호 프로파일로 인해 더 많이 선호하는 벤조디아제핀이다[129]. 선택된 약제가 무엇이든 상관없이, 행동증상을 조절하기 위해 사용되는 항불안제는 정기적으로 평가되어야 하며 6개월 뒤에는 점감(tapering)을 시도해야 한다[143].

인지 개선제(콜린에스테라아제 억제제와 메만틴)
Cognitive Enhancers (Cholinesterase Inhibitors and Memantine)

콜린에스테라아제 억제제와 메만틴과 같은 약물은 앞서 논의된 다양한 유형의 치매에서 보이는 인지문제를 치료하는데 사용되고 있다. 제한된 연구들에 따르면, 이러한 약물은 다양한 신경정신적 증상에 대해 이차적인 이점을 가질 수 있다는 것을 제시하고 있다. 리바스티그민(평균 복용량, 하루 9.4mg)은 망상, 환각, 무감동, 우울증, 전반적인 신경정신적 점수의 평균변화에 어떠한 차이도 보이지 않았다. 중도 포기율에 있어서도 차이가 없었지만, 오심, 구토, 식욕부진, 졸림은 리바스티그민에서 현저히, 더 흔하게 나타났다[144]. 도네페질(평균 복용량, 하루 9.5mg)은 중등도-중증 알츠하이머병 환자에서 24주차에 위약과 비교했을 때, 신경정신적 점수에 대한 차이를 보였다(63% 대 42%). 도네페질의 8%와 위약의 6%만이 설사, 두통, 관절통과 같은 부작용 때문에 중도 포기했다[145]. 갈란타민(하루 24mg)은 6개월차에 갈란타민 복용 환자의 74%와 위약복용 환자의 54%에서 개선을 보였다. 갈란타민 집단의 20%와 위약 집단의 8%가 오심과 구토로 인해 중도 포기했다는 것에 주목할 필요가 있다[146]. 메만틴(하루 20mg)이 위약에 비해 NPI를 향상시키고(55% 대 45%) 내성이 우수하다는 제한적 자료가 있다[35].

약물관리와 안전 Medication Management and Safety

이 장 전체에서 논의는 치매와 행동증상을 관리하기 위해 비처방 약물(OTC)뿐만 아니라 처방전을 통해 이용 가능한 구체적인 치료 접근에 초점을 맞추었다. 치매환자의 주요 안전문제 중 하나는 약물을 복용하는 것이다. 치매환자는 자신의 약물을 규칙적으로 복용하는 것을 기억하지 못할 수 있고 또는 실수로 과다한 양을 복용할 수도 있다. 다음과 같은 정보는 치매환자가 처방 받은대로 자신의 약을 복용하는데 도움이 될 수 있다.

- 약통이나 다른 유형의 상기 시스템(reminder system)을 사용하기
  - 필요하다면, 약통을 채울 때 가족이나 친구의 도움을 받는다.
- 습관을 들이기 위해 약통을 채우고(예: 매주 토요일 밤) 약을 복용하는 것(예: 약통을 늘 같은 장소에 두고 약을 매일 같은 시간에 복용하는 것) 모두 일상화 하기
- 기록을 남기거나 매일 전화를 걸어 환자가 약을 복용하도록 상기시켜주기
  여기에는 이용 가능한 많은 상기 시스템(전화나 핸드폰 알람, 시계 알람, “스마트” 병 마개)이 있다.

표 5.3은 치매환자를 위한 약물관리와 안전에 관한 더 많은 정보를 제공한다. 약물이 행동이나 인지건강을 악화시키지 않고 있다는 것을 확실히 하기 위해 약물관리와 함께 전반적인 약물점검을 하는 것은 중요하다. 미국노인병학회는 노인에게 잠재적으로 부적절한 약물의 목록을 제공하는 Beers Criteria를 발행한다. 이러한 목록의 한 영역은 인지장애/치매를 악화시킬 수 있는 약물에 중점을 둔다[147]. 예를 들어, 흔히 사용되는 비처방 약물인 디펜히드라민(Diphenhydramine)은 항콜린성 특성으로 인해 노인에게 투약을 피해야 할 약제로 제시되어 있다.

결론 Conclusion

치매환자와 돌봄제공자에게 약물관리는 힘든 과제이다. 이는 이 질병의 궤도(trajectory)를 바꾸는 치료법이 없고 질병이 진행될수록 행동관리가 힘들어진다는 사실에 기인한다. 보건의료팀의 모든 구성원이 약물의 계속적인 필요성과 부작용의 출현을 감시하는데 적극적인 역할을 하는 것이 중요하다.

표 5.3 약물관리과 안전 자원

주제	웹사이트 설명	웹사이트
약물안전과 알츠하이머병	이 웹사이트는 의사와 약사가 약물에 관한 일을 어떻게 함께 하는지 설명한다.	http://www.alz.org/care/dementiamedication-drug-safety.asp
안전유지	이 책자는 알츠하이머병 환자를 돌볼 때, 고려할 필요가 있는 약물에 대한 안전 문제를 다룬다.	http://www.alz.org/national/documents/brochure_stayingsafe.pdf
알츠하이머병과 약물 자료표	여러 가지 알츠하이머병 진단을 받은 환자를 치료하기 위해 현재 미국 FDA 승인을 받은 처방약물이 있다. 이러한 치료약물은 환자의 증상을 개선시키고 더 오랜 시간 동안 환자가 독립적인 생활을 유지할 수 있도록 한다. 또한 이 약물들은 돌봄제공자의 부담을 감소시킬 수 있다. 그러나 이러한 약물 중 질병 자체를 멈추는 약물이 없다는 것을 이해하는 것은 중요하다. 환자의 삶의 질 향상을 위해서 환자의 모든 약물과 친숙해지는 것은 중요하다.	http://www.nia.nih.gov/alzheimers/
약물, 약초, 보충제 정보 사이트	이 사이트는 처방전이 필요한 약물과 비처방 약물에 관한 정보를 제공한다. 일부 비처방 약물과 약초, 보충제는 심각한 부작용을 발생할 가능성이 있고 처방전 약물과 상호작용하여 그 효과를 떨어뜨린다. 따라서 환자가 복용하고 있는 비처방 약물, 약초, 비타민, 가정 치료법, 영양 보충제를 포함한 모든 약물을 의사에게 말하는 것이 매우 중요하다.	http://www.nlm.nih.gov/medlineplus/druginformation.html
항콜린성 포켓 카드 (치매환자에 있어서 피해야 할 약물로서 AKA)	이 참조 카드는 알츠하이머병 증상을 악화시킬 수 있는 일반적으로 사용되는 항콜린성 약물(기억과 관련된 뇌 속 화학물을 방해하는 약물)의 목록을 제공한다. 이 카드는 일부 배경정보를 포함하고 일반적인 부작용에 대해서도 설명한다. 이 카드는 아이오와 대학 건강효과연구센터에 의해서 제공되며, 건강관리 연구와 질을 위한 기관(Agency for Healthcare Research and Quality)의 지원을 받았다.	http://medmanagement.umaryland.edu/anticholinergic

References

1. U.S. Food and Drug and Administration (US). Science guides Alzheimer's disease drug development [Internet]. Bethesda, MD: U.S. Department of Health and Human Services, Food and Drug Administration; [updated 2014 Dec 5; cited 2015 Feb 8]. Available from: http://www.fda.gov/Drugs/ResourcesForYou/SpecialFeatures/ucm361513.htm
2. Alzheimer's Association, Gaugler J, James B, Johnson T, Scholz K, Weuve J. Facts and figures includes a special report on women and Alzheimer's Disease [Internet]. Chicago, IL: Alzheimer's Association, Main Office; 2014 [cited 2015 February 8]. Available from: http://www.alz.org/downloads/Facts_Figures_2014.pdf?utm_content=bufferb49b5&utm_medium=social&utm_source=twitter.com&utm_campaign=buffer
3. Petrella JR. Neuroimaging and the search for a cure for Alzheimer disease. Radiology. 2013;269(3):671–91.
4. Becker RE, Greig NH. Lost in translation: neuropsychiatric drug development. Sci Transl Med. 2010;2(61):61rv6.
5. Caraci F, Bosco P, Leggio GM, Malaguarnera M, Drago F, Bucolo C, Salomone S. Clinical pharmacology of novel anti-Alzheimer disease modifying medications. Curr Top Med Chem. 2013;13(15):1853–63.
6. Henley DB, Sundell KL, Sethuraman G, Dowsett SA, May PC. Safety profile of semagacestat, a gamma-secretase inhibitor: IDENTITY trial findings. Curr Med Res Opin. 2014;30(10):2021–32.
7. Wagner SL, Zhang C, Cheng S, Nguyen P, Zhang X, Rynearson KD, Wang R, Li Y, Sisodia SS, Mobley WC, Tanzi RE. Soluble γ-secretase modulators selectively inhibit the production of the 42-amino acid amyloid β peptide variant and augment the production of multiple carboxy-truncated amyloid β species. Biochemistry. 2014;53(4):702–13.
8. Riordan KC, Hoffman Snyder CR, Wellik KE, Caselli RJ, Wingerchuk DM, Demaerschalk BM. Effectiveness of adding memantine to an Alzheimer dementia treatment regimen which already includes stable donepezil therapy: a critically appraised topic. Neurologist. 2011;17(2):121–3.
9. Liu AK, Chang RC, Pearce RK, Gentleman SM. Nucleus basalis of Meynert revisited: anatomy, history and differential involvement in Alzheimer's and Parkinson's disease. Acta Neuropathol. 2015;129(4):527–40.
10. Olivares D, Deshpande VK, Shi Y, Lahiri DK, Greig NH, Rogers JT, Huang X. N-methyl D-aspartate (NMDA) receptor antagonists and memantine treatment for Alzheimer's disease, vascular dementia and Parkinson's disease. Curr Alzheimer Res. 2012;9(6):746–58.
11. Doraiswamy PM. The role of the N-methyl-D-aspartate receptor in Alzheimer's disease: therapeutic potential. Curr Neurol Neurosci Rep. 2003;3(5):373–8.
12. Martorana A, Koch G. Is dopamine involved in Alzheimer's disease? Front Aging Neurosci. 2014;6:252.
13. Crismon ML. Tacrine: first drug approved for Alzheimer's disease. Ann Pharmacother. 1994;28(6):744–51.
14. Gracon SI, Knapp MJ, Berghoff WG, et al. Safety of tacrine: clinical trials, treatment IND, and postmarketing experience. Alzheimer Dis Assoc Disord. 1998;12(2):93–101.
15. Tacrine Drug Monograph. In: Micromedex [database on the Internet]. Ann Arbor, MI: Truven Health Analytics; 2015 [cited 8 February 2015]. Available from: www.micromedexsolutions.com. Subscription required to view.
16. Black SE, Doody R, Li H. Donepezil preserves cognition and global function in patients with severe Alzheimer disease. Neurology. 2007;69:459.
17. Winblad B, Kilander L, Eriksson S, Minthon L, Båtsman S, Wetterholm AL, Jansson-Blixt C, Haglund A. Severe Alzheimer's Disease Study Group. Donepezil in patients with severe Alzheimer's disease: double-blind, parallel-group, placebo-controlled study. Lancet. 2006;367(9516):1057–65.
18. Rolinski M, Fox C, Maidment I, McShane R. Cholinesterase inhibitors for dementia with Lewy bodies, Parkinson's disease dementia and cognitive impairment in Parkinson's disease. Cochrane Database Syst Rev. 2012;(3):CD006504.
19. Ikeda M, Mori E, Kosaka K, Iseki E, Hashimoto M, Matsukawa N, Matsuo K, Nakagawa M. Donepezil-DLB Study Investigators. Long –term safety and efficacy of donepezil in patients with dementia with Lewy bodies: results from 52-week, open-label, multicenter extension study. Dement Geriatr Cogn Disord. 2013;36(3–4):229–41.
20. Donepezil Drug Monograph. In: Micromedex [database on the Internet]. Ann Arbor, MI: Truven Health Analytics; 2015 [cited 8 February 2015]. Available from: www.micromedexsolutions.com. Subscription required to view.
21. Farlow MR, Salloway S, Tariot PN, Yardley J, Moline ML, Wang Q, Brand-Schieber E, Zou H, Hsu T, Satlin A. Effectiveness and tolerability of high-dose (23 mg/d) versus standard-dose (10 mg/d) donepezil in moderate to severe Alzheimer's disease: a 24-week, randomized, double-blind study. Clin Ther. 2010;32(7):1234–51.
22. Sabbagh M, Cummings J, Christensen D, Doody R, Farlow M, Liu L, Mackell J, Fain R. Evaluating the cognitive effects of donepezil 23 mg/d in moderate and severe Alzheimer's disease: analysis of effects of baseline features on treatment response. BMC Geriatr. 2013;13:56.
23. Nguyen MD, Salbu RL. Donepezil 23 mg: a brief insight on efficacy and safety concerns. Consult Pharm. 2013;28(12):800–3.
24. Geldmacher D. Long-term cholinesterase inhibitor therapy for Alzheimer's disease: practical considerations for the primary care physician. Prim Care Companion J Clin Psychiatry. 2003;5(6):251–9.

25. Birks J, Grimley Evans J, Iakovidou V, Tsolaki M, Holt FE. Rivastigmine for Alzheimer's disease. Cochrane Database Syst Rev. 2009;(2):CD001191.
26. Giacobini E, Spiegel R, Enz A, Veroff AE, Cutler NR. Inhibition of acetyl- and butyryl-cholinesterase in the cerebrospinal fluid of patients with Alzheimer's disease by rivastigmine: correlation with cognitive benefit. J Neural Transm. 2002; 109(7–8):1053–65.
27. Moretti DV, Frisoni GB, Binetti G, Zanetti O. Comparison of the effects of transdermal and oral rivastigmine on cognitive function and EEG markers in patients with Alzheimer's disease. Front Aging Neuroscience. 2014;6:179.
28. Riepe MW. High-dose cholinergic therapy with rivastigmine patch does not prolong QTc time in patients with Alzheimer's disease. J Clin Psychiatry. 2014;75(3):288.
29. Adler G, Mueller B, Articus K. The transdermal formulation of rivastigmine improves caregiver burden and treatment adherence of patients with Alzheimer's disease under daily practice conditions. Int J Clin Pract. 2014;68(4):465–70.
30. Raskind MA, Peskind ER, Wessel T, Yuan W. Galantamine in AD: a 6-month randomized, placebo-controlled trial with a 6-month extension. Neurology. 2000;54(12):2261–8.
31. Kita Y, Ago Y, Higashino K, Asada K, Takano E, Takuma K, Matsuda T. Galantamine promotes adult hippocampal neurogenesis via M1 muscarinic and α7 nicotinic receptors in mice. Int J Neuropsychopharmacol. 2014;12:1–12.
32. Han Z, Li L, Wang L, Degos V, Maze M, Su H. Alpha-7 nicotinic acetylcholine receptor agonist treatment reduces neuroinflammation oxidative stress, and brain injury in mice with ischemic stroke and bone fracture. J Neurochem. 2014;131(4):498–508.
33. Droogsma E, van Asselt DZ, van Steijn JH, Schuur T, Huinink EJ. Effect of long-term treatment with galantamine on weight of patients with Alzheimer's dementia. J Nutr Health Aging. 2013;17(5):461–5.
34. Reisberg B, Doody R, Stöffler A, Schmitt F, Ferris S, Möbius HJ, Memantine Study Group, et al. Memantine in moderate-to-severe Alzheimer's disease. N Engl J Med. 2003;348:1333.
35. Tariot PN, Farlow MR, Grossberg GT, Graham SM, McDonald S, Gergel I. Memantine treatment in patients with moderate to severe Alzheimer disease already receiving donepezil: a randomized controlled trial. JAMA. 2004;291:317–24.
36. Grossberg GT, Manes F, Allegri RF, Gutiérrez-Robledo LM, Gloger S, Xie L, Jia XD, Pejović V, Miller ML, Perhach JL, Graham SM, et al. The safety, tolerability and efficacy of once-daily memantine (28 mg): a multinational, randomized, double-blind, placebo-controlled trial in patients with moderate-to-severe Alzheimer's disease taking cholinesterase inhibitors. CNS Drugs. 2013;27:469.
37. Mansour D, Wong R, Kuskowski M, Dysken M. Discontinuation of acetylcholinesterase inhibitor treatment in the nursing home. Am J Geriatr Pharmacother. 2011;9(5):345–50.
38. Corrao G, Ibrahim B, Nicotra F, Zambon A, et al. Long-term use of statins reduces the risk of hospitalization for dementia. Atherosclerosis. 2013;230(2): 171–6.
39. Zhang Y, Fan Y, Wang M, Wang D, Li X. Atorvastatin attenuates the production of IL-1β, IL-6, and TNF-α in the hippocampus of an amyloid β1-42-induced rat model of Alzheimer's disease. J Clin Interv Aging. 2013;8:103–10.
40. Kurata T, Miyazaki K, Kozuki M, Morimoto N, Ohta Y, Ikeda Y, Abe K. Atorvastatin and pitavastatin reduce senile plaques and inflammatory responses in a mouse model of Alzheimer's disease. Neurol Res. 2012;34(6):601–10.
41. McKee A, Carreras I, Hossain L, Ryu H, Klein W, Oddo S, LaFerla F, Jenkins B, Kowall N, Dedeoglu A. Ibuprofen reduces Abeta, hyperphosphorylated tau and memory deficits in Alzheimer mice. Brain Res. 2008;1207:225–36.
42. Jaturapatporn D, Isaac M, McCleery J, Tabet N. Aspirin, steroidal and non-steroidal antiinflammatory drugs for the treatment of Alzheimer's disease. Cochrane Database Syst Rev. 2012;2:CD006378.
43. Hardy J, Selkoe D. The amyloid hypothesis of Alzheimer's disease: progress and problems on the road to therapeutics. Science. 2002;297(5580): 353–6.
44. Davtyan H, Petrushina I, Ghochikyan A. Immunotherapy for Alzheimer's disease: DNA- and protein-based epitope vaccines. Methods Mol Biol. 2014;1143:259–81.
45. Castello MA, Jeppson JD, Soriano S. Moving beyond anti-amyloid therapy for the prevention and treatment of Alzheimer's disease. BMC Neurol. 2014;14(1):169.
46. Counts SE, Lahiri DK. Editorial: overview of immunotherapy in Alzheimer's Disease (AD) and mechanisms of IVIG neuroprotection in preclinical models of AD. Curr Alzheimer Res. 2014;11(7):623–5.
47. Jing P, Zhang JY, Ouyang Q, Wu J, Zhang XJ. Lithium treatment induces proteasomal degradation of over-expressed acetylcholinesterase (AChE-S) and inhibit GSK3β. Chem Biol Interact. 2013; 203(1):309–13.
48. Hampel H, Ewers M, Bürger K, Annas P, Mörtberg A, Bogstedt A, Frölich L, Schröder J, Schönknecht P, Riepe MW, Kraft I, Gasser T, Leyhe T, Möller HJ, Kurz A, Basun H. Lithium trial in Alzheimer's disease: a randomized, single-blind, placebo-controlled, multicenter 10-week study. J Clin Psychiatry. 2009;70(6):922–31.
49. Cai Z, Yan Y, Wang Y. Minocycline alleviates beta-amyloid protein and tau pathology via restraining neuroinflammation induced by diabetic metabolic disorder. J Clin Interv Aging. 2013;8:1089–95.

50. Hashimoto K. Can minocycline prevent the onset of Alzheimer's disease? Ann Neurol. 2011;69(4): 739–40.
51. Xiu-Lian W, Ji Z, Yang Y, Yan X, Zhi-Hua Z, Mei Q, Xiong Y, Xu-Ying S, Qing-Zhang T, Rong L, Jian-Zhi W. Helicobacter pylori filtrate induces Alzheimer-like tau hyperphosphorylation by activating glycogen synthase kinase-3β. J Alzheimers Dis. 2014(Jul 30).
52. Dineley K, Jahrling J, Denner L. Insulin resistance in Alzheimer's disease. Neurobiol Dis. 2014;72 Pt A:92–103.
53. Willette AA, Johnson SC, Birdsill AC, Sager MA, Christian B, Baker LD, Craft S, Oh J, Statz E, Hermann BP, Jonaitis EM, Koscik RL, La Rue A, Asthana S, Bendlin BB (2014). Insulin resistance predicts brain amyloid deposition in late middle-aged adults. Alzheimers Dement. 2014;pii: S1552-5260(14)02420-0.
54. Rdzak GM, Abdelghany O. Does insulin therapy for type 1 diabetes mellitus protect against Alzheimer's disease? Pharmacotherapy. 2014;34(12):1317–23.
55. Harrington C, Sawchak S, Chiang C, Davies J, Donovan C, Saunders AM, Irizarry M, Jeter B, Zvartau-Hind M, van Dyck CH, Gold M. Rosiglitazone does not improve cognition or global function when used as adjunctive therapy to AChE inhibitors in mild-to-moderate Alzheimer's disease: two phase 3 studies. Curr Alzheimer Res. 2011;8(5):592–606.
56. Gold M, Alderton C, Zvartau-Hind M, Egginton S, Saunders AM, Irizarry M, Craft S, Landreth G, Linnamägi U, Sawchak S. Rosiglitazone monotherapy in mild-to-moderate Alzheimer's disease: results from a randomized, double-blind, placebo-controlled phase III study. Dement Geriatr Cogn Disord. 2010;30(2):131–46.
57. Read S, Wu P, Biscow M. Sustained 4-year cognitive and functional response in early Alzheimer's disease with pioglitazone. J Am Geriatric Soc. 2014;62(3): 584–6.
58. Reed B, Villeneuve S, Mack W, DeCarli C, Chui HC, Jagust W. Associations between serum cholesterol levels and cerebral amyloidosis. JAMA Neurol. 2014;71(2):195–200.
59. Wood WG, Li L, Müller WE, Eckert GP. Cholesterol as a causative factor in Alzheimer's disease: a debatable hypothesis. J Neurochem. 2014;129(4): 559–72.
60. Medeiros R, Kitazawa M, Passos GF, Baglietto-Vargas D, Cheng D, Cribbs DH, LaFerla FM. Aspirin-triggered lipoxin A4 stimulates alternative activation of microglia and reduces Alzheimer disease-like pathology in mice. Am J Pathol. 2013; 182(5):1780–9.
61. Rochette L, Ghibu S, Richard C, Zeller M, Cottin Y, Vergely C. Direct and indirect antioxidant properties of α-lipoic acid and therapeutic potential. Mol Nutr Food Res. 2013;57(1):114–25.
62. Hong ZY, Shi XR, Zhu K, Wu TT, Zhu YZ. SCM-198 inhibits microglial over activation and attenuates Aß. J Neuroinflammation. 2014;11(1):147.
63. Chauhan B, Kumar G, Kalam N, Ansari S. Current concepts and prospects of herbal nutraceutical: a review. J Adv Pharm Technol Res. 2013;4(1):4–8.
64. Nahin R, Fitzpatrick A, Williamson J, Burke G, Dekosky S, Furberg C. Use of herbal medicine and other dietary supplements in community-dwelling older people: baseline data from the ginkgo evaluation of memory study. J Am Geriatr Soc. 2006; 54(11):1725–35.
65. Lindstrom A, Ooyen C, Lynch M, Blumenthal M. Herb supplement sales increase 5.5% in 2012: Herbal supplement sales rise for 9th consecutive year. HerbalGram. 2013;99:60–5.
66. Szuwart T, Brzoska T, Luger TA, Filler T, Peuker E, Dierichs R. Vitamin E reduces platelet adhesion to human endothelial cells in vitro. Am J Hematol. 2000;65(1):1–4.
67. Roland P, Nergård C. Ginkgo biloba–effect, adverse events and drug interaction. Tidsskrift For Den Norske Lægeforening: Tidsskrift For PraktiskMedicin, NyRække. 2012;132(8):956–9.
68. Selhub J. The many facets of hyperhomocysteinemia: studies from the Framingham cohorts. J Nutr. 2006;136(6 suppl):1726S–30.
69. Homocysteine Lowering Trialists' Collaboration. Lowering blood homocysteine with folic acid based supplements: meta-analysis of randomised trials. BMJ. 1998;316(7135):894–8.
70. Klee G. Cobalamin and folate evaluation: measurements of methylmalonic acid and homocystein vs vitamin B12 and folate. Clin Chem. 2000;46:1277–83.
71. Flicker L, Martins RN, Thomas J, et al. B-vitamins reduce plasma levels of beta amyloid. Neurobiol Aging. 2008;29(2):303–5.
72. Ford AH, Almeida OP. Effect of homocysteine lowering treatment on cognitive function: a systematic review and meta-analysis of randomized controlled trials. J Alzheimers Dis. 2012;29(1):133–49.
73. Balk EM, Raman G, Tatsioni A, Chung M, Lau J, Rosenberg IH. Vitamin B6, B12, and folic acid supplementation and cognitive function: a systematic review of randomized trials. Arch Intern Med. 2007;167(1):21–30.
74. Smith AD, Smith SM, de Jager CA, Whitbread P, Johnston C, Agacinski G, et al. Homocysteine-lowering by B vitamins slows the rate of accelerated brain atrophy in mild cognitive impairment: a randomized controlled trial. PLoS One. 2010;5(9), e12244.
75. O'Leary F, Allman-Farinelli M, Samman S. Vitamin B12 status, cognitive decline and dementia: a systematic review of prospective cohort studies. Br J Nutr. 2012;108(11):1948–61.
76. Gröber U, Kisters K, Schmidt J. Neuroenhancement with vitamin B12—underestimated neurological significance. Nutrients. 2013;5(12):5031–45.
77. Malouf R, AreosaSastre A. Vitamin B12 for cognition. Cochrane Database Syst Rev. 2003;(3): CD004326.

78. Clarfield AM. The decreasing prevalence of reversible dementias: an updated meta-analysis. Arch Intern Med. 2003;163:2219–29.
79. Kibirige D, Wekesa C, Kaddu-Mukasa M, Waiswa M. Vitamin B12 deficiency presenting as an acute confusional state: a case report and review of literature. Afr Health Sci. 2013;13(3):850–2.
80. Castelli MC, Friedman K, Sherry J, Brazzillo K, Genoble L, Bhargava P, Riley M. Comparing the efficacy and tolerability of a new daily oral vitamin B12 formulation and intermittent intramuscular vitamin B12 in normalizing low cobalamin levels: a randomized, open-label, parallel-group study. Clin Ther. 2011;33(3):358–71.
81. Masucci L, Goeree R. Vitamin B12 intramuscular injections versus oral supplements: a budget impact analysis. Ont Health Technol Assess Ser. 2013; 13(24):1–24.
82. Malouf M, Grimley EJ, Areosa SA. Folic acid with or without vitamin B12 for cognition and dementia. Cochrane Database Syst Rev. 2003;(4):CD004514.
83. Moore E, Ames D, Watters D, et al. Among vitamin B12 deficient older people, high folate levels are associated with worse cognitive function: combined data from three cohorts. J Alzheimers Dis. 2014; 39(3):661–8.
84. Malouf R, Grimley Evans J. The effect of vitamin B6 on cognition. Cochrane Database Syst Rev [serial online]. 2003;(4):CD004393.
85. Annweiler C, Rolland Y, Schott AM, Blain H, Vellas B, Herrmann FR, et al. Higher vitamin D dietary intake is associated with lower risk of Alzheimer's disease: a 7-year follow-up. J Gerontol A Biol Sci Med Sci. 2012;67:1205–11.
86. Annweiler C, Karras SN, Anagnostis P, Beauchet O. Vitamin D supplements: a novel therapeutic approach for Alzheimer patients. Front Pharmacol. 2014;5:1–4.
87. Annweiler C, Fantino B, Gauiter J, Beaudenon M, Thiery S, Beauchet O. Cognitive effects of vitamin D supplementation in older outpatients visiting a memory clinic: a pre-post study. J Am Geriatr Soc. 2012;60(4):793–5.
88. Annweiler C, Herrmann FR, Fantino B, Brugg B, Beauchet O. Effectiveness of the combination of memantine plus vitamin D on cognition in patients with Alzheimer disease: a pre-post pilot study. Cogn Behav Neurol. 2012;25:121–7.
89. Lehmann U, Hirche F, Stangl GI, Hinz K, Westphal S, Dierkes J. Bioavailability of vitamin D(2) and D(3) in healthy volunteers, a randomized placebo-controlled trial. J Clin Endocrinol Metab. 2013;98(11):4339–45.
90. Alshahrani F, Aljohani N. Vitamin D deficiency sufficiency and toxicity. Nutrients. 2013;5(9):3605–16.
91. Granado-Lorencio F, Rubio E, Blanco-Navarro I, Pérez-Sacristán B, Rodríguez-Pena R, GarcíaLópez F. Hypercalcemia, hypervitaminosis A and 3-epi-25-OH-D3 levels after consumption of an "over the counter" vitamin D remedy. A case report. Food Chem Toxicol. 2012;50(6):2106–8.
92. Mangialasche F, Kivipelto M, Fratiglioni L, et al. High plasma levels of vitamin E forms and reduced Alzheimer's disease risk in advanced age. J Alzheimers Dis. 2010;20(4):1029–37.
93. Farina N, Isaac M, Clark A, Rusted J, Tabet N. Vitamin E for Alzheimer's dementia and mild cognitive impairment. Cochrane Database Syst Rev [serial online]. 2012;11:CD002854.
94. Dysken M, Sano M, Asthana S, et al. Effect of vitamin E and memantine on functional decline in Alzheimer Disease: The TEAM-AD VA cooperative randomized trial. JAMA. 2014;311(1):33–44.
95. Miller III E, Pastor-Barriuso R, Dalal D, et al. Meta-analysis: high-dosage vitamin E supplementation may increase all-cause mortality. Ann Intern Med. 2005;142(1):37–46.
96. Lonn E, Bosch J, Yusuf S, et al. Effects of long-term vitamin E supplementation on cardiovascular events and cancer: a randomized controlled trial. JAMA. 2005;293:1338–47.
97. Doyle K. Fish oil sales don't reflect evidence. Reuters. 2013. Available at: http://www.reuters.com/article/2013/12/16/us-fish-oil-sales-dont-reflect-evidence-idUSBRE9BF1DH20131216
98. Barberger-Gateau P, Raffaitin C, Letenneur L, Berr C, Tzourio C, Dartigues JF, Alpérovitch A. Dietary patterns and risk of dementia: The Three-City cohort study. Neurology. 2007;69:1921–30.
99. Lim GP, Calon F, Morihara T, et al. A diet enriched with the omega-3 fatty acid docosahexaenoic acid reduces amyloid burden in an aged Alzheimer mouse model. J Neurosci. 2005;25:3032–40.
100. Ma QL, Teter B, Ubeda OJ, Morihara T, Dhoot D, Nyby MD, Tuck ML, Frautschy SA, Cole GM. Omega-3 fatty acid docosahexaenoic acid increases SorLA/LR11, a sorting protein with reduced expression in sporadic Alzheimer's disease (AD): relevance to AD prevention. J Neurosci. 2007;27:14299–307.
101. Shinto L, Quinn J, Montine T, Dodge H, Woodward W, Baldauf-Wagner S, Waichunas D, Bumgarner L, Bourdette D, Silbert L, Kaye J. A randomized placebo-controlled pilot trial of omega-3 fatty acids and alpha lipoic acid in Alzheimer's disease. J Alzheimers Dis. 2014;38(1):111–20.
102. Anderson BM, Ma DW. Are all n-3 polyunsaturated fatty acids created equal? Lipids Health Dis. 2009;8:33.
103. Sydenham E, Dangour A, Lim W. Omega 3 fatty acid for the prevention of cognitive decline and dementia. Cochrane Database Syst Rev [serial online]. 2012;(6):CD005379.
104. Franke A, Heinrich I, Lieb K, Fellgiebel A. The use of Ginkgo biloba in healthy elderly. Age (Dordr) [serial online]. 2014;36(1):435–444.
105. Maidment I. The use of ginkgo biloba in the treatment of dementia. Psychiatrist. 2001;25:353–6.
106. Stackman R, Eckenstein F, Frei B, Kulhanek D, Nowlin J, Quinn J. Prevention of age-related spatial memory deficits in a transgenic mouse model of

Alzheimer's disease by chronic *Ginkgo biloba* treatment. Exp Neurol. 2003;184:510–20.
107. Rocher MN, Carré D, Spinnewyn B, Schulz J, Delaflotte S, Pignol B, Chabrier B, Auguet M. Long-term treatment with standardized Ginkgo biloba Extract (EGb 761) attenuates cognitive deficits and hippocampal neuron loss in a gerbil model of vascular dementia. Fitoterapia. 2011;82(7):1075–80.
108. Birks J, Grimley EJ. Ginkgo biloba for cognitive impairment and dementia. Cochrane Database Syst Rev. 2007;18(2), CD003120.
109. Ihl R. Effects of Ginkgo biloba extract EGb 761® in dementia with neuropsychiatric features: review of recently completed randomised, controlled trials. Int J Psychiatry Clin Pract. 2013;17 Suppl 1:8–14.
110. Kasper S, Schubert H. Ginkgo biloba extract EGb 761 in the treatment of dementia: evidence of efficacy and tolerability. Fortschritte Der Neurologie-Psychiatrie [serial online]. 2009;77(9):494–506.
111. Nasab N, Bahrammi M, Nikpour M, Rahim F, Naghibis S. Efficacy of rivastigmine in comparison to ginkgo for treating Alzheimer's dementia. J Pak Med Assoc [serial online]. 2012;62(7):677–80.
112. DeKosky ST, Williamson JD, Fitzpatrick AL, Kronmal RA, Ives DG, Saxton JA, Lopez OL, Burke G, Carlson MC, Fried LP, et al. Ginkgo biloba for prevention of dementia: a randomized controlled trial. JAMA. 2008;300(19):2253–62.
113. Vellas B, Coley N, Ousset P, Berrut G, Dartiques J, Dubois B, et al. Long-term use of standardised ginkgo biloba extract for the prevention of Alzheimer's disease (GuidAge): a randomised placebo-controlled trial. Lancet Neurol. 2012; 11(10):851–9.
114. EGb 761: ginkgo biloba extract, Ginkor. Drugs R D. 2003;4(3):188–93.
115. Alzheimer's Association, Public Policy Office, Robert Egge, Vice President (US). Letter addressed to US Senate Finance Committee and House Committee on Ways and Means [Internet]. Washington, DC: Alzheimer's Association, Public Policy Office; 2013 August 19 [cited 2015 February 8]. Available from: http://www.alz.org/national/documents/Medicare-PAC-Reform-8-19-13.pdf
116. Cummings JL. Alzheimer's disease. N Engl J Med. 2004;351:56–67.
117. Glick ID, Murray SR, Vasudevan P, Marder SR, Hu RJ. Treatment with atypical antipsychotics: new indications and new populations. J Psychiatr Res. 2001;35(3):187–91.
118. Briesacher BA, Limcangco MR, Simoni-Wastila L, Doshi JA, Levens SR, Shea DG, Stuart B. The quality of antipsychotic drug prescribing in nursing homes. Arch Intern Med. 2005;165(11):1280–5.
119. Hanlon JT, Handler SM, Castle NG. Antidepressant prescribing in US nursing homes between 1996 and 2006 and its relationship to staffing patterns and use of other psychotropic medications. J Am Med Dir Assoc. 2010;11(5):320–4.
120. Sørensen L, Foldspang A, Gulmann NC, Munk-Jørgensen P. Determinants for the use of psychotropics among nursing home residents. Int J Geriatr Psychiatry. 2001;16(2):147–54.
121. Harms SL, Eberly LE, Garrard JM, Hardie NA, Bland PC, Leppik IE. Prevalence of appropriate and problematic antiepileptic combination therapy in older people in the nursing home. J Am Geriatr Soc. 2005;53(6):1023–8.
122. Levinson DR. Medicare atypical antipsychotic drug claims for elderly nursing home residents. Department of Health and Human Services Office of Inspector General Report (OEI-07-08-00150)05-04-2011. http://oig.hhs.gov/oei/reports/oei-07-08-00150.asp. Retrieved 3 Feb 2015
123. Ballard C, Waite J, Birks J. Atypical antipsychotics for aggression and psychosis in Alzheimer's disease. Cochrane Database Syst Rev. 2012;(5):CD003476.
124. Schneider LS, Dagerman K, Insel PS. Efficacy and adverse effects of atypical antipsychotics for dementia: meta-analysis of randomized, placebo-controlled trials. Am J Geriatr Psychiatry. 2006;14:191–210.
125. Schneider LS, Tariot P, Dagerman K. Effectiveness of atypical antipsychotic drugs in residents with Alzheimer's disease. N Engl J Med. 2006;355: 1525–38.
126. Ray WA, Chung CP, Murray KT, Hall K, Stein CM. Atypical antipsychotic drugs and the risk of sudden cardiac death. N Engl J Med. 2009;360:225–35.
127. Rochon PA, Normand SL, Gomes T, Gill SS, Anderson GM, Melo M, et al. Antipsychotic therapy and short-term serious events in older adults with dementia. Arch Intern Med. 2008;168:1090–6.
128. Alexopoulos GS. Depression in the elderly. Lancet. 2005;365:1961–70.
129. Rabins PV, Blacker D, Rovner BW, Rummans T, Schneider LS, Tariot PN, Blass DM. American Psychiatric Association practice guideline for the treatment of patients with Alzheimer's disease and other dementias, 2nd Edition. Am J Psychiatry. 2007;164:1–56.
130. Majić T, Pluta JP, Mell T, Treusch Y, Gutzmann H, Rapp MA. Correlates of agitation and depression in nursing home residents with dementia. Int Psychogeriatr. 2012;24(11):1779–89.
131. Pollock BG. Comparison of citalopram, perphenazine, and placebo for the acute treatment of psychosis and behavior disturbances in hospitalized, demented patients. Am J Psychiatry. 2002; 159:460–5.
132. Pollock BG, Mulsant BH, Rosen J, Mazumdar S, Blackesly LE, Houck PR, et al. A double-blind comparison of citalopram and risperidone for the treatment of behavioral and psychotic symptoms associated with dementia. Am J Geriatr Psychiatry. 2007;15(11):942–52.
133. Teri L, Logsdon RG, Peskind E, Raskind M, Weiner MF, et al. Treatment of agitation in AD: a randomized, placebo-controlled clinical trial. Neurology. 2000;55:1271–8.

134. Sterke CS, van Beeck EF, van der Velde N, Ziere G, Petrovic M, Looman CW, van der Cammen TJ. Newinsights: dose-responserelationship between psychotropic drugs and falls: a study in nursing home residents with dementia. J Clin Pharmacol. 2012;52(6):947–55.
135. Eguale T, Buckeridge DL, Winslade NE, Benedetti A, Hanley JA, Tamblyn R. Drug, patient, and physician characteristics associated with off-label prescribing in primary care. Arch Intern Med. 2012;172(10):781–8.
136. Tariot PN, Erb R, Podgorski CA, Cox C, Patel S, Jakimovich L, Irvine C. Efficacy and tolerability of carbamazepine for agitation and aggression in dementia. Am J Psychiatry. 1998;155:54–61.
137. Tariot PN, Schneider LS, Mintzer J, Cutler AJ, Cunningham MR, Thomas JW, Sommerville KW. Safety and tolerability of divalproex sodium in the treatment of signs and symptoms of mania in elderly patients with dementia: results of a double-blind, placebo controlled trial. Curr Ther Res Clin Exp. 2001;62:51–67.
138. Uchida H, Suzuki T, Mamo DC, Mulsant BH, Kikuchi T, Takeuchi H, et al. Benzodiazepine and antidepressant use in elderly patients with anxiety disorders: a survey of 796 outpatients in Japan. J Anxiety Disord. 2009;23(4):477–81.
139. Wetzels RB, Zuidema SU, de Jonghe JF, Verhey FR, Koopmans RT. Prescribing pattern of psychotropic drugs in nursing home residents with dementia. Int Psychogeriatr. 2011;23(8):1249–59.
140. Stevenson DG, Decker SL, Dwyer LL, Huskamp HA, Grabowski DC, Metzger ED, Mitchell SL. Antipsychotic and benzodiazepine use among nursing home residents: findings from the 2004 national nursing home survey. Am J Geriatr Psychiatry. 2010;18(12):1078–92.
141. Paton C. Benzodiazepines and disinhibition: a review. Psychiatrist. 2002;26:460–2.
142. Huber M, Kölzsch M, Rapp MA, Wulff I, Kalinowski S, Bolbrinker J, et al. Antipsychotic Drugs predominate in pharmacotherapy of nursing home residents with dementia. Pharmacopsychiatry. 2012;45(5):182–8.
143. American Geriatrics Society, & American Association for Geriatric Psychiatry. Consensus statement on improving the quality of mental health care in U.S. nursing homes: management of

CHAPTER

6

치매 치료: 비약물학적 접근

Treatment of Dementia: Non-pharmacological Approaches

Elizabeth Galik

신체적 · 언어적 공격성, 기분장애, 정신병적 증상, 초조, 간호에 대한 저항, 수면장애와 같은 치매 관련 행동증상은 치매환자와 돌봄제공자 모두에게 흔히 나타나며 고통을 안겨준다. 또한 행동증상은 흔히 행동장애, 치매의 행동심리증상(BPSD), 신경정신적 증상이라고도 한다. 행동증상은 시간 제한적인 경우가 많으나 거의 모든 치매환자에게서 질병을 앓는 과정 동안 어느 시점에 이러한 행동증상이 나타나는 것으로 추측된다[1, 2]. 또한 치매환자 대부분은 이러한 행동을 감소시키거나 제거하기 위한 시도를 함에 있어서 비약물학적 중재와/또는 약물학적 중재를 필요로 하게 될 것이다.

치매환자의 행동증상에 있어서 약물학적 관리의 효과는 미미했고 낙상, 골절, 섬망, 파킨슨병증, 뇌졸중, 폐렴, 사망과 같은 심각한 위험이 많았다[3~8]. 국제 노년학 및 노인병학 협회, 메디케어/메디케이드 센터(CMS), 미국 국립 알츠하이머병 프로젝트 법은 행동증상 관리에서 비약물학적 중재를 최우선 치료로 사용할 것을 옹호하고, 치매환자에게 향정신성 약물의 사용을 최소화하고, 이러한 증상관리를 위한 비약물학적 전략에 대한 양질의 연구와 교육을 요구한다[9~11]. 또한 미국 정신의학회(APA)와 미국 노인정신의학회(AAGP)는 출판된 치료지침과 입장 성명서를 통해 모든 치매환자들에게 비약물학적 중재를 사용할 것을 강하게 권고한다[12, 13].

2012년 메디케어/메디케이드 센터 서비스(CMS)는 "요양원에서 치매 간호를 개선시키고 향정신병제의 사용을 줄이기 위한 전국적 파트너십"에 착수했다. 이 프로젝트를 통해 요양원 거주자들의 향정신성 약물 사용이 17% 감소했다[14]. 항정신병제 사용 감소가 고무적이긴 하지만 향정신성 약물사용 감소는 양질의 치매 간호를 제공하는데 일부분일 뿐이다. "요양원에서 치매간호를 개선시키고 항정신병제의 사용을 줄이기 위한 전국적 파트너십"의 궁극적 목표는 비약물학적 중재의 사용을 늘리고 인간중심 간호의 사용을 장려하고 거주자 삶의 질을 최대로 높이는 것이다. 이러한 목표를 달성하기 위해서는 치매 간호의 개선과 어려운 행동증상의 개선을 위해 약물감소를 비약물학적 중재로 보완하는 것이 중요하다.

정책적 계획이 요양원 거주자의 BPSD를 치료하기 위한 약물학적 중재를 감소하는데 도움이 되긴 했지만 보건의료제공자, 전문적 간호제공자, 가족 돌봄제공자들은 어려운 행동증상을 관리하기 위한 일차적 방법으로 계속해서 약물학적 중재를 고려한다[15, 16]. 직원들은 비약물학적 중재의 사용을 지지하는 반면, 자신들이 BPSD를 관리하기 위한 이러한 접근에 대한 지식이 부족하고 이러한 방법들을 일관성 있게 실행할 수 있는 자신감이 부족하다는 것을 인정한다[16~18].

BPSD에 대한 비약물학적 중재의 실행에 있어서 또 다른 어려움에는 BPSD를 악화시키는 환경, 신체활동 부족, 지루함, 거주자가 자신이나 타인에 해를 입힐 수 있다는 과도한 두려움, 돌봄제공자의 부담감이 포함된다[19, 20]. 치매의 행동증상을 고치거나 치료하기 위한 비약물학적 중재 수행은 활용 가능한 중재에 관한 지식, 적절한 중재 선택 전략, 의료진뿐만 아니라 가족 돌봄제공자의 행동변화를 필요로 한다. 대부분의 치매환자가 지역사회에 거주하고 이러한 환자의 약 75%가 가족 및 친구의 돌봄을 받는다는 것을 고려할 때,[21] 이들의 정서적 안녕과 행동 안정성을 지지하기 위해서는 의료진과 가족 돌봄제공자 간의 파트너십은 중요하다. 지속적인 교육, 자원[예: 성인주간프로그램(Adult day program)] 이용, 환자의 기분, 행동, 기능을 모니터링하기 위한 계획에 가족을 참여시키는 것이 정신적 고통과 이와 관련된 행동증상을 예방하는데 도움이 될 것이다.

이 장은 비약물학적 중재에 반응이 있을 수 있는 일반적인 BPSD에 대해 검토하고, 행동증상이 환자, 가족, 전문적 간호제공자에게 미치는 영향에 대해 기술한다. 또한 치매환자의 행동증상과 관련된 근원과 위험요인을 요약하고, 비약물학적 중재의 실행을 준비함에 있어서 행동문제를 평가하기 위한 단계 접근법의 개요를 서술할 것이다. BPSD 관리를 위한 비약물학적 중재의 범주가 논의될 것이며 여기에는 (1) 감각자극, (2) 인지자극과 훈련, (3) 정서 중심 중재(Emotion-oriented Intervention), (4) 신체활동과 운동, (5) 행동훈련과 교육적 중재가 포함된다. 중재의 실행가능성과 효과에 관한 최근의 근거를 사용하여 비약물학적 중재의 선택과 실행에 대한 단계 접근법 또한 요약될 것이다.

일반적 행동증상의 범주 Categories of Common Behavioral Symptoms

치매환자들은 다양한 비인지적 신경정신 증상과 행동증상을 자주 경험한다. 치매환자들에게 자주 보이는 행동증상의 일반적 유형에는 정서/기분 장애, 정신병적 증상, 초조/간호에 대한 저항, 수면양상 장애가 있다. 가장 일반적인 행동증상은 우울증, 무감동, 초조이다. 반면, 돌봄제공자들은 BPSD와 관련된 가장 고통스러운 증상에는 정신병적 증상과 언어적 · 신체적 공격성을 동반하는 초조라고 말한다[22].

정서적/기분 장애 Affective/Mood Disturbances

우울증은 치매의 가장 흔한 BPSD 중 하나로, 쾌감상실, 과민성, 초조, 정신운동성 초조, 인지증상의 악화, 수면장애, 체중감소, 기분에 따른 망상과 같은 특성이 있는 일련의 비특이적 증상(슬픔이 없는 우울증 또는 가면 우울증)으로 나타나는 경우가 많다. 슬픔, 울먹임, 자기비하는 흔하지 않거나 두드러지지 않고, 자살경향성은 드물다. 치매의 가장 흔한 원인인 알츠하이머병에서 보고되는 우울증 비율은 아주 다양하다. 치매환자가 우울 증상에 대한 평가를 받은 몇몇 연구에서는 임상적으로 유의미한 우울증의 유병율 범위가 18~32%였다[2]. 우울증은 혈관성 치매, 파킨슨병 치매, 루이소체 치매를 앓는 환자들 사이에서 가장 흔하다[23~25]. 무감동은 모든 유형의 치매증상에서 보여지는 가장 흔한 행동증상이며, 중등도-중증 인지장애와 관련이 있다[26]. 치매의 맥락 내에서 무감동의 특징은 정서적 무감동, 일상적 활동과 관계에 대한 관심부족, 동기와 주도권 감소, 사회적 위축이다[27~29]. 임상적 무감동(Clinical apathy)은 약물학적 중재에 거의 반응을 보이지 않았지만, 구조화된 활동과 면대면 개인 상호작용에는 조금 개선되는 것처럼 보인다[30].

정신병적 증상 Psychotic Symptoms

망상과 착각(illusion)은 알츠하이머병 환자 중 30~40%에서 질병을 겪는 동안 어느 시점에 발생한다[31]. 알츠하이머병 환자의 약 25%가 환각(hallucination)을 경험한다[31]. 알츠하이머병과 관련된 환각은 일반적으로 시각적인데, 특히 녹내장이나 황반퇴화와 같은 안질환이 있는 환자에 있어서 더욱 그러하다. 환청(auditory hallucination)도 알츠하이머병에서 일어날 수 있으며 일반적으로 환자와 가족들에게 고통을 준다. 심각한 표현 실어증을 가진 중증 알츠하이머병 환자에서 정신병적 증상은 공격적 행동을 보이거나 방에 아무도 들어오지 못하게 하거나 소지품을 숨기고, 또는 먹는 것을 거부하는 것과 같은 문제행동을 초래할 수 있다. 정신병적 증상은 루이소체 치매 환자에서 훨씬 더 흔한데 이러한 환자들 중 80%는 환시(visual hallucination)를 경험한다[25].

초조/간호에 대한 저항 Agitation/Resistance to Care

초조는 내적 긴장과 좌절감의 상승으로 증가된 운동활동(motor activity)으로 정의된다[32]. 초조는 언어적 공격, 언어적으로 공격적이지 않은 행동(예: 반복적 소리내기), 신체적 공격, 간호에 대한 저항, 배회, 충동적 행동과 같은 다양한 증상을 포함한다. 신체적으로 공격적이고 저항적인 행동은 심각한 인지장애, 기능적 의존, 억제대 사용, 남성과 관련이 있다[33~36]. 여성은 언어적 공격과 반복적 소리내기와 더 많은 관련이 있다[37].

또한 이러한 초조 행동증상 대부분은 개인 간호의 상호작용 동안 일어날 가능성이 가장 높고 돌봄제공자들을 힘들게 하고 좌절감을 준다[17, 34, 38, 39]. 중등도–중증 인지장애가 있는 환자들은 일반적으로 의사소통과 음성언어 이해에 어려움을 경험하고 간호활동 제공동안 발생하는 신체접촉(touch)을 잘못 해석한다[35, 40]. 간호와 관련된 신체적 도움이 위협으로 인지되어 흔히 두려움, 맞섬도피반응(fight or flight response)[41], 간호에 대한 저항, 그 외 행동증상을 초래하는 경우가 많다[42, 43].

수면양상 장애 Sleep Pattern Disturbance

수면양상 장애에는 불면증, 주간 무기력 상태, 주–야 반전이 포함되며, 치매환자 중 약 25~35%에서 발생한다[44, 45]. 수면양상 장애는 앞에서 언급된 다른 BPSD와 함께 일반적이며, 환자의 기능장애와 인지장애, 돌봄제공자의 부담감과 관련이 있다[44, 45].

행동증상의 영향 Impact of Behavioral Symptoms

치매환자에서 BPSD는 삶의 질에 부정적인 영향을 미치며, 손상의 위험을 높이고, 또한 기능감소를 악화시키고, 향정신성 약물의 부적절한 사용을 초래하며, 조기 시설입소의 가능성을 높인다[8, 22, 46~48]. BPSD는 가족과 전문적 간호제공자 모두에게 간호제공자 부담, 간호제공 활동에 소비된 시간, 손상 위험, 우울증의 위험을 높이고 간호제공 역할에 대한 만족도를 감소시키는 것으로 알려져 있다[17, 38, 49~51]. 한 캐나다의 연구에서 간호보조자 89%가 이전 한 달 동안 치매환자에 대한 간호를 제공하면서 한 가지 이상의 공격적 행동을 경험했다[17]. 대부분의 사건들은 일상생활활동을 보조하는 동안 발생했으며 가장 흔한 행동은 손바닥으로 때리기, 누르기, 주먹으로 치기, 물건으로 때리기, 밀치기였다[17]. 지속적으로 행동증상에 노출되는 것은 장기요양시설과 가정간호 환경에서 일하는 직접적인 간호 근로자의 직업 만족도를 감소시키고 직원의 이직을 초래할 수 있다[38, 51, 52].

치매에서 행동증상의 근원과 촉발요인
Origins and Triggers of Behavioral Symptoms in Dementia

BPSD의 개별화된 비약물학적 중재와/또는 약물학적 관리에 앞서, 행동증상의 잠재적 근원이나 일반적인 촉발요인을 고려하는 것은 중요하다. 환자가 행동증상을 야기하거나 악화시킬 수 있는 질병을 앓고 있는지를 확인해야 한다. 변비, 감염, 만성질환의 악화, 탈수, 통증, 섬망, 우울증, 불안, 약물 부작용과 같은 일반적인 상태가 환자의 행동에 영향을 미치므로 적절하게 평가하고 치료되어야 한다. 예를 들어, 관리가 잘 되지 않은 당뇨병과 다뇨증을 앓고 있는 환자는 잦은 요실금과 화장실 사용으로 인해 점점 더 간호에 저항하게 된다. 치매와 만성 폐쇄성 폐질환을 앓고 있는 환자는 프레드니손을 사용한 장기 항염증 치료로 인해 기분 불안정을 겪을 수 있다. 간단히 말해서, 비약물학적/약물학적 중재의 실행을 고려하기 전에 의학적 문제를 제거하거나 다루어야 한다.

불편한 기온, 부적절한 조명, 시끄러운 소음, 움직임이나 이동을 제한하는 결박(예: 정맥주사선, 도뇨관, 억제대)과 같은 환경적 요인과 환경에 대한 환자의 친숙함 부족은 행동증상을 악화시키는 잠재적 요인으로 고려되어야 한다. 급성환자 치료환경이나 사람이 붐비는 공공장소는 치매환자를 과도하게 자극할 수 있고 치명적인 행동반응을 초래할 수 있다. 치매환자에게 억제대나 다른 결박장치의 사용은 피해야 한다.

돌봄제공자의 접근은 치매환자의 행동에 영향을 미칠 수 있다. 환자가 일상생활활동에 대한 도움을 거부하거나 저항할 때, 어려움에 직면하는 경우가 많다. 치매의 인지증상(기억상실, 실어증, 운동행위 상실, 실인증)에 대한 이해가 있는 돌봄제공자들은 환자의 기본적인 능력에 대한 자신의 기대를 성공적으로 조절할 가능성이 더 크다[51, 53, 54]. 말을 너무 빨리 하거나, 여러 단계의 지시를 내리거나, 환자와 함께 추론하고 합리화하려고 시도하거나, 환자를 과정에 적극적으로 참여시키기보다는 환자에 대한 간호업무를 수행하거나, 그리고/또는 간호활동을 완료하기 위해 너무 많은 돌봄제공자를 활용하는 간호제공자들은 환자의 행동증상에 직면할 가능성이 더 많다.

BPSD 진단: 세 단계 과정 Assessment of BPSD: A Three Step Process

BPSD 평가는 전인적이고 체계적인 접근을 필요로 한다. 첫 단계는 대상(target) 행동에 대한 정확한 설명이다. 표 6.1은 일반적인 행동증상을 요약하고 임상발현의 구체적 예를 보여준다. 치매환자가 하나 이상의 범주에 속하는 행동을 나타내는 것은 드물지 않다. 대상 행동에 대한 설명과 분류뿐만 아니라 증상행동의 시작, 빈도, 지속기간, 환경, 행동과 관련된 선행사건, 행동을 악화시키고 완화시키는 요인에 대한 자료를 수집하는 것도 중요하다. 무작위적이거나 이유 없는 행동은 드물기 때문에 효과적인 비약물학적 관리전략을 설계하기 위해 행동과 관련된 철저한 설명과 이력(history)이 필요하다.

대상 행동에 대한 명확한 설명에 이은 두 번째 단계는 구체적인 비약물학적 그리고/또는

표 6.1 임상발현이 있는 치매의 일반적인 행동 · 정신 증상

행동분류	치매에 있어서 일반적인 임상 발현
우울증상	식욕상실, 체중감소, 쾌감상실, 과민, 초조, 정신운동초조 또는 지체, 자기비하 발언, 눈물이 많음, 기분에 따른 망상(더 심한 경우)[29, 55, 56]
무감동	사회적 위축, 무미건조하거나 제한된 감정표현, 동기부여하기 어려움, 정신운동 지체, 관심부족[27, 28, 57]
언어적 공격성	비명, 고함, 저주, 경멸적인 말, 욕설, 위협[32, 58, 59]
언어적 비공격성	지속적인 도움이나 관심 요청, 반복적인 부름, 불만, 횡설수설하는 말[32, 58, 59]
신체적 공격성	때리기, 발로 차기, 물기, 긁기, 붙잡기, 꼬집기, 침뱉기, 누르기, 밀기, 물건 던지기[32, 58, 59]
신체적 비공격성	서성거리기, 배회하기, 침입적 행동(다른 사람의 개인적 공간이나 방에 들어감), 도망치기, 찾기, 모으기/수집하기[58~61]
간호에 대한 저항	벗어나기, 돌려보내기, 간호회피, 간호거부, 물건잡기, 입 악물기[43, 62, 63]
탈억제	탈의, 부적절한/원하지 않는 언어적 또는 신체적인 성적 접근[2, 36]
수면양상 장애	불면증, 주-야 반전, 새벽 잠이 없음[44, 45]
망상	반대되는 증거에 불구하고 고정된 거짓믿음을 가짐, 편집증, 피해망상, 부정 망상, 사람들이 물건을 훔친다는 망상[64, 65]
환각	자극없는 감각경험; 시각적 망상과 청각적 망상이 치매에서 가장 흔함[64, 65]
착각	실제 자극에 대한 잘못된 지각/잘못된 해석; 예를 들어, 문을 두드리는 것을 총소리로 인지함[65]

약물학적 치료를 실시하기 전에 환자와 환자가 가지고 있는 질병에 대한 철저한 평가를 하는 것이다. 이러한 평가에는 병력(특히 약물 조정과 시스템에 대한 검토), 개인적 · 직업적 이력, 신체검진, 정신상태와 인지검사, 환자와 가족의 관리목표와 일치하는 치료 가능한 의학적 상태를 명확히 할 수 있는 모든 관련 임상검사나 진단연구를 포함해야 한다. 환자의 의식, 주의, 인지, 일상기능 그리고/또는 행동 수준의 갑작스러운 변화는 망상이나 합병증의 첫 징후인 경우가 많다.

과정의 세 번째 단계로서 평가척도는 행동증상뿐만 아니라 환자의 드러나지 않는 인지적, 기능적, 신체적 능력을 평가하는 표준화되고 정확한 방법을 제공한다. 이러한 기준 정보는 실행 가능성이 있는 적절한 비약물학적 중재를 찾는데 아주 중요하다. 예를 들어, 야간 배회와 불면증을 감소시키기 위한 신체활동 중재를 권하기 전에 환자의 남아있는 강점과 선호도, 능력에 부합하는 적절한 활동을 찾기 위해서는 환자의 드러나지 않은 신체적 · 인지적 능력을 알아야만 한다. 평가척도는 또한 증상을 모니터링하고 시간에 따른 비약물학적 중재의 효능을 추적하기 위해 사용될 수도 있다. 이상적으로는 평가척도/도구가 관리하기에 간단하고 치매환자에 대한 신뢰성과 타당성의 근거를 가지고 있어야 한다. 표 6.2는 정신측정학상으로 타당하고 치매환자에게 일반적으로 사용되는 도구를 요약한다.

행동증상에 대한 비약물학적 중재

Non-pharmacological Interventions for Behavioral Symptoms

특히 항정신병제와 같은 약물학적 중재와 관련된 유병률과 사망률 위험성에 대한 지식이 점점 더 늘어남에 따라 다수의 전문기관과 실행지침은 BPSD를 가진 치매환자에 대한 최우선 치료로서 비약물학적 중재의 사용을 지지하며[13, 74~76], 약물학적 중재가 필요할 때는 이와 함께 사용되어야 한다. 가능하다면 비약물학적 중재를 찾아 환자의 선호도, 알려진 동기부여 요소, 강점, 능력에 맞게 조정해야 한다[32].

BPSD에 대한 비약물학적 중재는 약물학적 대안보다 그 사용과 관련된 위험이 적은 것으로 알려져 있다[74~77]. BPSD에 대한 비약물학적 중재의 효능을 조사한 연구가 수백 개에 이르며, 이 중 많은 연구가 치매환자의 기분, 삶의 질, 기능적 능력, 수면, 인지, 행동증상의 개선과 같은 긍정적인 결과를 입증했다[74~78]. 이와 유사하게, 치매환자의 돌봄제공자들도 비약물학적 중재로부터 돌봄제공자의 부담 감소, 치매에 대한 지식과 효과적인 간호제공 전략의 증가를 포함하는 이점을 나타냈다[53, 54].

불행하게도 비약물학적 중재를 포함하는 많은 연구가 작은 표본크기, 단일집단 연구, 결과

표 6.2 치매환자의 인지, 행동, 그리고 기능적 능력을 진단하기 위한 평가척도

영역	도구	평가척도 설명
인지	간이정신상태검사 (MMSE)	지남력, 등록, 회상, 계산, 언어, 시공간 기술을 진단하는 30점 인지 선별검사 도구. 10분 소요. 폭넓게 사용되지만 상당한 천장/바닥 효과가 있으며 심각한 실어증 환자에 있어서 인지능력을 과소평가함[66]
	몬트리얼 인지진단 (MOCA)	시공간 기술/실행기능, 이름대기, 기억, 주의, 언어, 추상화, 회상, 지남력을 평가하는 30점 척도. 10~15분 소요[67]
	중증장애 평가척도 (SIRS)	중증 치매환자의 인지능력을 측정하는 11개 항목으로 구성된 22점 척도[68]
신체적/기능적	Tinetti 보행과 균형	10~15분 소요되는 보행과 균형 능력에 대한 관찰 수행 측정[69]
	Barthel 지수	일상생활활동에 대한 자가간호 능력을 측정하는 14개 항목으로 구성된 신체기능 측정. 수행측정으로 사용될 수 있거나 신뢰할만한 정보원의 구두보고와 함께 사용될 수 있다. Barthel 지수에서 총점 100점은 완전한 독립성을, 0점은 완전한 의존성을 나타낸다[70].
	기본신체능력척도	노인의 드러나지 않는 신체적 · 인지적 능력을 측정하도록 고안된 수행-기반 측정. 이 척도는 다양한 간호환경과 다양한 수준의 인지장애가 있는 노인에게 타당성과 신뢰성을 확보하였다[71, 72].
행동적/정신적	치매의 우울증에 대한 Cornell척도	치매환자의 우울증상을 진단하기 위해 고안된 19개 항목으로 구성된 설문조사[55]
	무감동 평가 목록	인지적, 행동적, 감정적 무감동뿐만 아니라 전반적인 무감동에 대한 진단을 제공하는 도구[57]
	Cohen-Mansfield 초조 목록	요양원에서 사용되도록 고안되었으며, 29개의 초조행동의 빈도를 측정하는 도구[58]
	신경정신병 목록(NPI)	망상, 환각, 불쾌감, 불안, 초조/공격, 다행증, 탈억제, 과민성/불안정성, 무감동, 일탈적인 운동활동을 포함하는 치매환자에서 일반적인 10가지 행동증상에 대한 빈도와 심각성을 평가한다. 연구에서 일반적으로 사용된다. 적용 시 시간이 많이 걸릴 수 있음[73].
	간호에 대한 저항 척도	간호활동 동안에 일어나는 공격적이고 저항적인 행동을 평가하기 위해 고안된 13개 항목으로 구성된 관찰, likert 척도[43]

측정에 있어서 맹검 부족, 측정의 어려움, 설명이 빈약하고 반복가능성이 부족할 수 있는 다중요인 중재, 장기적 효능과 지속가능성 자료 부족과 같은 심각한 방법론적 결함을 가지고 있다[76, 77]. 다중요인 중재도 많은 중재 중 어느 부분이 실제로 효과가 있었는지 결정하는 것을 어렵게 한다. 장기적인 간호 환경에서 수행되는 많은 행동훈련 연구는 그 기관의 외부 연구자에 의

해 수행되는 비약물학적 중재에 대한 효능실험이다[20]. 향후 연구는 그 시설의 훈련된 직원이 행동 중재자로서 기능하는 현실적인 환경에서 이러한 중재를 테스트하는데 중점을 두어야 한다. 그럼에도 불구하고, 이러한 연구들에 의해 확보된 지식은 현실세계의 환경에서 전파되고 실행될 수 있는 양질의 연구설계로 인해 향후 연구를 위한 기반이 된다.

치매환자를 위해 만들어진 보편적으로 수용되는 범주의 비약물학적 중재는 존재하지 않는다. 이 장에서는 비약물학적 중재가 다음과 같은 범주로 정리되었다: 감각 자극, 인지 자극과 훈련, 정서중심 중재, 신체적 활동과 운동, 행동교육과 훈련중재.

감각자극 Sensory Stimulation

감각자극은 치매환자를 의미 있고/있거나 즐거운 활동에 참여시키거나 그러한 방향으로 다시 집중시키거나 다시 이끌기 위해 고안된 활동으로 구성된다[79]. 감각자극 중 가장 일반적인 형태에는 아로마 치료법, 음악, 마사지와 터치, 동물보조 요법, 일대일 상호작용, 다감각 방으로 알려진 Snoezelen 방의 사용이 포함된다[76]. 치매가 있는 요양원 거주자를 대상으로 한 최근의 연구는 직접 간호 근로자들이 행동증상에 대처하기 위해 일대일 개인 상호작용과 음악을 가장 많이 사용한다는 것을 입증했다. 그러나 이러한 감각자극 기법 중 가장 효과가 있는 방법에는 손 마사지, 과거 일상생활 양상과 일치하는 활동(예: 수건 접기, 상 차리기), 일대일 개인 상호작용과 음악이 포함되었다[80].

특히 음악중재가 식사시간이나 간호제공 활동 동안에 행동증상을 감소시키는데 효과가 있었지만 일반적으로 음악활동을 하는 동안에만 이러한 이점이 있으며 감각 경험의 시간을 넘어서 확장되지 않는다[76, 81, 82]. 아로마 요법은 행동증상을 개선시키지 않는다는 연구 결과도 일부 있어서 이 요법의 효과는 일관되지 않는 것처럼 보인다[76, 83]. 동물보조 요법의 이용은 지난 5년간 치매 노인들을 상대로 증가했다. 그러나 그 효능이 일관적이지 않은 경우가 많고 연구설계의 엄격성이 부족한 연구가 많다[76, 84~87]. 동물보조 요법의 실행에서는 치매환자의 행동, 기분, 신체활동이 조금 개선되었다[84, 87]. Snoezelen 방의 사용은 기분 증상을 개선시키고 초조를 감소시킬 수 있다는 근거가 있긴 하지만 치매환자의 돌봄제공자가 이를 자주 활용하지 않으며 환자가 이러한 방법사용에 저항할 수 있다[76, 88, 89]. 감각자극 중재는 일반적으로 위험이 낮은 것으로 생각되는 반면, 모든 사람들이 이러한 활동에 긍정적으로 반응하지는 않으며 어떤 경우에는 과도한 자극이 발생하여 초조와 그 외 행동증상이 증가하는 결과를 초래했다[76].

인지자극과 훈련 Cognitive Stimulation and Training

인지자극과 훈련은 질병이나 외상에도 불구하고 성인의 뇌가 재생과 보상을 위한 일정 능력을 보유한다는 신경 가소성 이론으로부터 생겨났다[90]. 이러한 중재는 주로 미세한 인지손상이 있는 환자와 경도–중등도 치매환자에게 사용되었다[91]. 인지자극은 인지능력 개선을 목표로 하는 다양한 활동을 사용하는 반면, 인지훈련은 기억, 지남력, 주의, 언어, 실행기능과 같은 특정한 인지기능 영역을 개선시키기 위해 고안된 일련의 과제와 관련된 유도학습과 반복을 실시한다[90]. 인지자극과 훈련의 긍정적인 효과는 연습되고 반복연습되는 특정 활동에만 제한적인 개선을 보이며, 그 효과는 일반적으로 그다지 크지는 않다[90~93]. 일반적인 인지기능과 개인적 안녕과 관련된 장기적인 이점을 보인 연구가 있기는 하지만 이러한 연구 중 대부분의 연구는 방법론적인 문제를 가지고 있다[92, 93]. 일반적으로 인지자극과 훈련이 기분, 행동 또는 일상생활활동의 수행에 임상적으로 유의미한 개선을 나타낸다는 것을 뒷받침하는 근거는 거의 없다[90, 92, 93].

정서중심 중재 Emotion-Oriented Interventions

정서중심 중재는 공감, 안심, 기분전환 그리고/또는 긍정적인 감정을 이끌어내고 강조하는 유도된 상호작용의 사용을 통해서 환자의 감정적 요구에 대처하도록 고안된 기법과 전략으로 구성된다. 가장 흔한 세 가지 정서중심 중재에는 회상, 인정요법(validation therapy), 실체 시뮬레이션이 포함된다[76]. 회상요법은 과거의 사건, 경험, 타인과의 관계에 대한 토의를 독려한다. 회상은 양자간(dyad)이나 집단으로 할 수 있고 사진, 신문, 토의와 긍정적인 감정을 이끌어낼 수 있는 개인적인 물품과 같은 물건을 활용한다. 치매환자간의 회상과 인생회고를 포함하는 연구가 제한적이긴 하지만, 회상이 기분, 삶의 질, 안녕을 개선시킨다는 근거가 있다[76, 94~96]. 회상은 활동들이 개개인의 요구에 맞춰질 때, BPSD에 가장 효과적이다[97]. 공유된 일반적인 경험은 기분과 안녕에 긍정적인 효과를 미칠 가능성이 적다[96, 97].

인정요법은 환자의 정서와 이들이 지각하는 현실의 수용에 중점을 둔다. 인정요법은 현실방향과 반대이며 더 심한 인지장애를 가진 환자들에게 더 효과적이었다[76]. 인정요법은 엄격하게 실험되지 않았고 효능과 관련된 결과는 일관적이지 않다[76, 91]. 모의 존재요법(Simulated presence theraphy)은 개인적인 애착과 관계에 근거하며 일반적으로 치매환자와 가까운 친척과 친구의 녹음된 목소리나 비디오 촬영을 사용한다. 또한 인형과 박제된 동물도 아이들과 아끼는 애완동물을 보살피는 것에 대한 대용품으로 사용되었다. 모의 존재요법의 목표는 일반적으로 약물이나 치료에 대한 이행, 일상생활활동 수행, 간호에 대한 저항 및 다른 행동증상을 최소화하는 것이다[98]. 모의 존재요법과 관련된 연구는 드물며 그 연구설계가 빈약하고, 결과가 일관적이지 않다[76, 98, 99]. 모의 존재요법이 행동증상 관리에 효과적이라는 확실한 근거가 없으며 어떤 경우에는 일부 치매환자의 행동증상을 악화시켰다[76].

신체활동과 운동 Physical Activity and Exercise

운동과 신체활동 중재는 지역사회와 장기요양 환경에 거주하는 치매환자 사이에 폭넓게 연구되어 왔다[53, 100~104]. 치매환자에게 사용된 일반적인 신체활동과 운동에는 걷기, 춤, 저항 운동, 수영, 태극권, 요가가 포함된다. 또한 보다 중증인 인지장애가 있는/있거나 노쇠한 개인의 경우 보행을 통한 이동성 증가, 휠체어 자가추진, 의자운동, 춤, 신체적으로 활동적인 게임, 기능적 활동에의 적극적인 참여 또한 일반적으로 사용된다.

신체적 비활동성은 치매 노인환자에서 더 번번하고 초조한 행동과 더 관련이 있었다[105, 106]. 최적의 환자 신체활동 수준과 적극적인 기능활동 참여를 권장하는 것은 행동증상의 위험을 감소시키는 동시에 기능을 최대화시킨다[62, 107]. 심한 인지장애 환자에 있어서도 단서주기, 몸짓으로 표현하기, 판토마임, 양손을 번갈아 움직이는 간호가 두려움과 간호에 대한 저항을 감소시키고 기능적 독립성과 신체 활동성을 촉진하기도 한다[108]. 이러한 신체적, 기능적, 행동적 접근은 옷 입기[109], 목욕하기[63], 구강관리[62]와 같이 분리된 간호과제로 검증되어 왔던 반면, 모든 일상생활활동에 걸쳐 이러한 접근법을 통합하고, 기능을 개선하고 행동증상을 감소시키려는 목적으로 기능적, 행동적 결과를 실제로 측정하는 작업은 거의 이루어지지 않았다.

운동, 신체활동, 기능적 활동에서의 적극적 참여를 통해 치매환자의 행동증상 개선을 증명한 연구가 있었지만[53, 100, 102, 110, 111], 전반적으로는 연구결과가 일치하지 않는다. 신체적 기능, 기분, 수면 개선 및 돌봄제공자의 부담감 감소는 운동과 신체활동 중재의 수행에서 더 일반적으로 나타나는 긍정적 연구결과이다[76, 91, 100, 103, 106, 112].

행동교육과 훈련 중재 Behavioral Education and Training Interventions

행동교육과 훈련 중재에는 특정 행동에 대한 기능적 분석, 토큰 경제, 의사소통 훈련, 일상 확립, 행동수정, 개별화된 행동강화 전략과 같은 다양한 관리기법이 포함된다[76]. 대부분의 행동중재는 치매환자의 충족되지 않은 요구 또는 스트레스 요인을 확인하여 해결하거나, 환자의 행동에 대한 돌봄제공자의 반응을 조정함으로써 치매환자의 행동을 효과적으로 해석하도록 돌봄제공자들을 훈련시키는데 중점을 둔다[76, 77]. 행동교육과 훈련 중재는 폭넓게 연구되었으며 BPSD의 개선과 돌봄제공자의 스트레스 감소에 가능성을 보여준다[62, 76, 77, 91, 107, 113]. 포괄적인 목록은 아니지만, 표 6.3은 돌봄제공자와 치매환자의 상호작용을 최적화하는데 도움이 될 수 있는 돌봄제공자들을 위한 간단한 제안을 제공한다.

행동평가, 해석, 관리에 대한 돌봄제공자의 지식은 필수적이기는 하지만, 교육적 중재만으로는 BPSD를 개선시키기 힘들다[116]. 지식뿐만 아니라 돌봄제공자에 대한 동기부여, 코칭, 연습, 지원은 BPSD와 돌봄제공자의 스트레스를 감소시키기 위해 필요하다[63]. 또한 중재 제공은

표 6.3 행동증상을 최소화하는 돌봄제공자의 상호작용 전략[78, 114, 115]

돌봄제공자의 상호작용 전략	근거
지시를 할 때, 간단한 단어와 문구를 사용한다.	수용성 실어증의 영향을 최소화한다.
너무 많이 말하고자 하는 충동을 억제한다: 단서와 역할모델이 필요한 행동	수용성 실어증의 영향을 최소화하고 과도하게 자극하는 환경을 감소시킨다.
청력상실이 있는 환자에게는 낮은 음으로 이야기한다.	감각신경성 청력상실이 있는 환자는 고음보다 저음이 듣기에 더 수월하다.
인내심을 가지고 환자가 질문에 답할 수 있는 시간을 제공한다.	수용성 실어증과 반응지연의 영향을 최소화한다.
하고자 하는 간호업무를 시도하기 전에 환자가 즐거워하는 일에 대해서 이야기하도록 한다.	환경과 상호작용을 정상화시키는데 도움이 될 수 있는 친숙한 사물, 오래된 사진, 좋아하는 음악을 사용한다.
여러 명의 돌봄제공자가 동시에 참여하여 환자를 압도하는 것을 피한다.	너무 많은 돌봄제공자는 환경적 자극을 증가시키고 환자에게 위협적으로 인지될 수 있다.
추론하고 합리화하는 것을 피한다.	기억상실, 실행기능 결손, 인지적 결손에 대한 통찰력 감소는 현실지향 처리능력과 합리화 능력을 떨어뜨린다.
자신의 간호활동에 환자를 적극적으로 참여시킨다.	신체적 간호보조는 위협으로 인지되어 두려움, 맞섬도피 반응[41], 간호에 대한 저항, 그 외 행동증상을 초래하는 경우가 많다.

중재자의 지식과 기술에 아주 많이 의존한다.

비약물학적 중재 수행: 단계 접근
Implementing Non-Pharmacological Interventions: A Step Approach

1단계: 환경과 돌봄제공자 지원 네트워크에 대한 평가
Step 1: Assessment of the Environment and Caregiver Support Network

치매환자의 행동증상을 관리하기 위해 비약물학적 중재를 실행하기에 앞서, 환경과 돌봄제공자를 위한 잠재적인 지원들을 비판적으로 평가하는 것이 도움이 된다. 예를 들어, 산책과 운동을 위해 안전하게 야외에 접근할 수 있는가? 가정이나 입소기관 환경이 감각자극이나 회상활동을 위해 필요한 자원이나 물품을 가지고 있는가? 등의 질문을 할 수 있다. 또한 환자와 돌봄제공자 모두를 위한 지원의 잠재적 근원을 찾는 것이 중요하다. 예를 들어, 환자를 근처 성인 주간 프로그램에 참여하도록 하는 것은 환자에게 구조화된 활동과 기회를 제공하지만 돌봄제공자에게도 많이 필요로 하는 휴식을 제공한다. 장기요양시설에서는 직접 간호 근로자들에게 할당된 일을 완료하고 자신들의 간호실무에서 비약물학적 접근법을 통합시킬 수 있을 만큼 충분한 시간이 주어지는가? 장기요양시설의 운영은 치매 간호에 대한 비약물학적 접근법을 지원하는가? 등의 질문을 할 수 있다.

2단계: 비약물학적 중재를 지원하는 간호철학 확립

Step 2: Establishing a Philosophy of Care that Supports Non-pharmacological Interventions

치매환자의 행동증상을 최소화하기 위해 고안된 모든 중재의 성공은 새로운 기법과 전략을 배우는 돌봄제공자의 수용성과 이러한 새로운 기법을 일상적으로 사용하고자 하는 이들의 동기부여에 달려있다[117~121]. 비약물학적 중재를 실행하는데 있어서 첫 번째 단계는 돌봄제공자의 자기효능감(비약물학적 접근법을 실행할 수 있는 자기 자신의 능력에 대한 믿음)과 결과에 대한 기대(비약물학적 접근법의 이점에 대한 이들의 믿음)를 강화시키는 것이다[122]. 돌봄제공자들은 다양한 유형의 비약물학적 중재에 대한 교육을 필요로 할 것이며 이러한 중재들을 자신들의 환경과 상황에서 실행할 수 있는 전략들이 주어져야 한다. 돌봄제공자들은 환자의 BPSD와 삶의 질 개선, 돌봄제공자 부담감소, 손상위험의 감소, 돌봄제공자의 역할에 대한 가족과 직접 간호 근로자들의 만족감 증가와 같은 비약물학적 중재 수행의 잠재적 이점에 대해 배워야 한다.

3단계: 행동을 설명하고 드러나지 않는 인지 및 신체적/기능적 능력 평가

Step 3: Describe the Behavior and Assess Underlying Cognition and Physical/Functional Capabilities

적절한 행동치료 목표를 세우기 위해서는 치매환자의 기저능력, 강점, 개인 선호도를 결정하기 위한 포괄적인 평가가 이루어져야 한다. 인지, 기능, 행동의 평가 전략들은 이 장의 앞에서 논의되었고 측정도구는 표 6.2에 설명되어 있다. 합병증을 제거하고 적당한 비약물학적 관리계획을 선택하고 실행하기 위해서는 대상 행동에 대한 정확하고 상세한 설명은 필수적이다.

4단계: 개별화된 행동목표 설정 **Step 4: Set Individualized and Behavioral Goals**

비약물학적 중재는 개별화되어야 하며 인간 중심적이고 개인의 과거 인생경험과 친숙하고 일치하는 활동을 격려해야 한다. 장기기억과 일상적인 활동 및 행동양상은 치매의 말기 단계까지 유지된다. 환자의 이전 일상, 경험, 선호도를 아는 것은 환자가 개별화된 비약물학적 중재에 참여하도록 격려하기 위해 사용될 수 있다. 예를 들어, 항상 동물을 사랑하던 환자는 동물

보조요법에 긍정적으로 반응할 것이고, 전 스포츠 선수는 운동과 신체적 활동에 참여하는 것을 즐길 것이다. 친숙하고 편안한 경험을 제공하는 것과 함께, 새롭고 다른 활동이나 상호작용을 시도하는 것 또한 환자에게 이로울 수 있다. 예를 들어, 신체적 활동에 자주 참여하지 않았던 환자가 동년배들과 함께하는 활발한 운동집단을 즐길 수 있다. 또는 식료품 쇼핑을 즐기지 않던 배우자가 자신의 배우자와 함께 식료품을 사고 포장하는 것에서 즐거움을 느낄 수 있다.

5단계: 지속적인 멘토링과 모니터링 Step 5: Ongoing Mentoring and Monitoring

비약물학적 중재를 수행하는 것이 어려우며 모든 돌봄제공자들이 지속적인 지원과 격려를 필요로 한다는 것을 인식하는 것은 중요하다. 비약물학적 중재의 잠재적인 긍정적 이점을 믿는 것과 함께, 돌봄제공자들은 행동증상을 이해하고 비약물학적 중재를 수행할 수 있는 자신들의 능력에 대한 자신감을 갖기 시작해야 한다. 기술훈련과 교육이 도움이 되지만 비약물학적 전략을 활용하고자 하는 모든 시도에 대해 돌봄제공자들은 긍정적인 피드백을 받고 칭찬 받아 마땅하다.

결론 Conclusion

BPSD의 약물학적 관리와 관련된 잠재적 위험성으로 인해 비약물학적 중재가 치매환자에 대한 일차적 중재로 권고된다. 일부 비약물학적 중재와 관련하여 방법론적인 문제가 있기는 하지만 환자에게 미치는 위험성은 매우 적으며, 특히 행동교육과 훈련, 신체적 활동/운동의 효능에 대한 근거는 비약물학적 중재의 계속적인 사용을 정당화한다. 향후 연구는 더 큰 무작위 임상시험에 중점을 두어야 하며, 지역사회와 시설환경의 최전선에는 돌봄제공자 실제환경에서 수행될 때에는 이러한 중재의 효능을 검증하는데 중점을 두어야 한다.

References

1. Sadak TI, Katon J, Beck C, Cochrane BB, Borson S. Key neuropsychiatric symptoms in common dementias: prevalence and implications for caregivers, clinicians, and health systems. Res Gerontol Nurs. 2014;7(1):44–52.
2. Desai AK, Schwartz L, Grossberg GT. Behavioral disturbance in dementia. Curr Psychiatry Rep. 2012;14(4):298–309.
3. Schneider LS, Dagerman KS, Insel P. Risk of death with atypical antipsychotic drug treatment for dementia: meta-analysis of randomized placebo-controlled trials. JAMA. 2005;294(15):1934–43.
4. Huybrechts KF, Gerhard T, Crystal S, Olfson M, Avorn J, Levin R, et al. Differential risk of death in older residents in nursing homes prescribed specific antipsychotic drugs: population based cohort study. BMJ. 2012;344, e977.
5. Schneider LS, Tariot PN, Dagerman KS, Davis SM, Hsiao JK, Ismail MS, et al. Effectiveness of atypical antipsychotic drugs in patients with Alzheimer's disease. N Engl J Med. 2006;355(15):1525–38.
6. Kales HC, Kim HM, Zivin K, Valenstein M, Seyfried LS, Chiang C, et al. Risk of mortality among individual antipsychotics in patients with dementia. Am J Psychiatry. 2012;169(1):71–9.
7. Sterke CS, van Beeck EF, van der Velde N, Ziere G, Petrovic M, Looman CWN, et al. New insights: dose–response relationship between psychotropic drugs and falls: a study in nursing home residents with dementia. J Clin Pharmacol. 2012;52(6): 947–55.
8. Galik E, Resnick B. Psychotropic medication use and association with physical and psychosocial outcomes in nursing home residents. J Psychiatr Ment Health Nurs. 2012;15.
9. Tolson D, Rolland Y, Andrieu S, Aquino J-P, Beard J, Benetos A, et al. International Association of Gerontology and Geriatrics: a global agenda for clinical research and quality of care in nursing homes. J Am Med Dir Assoc. 2011;12(3):184–9.
10. Alzheimer's Association Expert Advisory Workgroup on NAPA. Workgroup on NAPA's scientific agenda for a national initiative on Alzheimer's disease. Alzheimers Dement. 2012;8(4):357–71.
11. Mitka M. CMS seeks to reduce antipsychotic use in nursing home residents with dementia. JAMA. 2012;308(2):119–21.
12. Rabins P, Blacker D, Rovner B, Rummans T, Schneider L, Tariot P, et al. Treatment of patients with Alzheimer's disease and other dementias [Internet]. American Psychiatric Association; 2007 [cited 2014 Sep 7]. Available from: http://psychiatryonline.org/content.aspx?bookid=28&sectionid=1679489
13. Lyketsos CG, Colenda C, Beck C, Blank K, Doriaswamy M, Kalunian D, et al. Principles of care for patients with dementia resulting from Alzheimer disease [Internet]. American Association of Geriatric Psychiatry; 2006 [cited 2014 Sep 7]. Available from: http://www.aagponline.org/index.php?src=news&submenu=Tools_Resources&srctype=detail&category=Position%20Statement&refno=35
14. Centers for Medicare and Medicaid Services. Partnership to improve dementia care in nursing homes: antipsychotic drug use in nursing homes trend update [Internet]. 2014. Available from: https://www.ascp.com/sites/default/files/National%20Partnership%20to%20Improve%20Dementia%20Care%20-%20Updated%20Trends.pdf
15. Lemay CA, Mazor KM, Field TS, Donovan J, Kanaan A, Briesacher BA, et al. Knowledge of and perceived need for evidence-based education about antipsychotic medications among nursing home leadership and staff. J Am Med Dir Assoc. 2013;14(12):895–900.
16. Cohen-Mansfield J, Jensen B, Resnick B, Norris M. Knowledge of and attitudes toward nonpharmacological interventions for treatment of behavior symptoms associated with dementia: a comparison of physicians, psychologists, and nurse practitioners. Gerontologist. 2012;52(1):34–45.
17. Morgan DG, Cammer A, Stewart NJ, Crossley M, D'Arcy C, Forbes DA, et al. Nursing aide reports of combative behavior by residents with dementia: results from a detailed prospective incident diary. J Am Med Dir Assoc. 2012;13(3):220–7.
18. Etters L, Goodall D, Harrison BE. Caregiver burden among dementia patient caregivers: a review of the literature. J Am Acad Nurse Pract. 2008;20(8):423–8.
19. Kolanowski A, Fick D, Frazer C, Penrod J. It's about time: use of nonpharmacological interventions in the nursing home. J Nurs Scholarsh. 2010;42(2): 214–22.
20. Seitz DP, Brisbin S, Herrmann N, Rapoport MJ, Wilson K, Gill SS, et al. Efficacy and feasibility of nonpharmacological interventions for neuropsychiatric symptoms of dementia in long term care: a systematic review. J Am Med Dir Assoc. 2012;13(6): 503–6.e2.
21. Alzheimer's Association. Alzheimer's disease facts and figures. Alzheimer's Association: Chicago, IL; 2014.
22. Fauth EB, Gibbons A. Which behavioral and psychological symptoms of dementia are the most problematic? Variability by prevalence, intensity, distress ratings, and associations with caregiver depressive symptoms. Int J Geriatr Psychiatry. 2014;29(3): 263–71.
23. Moorhouse P, Rockwood K. Vascular cognitive impairment: current concepts and clinical developments. Lancet Neurol. 2008;7(3):246–55.
24. Connolly B, Fox SH. Treatment of cognitive, psychiatric, and affective disorders associated with Parkinson's disease. Neurotherapeutics. 2014;11(1): 78–91.

25. Borroni B, Agosti C, Padovani A. Behavioral and psychological symptoms in dementia with Lewy-bodies (DLB): frequency and relationship with disease severity and motor impairment. Arch Gerontol Geriatr. 2008;46(1):101–6.
26. Onyike CU, Sheppard J-ME, Tschanz JT, Norton MC, Green RC, Steinberg M, et al. Epidemiology of apathy in older adults: the Cache County Study. Am J Geriatr Psychiatry. 2007;15(5):365–75.
27. Ishizaki J, Mimura M. Dysthymia and apathy: diagnosis and treatment. Depress Res Treat. 2011;2011:893905.
28. Mortby ME, Maercker A, Forstmeier S. Apathy: a separate syndrome from depression in dementia? A critical review. Aging Clin Exp Res. 2012;24(4):305–16.
29. Tagariello P, Girardi P, Amore M. Depression and apathy in dementia: same syndrome or different constructs? A critical review. Arch Gerontol Geriatr. 2009;49(2):246–9.
30. Politis AM, Vozzella S, Mayer LS, Onyike CU, Baker AS, Lyketsos CG. A randomized, controlled, clinical trial of activity therapy for apathy in patients with dementia residing in long-term care. Int J Geriatr Psychiatry. 2004;19(11):1087–94.
31. Steinberg M, Shao H, Zandi P, Lyketsos CG, Welsh-Bohmer KA, Norton MC, et al. Point and 5-year period prevalence of neuropsychiatric symptoms in dementia: the Cache County Study. Int J Geriatr Psychiatry. 2008;23(2):170–7.
32. Howard R, Ballard C, O'Brien J, Burns A. Guidelines for the management of agitation in dementia. Int J Geriatr Psychiatry. 2001;16(7):714–7.
33. Voyer P, Verreault R, Azizah GM, Desrosiers J, Champoux N, Bédard A. Prevalence of physical and verbal aggressive behaviours and associated factors among older adults in long-term care facilities. BMC Geriatr. 2005;5:13.
34. Schreiner AS. Aggressive behaviors among demented nursing home residents in Japan. Int J Geriatr Psychiatry. 2001;16(2):209–15.
35. Volicer L, Van der Steen JT, Frijters DHM. Modifiable factors related to abusive behaviors in nursing home residents with dementia. J Am Med Dir Assoc. 2009;10(9):617–22.
36. Bidzan L, Bidzan M, Pąchalska M. Aggressive and impulsive behavior in Alzheimer's disease and progression of dementia. Med Sci Monit. 2012;18(3):CR182–9.
37. Cohen-Mansfield J, Thein K, Marx MS, Dakheel-Ali M, Murad H, Freedman LS. The relationships of environment and personal characteristics to agitated behaviors in nursing home residents with dementia. J Clin Psychiatry. 2012;73(3):392–9.
38. Tak S, Sweeney MH, Alterman T, Baron S, Calvert GM. Workplace assaults on nursing assistants in US nursing homes: a multilevel analysis. Am J Public Health. 2010;100(10):1938–45.
39. Menne HL, Bass DM, Johnson JD, Primetica B, Kearney KR, Bollin S, et al. Statewide implementation of "reducing disability in Alzheimer's disease": impact on family caregiver outcomes. J Gerontol Soc Work. 2014;57(6–7):626–39.
40. Kong E-H. Agitation in dementia: concept clarification. J Adv Nurs. 2005;52(5):526–36.
41. Maren S. Building and burying fear memories in the brain. Neuroscientist. 2005;11(1):89–99.
42. Volicer L, Bass EA, Luther SL. Agitation and resistiveness to care are two separate behavioral syndromes of dementia. J Am Med Dir Assoc. 2007;8(8):527–32.
43. Mahoney EK, Hurley AC, Volicer L, Bell M, Gianotis P, Hartshorn M, et al. Development and testing of the Resistiveness to Care Scale. Res Nurs Health. 1999;22(1):27–38.
44. García-Alberca JM, Lara JP, Cruz B, Garrido V, Gris E, Barbancho MÁ. Sleep disturbances in Alzheimer's disease are associated with neuropsychiatric symptoms and antidementia treatment. J Nerv Ment Dis. 2013;201(3):251–7.
45. Kim S-S, Oh KM, Richards K. Sleep disturbance, nocturnal agitation behaviors, and medical comorbidity in older adults with dementia: relationship to reported caregiver burden. Res Gerontol Nurs. 2014;27:1–9.
46. Stern Y, Tang MX, Albert MS, Brandt J, Jacobs DM, Bell K, et al. Predicting time to nursing home care and death in individuals with Alzheimer disease. JAMA. 1997;277(10):806–12.
47. Lyketsos CG, Steinberg M, Tschanz JT, Norton MC, Steffens DC, Breitner JC. Mental and behavioral disturbances in dementia: findings from the Cache County Study on Memory in Aging. Am J Psychiatry. 2000;157(5):708–14.
48. Steele C, Rovner B, Chase GA, Folstein M. Psychiatric symptoms and nursing home placement of patients with Alzheimer's disease. Am J Psychiatry. 1990;147(8):1049–51.
49. Mohamed S, Rosenheck R, Lyketsos CG, Schneider LS. Caregiver burden in Alzheimer disease: cross-sectional and longitudinal patient correlates. Am J Geriatr Psychiatry. 2010;18(10):917–27.
50. Matsumoto N, Ikeda M, Fukuhara R, Shinagawa S, Ishikawa T, Mori T, et al. Caregiver burden associated with behavioral and psychological symptoms of dementia in elderly people in the local community. Dement Geriatr Cogn Disord. 2007;23(4):219–24.
51. McKenzie G, Teri L, Pike K, LaFazia D, van Leynseele J. Reactions of assisted living staff to behavioral and psychological symptoms of dementia. Geriatr Nurs. 2012;33(2):96–104.
52. Lekan-Rutledge D, Palmer MH, Belyea M. In their own words: nursing assistants' perceptions of barriers to implementation of prompted voiding in long-term care. Gerontologist. 1998;38(3):370–8.

53. Teri L, Gibbons LE, McCurry SM, Logsdon RG, Buchner DM, Barlow WE, et al. Exercise plus behavioral management in patients with Alzheimer disease: a randomized controlled trial. JAMA. 2003;290(15):2015–22.
54. Teri L, Huda P, Gibbons L, Young H, van Leynseele J. STAR: a dementia-specific training program for staff in assisted living residences. Gerontologist. 2005;45(5):686–93.
55. Alexopoulos GS, Abrams RC, Young RC, Shamoian CA. Cornell scale for depression in dementia. Biol Psychiatry. 1988;23(3):271–84.
56. Kørner A, Lauritzen L, Abelskov K, Gulmann N, Marie Brodersen A, Wedervang-Jensen T, et al. The Geriatric Depression Scale and the Cornell Scale for depression in dementia. A validity. Nord J Psychiatry. 2006;60(5):360–4.
57. Marin RS, Biedrzycki RC, Firinciogullari S. Reliability and validity of the Apathy Evaluation Scale. Psychiatry Res. 1991;38(2):143–62.
58. Cohen-Mansfield J. Conceptualization of agitation: results based on the Cohen-Mansfield Agitation Inventory and the Agitation Behavior Mapping Instrument. Int Psychogeriatr. 1996;8:309–15.
59. Cohen-Mansfield J, Marx M, Rosenthal A. A description of agitation in a nursing home. J Gerontol. 1989;44:M77–84.
60. Algase DL, Antonakos C, Yao L, Beattie ERA, Hong G-RS, Beel-Bates CA. Are wandering and physically nonaggressive agitation equivalent? Am J Geriatr Psychiatry. 2008;16(4):293–9.
61. King-Kallimanis B, Schonfeld L, Molinari VA, Algase D, Brown LM, Kearns WD, et al. Longitudinal investigation of wandering behavior in Department of Veterans Affairs nursing home care units. Int J Geriatr Psychiatry. 2010;25(2):166–74.
62. Jablonski RA, Kolanowski A, Therrien B, Mahoney EK, Kassab C, Leslie DL. Reducing care-resistant behaviors during oral hygiene in persons with dementia. BMC Oral Health. 2011;11:30.
63. Mahoney EK, Trudeau SA, Penyack SE, MacLeod CE. Challenges to intervention implementation: lessons learned in the Bathing Persons with Alzheimer's Disease at Home study. Nurs Res. 2006;55(2 Suppl):S10–6.
64. Seitz DP, Adunuri N, Gill SS, Gruneir A, Herrmann N, Rochon P. Antidepressants for agitation and psychosis in dementia. Cochrane Database Syst Rev. 2011;(2):CD008191.
65. Wang LY, Borisovskaya A, Maxwell AL, Pascualy M. Common psychiatric problems in cognitively impaired older patients: causes and management. Clin Geriatr Med. 2014;30(3):443–67.
66. Folstein MF, Folstein SE, McHugh PR. Mini-mental state" A practical method for grading the cognitive state of patients for the clinician. J Psychiatr Res. 1975;12(3):189–98.
67. Nasreddine ZS, Phillips NA, Bédirian V, Charbonneau S, Whitehead V, Collin I, et al. The Montreal Cognitive Assessment, MoCA: a brief screening tool for mild cognitive impairment. J Am Geriatr Soc. 2005;53(4):695–9.
68. Rabins P, Steele C. A scale to measure impairment in severe dementia and similar conditions. Am J Geriatr Psychiatry. 1996;4(3):247–51.
69. Tinetti ME. Performance-oriented assessment of mobility problems in elderly patients. J Am Geriatr Soc. 1986;34(2):119–26.
70. Mahoney FI, Barthel DW. Functional evaluation: the Barthel Index. Md State Med J. 1965;14:61–5.
71. Resnick B, Boltz M, Galik E, Wells C. Physical capability scale: psychometric testing. Clin Nurs Res. 2013;22(1):7–29.
72. Resnick B, Galik E, Boltz M. Basic physical capability scale: psychometric testing with cognitively impaired older adults. Am J Alzheimers Dis Other Demen. 2014;29(4):326–32.
73. Cummings JL, Mega M, Gray K, Rosenberg-Thompson S, Carusi DA, Gornbein J. The Neuropsychiatric Inventory: comprehensive assessment of psychopathology in dementia. Neurology. 1994;44(12):2308–14.
74. Kong E-H, Evans LK, Guevara JP. Nonpharmacological intervention for agitation in dementia: a systematic review and meta-analysis. Aging Ment Health. 2009;13(4):512–20.
75. Nazir A, Unroe K, Tegeler M, Khan B, Azar J, Boustani M. Systematic review of interdisciplinary interventions in nursing homes. J Am Med Dir Assoc. 2013;14(7):471–8.
76. O'Neil MEME, Freeman MM, Christensen VV, Telerant RR, Addleman AA, Kansagara DD. A systematic evidence review of non-pharmacological interventions for behavioral symptoms of dementia. Washington, DC: Department of Veterans Affairs; 2011.
77. Ayalon L, Gum AM, Feliciano L, Areán PA. Effectiveness of nonpharmacological interventions for the management of neuropsychiatric symptoms in patients with dementia: a systematic review. Arch Intern Med. 2006;166(20):2182–8.
78. Eggenberger E, Heimerl K, Bennett MI. Communication skills training in dementia care: a systematic review of effectiveness, training content, and didactic methods in different care settings. Int Psychogeriatr. 2012;2:1–14.
79. Cruz J, Marques A, Barbosa A, Figueiredo D, Sousa LX. Making sense(s) in dementia: a multisensory and motor-based group activity program. Am J Alzheimers Dis Other Demen. 2013;28(2):137–46.
80. Cohen-Mansfield J, Marx MS, Dakheel-Ali M, Thein K. The use and utility of specific nonpharmacological interventions for behavioral symptoms in dementia: an exploratory study. Am J Geriatr Psychiatry. 2014;26.
81. Ho S-Y, Lai H-L, Jeng S-Y, Tang C-W, Sung H-C, Chen P-W. The effects of researcher-composed music at mealtime on agitation in nursing home resi-

dents with dementia. Arch Psychiatr Nurs. 2011;25(6):e49–55.
82. Hammar LM, Emami A, Götell E, Engström G. The impact of caregivers' singing on expressions of emotion and resistance during morning care situations in persons with dementia: an intervention in dementia care. J Clin Nurs. 2011;20(7–8):969–78.
83. Gray SG, Clair AA. Influence of aromatherapy on medication administration to residential-care residents with dementia and behavioral challenges. Am J Alzheimers Dis Other Demen. 2002;17(3): 169–74.
84. Friedmann E, Galik E, Thomas SA, Hall PS, Chung SY, McCune S. Evaluation of a pet-assisted living intervention for improving functional status in assisted living residents with mild to moderate cognitive impairment: a pilot study. Am J Alzheimers Dis Other Demen. 2014;11.
85. Majić T, Gutzmann H, Heinz A, Lang UE, Rapp MA. Animal-assisted therapy and agitation and depression in nursing home residents with dementia: a matched case–control trial. Am J Geriatr Psychiatry. 2013;21(11):1052–9.
86. Nordgren L, Engström G. Effects of dog-assisted intervention on behavioural and psychological symptoms of dementia. Nurs Older People. 2014; 26(3):31–8.
87. Edwards NE, Beck AM, Lim E. Influence of aquariums on resident behavior and staff satisfaction in dementia units. West J Nurs Res. 2014;17.
88. Maseda A, Sánchez A, Marante MP, González-Abraldes I, Buján A, Millán-Calenti JC. Effects of multisensory stimulation on a sample of institutionalized elderly people with dementia diagnosis: a controlled longitudinal trial. Am J Alzheimers Dis Other Demen. 2014;29(5):463–73.
89. Anderson K, Bird M, Macpherson S, McDonough V, Davis T. Findings from a pilot investigation of the effectiveness of a snoezelen room in residential care: should we be engaging with our residents more? Geriatr Nurs. 2011;32(3):166–77.
90. Spector A, Orrell M, Hall L. Systematic review of neuropsychological outcomes in dementia from cognition-based psychological interventions. Dement Geriatr Cogn Disord. 2012;34(3–4): 244–55.
91. Olazarán J, Reisberg B, Clare L, Cruz I, Peña-Casanova J, Del Ser T, et al. Nonpharmacological therapies in Alzheimer's disease: a systematic review of efficacy. Dement Geriatr Cogn Disord. 2010;30(2):161–78.
92. Aguirre E, Woods RT, Spector A, Orrell M. Cognitive stimulation for dementia: a systematic review of the evidence of effectiveness from randomised controlled trials. Ageing Res Rev. 2013;12(1):253–62.
93. Woods B, Aguirre E, Spector AE, Orrell M. Cognitive stimulation to improve cognitive functioning in people with dementia. Cochrane Database Syst Rev. 2012;(2):CD005562.
94. Blake M. Group reminiscence therapy for adults with dementia: a review. Br J Community Nurs. 2013;18(5):228–33.
95. Serrani Azcurra DJL. A reminiscence program intervention to improve the quality of life of long-term care residents with Alzheimer's disease: a randomized controlled trial. Rev Bras Psiquiatr. 2012;34(4):422–33.
96. Van Bogaert P, Van Grinsven R, Tolson D, Wouters K, Engelborghs S, Van der Mussele S. Effects of SolCos model-based individual reminiscence on older adults with mild to moderate dementia due to Alzheimer disease: a pilot study. J Am Med Dir Assoc. 2013;14(7):528.e9–13.
97. Subramaniam P, Woods B. The impact of individual reminiscence therapy for people with dementia: systematic review. Expert Rev Neurother. 2012;12(5): 545–55.
98. Zetteler J. Effectiveness of simulated presence therapy for individuals with dementia: a systematic review and meta-analysis. Aging Ment Health. 2008;12(6):779–85.
99. O'Connor CM, Smith R, Nott MT, Lorang C, Mathews RM. Using video simulated presence to reduce resistance to care and increase participation of adults with dementia. Am J Alzheimers Dis Other Demen. 2011;26(4):317–25.
100. Thuné-Boyle ICV, Iliffe S, Cerga-Pashoja A, Lowery D, Warner J. The effect of exercise on behavioral and psychological symptoms of dementia: towards a research agenda. Int Psychogeriatr. 2012;24(7): 1046–57.
101. McCurry SM, Pike KC, Vitiello MV, Logsdon RG, Larson EB, Teri L. Increasing walking and bright light exposure to improve sleep in community-dwelling persons with Alzheimer's disease: results of a randomized, controlled trial. J Am Geriatr Soc. 2011;59(8):1393–402.
102. Neville C, Henwood T, Beattie E, Fielding E. Exploring the effect of aquatic exercise on behaviour and psychological well-being in people with moderate to severe dementia: a pilot study of the Watermemories Swimming Club. Australas J Ageing. 2014;33(2):124–7.
103. Forbes D, Thiessen EJ, Blake CM, Forbes SC, Forbes S. Exercise programs for people with dementia. Cochrane Database Syst Rev. 2013;(12): CD006489.
104. Guzmán-García A, Hughes JC, James IA, Rochester L. Dancing as a psychosocial intervention in care homes: a systematic review of the literature. Int J Geriatr Psychiatry. 2013;28(9):914–24.
105. Scherder EJA, Bogen T, Eggermont LHP, Hamers JPH, Swaab DF. The more physical inactivity, the more agitation in dementia. Int Psychogeriatr. 2010;22(8):1203–8.
106. Christofoletti G, Oliani MM, Bucken-Gobbi LT, Gobbi S, Beinotti F, Stella F. Physical activity atten-

uates neuropsychiatric disturbances and caregiver burden in patients with dementia. Clinics (Sao Paulo). 2011;66(4):613–8.
107. Beck CK, Vogelpohl TS, Rasin JH, Uriri JT, O'Sullivan P, Walls R, et al. Effects of behavioral interventions on disruptive behavior and affect in demented nursing home residents. Nurs Res. 2002;51(4):219–28.
108. Chalmers JM. Behavior management and communication strategies for dental professionals when caring for patients with dementia. Spec Care Dentist. 2000;20(4):147–54.
109. Beck C, Heacock P, Mercer SO, Walls RC, Rapp CG, Vogelpohl TS. Improving dressing behavior in cognitively impaired nursing home residents. Nurs Res. 1997;46(3):126–32.
110. Rolland Y, Pillard F, Klapouszczak A, Reynish E, Thomas D, Andrieu S, et al. Exercise program for nursing home residents with Alzheimer's disease: a 1-year randomized, controlled trial. J Am Geriatr Soc. 2007;55(2):158–65.
111. Galik EM, Resnick B, Gruber-Baldini A, Nahm E-S, Pearson K, Pretzer-Aboff I. Pilot testing of the restorative care intervention for the cognitively impaired. J Am Med Dir Assoc. 2008;9(7):516–22.
112. Galik E, Resnick B, Hammersla M, Brightwater J. Optimizing function and physical activity among nursing home residents with dementia: testing the impact of function focused care. Gerontologist. 2014;54(6):930–43.
113. Cohen-Mansfield J, Thein K, Marx MS, Dakheel-Ali M, Freedman L. Efficacy of nonpharmacologic interventions for agitation in advanced dementia: a randomized, placebo-controlled trial. J Clin Psychiatry. 2012;73(9):1255–61.
114. Burgio LD, Allen-Burge R, Roth DL, Bourgeois MS, Dijkstra K, Gerstle J, et al. Come talk with me: improving communication between nursing assistants and nursing home residents during care routines. Gerontologist. 2001;41(4):449–60.
115. Frank EM. Effect of Alzheimer's disease on communication function. J S C Med Assoc. 1994; 90(9):417–23.
116. Davison TE, McCabe MP, Visser S, Hudgson C, Buchanan G, George K. Controlled trial of dementia training with a peer support group for aged care staff. Int J Geriatr Psychiatry. 2007;22(9):868–73.
117. Norton M, Allen R, Lynn Snow A, Michael Hardin J, Burgio L. Predictors of need-driven behaviors in nursing home residents with dementia and associated certified nursing assistant burden. Aging Ment Health. 2010;14(3):303–9.
118. Rogers JC, Holm MB, Burgio LD, Hsu C, Hardin JM, McDowell BJ. Excess disability during morning care in nursing home residents with dementia. Int Psychogeriatr. 2000;12(2):267–82.
119. Resnick B, Galik E, Gruber-Baldini A, Zimmerman S. Perceptions and performance of function and physical activity in assisted living communities. J Am Med Dir Assoc. 2010;11(6):406–14.
120. Resnick B, Petzer-Aboff I, Galik E, Russ K, Cayo J, Simpson M, et al. Barriers and benefits to implementing a restorative care intervention in nursing homes. J Am Med Dir Assoc. 2008;9(2):102–8.
121. Resnick B, Simpson M, Galik E, Bercovitz A, Gruber-Baldini A, Zimmerman S, et al. Making a difference: nursing assistants' perspectives of restorative care nursing. Rehabil Nurs. 2006;31(2):78–86.
122. Bandura A. Self-efficacy: the exercise of control. New York: WH Freeman Company; 1997.

CHAPTER

7

일차 진료의사와 기억간호 전문가의 경험과 관점

Experiences and Perspective of the Primary Care Physician and Memory Care Specialist

Catherine A. Alder, Michael A. LaMantia, Mary Guerriero Austrom, and Malaz A. Boustani

모든 형태의 치매는 복잡하고 관리하기 어렵다. 대부분의 환자들은 점진적인 인지감소와 기능감소 둘다 경험하지만 감소의 속도와 증상의 범위는 사람마다 다양하기 때문에 발견, 진단, 질환관리를 어렵게 만든다[1].

지난 30년간 개발되고 검증된 간호모델은 치매의 인식, 진단, 관리에 상당한 근거기반(evidence base)을 제공한다[2]. 그러나 적시(timely) 발견의 필요성[3, 4]과 최상의 간호실무 모델의 요소를[2]에 대한 광범위한 동의에도 불구하고, 현재의 보건의료시스템은 간호 제공의 모든 단계에서 부족하다. 증상이 인지되지 못하는 경우가 흔하고, 진단이 늦게 이루어지거나 아예 놓쳐버리고, 간호관리가 이상적이지 못한 경우도 자주 있다[3, 5, 6, 8]. 시기 적절한 확인과 효과적인 중재 모두를 방해하는 다양한 장애요인 때문에 현재의 실무 환경은 효과적인 치매 간호 프로그램의 필수요소를 간단하게 수용할 수 없다. 이러한 장애요인을 조사하는 것은 근거기반 치매간호를 완전히 이해하고 지원하도록 실무환경을 재설계하는 첫 단계이다.

대부분의 치매환자들이 일차 간호에서 발견되지만, 일차 진료의사와 기억간호 전문가 둘다 치매 간호 전달 시스템에서 중요한 역할을 한다. 이 두 전문직 종사자들의 어려움과 관점을 이해하는 것은 환자 및 이들의 비공식적인 돌봄제공자의 경험과 건강결과를 개선하는 열쇠이다.

미국은 급속도로 증가하는 노인인구를 간호할 노인병학 훈련을 받은 보건의료 제공 인력의 심각한 부족에 직면하고 있다[9]. 따라서 대부분의 치매환자들은 많은 경우에는 치매사례의 2/3가 인식되지 못한채로 일차 진료환경에서 계속 간호를 받을 것이다[3, 10]. 치매가 인식될 때 조차도, 대부분의 환자와 돌봄제공자들은 차선의(sub-optimal) 간호를 받는다[6]. 이러한 저조한 결과는 보건의료전달시스템에서 다양한 결핍과 제약의 결과인데, 이는 모두 치매의 적시 발견과 진단, 양질의 간호 제공을 방해한다.

이 장의 목적은 두 가지이다. (1) 일차 진료와 전문적 간호 모두에서 치매를 인식하고, 진단하고 치료하는데 있어서 어려움을 조사하고, (2) 이러한 장애요인에 대한 우리 지역의 반응에 대한 검토를 제공하는 것이다.

일차 진료에서 장애요인 Barriers in Primary Care

양질의 치매 간호에는 적시 발견과 진단, 뒤이은 효과적인 간호관리가 포함된다. 다양한 요인들이 일차 진료의사의 진단 및 간호관리 실무에 영향을 미치는데 여기에는 환자와 돌봄제공자의 증상 보고 실패, 의사훈련과 평가도구의 결함, 시간과 자원 부족, 환자와의 의사소통과 의사의 우선순위 사항에 부정적으로 영향을 미칠 수 있는 의사의 태도와 가치를 포함하고 있다[5, 11, 12].

환자와 돌봄제공자의 증상보고 실패
Failure of Patient and Caregiver to Report Symptoms

치매 진단은 환자와 가족이 의사에게 보고한 징후와 증상에 대한 평가로 시작된다. 특히 질병 초기단계에 있는 치매 증상은 감지하기 힘들고 간헐적인 경우가 많아서 인지하기가 매우 어렵다[13]. 어떤 환자들은 자신들의 증상을 의사와 상의하고 자신의 인지장애 관리에 대한 도움을 받기 위해 보건의료제공자를 만나고 싶어하는 반면[7], 어떤 환자들은 치매라는 꼬리표가 붙는 낙인과 이러한 꼬리표가 자신들의 독립성, 보험 이용 능력, 가족과 친구관계에 어떠한 영향을 미칠지에 대한 걱정 때문에 자신들의 증상을 숨기거나 최소화한다[14]. 또한, 아직도 어떤 환자들은 증상이 없거나 자신의 인지증상을 인식하지 못하거나, 혹은 이러한 인지증상을 노화의 정상적인 결과라고 잘못 해석하기도 한다[5]. 돌봄제공자들도 환자의 인지증상을 감지하지 못하거나 이러한 증상의 중요성을 인식하지 못할 수 있다. 또는 잠재적으로 치매진단의 부정적인 결과로부터 환자를 보호하기 위한 노력으로 증상을 보고하지 않는 것을 선택할 수도 있다[5]. 마지막으로 환자와 돌봄제공자는 치료나 질병개선 약물의 부재로 인해 어떠한 것도 도움이 될 수 없다고 믿기 때문에 침묵하는 것을 선택하는 경우도 흔히 있다[5]. 그 결과, 많은 경우에 의사는 일상적인 일차진료 방문 동안 환자와의 상호작용을 기반으로 인지장애의 증상을 발견하고 평가하는데 부담이 있다.

의사훈련과 진단도구의 부족 Deficits in Physician Training and Diagnostic Tools

불행히도, 많은 일차 진료의사들은 특히 질병과정의 초기에 치매를 발견하고 진단하도록 준비하기에 자신들의 훈련이 불충분했다고 생각한다[5]. 이들은 인지증상을 인식하는데 어려움이 있으며, 증상이 발견되었을 때조차도 이러한 증상의 중요성을 이해하지 못하는 경우가 자주 있다[5]. 특히, 의사들은 어떠한 인지적 변화가 '정상적인' 노화이고 어떠한 변화가 치매의 가능성을 암시하는지에 대한 기본적인 지식이 부족하다. 정상적인 노화와 치매를 구분할 수 있는 의사들도 있지만 이들은 치매의 하위 유형과 치매의 가역적 원인(reversible cause)에 대한 지식이 부족하다[5]. 또한 의사들은 포괄적이고 임상적으로 실용적인 평가도구에 대한 접근성이 부족하다는 우려를 표명한다[5]. 돌봄제공자의 보고를 통해 치매증상을 모니터링하도록 고안된 도구가 많이 있긴 하지만, 대부분은 임상적 환경에서 사용하기에 시간이 너무 많이 소요된다[15]. 일부 도구들은 신속하게 적용될 수 있지만 제한된 범위의 증상만을 평가한다[15]. 게다가 임상적 평가도구의 접근성에 영향을 미치는 또 다른 요인은 바로 비용이다. 범위가 제한적인 도구들은 일차 진료환경에서 도움이 될 수 있긴 하지만 이러한 도구들은 저작권 소유자들이 부과하는 사용료(licensing fee)로 인해 실질적으로 이용 가능하지 않을 수 있다.

훈련과 자원의 이러한 결핍으로 인해 일차 진료의사들은 잘못된 진단에 의한 부정적인 결과를 걱정한다. 많은 의사들은 조기 진단하는 것을 피하고 질병이 진전되어서 진단이 더 확실해질 때까지 "기다려보자 식의 접근법"을 선택한다[5]. 마지막으로 증상을 발견하고 치매를 진단할 수 있는 자신의 능력에 대한 자신감이 결여되었음에도 불구하고, 많은 일차 진료의사들은 진단이 이루어지고 난 뒤 치매환자와 돌봄제공자들의 요구들을 관리할 수 있는 자신의 능력에 대한 자신감이 훨씬 더 낮은 것으로 나타났다.

동반이환 Co-Morbidities

대부분의 노인들은 2개 이상의 만성질환으로 고통받고 있다. 그 결과, 우울증, 고혈압, 당뇨병, 시각장애, 청각장애, 심혈관 질환을 치매와 함께 앓는 경우가 흔하다[16]. 이러한 다른 건강상태의 수와 심각성에 따라 환자의 인지장애 증상이 인식될 때조차도 가장 우선시되지 않을 수 있다. 일차 진료의사들은 자신들의 시간과 주의를 이러한 다른 질병에 집중하는 경우가 많아 인지장애는 치료대상 목록의 맨 끝으로 이동한다[11]. 이러한 접근은 치매의 중요성과 그로 인한 결과를 인식하지 못하게 할 뿐만 아니라, 치매가 환자의 다른 의학적 상태에 미치는 영향을 이해하지 못하게 한다. 인지장애는 다른 질환에 대한 관리를 복잡하게 한다. 왜냐하면 증상을 정확하게 보고하고, 처방된 약의 복용법을 지키고, 간호계획에 따르는 환자의 능력을 방해하기 때문이다. 따라서 치매를 고려하지 않는 것은 환자의 건강에 심각한 결과를 초래할 수 있다.

시간 Time

시간 부족은 진단을 놓치고 간호의 질을 떨어뜨리게 하는 또 다른 장애요인이다. 만성질환이 더욱 만연해짐에 따라 이러한 질병을 가진 환자들을 간호하는데 필요한 시간이 현저하게 증가했다. 국가실무지침이 이러한 질병의 포괄적인 관리를 위한 권장사항을 제공하지만, 이러한 지침에 의해서 권장되는 모든 보건의료 서비스를 전달하기에 당일의 시간은 충분하지 않다[17]. 가장 유병률이 높은 10가지 만성질환을 단독으로 관리하는데 요구되는 시간은 모든 임상적 서비스를 전달하기 위해 일차 진료의사들이 사용할 수 있는 시간보다 훨씬 더 많다[17]. 의사가 자신의 모든 환자들에게 양질의 의료를 전달하기 위해 애쓰고 있지만, 한 환자에게 쓸 수 있는 시간은 제한적이다. 일반적인 일차 진료 예약은 15분이다. 이러한 시간적 제약을 고려해 봤을 때, 치매의 증상을 인식하지 못하고 지나치는 것은 당연하다. 그러나 의사가 인지에 문제가 있을 수 있다고 의심할 때조차도 시간적 제약이 그것에 대한 심층조사를 막는 심각한 장애요인으로 남는다[11]. 평가도구는 그것을 적용할 시간을 필요로 하며, 이는 곧 다른 의학적 상태를 다루는데 이용 가능한 시간이 줄어드는 것을 의미한다[11]. 마지막으로, 시간제약은 진단 후의 효과적인 간호관리에도 계속해서 문제가 된다. 치매 간호는 복잡하고, 많은 주의를 기울여야 하며, 시간이 많이 소모된다. 행동문제와 기분문제는 치매에서 흔하게 나타나며 이와 관련된 돌봄제공자들의 심리사회적 요구는 효과적인 간호계획을 성립하기 위해 포괄적이고 상세한 논의를 필요로 한다. 일반적인 15분의 진료예약은 이러한 중요한 대화를 수용할 수 없다[18].

치매 선별검사 지지에 대한 근거 부족
Lack of Evidence to Support Dementia Screening

조기 발견과 진단을 개선하기 위해 다양한 범주의 의사와 연구자, 이를 옹호하는 사람들은 일차 진료에서의 정기적인 선별검사를 권고해 왔다[19]. 2011년에 메디케어-메디케이드 서비스 센터는 인지장애 발견을 포함하는 (비록 선별검사가 명시적으로 권장되지는 않지만) '매년 건강 방문(Annual Wellness Visit)'이라고 불리는 새로운 혜택을 수혜자들에게 제공함으로써 이러한 선별검사에 대한 이슈가 주목을 끌게 되었다[3]. 그러나 조기발견에 대한 독려에도 불구하고, 의사와 정책입안자들 모두 치매 선별검사의 이점에 대해 확신하지 못하고 있으며 대부분 잠재적 피해에 대해 우려하고 있다. 2003년과 2014년에 미국 예방서비스특별위원회(USPSTF)는 일차 진료에서의 치매 선별검사의 득과 실에 대한 근거를 재검토하여 "현재 근거로는 인지장애에 대한 선별검사의 득과 실의 균형을 평가하기에 불충분"하며 "해로운 점에 대한 더 많은 연구가 요구된다"는 결론을 내렸다[8]. 더 나아가 미국 예방서비스특별위원회는 선별검사 결과, 양성(positive)인 환자에 대한 효과적인 중재 제공의 필요성을 인정하면서 "환자와 가족의 변화하는 요구를 해결하는 새로운 중재연구와 경증–중등도 치매에 대한 장기적인 임상과정에 확실하게 영향을 미치는 중재가 절실하게 필요하다"라는 결론을 내렸다[8]. 현재 근거기반이 공식적인 치매 선별검사를 지지하지 않음을 감안하면, 증상인식은 조기 진단에 여전히 중요하다.

의사의 태도와 가치 Physician Attitudes and Values

의사의 태도와 가치는 또한 인식되지 않은 증상과 놓친 진단, 차선의 간호에 중요한 역할을 한다[5, 11]. 불행히도 치매와 관련된 훈련과 경험의 결핍은 의사가 환자 및 가족과 의사소통하는 것에 지침이 되는 신념과 원칙을 형성하고 간호의 우선순위를 결정하는 것에 영향을 미친다.

일부 의사들은 자신의 인지에 대한 염려를 표현할 만큼 충분히 인식이 있는 환자는 상태가 "건강염려증이 있는 사람"(단순히 걱정이 많은 환자 중 한 명이라고)이라고 생각하는 반면, 가족의 걱정은 문제를 나타낼 가능성이 훨씬 더 많다고 생각한다[11]. 이러한 의사들은 환자가 표현하는 근심은 최소화하고 가족에 의해 제기되는 문제를 더 적극적으로 찾는 경향이 있다[11]. 그러나 현실은 단순히 정상적인 노화의 징후를 경험하고 있는 인지장애 환자도 있고, 실제로 치매의 가장 초기 증상을 알아차린 환자도 있다는 것이다. 의사가 환자의 우려를 경시하면, 환자들은 무시를 당한 느낌을 받거나 모든 것이 괜찮다는 거짓된 확신을 가지게 된다.

효과적인 중재의 부족과/또는 이러한 중재에 대한 접근성의 부족은 조기 발견과 진단의 필요성에 대한 일차 간호제공자의 태도에 영향을 미칠 수도 있다[5, 11]. 현재 치매의 과정이나 예후를 바꾸기 위해 사용 가능한 치료법은 없다[20]. 심리사회적 중재가 행동증상에 도움이 되고 환자와 돌봄제공자의 삶의 질을 향상시킨다는 것이 입증되기는 했지만, 이러한 중재들은 폭넓게 이용 가능하지 않다. 시간 부족과 학제간 팀의 부족은 일차 간호실무환경의 주된 구조조정 없이 이러한 근거기반 중재를 제공하는 것을 불가능하게 만든다[18, 21]. 게다가 자원이 부족한 지역사회 내의 많은 제공자의 실무는 치매환자와 그들의 돌봄제공자를 도울 필요가 있다. 심지어 이러한 자원이 이용 가능할 때조차도, 의사들은 이를 제공하는 기관에 대한 정보가 없거나 연계가 부족한 경우가 많다[18, 21]. 이러한 복합적인 문제를 가진 환자들에게 교육과 서비스를 제공할 수 있는 지역사회 기반 기관에의 접근 없이는 의사들은 자신들이 제공할 수 있는 것이 거의 없다고 생각한다. 모든 점에서 미루어 볼 때, 이러한 요인들은 일차 진료의사들로 하여금 조기 발견과 진단의 가치에 대한 의문을 가지게 할 뿐만 아니라 특히, 질병의 초기단계에서 진단이 이롭기보다는 더 해로울 수 있다는 믿음을 가지게 할 수 있다[5, 11]. 그 결과 의사들은 환자가 이미 몇 가지 인지장애의 증거를 나타낼 때조차도 진단을 미룰 수 있다[5, 11].

법적 요건 Legal Requirements

일차 보건의료시스템 관련 장애요인과 함께 더 폭넓은 사회적 관심을 목표로 하는 법적 요건 또한 치매 간호에 영향을 미친다. 치매는 안전운전에도 심각한 위험을 초래한다. 사실상 모든 주가 잠재적으로 운전할 능력이 없는 사람을 구별해 내는 것과 관련된 정책을 확립했지만 대부분의 주는 의사의 *자발적인* 보고를 제공한다[22]. 그러나 몇몇 주에서는 의사가 자신의 치매환자를 그 주의 차량관리부에 보고하도록 의무화하고 있다[22]. 비록 대중의 안전을 보호하기 위해 의무적인 보고가 고안되었지만 이것이 반드시 치매환자가 운전하지 못하도록 막는데 효과적인 것은 아니다[22]. 치매환자는 자신의 장애에 대한 통찰력이 거의 없거나 아예 없을 수 있고 면허상실이 가져오는 결과를 이해하지 못할 수 있다[22]. 가족이 나서서 환자가 운전하지 못하게 할 수 없거나 막으려는 의지가 없다면, 환자는 계속 운전을 할 것이고 보험상실로 인해 공공의 안전에 더욱 큰 위험을 끼치게 될 수 있다. 게다가, 의무 보고는 의사-환자 관계의 비밀유지에 큰 영향을 미친다[22]. 인지증상에 대한 의학적 도움을 구하려던 환자가 자신의 독립성을 잃어버릴 것을 두려워하여 이를 단념하게 될 수 있다. 도움을 구한 후 보고가 된 환자는 배신감을 느끼고 의사와의 관계를 끝낼 수 있다. 결국, 이러한 환자와 가족들은 이 파괴적인 질병을 관리하기 위해 필요한 도움을 받지 않은 채로 있게 된다.

앞에서 설명한 일차 진료의사가 직면하는 양질의 치매 간호를 방해하는 다양한 장애요인들을 고려하면, 현재 일차 진료 시스템 내에서 이러한 환자에 대한 관리가 최상이지 못한 것은 당연하다. 그러나 일차 진료는 단지 이야기의 절반일 뿐이다. 전문의 또한 치매 간호에서 중요한 역할을 하며, 이러한 환자와 돌봄제공자에게 효과적인 간호를 제공함에 있어서 그들만의 고유한 어려움에 직면하고 있다.

전문간호에서의 장애요인 Barriers in Specialty Care

기억간호 전문가가 일차 진료 시스템에서 치매의 부담을 경감시키는 것을 도울 수 있는 반면, 전문가들은 효과적인 치매 관리에 대한 이들만의 장애요인들에 직면한다. 다양한 요인들은 환자와 돌봄제공자에게 양질의 관리를 제공하는 전문가의 능력을 방해한다.

기억간호 전문가의 부족 Shortage of Memory Care Specialists

전문가의 기본적인 제약은 이용 가능한 전문가의 수가 제한되어 있다는 것이다. 이러한 부족은 환자가 평가를 받기 위해 대기해야 하는 시간이 점점 더 길어짐을 의미한다. 노인병에 대한 훈련을 받은 의사의 수가 간호를 필요로 하는 노인환자의 수를 감당하기에 충분하지 않다. 노인인구가 급속도로 증가하는 반면에, 노인전문의사의 수가 계속해서 감소함에 따라 이러한 부족은 더욱 커지고 있다[23]. 게다가, 노인병에 전문적인 간호사, 사회복지사, 약사의 수도 부족해지고 있다[23~25]. 신경전문의와 정신전문의 특히, 노인 정신전문의의 공급도 부족해서 기억간호 서비스와 행동간호 서비스에 대한 접근성을 더욱 제한하고 있다[18]. 이러한 결과로, 많은 일차 진료 의사들은 자신들의 준비가 부족하다는 것을 느끼면서도 이러한 환자들을 혼자서 관리해야 한다는 의무감을 느낀다[18].

전문가들을 이용 가능할 때조차도, 일차 진료 의사들은 자신의 환자가 의뢰(referral)로 인해 이득을 거의 받을 수 없다고 판단한다면 환자가 상담을 받도록 의뢰하는 것을 꺼려할 수 있다. 잠재적인 이점은 환자의 의뢰를 수용하는 의지, 환자의 사회적 지원, 전문가가 제공하는 서비스의 범위, 일차 진료 내에서 환자를 계속해서 관리하기 위한 시스템 인센티브와 같은 많은 요인에 달려있다.

환자의 수용 Patient's Acceptance

환자가 가는 것을 거부한다면, 의뢰하는 것이 아무런 이득이 없다는 것은 분명하다. 일차 진료 의사의 도움을 구하는 것을 방해한 것과 동일한 걱정 때문에 환자가 전문가를 보기를 거부할 수 있다. 즉, 치매라는 딱지가 붙는 낙인과 이러한 낙인이 자신들의 독립성에 미칠 영향, 보험에의 접근성, 가족과 친구와의 관계 등을 걱정할 수 있다[14]. 그러나 환자가 의뢰에 동의한다 할지라도, 많은 요인들은 전문상담의 가치를 제한할 수 있다.

사회적 지원의 부족 Lack of Social Support

인지장애 환자는 병력이나 현재의 상태에 대한 정보 제공에 있어 신뢰할 수 있는 정보원이 아닐 것이기 때문에, 전문의는 진단과 관련된 정보를 제공할 지식을 가진 신뢰할만한 돌봄제공자의 존재에 의존해야 한다. 환자에게 그러한 돌봄제공자가 없다면, 전문가는 진단을 하기 위해서 필요한 환자의 이력에 대한 충분한 정보가 없을 수 있다. 진단이 명확할 때조차도, 인지장애 환자는 진단을 이해하는데 어려움을 겪고/겪거나 간호계획을 완전히 따를 수 없을 가능성이 있다. 이러한 경우에 의뢰의 가치는 불확실해진다.

전문간호에서 후속 서비스 부족 Lack of Follow-Up Services in Specialty Care

현재 보건의료전달 시스템에서 전문의의 기능과 초점 모두는 일차 진료 의사와 비교할 때, 중요한 차이가 있다. 일차 진료의사는 환자 건강의 모든 측면을 고려하는 포괄적인 간호를 제공할 의무가 있는 반면, 전문의는 한 가지 양상이나 한 가지 문제에 집중한다. 환자가 어떠한 문제로 전문의에게 의뢰될 때, 전문가는 그 문제를 평가하고 진단할 의무가 있다. 일단 진단이 내려지면, 전문가는 둘 중 하나를 할 것이다. 전문가는 환자와 일차 진료의사에게 권고사항을 전달하면서 이러한 권고가 환자의 포괄적인 간호계획에 통합되어 일차 보건의료시스템 내에서 관리될 것이라고 예상한다. 그렇지 않다면, 전문가가 계속해서 간호계획을 실행하고 모니터링하기 위해 환자를 추적하고 시간이 지남에 따라 필요한 계획을 수정할 것이다. 그러나 모든 기억간호 전문가들이 지속적인 간호를 제공할 능력을 가진 것은 아니며 진단만으로는 치매환자에게 거의 도움이 되지 않거나 아무런 이점이 없을 수 있다. 일부 일차 진료의사는 전문가의 권고사항 중 실행 가능한 권고가 부족한 것에 당혹스러움을 나타낸다. 실행할 수 있는 해결책을 제공하지 않고 문제에 주의를 기울이는 것은 의뢰하는 의사나 환자에게 아무런 도움이 되지 않는다. 게다가 제한된 시간과 자원을 고려할 때 일차 진료의사가 현재의 일차 보건의료 환경에서 치매환자와 돌봄제공자의 요구를 충족시킬 가능성은 거의 없다.

용량-기반 인센티브 Volume-Based Incentives

기억간호 전문가가 지속적인 간호관리에 대한 책임을 질 수 있을 때조차도 일차 진료의사는 의뢰하지 않기로 결정할 수 있다. 많은 일차 진료 시스템에서 의사들은 진료소에서 진찰한 환자의 수에 근거해서 보상을 받는다. 이러한 유형의 보상 구조는 일차 진료의사가 일차 진료 환경에서 치매를 관리하는 것을 장려한다. 그러나 용량-기반 시스템은 진료하는 환자의 복잡성을 고려하지 못하는 경우가 많다. 이러한 경우 사실 의사들은 환자를 돌보는 데 시간소모가 많기 때문에 자신의 치매환자를 의뢰하고자 하는 동기부여가 될 수 있다.

일반적인 기억간호 전문가들은 일차 진료의사가 경험하는 시간적 제약에 직면하지 않긴 하지만, 의사소통과 간호조정을 위한 자원부족과 시스템 기능장애와 같은 효과적인 간호관리를 막는 다른 장애요인들이 있다.

자원부족 Lack of Resources

지난 20년간 개발된 근거기반 모델들은 환자의 증상과 이와 관련된 돌봄제공자의 스트레스에 대한 장기적인 관리를 제공하기 위해 다학제적 팀을 이용한다[2]. 그러나 대부분의 기억간호 전문가들은 다학제적 인력에 대한 접근성을 가지고 있지 않다. 임상팀이 지원을 제공하고 있는 경우에도, 이들이 효과적인 치매 간호를 제공하기 위해 필요한 전문적인 지식과 경험이 부족한 경우가 많다. 또한 많은 일차 진료 의사들과 마찬가지로, 많은 전문가들은 이러한 복잡한 환자의 간호를 지원하기 위해 요구되는 자원이 부족한 지역사회에서 진료를 한다.

의사소통과 간호연계의 부족 Lack of Communication and Care Coordination

기억간호 전문가의 유효성을 방해하는 또 다른 요인은 치매환자를 돌보는 모든 제공자들 간의 연계 부족이다. 보건의료시스템에서 분절된 간호가 흔하기는 하지만, 치매환자에게 특히 위험한 이유는 앞에서 논의되었듯이 인지장애가 환자 건강의 모든 측면에 영향을 미치기 때문이다. 따라서 효과적이기 위해서는 기억간호 제공자가 환자의 포괄적인 간호계획의 좀 더 폭넓은 맥락 내에서 운영해야 한다. 가족 돌봄제공자를 포함한 모든 제공자간의 의사소통과 협력은 환자의 의료적 요구뿐만 아니라 환자의 인지적 한계와 이러한 한계를 다루는 사회적 지원을 모두 고려하는 실행 가능한 간호계획을 개발하는데 중요하다.

보상체계 Reimbursement System

마지막으로, 보건의료전달시스템에서 좀 더 광범위한 시스템상의 문제는 일차 진료와 전문간호 환경 모두에서 치매 간호의 질을 방해할 수도 있다. 현재의 의료보상체계는 치매의 적절한 관리를 촉진할 수 있는 인센티브를 제공하지 않는다. 현 시스템은 비용을 감소시키는 혁신적인 간호모델을 권장하기보다는 용량 기반 활동을 장려한다[26, 27]. 급성기 간호이용건은 비용을 지불하는 사람에게는 비싼 반면, 일반적으로 제공자에게는 수입을 나타낸다. 또한 보상원칙은 치매환자와 돌봄제공자의 복잡한 간호요구를 고려하지 못한다. 그 결과, 근거기반 모델에서 필요한 것으로 생각되는 많은 서비스는 메디케어의 청구 가능한 서비스의 기준을 충족하지 못한다(표 7.1)[27].

일차 진료 의사와 기억간호 전문가 모두의 관점에서 효과적인 치매 간호를 방해하는 다양한 장애요인에 대해서는 이미 설명했다. 전반적인 상황이 다소 실망스럽긴 하지만, 이러한 장애요인을 이해하는 것은 치매 간호의 효과적인 모델의 필수 구성요소를 수용하고 지원하는 실무환경을 재설계하는데 중요한 첫 번째 단계이다.

해결책 Solutions

지난 몇 십 년 동안 과학자들은 치매환자와 돌봄제공자들의 요구를 해결하기 위하여 몇 가지 새롭고 혁신적인 모델을 개발해왔다[2]. 임상시험은 건강결과와 간호의 질을 개선하는데 있어서 이러한 모델의 효과성을 증명했다[28]. 이러한 모델은 치매에 대한 근거기반 중재를 수용하도록 일차 진료환경을 수정하기 위한 청사진을 제공한다[10]. 또한 이러한 모델은 간호의 전달을 진료실을 넘어서 환자와 돌봄제공자의 가정과 지역사회로까지 확대한다[10]. 마지막으로 이 모델은 다학제 팀에 의해 전달되고, 다양한 제공자, 기관, 환경을 통해 조정되는 인간중심(per-

표 7.1 치매의 발견, 진단, 양질의 간호를 방해하는 장애요인

환자나 돌봄제공자가 인지증상을 보고하지 않음
의사훈련 부족
임상적으로 실용적이고 포괄적인 평가도구의 부족
동반이환 질병
시간 부족
치매 선별검사를 지원할 근거 부족
의사의 태도와 가치
치매환자를 차량관리부에 의무적으로 보고하는 것
기억간호 전문가의 부족
환자나 돌봄제공자를 위한 사회적 지원 부족
전문간호에서의 후속 서비스 부족
잘못된 보상 인센티브
지역사회 자원 부족
제공자 간의 의사소통 결핍
간호연계의 부족

son-centered)의 협력관리를 강조한다.

이러한 모델에 대한 검토를 통해 다음과 같은 치매 간호에서의 최상의 실무를 위한 일반적인 권장사항과 지침을 제시한다[2]:

- 충분한 진단평가를 실시한다(가역적 원인과 잠재적인 기여요인에 대한 평가를 포함).
- 진단, 예후, 이용 가능한 치료 선택권(options)에 대해 환자와 가족을 교육시킨다(간호 목표에 대한 논의를 포함).
- 환자의 증상과 이와 관련된 돌봄제공자의 스트레스를 주기적으로 평가하고 추적한다.
- 인지를 강화시키는 약물을 고려하고 처방약물과 비처방 약물의 인지 부작용을 계속해서 평가한다.
- 우울증, 정신병, 행동장애, 안전문제를 확인하고 다룬다.
- 동반질환으로부터 장애를 확인하고 치료한다.
- 환자와 돌봄제공자 모두의 신체적 · 정신적 부담을 감소시키는 것을 목표로 하는 인간중심의 비약물학적 중재(간호연계, 자가관리 기술훈련, 물리적 환경의 수정, 지역사회 자원으

로의 의뢰를 포함)를 설계하고 제공한다.

- 모든 제공자가 이용할 수 있는 도구를 이용해서 확인된 결과를 측정하고 추적하며, 이러한 결과와 변화하는 간호목표에 대응하여 필요에 따라 중재를 수정한다.
- 질병의 말기/후기 단계, 완화 간호, 호스피스 간호를 포함한 질병의 전 과정에서 학제간 팀을 활용한다.

그러나 이러한 구성요소가 결과를 향상시키는데 효과적이었다는 근거에도 불구하고, 앞서 설명했듯이 현재의 보건의료전달시스템에서의 장애요인들 때문에, 이러한 모델이 폭넓게 채택되지 않았다. 이러한 연구모델을 실제 임상 프로그램으로 변환하려면, 다학제 팀의 통합, 가장 현실적으로 가능한 것으로서 새로운 지불/보상 시스템 포함하여 실무환경을 폭넓게 재구조화할 필요가 있을 것이다. 이러한 모델을 확장하려면, 기존 임상환경의 한계를 넘어서 간호를 제공하기 위해 훈련된 혁신적인 새로운 인력 개발이 요구될 것이다. 이러한 인력은 임상전문가의 부족에 의해 제한될 수 없으며 그 대신, 간호제공에 필요한 핵심 자질과 기술을 보유하고 양질의 치매 간호에 대한 최상의 실무로 훈련을 받은 준전문가(paraprofessionals)와 비전문가를 포함해야 한다.

2050년까지 치매 노인인구가 3배로 증가할 것으로 예상되는 가운데, 혁신적인 보건의료 서비스 전달과 지불 모델을 개발하고 검증해서 실행하는 것이 시급하다.

References

1. Grand JH, Caspar S, Macdonald SW. Clinical features and multidisciplinary approaches to dementia care. J Multidiscip Healthc. 2011;4:125–47. doi:10.2147/jmdh.s17773.
2. Callahan CM, Sachs GA, Lamantia MA, Unroe KT, Arling G, Boustani MA. Redesigning systems of care for older adults with Alzheimer's disease. Health Aff (Millwood). 2014;33(4):626–32. doi:10.1377/hlthaff.2013.1260.
3. Cordell CB, Borson S, Boustani M, Chodosh J, Reuben D, Verghese J, et al. Alzheimer's Association recommendations for operationalizing the detection of cognitive impairment during the Medicare Annual Wellness Visit in a primary care setting. Alzheimers Dement. 2013;9(2):141–50. http://dx.doi.org/10.1016/j.jalz.2012.09.011.
4. Institute of Medicine Committee on Quality of Health Care in, A. Crossing the quality chasm: a new health system for the 21st century. Washington, DC: National Academies Press; 2001. Copyright 2001 by the National Academy of Sciences. All rights reserved.
5. Bradford A, Kunik ME, Schulz P, Williams SP, Singh H. Missed and delayed diagnosis of dementia in primary care: prevalence and contributing factors. Alzheimer Dis Assoc Disord. 2009;23(4):306–14. doi:10.1097/WAD.0b013e3181a6bebc.
6. Chodosh J, Mittman BS, Connor KI, Vassar SD, Lee ML, DeMonte RW, et al. Caring for patients with dementia: how good is the quality of care? Results from three health systems. J Am Geriatr Soc. 2007; 55(8):1260–8.doi:10.1111/j.1532-5415.2007.01249.x.
7. Chodosh J, Sultzer DL, Lee ML, Hahn TJ, Reuben DB, Yano EM, et al. Memory impairment among primary care veterans. Aging Ment Health. 2007; 11(4):444–50. doi:10.1080/13607860601086272.
8. Moyer VA. Screening for cognitive impairment in older adults: U.S. preventive services task force recommendation statement. Ann Intern Med. 2014;160(11):791–7. doi:10.7326/m14-0496.
9. Cottingham AH, Alder C, Austrom MG, Johnson CS, Boustani MA, Litzelman DK. New workforce development in Dementia care: screening for "caring": preliminary data. J Am Geriatr Soc. 2014;62(7):1364–8. doi:10.1111/jgs.12886.

- Consider cognition enhancing drugs and continuously assess for cognitive side effects of prescription and non-prescription medications.
- Identify and address depression, psychoses, behavioral disturbances and safety concerns.
- Identify and treat disability from comorbid conditions.
- Design and deliver person-centered non-pharmacological interventions (including care coordination, self-management skills training, modification of physical environment, and referral to community resources) aimed at reducing the physical and psychological burden of both the patient and the caregiver.
- Measure and track identified outcomes using tools available to all providers and modify the intervention as necessary in response to these outcomes and changing goals of care.
- Utilize interdisciplinary care across the course of the disease including end/late stage disease and palliative care and hospice care.

But despite the evidence that these components have been effective in improving outcomes, these models have not been widely adopted because of the barriers in the current system of health care delivery described above. The translation of these research models into real world clinical programs will require broad restructuring of the practice environment including integration of multi-disciplinary teams and, most likely, a new payment/reimbursement system. Bringing these models to scale will require development of an innovative new work force trained to deliver care beyond the limits of the traditional clinic setting. This work force cannot

Acknowledgments The project described was supported by Grant Number 1C1CMS331000-01-00 from the Department of Health and Human Services, Centers for Medicare & Medicaid Services. The contents of this publication are solely the responsibility of the authors and do not necessarily represent the official views of the US Department of Health and Human Services or any of its agencies. MG Austrom is also supported in part by the Indiana Alzheimer's Disease Center funded by NIA P30AG10133.

References

1. Grand JH, Caspar S, Macdonald SW. Clinical features and multidisciplinary approaches to dementia care. J

Multidiscip Healthc. 2011;4:125–47. doi:10.2147/jmdh.s17773.
2. Callahan CM, Sachs GA, Lamantia MA, Unroe KT, Arling G, Boustani MA. Redesigning systems of care for older adults with Alzheimer's disease. Health Aff (Millwood). 2014;33(4):626–32. doi:10.1377/hlthaff.2013.1260.
3. Cordell CB, Borson S, Boustani M, Chodosh J, Reuben D, Verghese J, et al. Alzheimer's Association recommendations for operationalizing the detection of cognitive impairment during the Medicare Annual Wellness Visit in a primary care setting. Alzheimers Dement. 2013;9(2):141–50. http://dx.doi.org/10.1016/j.jalz.2012.09.011.
4. Institute of Medicine Committee on Quality of Health Care in, A. Crossing the quality chasm: a new health system for the 21st century. Washington, DC: National Academies Press; 2001. Copyright 2001 by the National Academy of Sciences. All rights reserved.
5. Bradford A, Kunik ME, Schulz P, Williams SP, Singh H. Missed and delayed diagnosis of dementia in primary care: prevalence and contributing factors. Alzheimer Dis Assoc Disord. 2009;23(4):306–14. doi:10.1097/WAD.0b013e3181a6bebc.
6. Chodosh J, Mittman BS, Connor KI, Vassar SD, Lee ML, DeMonte RW, et al. Caring for patients with dementia: how good is the quality of care? Results from three health systems. J Am Geriatr Soc. 2007; 55(8):1260–8.doi:10.1111/j.1532-5415.2007.01249.x.
7. Chodosh J, Sultzer DL, Lee ML, Hahn TJ, Reuben DB, Yano EM, et al. Memory impairment among primary care veterans. Aging Ment Health. 2007; 11(4):444–50. doi:10.1080/13607860601086272.
8. Moyer VA. Screening for cognitive impairment in older adults: U.S. preventive services task force recommendation statement. Ann Intern Med. 2014;160(11):791–7. doi:10.7326/m14-0496.
9. Cottingham AH, Alder C, Austrom MG, Johnson CS, Boustani MA, Litzelman DK. New workforce development in Dementia care: screening for "caring": preliminary data. J Am Geriatr Soc. 2014;62(7):1364–8. doi:10.1111/jgs.12886.

CHAPTER

8

지역사회 이동성과 치매: 보건의료 전문가의 역할

Community Mobility and Dementia: The Role for Health Care Professionals

Nina M. Silverstein, Anne E. Dickerson, and Elin Schold Davis

서론 Introduction

대부분의 사람들은 어딘가에 갈 필요가 있거나 가고자 할 때, 자신들의 지역사회를 어떻게 돌아다닐지에 대해 생각하지 않는다. 우리는 자가용의 편리함과 그것이 제공하는 즉흥성이 일 년 내내 이용 가능하다는 것에 익숙하다. 예를 들어, 구체적인 여러 목적지를 생각하고 있을 때 우리가 의도하는 경로에서 즉흥적으로 목적지를 추가하거나 빼기 위해 많은 노력을 기울인다던지 그로 인한 영향에 대해 걱정을 하는 경우가 거의 없다. 그러나 누군가가 인지장애로 인해 운전하기에 "안전하지 않다"고 확인되는 경우에는 운전면허증이라는 특권이 주는 이동의 자유가 위험에 처하게 된다. 환자와 그 가족들은 치매 환자와 함께 살 때 경험하는 모든 상실 중에서 운전중단으로 인해 자유와 독립성을 상실한 운전자에 대해 비참하고 비극적이며 고립적인 것으로 묘사하고, "차라리 암에 걸렸다는 말을 듣는 게 낫겠다"라는 말까지 하게 된다. 미국 치매환자 중 약 60~70%가 지역사회에서 산다[1]. 그리고 치매환자 중 약 40% 정도가 진단 이후에도 계속해서 운전을 한다[2]. 문제는 단순히 치매환자가 운전을 해야 한다거나 하지 말아야 한다는 것이 아니라 질병의 진행과 함께 운전기술이 예측한대로 악화될 경우, '언제' 운전중단을 시행해야 하는지에 있다[3]. Hunt 외 다수[4]는 10년 동안 행방불명된 치매 운전자에 관한 207개의 언론보도에 관해 보고했는데, 70명의 운전자가 발견되지 않았으며 32명의 운전자는 사망한 채로 발견되었고 살아서 발견된 116명 운전자 중에서도 35명이 부상을 입었음을 발견했다[4].

초기진단 후 수 년이 지날 수도 있지만 어느 시점이 되면, 운전중단이 불가피하다는 것은 모든 사람들(운전자 제외)에게 분명해진다. 실제로 반응속도, 사고의 유연성, 문제해결, 진단

전 나타나는 문제의 첫 지표로서 욕구불만내성(frustration tolerance)의 형태로 중요한 운전 기술을 실행하는 능력이 감소한다는 것을 가족 구성원들이 알아차리는 경우가 많다. 이는 "누구나 할 수 있는" 실수와 관련된 안전 결과에 대한 이해가 없을 수 있기 때문에 환자와 가족에게 어려운 문제이다. 또한 많은 노인들이 공식적인 진단을 사용하지 않을 수도 있는 일차 진료 의사만을 만나기 때문에 공식적인 진단이 없는 경우가 흔하다. 그러므로 이러한 실수는 기능의 큰 그림의 일부가 되지는 않는다. 이는 일차 보건의료 제공자에게 아주 중요한 점이다. 치매의 경우, 이러한 초기 지표는 양성이 아니며, 우리는 이러한 지표를 잘 설명하지 않는 것을 경계해야만 한다. 특히, 익숙한 장소에서 운전 중 길을 잃는 것이 한 예가 될 수 있다. 사실 이것은 인지과정에 대한 검사나 진단평가가 필요하다는 것을 나타내는 첫 번째 경고징후 중 하나이다.

일반적으로 질병과정의 초기단계에서 개인은 서비스나 지원과 연결되어 있을 가능성이 적다. 이동 수단과 특히 운전의 경우, 이는 대중을 포함한 모든 사람들에게 영향을 미친다. 따라서 운전자는 '환자'로 인식되지 않으며 가족은 자신들을 '돌봄제공자'라고 여기지 않는다. 이는 가능하면 운전할 수 있는 기간을 연장시키기 위해 지원, 교육, 중재기회를 조기에 개입하지 않음으로써 환자 개인, 가족, 지역사회를 위험에 처하게 한다. 그러나 더 중요하게는 다른 이동 수단이 가능할 때마다 집 밖으로의 이동과 참여를 촉진하는 것이다. 운전자가 승객으로 전환하는데 개인과 가족을 넘어서서 적극적인 역할을 하는 이해 당사자가 있다. 우리가 "자동차 열쇠를 포기하는 것"에 노력하기보다 '이동성'이 바람직한 결과라는 개념을 포용한다면, 이해 당사자들은 더 긍정적인 메시지에 기여할 수 있고 노인, 가족, 대중을 이롭게 할 수 있다.

이해 당사자 관점 Stakeholder Perspectives

운전은 심지어 뇌졸중과 같은 심각한 의학적 장애를 가진 사람들에게조차도 활동으로서의 가치가 높다[5]. 노인들에게 운전은 과도한 학습 과제이다. 결과적으로 초기 치매환자들은 익숙한 환경에서 이 과제를 쉽게 수행할 수 있다. 운전자의 관점에서 운전이라는 활동은 어렵지 않으며, 이들의 기술은 변하지 않았기 때문에 개인에게 운전이 문제가 되는 활동으로 보여지지 않는다.

운전과 운전중단은 노인들에게는 중요한 이슈이며, 운전적성에 대한 결정을 해야 하는 이해 당사자들에게는 감정적인 이슈이다. 게다가, 이해 당사자들(예: 면허발급당국, 보건의료 제공자, 가족, 운전자)은 이러한 주제가 반드시 사실과 결정지점에 대한 주제가 아니라, 좁아지는 세상에서 지역사회 독립에서부터 존엄과 자기가치를 유지하는 것으로의 전환 과정을 어떻게 잘 관리하는 지에 대한 주제로 만드는 것에 대한 다양한 정보의 관점을 가지고 있다.

보건의료 전문가들은 치매환자를 위한 운전문제와 지역사회 이동성을 다룰 때, 반드시 다양한 이해당사자들의 관점을 고려해야 한다. 항상 확실한 것은 아니지만 이동수단 행위에 변화가 있을 때 역할, 의무, 그리고 개인과 치매환자와의 관계는 대립적이거나 상호의존적일 수 있으며, 이는 자신들의 관점이 틀렸을 수 있다는 것을 이해하는 것이 중요하다. 특히, 성인자녀의 관점을 고려해야 한다. 가족관계가 최상인 경우에서도 역할과 의무, 그리고 서로 엮이고 복잡한 대인관계가 존재한다. 아는 바와 같이 개인의 관점은 관심, 연구, 행동, 후속조치를 이끌어낸다. 초기치매에 있는 부모에게 가장 많은 관심을 기울이는 성인 자녀는 운전중단에 대해 놀라는 반응을 보일 수 있다. 자녀들은 상충하는 관점을 오가면서, "만약 아버지가 운전을 중단하시면 내가 일 마치고 운전해드려야 돼", "어머니가 아버지에게 의존해", "절대 운전을 그만두는 것에 동의하지 않으실 거고 이건 전쟁이 될 거야."라고 생각할 수 있다. 이것은 주요 지원자나 돌봄제공자들이 어떻게 행동할지에 대한 결정을 효과적으로 하지 못하게 되는 결과를 초래한다. 성인 자녀가 재정을 유지하고 예산 세우는 일을 맡을 수 있는 부모의 능력에 대한 걱정을 표현하는 경우는 자주 있지만, 이동수단에 있어서는 의도적이든 비의도적이든 성인 자녀들은 자신의 부모를 위한 택시 서비스를 하게 될 가능성이 있기 때문에 운전에 대한 논의를 무시하는 것을 선택한다.

인지장애를 가진 노인의 운전에 관해 독자들이 알아야 할 중요한 점은 개인 또는 특정한 역할을 하는 이해 당사자의 행동이나 표현된 관점에 의해 놀라거나 이를 추정할 수 없다는 것이다. 가족 구성원과 관련이 없는 이해 당사자이지만, 가족의 중요한 역할에 대한 감정을 떠올리게 하는 일반적인 사례는 안전문제로 차를 멈춰 세우지만 "운전자가 우리 할머니를 떠올리게 한다"라는 생각 때문에 벌금 티켓을 발급하지 않는 경찰관이 있다. 이 경우 노인을 불안하게 만든다는 것과 제한된 자원을 가진 노인에게 경제적 부담을 부과하는 것에 대한 감정적인 갈등은 다시는 이러지 않을 것이라고 확신하는 양심적인 경찰관의 안전문제와 상충한다. 사실, 가족들에게 '최상'의 경고신호는 법을 집행하는 공무원으로부터 받은 벌금 티켓인데, 이는 상대적으로 '객관적'이면서도 흔히 하나의 위기인 자동차 사고에 대해 희망을 갖고 기다리지 말라는 것을 의미하기 때문이다.

경고신호는 본질적으로 "경고를 받은" 사람이 행동해야 함을 의미한다. 이 문헌은 운전할 때, 치매 환자가 자신과 다른 사람에게 가하는 위험에 대해 이해관계자에게 알림으로써 안전하지 않은 운전 행동에 더 많은 경고 징후를 제공한다(표 8.1). 불행하게도, 운전위험에 관한 대화를 막는 장애요인은 흔히 경고를 하는 이해 당사자들과 관련되어 있다. "의사들은 자신들이 보고하면 환자를 잃을까봐 걱정한다", "가족은 관계를 단절하거나 깨고 싶어하지 않는다",

표 8.1 알츠하이머의 질환의 가능한 지표나 '경고징후'와 이러한 결함이 운전 또는 이동수단 이용에 미치는 영향

경고징후나 지표	운전에 영향을 미치는 예	이동수단 이용에 영향을 미치는 예
기억상실	목적지를 잊어버린다; 기억하기 위해서 안전하지 않은 장소(예: 어느 방향으로 회전할지 기억이 나지 않아서 회전차선, 교차로 한 가운데)에 멈춘다면 위험할 수 있다.	탑승시간이나 약속을 기억하지 못한다.
과제수행의 어려움	정지된 차량이나 사고를 발견하고 어떻게 우회해야할지 또는 목적지로 가는 새로운 경로를 생각해내지 못한다.	환승계획을 세우는데 문제가 있다.
언어문제	신호나 다른 운전자의 비언어적 행동을 이해할 수 없다.	운전자와 의사소통할 수 없다.
시간/장소에 대한 지남력 상실	쉽게 길을 잃고 집으로 가는 길을 찾지 못한다.	환승 하차 후에 길을 잃는다.
판단력 저하 또는 상실	안전하게 판단하지 못한다. 다른 차량들과 합류하는 시점, 회전을 하기 위한 차량간의 간격, 복잡한 교차로(화살표 등이나 두 개의 회전차선)에서 어떻게 해야 할지 모른다.	요금이나 거스름돈을 계산하는데 어려움이 있다.
추상적인 사고	사고나 공사, 또는 도로가 차단되었을 때 또 다른 경로에 대한 계획을 세우지 못한다.	경로변화를 알지 못한다.
물건을 잘못된 자리에 놓음	자동차가 어디에 주차되어 있는지 잊어버린다.	소지품을 차에 두고 내린다.
기분/행위 변화	다른 차량이 비키거나 빨리 회전하라고 경적을 울리면 불안해진다.	분명한 이유없이 불안해진다.
성격변화	문제가 드러났을 때조차도 운전을 포기하지 않는다. 운전에 대한 논의에 맞닥뜨리면 화를 낸다.	운전자를 의심한다.
추진력 상실	멈추거나 도움을 요청하지 않고 계속해서 운전한다(어디로 가고 있는지 모를 때 조차도).	차량에 탑승하거나 하차하기를 원하지 않는다.

"실무자들은 이 문제를 논의할 경우 책임을 두려워한다". 대부분의 문헌은 주요 장애요인으로 평가비용을 보고하는데, 부상이나 사망비용의 균형에 대해서는 거의 언급하지 않거나 인식조차 하지 않는다. 인식하고, 보고하고, 행동하는 것에 대한 책임은 사실상 운전하는 지역사회에서 "난감한 문제"이다. 많은 경우에 언급되지 않은 계획은 다른 누군가가 행동할 것이라는 희망이다[6].

노인인구(65세 이상)가 2012년도에 4,310만 명이라는 숫자를 기록하면서 미국 전체인구의 13.7%를 차지했다[7]. 중요한 운전기술에 영향을 미칠 수 있는 나이와 이에 동반되는 보건의료문제 사이의 관계에 대한 인식과 함께 운전 이해 당사자와 옹호단체는 자신과 지역사회를

위험에 처하게 한다고 정의 내려진, 의학적으로 위태로운 운전자에 대한 걱정을 해결하는 서비스를 제공하기 위해 (1) 요구를 확인하고, (2) 교육자원을 개발하고, (3) 훈련 프로그램을 구축하기 위해 노력했다. 이러한 자원에는 운전자와 그 가족들을 돕는 전문가 서비스 및/또는 지역사회 서비스로의 경로를 확인하는 것이 포함된다. 사실 문제를 정의하고 어떠한 요구가 이루어져야 하는지를 설명하는 것이 더 쉬운 단계라는 것이 일반적으로 인정되어 왔다. 동기만이 아니라 "누가" 행동해야 하는지가 더 복잡하고 어렵다. 이를 염두에 두고 관련된 사람들의 상충되는 역할과 관점에 대해서 설명하도록 하겠다. 그림 8.1은 운전결정에 자주 포함되는 수많은 이해 당사를 보여준다.

"위험에 처한 운전자"는 이 논의의 중심에 있는 치매(또는 조기치매의 신호를 가진 것으로 의심되는) **환자나 고객**이다. 이 전 장에서 언급된 것처럼, 질병 자체가 개인의 통찰력, 자기성찰 능력, 온전한 판단력을 악화시킨다. 따라서 언제 운전을 그만두어야 하는가와 같은 중요한 결정을 할 때, 당사자는 자신을 대변하여 행동하거나 옹호할 능력이 없다. 고객을 위한 목표는 인지를 제고하는 것에 맞춰져야 하며, 과정 초기에 이루어져야 한다. 따라서 이상적으로는 고객이 운전으로 인한 결과를 이해할 수 있는 시점에서 운전을 줄이거나 결국에는 운전을 그만두도록 하는 권고에 대해 '자발적인' 순응이 이루어질 수 있다. 자원에는 경고신호에 대한 검토, 대체 이동수단에 대한 목록, "시간이 되었을 때"를 가족 구성원이 밝히도록 하는 계약, 그리고 자가용과 대체 이동수단의 비용 간의 균형을 어떻게 맞출지 보여주는 평가지가 포함될

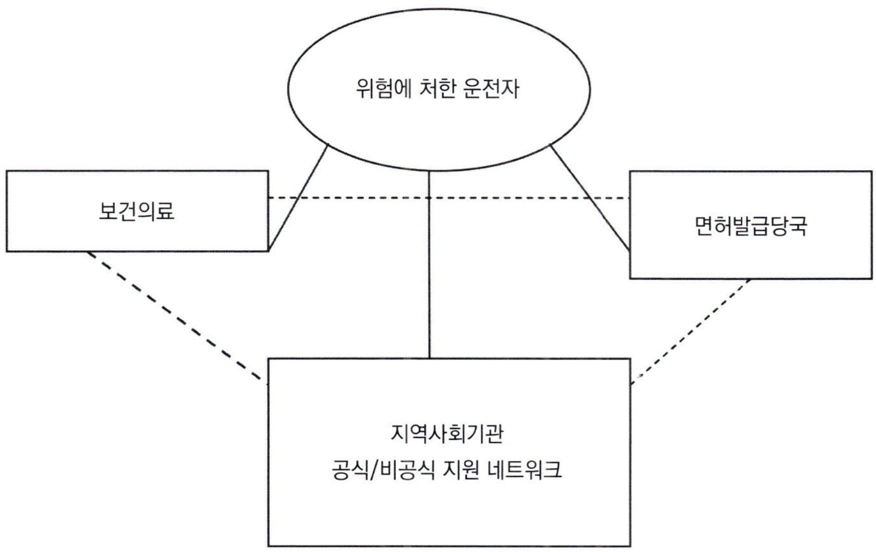

그림 8.1 책임범위를 공유하는 공중보건 패러다임으로의 이동
출처: Adler & silverstein[8]

수 있다. 앞으로 발생할 행동을 성공적으로 계획하고 그것에 참여하는 것이 가능하도록 하기 위해서는 고객에게 이러한 진행성 질환의 과정에서 선택할 수 있는 이동수단에 대한 정보를 최대한 일찍 제공해야 한다. 최상의 시나리오로는 환자가 자신의 바램을 알리고, 운전이 안전하지 않는다고 생각될 때, 제한에 순응하고 계속 이동성을 유지하기 위해 자신에게 가능한 대체 수단을 이용하는 것이다. 이것이 이상적인 목표이지만, 다양한 이유로 달성되지 않는다.

가족은 관련된 사람으로 구성된다. 이들은 치매 진단을 받은 환자와 지리적으로나 감정적으로 긴밀한 애착이 있을 것으로 간주될 수 있다. 강력한 지원을 제공하는 위치, 의지 및 준비를 갖춘 가족은 치료 팀이 더 바라는 결과를 얻을 수 있는 옵션과 가능성을 제공한다. 그러나 노인의 성인 자녀 대부분은 지리적으로 흩어져 있다. 게다가, 심지어 가족이 치매환자와 가까이 또는 함께 거주하는 경우에도, 그 가족 구성원은 운전을 중단해야 하는 의학적 위험이 있는 운전자를 도우려는 의지와 여력이 없을 수 있다. 선별검사, 평가, 전문가 상담 및 계획을 위한 자원에 대한 충분한 설명이 있음에도 불구하고, 가족은 과중한 부담을 느끼고 질병과정에 대처해야 하는 현실에 힘들어 하는 경우가 많다. 특히, 운전특권의 상실을 강행하기 위해 운전자의 차에 대한 접근을 거부하는 것과 같은 이동수단의 변화는 가족 구성원의 역할이 '돌봄제공자'로 전환되는 것을 나타내는 첫 의무가 될 수 있다.

이동수단 사용은 중요한 도구적 일상생활활동(IADL)이므로 개인이 더 이상 운전하지 않는다면, 그 책임은 전적으로 가족이 지게 된다. 치매 운전자가 자동차 열쇠를 포기할 때, 이동수단의 의존성이 가져오는 일상적인 책임에 대한 변화는 가족의 모든 구성원에게 영향을 미친다. 보건의료 제공자와 면허발급 기관이 경고징후나 운전에 대한 염려를 보고하기 위해 가족에게만 의존한다면, 제대로 된 정보를 받지 못할 수 있다. 예시된 바와 같이 일부 가족 구성원들은 의학적 위험에 처한 운전자가 계속 운전을 할 수 있는지에 대한 다양한 투자를 하는 경우가 있다. 바쁜 성인 자녀뿐만 아니라 현재의 여성 노인집단은 운전할 가능성이 적고 치매가 있는 배우자에게 의존할 가능성이 있다. 만일 남편의 면허증을 빼앗는다면, 그 배우자가 가고 싶은 곳으로 갈 수 있는 배우자의 능력을 제한하는 것이 된다. 운전에 대한 결정에서 가족은 운전에 관한 결정을 내리고 그 결정을 강제로 시행하고(예: 자동차 열쇠와 자동차를 빼앗는 것), 그런 다음 그 가족 구성원의 모든 요구에 대한 이동수단을 제공해야 하는 기본적인 집단이 되는 경우가 많다. 가족들은 이런 역할을 가슴 아프고 불가능한 것으로 설명한다. 걱정스럽고 열성적인 일차 보건의료 제공자로서 가족 구성원들의 상충하는 역할을 인지하는 것은 중요하다. 또한 현실을 인식할 뿐만 아니라 가족 구성원들에게 대처방법에 대한 정보를 제공하는 것은 보건의료 제공자들의 책임 중 일부가 되어야 한다. 문지기 노릇을 하면서 동시에 사랑하는 사람이 되기 위해서는 숙련된 가족 구성원이 될 필요가 있다. 가족 구성원들은 지원하고 상기

시키는 방법을 이해한다. 그러나 특히, 개인의 바램과 반대될 때 제한을 부과하는 것은 최상의 가족 관계에서조차도 너무 힘든 결정과 지원을 필요로 한다.

운전자에서 승객으로의 전환을 돕기 위한 운전중단 지원 그룹[9]과 자원[10]이 최근 개발되었다[11~13]. 이러한 중재의 목표는 운전중단 과정 내내 가족 구성원들이 의학적으로 위험에 처한 운전자와 효과적으로 의사소통 하는 것을 돕는 것이다[14]. 그러나 현실은 치매가 있는 비운전자의 이동성과 참여를 유지하는 문제를 완전히 해결하는 *지원적이고 치매-친화적인 대체 이동 수단*은 거의 존재하지 않는다.

의사(또는 일차 보건의료 제공자). 환자, 가족, 사회는 의사가 운전을 그만두어야 할 시기를 알 것이며 의학적으로 위험에 처한 고객에게 이를 알리는 책임이 있을 것이라고 일반적으로 생각한다. 이러한 가정은 두 가지 수준에서 결함이 있다. 첫째, 비록 의사가 근거-의학적 증상에 수련되고 이러한 진행성 질환의 과정을 이해하고 자동차 운전의 복잡성을 이해하긴 하지만, 대부분의 의사들은 운전평가에 훈련되지 않았으며 의사의 진료실에서 그 답을 결정하기 위해 쉽게 적용될 수 있는 어떤 유효한 도구도 없다는 것이다. 따라서 고객이 중등도의 치매나 중증 치매가 아닌 한, 대부분의 의사들은 언제 운전을 중단시켜야 하는지 모른다. 둘째로, 의사들은 고객에게 '나쁜' 소식을 전해야 하는 경우가 많지만, 대개는 그렇지 않으며 환자에게 문제에 맞설 수 있다는 희망을 주는 위약이나 전략을 제공한다. 대부분의 지역사회에서 의사들은 일상생활 안에서의 계속되는 지역사회 이동성과 참여를 위해 고객이나 가족에게 제공할 전략에 대한 지식이 없다.

그럼에도 불구하고, 의사의 역할은 환자(와 가족)가 이러한 중요한 도구적 일상생활활동에 관한 지침을 얻기 위해 의사를 찾기 때문에 중요하다. 비록 의사가 운전 그 자체를 평가하는 기술은 없지만, 고객이 청구서를 관리하고 약물복용을 따르고 자신의 방문 약속을 관리하는 것과 같은 높은 수준의 활동에 문제가 있다는 것이 분명해진다면, 보건의료 제공자는 요리, 목욕 또는 운전과 같은 활동에서 환자의 안전 위험을 고려해야만 한다. 자신의 약물을 관리하거나, 요리를 하거나, 목욕을 하는 것과 같은 활동과 운전하는 것 간의 차이는 환자가 위험수준을 넘을 경우, 단지 고객에게만 해를 입힐 가능성이 있다; 반면에 운전의 경우에는 잠재적으로 다른 사람들에게도 해를 입힐 수 있다. 따라서 일차 보건의료 실무자들은 스스로에게 "나는 이 고객이 나의 아이들이나 손자들이 놀고 있는 거리를 운전하기를 원하는가?"라고 물을 필요가 있다. 의사가 항상 이러한 결정을 해야 하는 것은 아니며, 때로는 명확한 경우가 있지만 이 실무영역의 전문가가 운전을 평가할 시기를 아는 것은 중요하다.

미국 고속도로 교통안전국(NHTSA)은 2003년에(2010년에 개정) 노인 운전자를 평가하고 상담하기 위한 의사 가이드를 개발하도록 AMA에 자금을 지원했다[15, 16]. 이 가이드는 관심

영역의 노화와 관련된(예: 시력, 신체능력, 인지) 변화에 대한 근거기반 정보를 제공하고, 운전 위험을 평가하기 위한 간단한 선별검사도구에 대한 설명을 제공하고, 운전위험과 가장 많은 관련이 있는 의학적 상태에 관한 근거를 논하고 있다. 또한 운전재활전문가는 운전평가를 위한 전문 서비스임을 설명하고, 각 주의 면허발급 지침과 보고의무를 검토한다. 가이드뿐만 아니라 NHTSA는 의사를 위한 온라인 훈련을 AMA와 함께 개발하였다. 이 훈련은 치매가 진행됨에 따라 가족과 환자를 위한 계획을 지원하고 옵션을 제공하는 서비스와 자원 네트워크를 세우기 위해 의사가 이들의 보건의료 팀과 함께 일하는 것을 돕는 서면 자원을 제공한다. 많은 주에서 의사는 안전하지 않은 운전자를 면허발급 당국에 보고하는 주요 보건의료 제공자이다. 의사는 최상의 근거기반 선별 검사도구를 사용해야 하며, 적절한 대상자를 몇 가지 도구적 일상생활활동에 장애가 나타나면, 도구적 일상생활활동의 평가를 위해 작업치료사에 위탁하거나 아니면 포괄적인 운전평가를 위해서는 작업치료사/운전재활전문가에 위탁을 하고, 주 정부 보고-면허발급 지침을 따르며, 계획에서부터 운전중단에 이르는 결정을 전달한다.

운전은 일상생활에 있어서 참여와 업무를 "가능하게 하는" 것이므로 치매진단을 받은 환자와 상호작용하는 모든 **보건의료 전문가**는 운전과 지역사회 이동성에서 역할을 가진다. 실제로, 다양하고 복잡한 책임에는 보건의료 전문가 팀이 필요하다.

초기단계에 있는 고객과 함께 일하는 보건의료 전문가는 주택 및 재정 계획을 세우는 것과 마찬가지로 주의 깊은 고려와 계획을 요구하는 가치 있는 도구적 일상생활 활동으로서 운전을 "솔직하게 말할" 기회가 있다. 선별검사도구는 위험에 처한 환자를 확인하는 데 도움이 될 수 있다. 교육과 계획은 운전이 삶을 바꾸는 갑작스럽고 엄청난 "즉각적" 요구가 아니라 전환과정이라는 틀을 잡기 위한 중요한 구성요소이다. 자원과 도구세트는 보건의료 전문가가 지원그룹을 통해 교육과 조기 중재를 제공하는 것을 지원하고 격려하기 위해 이용 가능하다(참조목록에 있는 AARP와 Hartford 보험 자원을 참조). 자원에 접근하고, 개인, 가족, 지역사회의 안전에 영향을 미치는 환자 본인의 운전결정에서 적극적인 역할을 할 수 있는 능력을 부여하기 위해 치매환자 및 그 가족과 함께 하는 것은 중요하다.

이 논의에서 가장 중요한 **지역사회 이해당사자**는 실제 면허발급 결정을 하는 당국이다. 운전은 개인의 '권리'라는 일반적인 대중의 믿음과 달리, 이것은 사실 법적 특권이다. 운전을 할/하지 못 할 개인의 특권에 대한 법적 결정은 오로지 해당 주의 운전면허발급 당국의 사법권 내에 있다. 의사를 포함하는 보건의료 제공자는 면허발급 당국에 권고하도록 요청되는 경우가 흔하지만 최종 결정은 면허발급 당국 단독으로 한다.

따라서, 보건의료 전문가는 면허발급과 갱신 정책이 주 정부마다 다르기 때문에 본인 지역의 면허발급과 갱신 정책에 대해 아는 것이 중요하다. 일부 주에서는 중요한 운전기술에 영향을 미칠 수 있는 의학적 상태에 대한 의사 보고가 의무적인 반면, 대부분의 주에서는 보고가 자발적이다. 8장의 AMA의 *노인 운전자 평가와 상담을 위한 의사 가이드*는 주별정책에 대해 주별검토를 포함하고 있다.

많은 주 정부의 면허발급 당국은 의료자문위원회(MAB)를 가지고 있다. 이름에서 알 수 있듯이 이 위원회는 의학적 상태를 가진 운전자의 결정과정을 돕는 개인으로 구성된 집단이다. 불행히도, 전국적으로 이 위원회의 기능과 구성이 크게 달라 MAB에 관해 일반적으로 언급될 수 있는 내용이 많지 않다. MAB는 중요한 운전기술을 현저하게 손상시키는 의학적 상태를 가진 사람의 운전과 관련된 결정을 할 때, 중요한 역할을 할 수 있다.

NHTSA가 2013년 12월에 발표한 5년 계획에는 주 정부 의료자문위원회를 위한 권고사항이 포함되어 있다. 전반적인 책임은 의학적으로 관련된 문제를 처리하는 것이지만, NHTSA는 MAB 권고사항이 단지 합격/불합격을 결정하는 것을 넘어서 치매와 같은 퇴행성 질환으로 인한 변화를 겪고 있는 환자를 위해 진행성 질환에 대한 재평가와/또는 지리적 제한(예: 제한된 고속도로 운전이나 주행거리 제한)에 대한 권고사항을 포함하도록 장려한다. 백내장이 있을 때, 야간운전을 하지 않도록 하는 것과 같이 특정 제한은 효과가 있는 반면, 치매환자의 운전제한에 대해서는 연구자들 사이에 어떠한 합의도 없다. 우리는 제한된 면허가 치매환자에게 적절하지 않다고 생각한다. 기억이 치매의 특징이기 때문에 제한이 필요하게 된 시점에는 치매환자가 제한을 기억하지 못할 것이므로 자신이나 알지 못하는 승객들을 위험하게 할 가능성이 높다.

법 집행관(law enforcement officers)은 위험한 운전자를 확인하는 문제를 해결하는데 중요한 파트너로 인식되고 있다. 대부분의 성인 운전자는 도로에서 안전하지 않은 행위를 인지한다. 여기에는 핸드폰으로 문자를 하거나 통화를 하고, 음식을 먹고, 또는 단순히 도로 위의 상황에 집중을 하지 않는 산만한 운전자가 포함된다. 실제로 우리는 문자를 하는 운전자가 가장 위험하며 특히, 자주 속도를 내고 자신의 친구와 이야기하는 젊은 운전자일 때 더욱 그러하다는 것을 알고 있다. 이와 대조적으로, 인지문제가 있는 운전자는 전화기를 사용하지 않지만, 일반적으로 빨리 변하는 환경에 대처하기 위해 도로에 집중하려고 애쓴다. 그 차이는 순간적으로 산만해진 운전자는 일반적으로 빨리 주의를 되찾을 수 있으며, 정보를 처리하여 빠른 조치를 취할 수 있다는 데에 있다. 치매가 있는 운전자는 일반적으로 느리게 운전하고 빨리 처리할 수 없으며 조치를 취하는 데 어려움을 겪는데 이것이 교차로에서의 망설임이나 멈춤 신호를 놓쳐서 경찰이 노인 운전자의 차를 세우는 이유이다.

앞에서 언급된 바와 같이 많은 경찰관 특히, 주 고속도로 순찰 경찰관이 노인 운전자에게 감정이입되어 벌금티켓을 발권하지 않는 것으로 인식되어 왔다. 실제로는 벌금 티켓이 가족이 행동해야 할 때임을 알리는 "위험 신호(red flags)"일 수가 있다. 인지로 인해 손상된 운전을 인지하지 못하는 이러한 경향을 교육시키고 대처하기 위해서 NHTSA는 주와 지방의 법 집행을 위한 법 집행훈련 모듈을 개발했다. 많은 주의 법 집행 기관이 자체적인 훈련도구를 개발하기 위해 이 정보를 사용했으며, 차를 멈춰 세워서 운전기술이 손상된 것으로 보이는 시민을 직접 면허발급 당국에 위탁하기 위해 면허발급 당국과 협력하고 있다. 이러한 전략들 중 두 가지 예는 다음과 같다: (1) 2011년에 모든 노스 캐롤라이나주의 고속도로 순찰 경찰관들은 운전자에게 인지장애가 있는지를 관찰하고 결정하는 방법에 관한 정보가 있는 "큐 카드(cue card)"를 받았으며[17], (2) 캘리포니아는 법 집행관을 위해 다른 지방자치단체의 도구개발에서 유용했던 간편한 버전(slick version)의 간이정신검사를 개발했다.

점점 더 많은 지역사회의 법집행기관에서 운전 중 실종된 인지장애 환자를 찾는 것을 돕기 위해 고안된 Silver Alert 프로그램에 적극적으로 참여하고 있다.

운전결정을 돕기 위한 파트너로서의 **사법 시스템**은 아직 충분히 활용되고 있지 않고 있다. 한 예로서, 미국 작업치료협회는 질환이 있는 노인 운전자에 관한 결정을 내리기 앞서 자료를 수집할 때, 포괄적인 운전평가를 고려하기 위한 권고사항을 포함한 자원을 개발하기 위해 행정법 판사와 협력했다. 플로리다 주의 또 다른 예로는, 법원은 이동성을 보장하기 위해서 뿐만 아니라 면허가 없는 운전자가 이동 방법에 대한 지식의 부족으로 면허 없이 운전할 가능성을 줄이기 위해 지역사회의 대체 이동수단(예: 버스)의 효과적 사용에 관한 수업을 조기 치매가 있는 노인 운전자의 면허를 취소하는 결정에 부가하도록 하는 창의적 처분을 사용했다. 이러한 예는 추진하고 발전시키는 중요한 접근법이다. 사법부의 자료표는 AOTA 웹사이트 www.aota.org에서 볼 수 있다.

운전자에서 승객으로의 인식 및 전환과정

The Process of Awareness and Transition from Driver to Passenger

어떤 상황에서는 사고 시 충돌이나 급박한 상황이 운전중단을 재촉할 수 있지만, 경고징후를 인식하고 질병과정의 초기에 운전자에서 승객으로의 전환을 시작하는 것이 모두에게 최상의 결과를 제공한다는 것은 의심할 여지가 없다.

그림 8.2는 운전자석에서 승객석으로의 전환을 나타내는 연속성을 보여준다. 특히, 상태가 일시적일 수 있는 경우에 이러한 전환이 항상 연속적인 것은 아니다. 예를 들어, 고관절 골절과 같은 급성적인 문제는 일시적인 운전중단을 초래하고, 이동수단의 지원필요나 약물의 변화는 시간이 흐름에 따라 해결되는 혼란을 악화시킬 수 있다. 그러나 치매환자에게 이러한 진

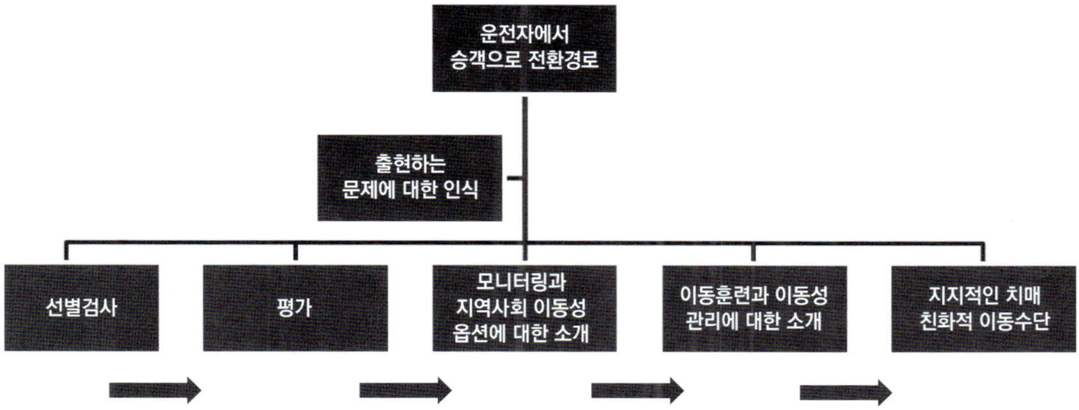

그림 8.2 지역사회 이동성의 연속성: 운전자에서 승객으로 전환경로
출처: Silverstein[8]

행은 결국 이동수단의 지원을 필요하게 만든다. 이러한 연속성을 이해하면, 보건의료 전문가는 이동수단의 방식과 상관없이 중요한 결과는 이동성이라는 것을 항상 환자와 그 가족에게 확신시키는 동시에, 전문화된 운전평가와 모든 이동수단 옵션을 포함하는 이동성 계획을 개발할 시기에 환자를 위탁하기 위한 촉발제나 '위험신호(red flags)'을 확인하는데 도움이 될 수 있다.

환자와 가족이 중요한 운전기술에 대한 인식을 높이는데 도움이 되는 여러 교육적 자원이 있다. 초기 단계에서 '위험신호'나 경고신호에는 익숙한 장소에서 길을 잃는 것, 목적지로 가는데 시간이 더 많이 소요되는 것, 설명되지 않는 차량의 긁힘이나 찌그러짐 또는 비공식적으로 발생할 수 있는 기타 문제들이 포함된다. 이 중 어느 한 가지라도 발생하면, 고객에게 운전에 대한 선별검사를 제공할 필요가 있음을 제안할 수 있다. Hartford 가이드 *'대화가 필요해'*와 *'교차로에서: 운전과 치매'*는 운전의 안전성과 운전기술의 걱정에 대한 비공식적인 대화를 시작하기에 유용한 자원이다. 전자(첫 번째 가이드)는 걱정되는 영역(예: 다른 운전자가 본인에게 경적을 울리는 것, 너무 빨리 또는 너무 천천히 운전하는 것, 또는 고속도로 출구에서 혼란이 생기는 것)에 대한 체크 리스트, 자동차를 작동하는데 드는 비용을 결정하기 위한 작업계획표, 그리고 개인이 스스로 운전하지 않고 필요하거나 원하는 목적지에 갈 수 있는 방법을 고려하는 "목적지 도착" 평가지와 같이 일반적인 논의를 위한 시작 주제(opening topics)를 제공한다. 후자(두 번째 가이드)는 치매환자인 운전자가 가지는 특별한 문제를 고려하고, 질병의 후기 과정에서 환자가 더 이상 안전하게 운전할 수 없고 자신이나 타인에게 해를 입힐 수 있을 때, 운전을 그만두는 것에 동의한다는 것을 명시하고 가족이 위탁할 수 있는 의사와의 구속력이 없는 협의를 포함하고 있다. 이 두 가지 가이드는 모두 이 분야의 질적 연구의 지원을 받아서 MIY 노화연구소가 시행한 연구에 근거하여 개발되었다. 또한, 이 자원들은 전문가보다는 **고객을 위해** 작성되었으며, 전문가가 자유롭게 배포할 수 있도록 무료로 배송된다. http://www.thehartford.com/mature-market-excellence/publications-on-aging에서 여러 자료가 다양한 언어로 이용 가능하다.

문제에 대한 인식(Awareness of the Problem). 가족이나 다른 사람들이 운전문제를 인식하기 시작할 때가 운전자의 지각과 상관없이 선별검사를 해야 할 때이다. 한 가지 선별검사 방법은 가족 구성원이나 친구와 함께 시행할 수 있는 자가관리 도구이다.

일반적인 의미에서 선별검사(screening)라는 단어는 평가의 필요성을 결정하기 위해 자료를 확보하고 검토하는 것을 일컫는다. 이것은 공식적인 평가를 하기 전에 실시한다. 예를 들어, 학교는 아이들의 시력 선별검사를 시행하고 부모들에게 자신의 자녀가 검안사를 만날 필요가 있는지 알린다. 운전에 대한 선별검사는 더욱 복잡하며 간단한 시력검사에서부터 인지를 검사하는 컴퓨터 도구까지 범위가 넓다. 다양한 유형의 자가 선별검사 도구가 있다. 자가 선별검사는 평가의 필요성을 결정하기 위한 자료를 개별적으로 확보하고 검토하는 것을 말한다. 자가 선별검사 도구의 두 가지 예는 *'교통안전대책 검토(Roadwise Review®'*와 *'운전결정 워크북(Driving Decisions Workbook)'*이다. 교통안전대책 검토는 미국 자동차협회(AAA)에 의해 개발되었고 온라인이나 AAA 클럽에서 CD-ROM을 요청해서 수행 할 수 있다. 이것은 운전에 사용되는 여러 가지 신체적 · 정신적 과제에 대한 개인의 수행능력 지표를 제공하지만, 교통안전대책 검토의 선별검사 결과와 운전평가 관계에 대한 강력한 연구의 근거가 없기 때문에 자가 선별검사를 지나치게 강조하는 것은 조심해야 한다[19].

다른 유형의 선별검사 도구인 *운전결정 워크북*은 미시건대학 교통수단연구소에 의해 개발되었다[20](온라인에서 이용 가능하거나 다운로드 가능). 자가 관리되고 결정에 대한 개별적 피드백을 제공하긴 하지만, 이 워크북의 주된 목적은 안전운전에 영향을 미칠 수 있는 노화관련 변화에 대한 인식을 제고하기 위한 것이다.

*대리 선별검사*는 개인이 다른 사람의 평가 필요성을 결정하기 위해 자료를 확보하고 검토하는 것을 말한다. 자신의 가족이 질병이 진행됨에 따라 **언제** 운전문제를 다루어야 하는지를 알고 싶어하는 배우자나 다른 가족 돌봄제공자의 요구에 대응하기 위해 대리 선별검사(체크리스트나 결정나무 형태의)를 포함하는 여러 가지 도구가 개발되었다. 치매 운전자를 위해 사용되는 대리 선별검사 도구의 한 예는 운전적성 선별검사(FTDS) 측정이다[21]. 이것은 돌봄제공자 및/또는 가족 구성원이 54개의 운전기술에 대한 설명에 응답함으로써 자신들의 관찰을 평가할 수 있게 하는 웹기반 도구이다. 프로그램은 이러한 관찰에 대한 항목 반응이론 분석 모델(Rasch 분석)을 사용하여 운전자를 세 가지 등급 중 하나로 분류하고 위험에 처한 것으로 고

려되는 운전자에게는 권고사항을 제공한다(http://fitnesstodrive, phhp.ufl.edu). FTD는 개발을 뒷받침하는 유의한 연구가 있긴 하지만, 이것은 진단평가 도구가 아니므로 운전의 어려움은 확인하고 가족/돌봄제공자의 인식을 제고하는데만 사용해야 한다. 선별검사 도구는 어떠한 문제가 중요한지를 확인하여 심층평가에 숙련된 전문가에게 정보를 제공한다.

자가 선별검사와 대리 선별검사뿐만 아니라 보건의료 전문가 또한 *평가자 선별검사*라고 불리는 선별검사를 수행할 수 있다. 이 경우 특정 선별검사 도구에 숙련된 전문가는 특정 개인의 평가 필요성을 결정하기 위한 자료를 확보하고 검토한다. 이러한 도구사용에 숙련된 보건의료 제공자가 자가 선별검사나 대리 선별검사와 유사하게 사용되는 선별검사 도구를 사용할 때, 훈련이나 전문지식을 이해하는 것은 중요하며 선별검사 도구가 특히, 관찰에 근거할 때 더 변별력 있어 전문가에게 유용할 수 있다. 좋은 예로는 간단한 브레이크 반응 타이머이다. 문헌에서는 단순한 반응시간의 신체적 행동이 운전결과와 어떠한 관련도 없긴 하지만[25], 치매환자가 지시를 이해하는데 어려움이 있고, 평가자가 많은 다른 사람들이 동일한 선별검사 도구로 적절하게 수행하는 것을 본 경우, 전문가들은 단순히 반응시간만을 보는 다른 사람들에 비해 장애에 보다 정확한 견해를 가질 수 있다.

궁극적으로, 이 장에서 선별검사는 치매환자가 운전 적합성을 평가하기 위해 추가평가를 받을 필요가 있는지를 결정하기 위한 과정(canduit)으로 여겨진다. 부록에 설명되어 있듯이, 거기에는 운전자 평가에 대한 다양한 수준과 정의가 있다. 선별검사 도구의 결과가 타당한 것으로 보인다면, 그 다음 단계는 평가이다. 어떤 경우에는 개인이 복잡한 도구적 일상생활활동과 관련된 다른 문제가 있다면, 작업치료사가 모든 도구적 일상생활활동과 관련된 안전에 대한 공식적인 평가를 하는 것이 유용할 수 있다. 전문가는 고객이 어떠한 활동에 가치를 두는지, 어떠한 환경적 지원이 이러한 가치 있는 활동을 계속하는데 사용될 수 있는지에 대해 고려할 것이다. 운전과 지역사회 이동성의 경우, *포괄적 운전평가*는 지역사회 이동성의 연속성상에서 다음 단계가 될 것이다. 포괄적인 운전평가는 도로주행의 구성요소(이것은 아래에서 더 상세히 설명될 것이다)를 포함하여 시각적, 인지적, 신체적, 지각능력을 평가하기 위한 많은 임상적 평가도구를 구성하고 있다.

알츠하이머병이나 관련된 치매의 진단이 그 개인이 반드시 운전을 즉각 중단해야 함을 의미하는 것이 아니라는 것에 주목하는 것은 중요하다. 언제 운전을 중단할지에 대한 결정은 단순히 진단이나 나이에 근거하는 것이 아니라 기능적 수행에 근거해야 한다. 그러나 주 정부 면허발급 당국에서의 표준 도로 검사가 치매환자의 운전적성을 평가하는데 충분하지 않다는 것을 이해하는 것은 매우 중요하다. 자동차를 조작하는 기술은 과도한 학습과제 일 수 있지만 검사자가 한 가지 명령으로 단서를 준다면, 운전자는 실수 없이 수행할 수 있다. 다음으로는 운전평가의 문제와 그 과정에 대해 더 논의하도록 하겠다.

치매환자를 위한 운전평가 Driving Evaluation for Individuals with Dementia

누가 운전평가를 관리하는가는 환경, 주거상태, 평가자의 자격에 달려있다. 앞서 논의된 바와 같이 각 주에는 최소한 초보 운전자를 위한 운전 검사나 평가를 실시하는 면허발급 당국이 있다. 일반적으로 이는 합격/불합격으로 결과가 나오는 구조화된 시스템이다. 각 주 시스템이 어떻게 질병을 다루는지도 상당히 다르다. 일부 면허발급 당국은 복잡한 의학적 상태에 있는 운전자를 운전자 재활전문가에 직접 위탁하여 개별화된 임상평가와 도로주행 평가를 제공하는 반면에, 다른 면허발급 당국은 앞에서 이미 설명한 것처럼 구체적인 MABs을 가지고 있는 있다. 보건의료 실무자뿐만 아니라 소비자가 운전평가를 이해하기 위해 중요한 것은 서비스, 자원, 옵션의 결과가 면허발급 당국과 운전자 재활전문가간에 크게 차이가 있다는 것이다. 눈 검사처럼 학교 간호사, 검안사, 안과 전문의의 눈 선별검사로부터 나온 결과는 다른 것과 마찬가지이다. 중요한 것은 이러한 옵션에 대한 의미가 단순히 비용의 문제가 아니라 평가를 위한 접근방식의 차이이다.

전문화된 운전평가를 관리하도록 훈련된 보건의료 전문가는 운전자 재활전문가(DRS)나 운전과 지역사회 이동성에 전문교육을 받은 작업치료사이다. 낮은 비율의 전문화된 훈련을 받은 운전지도자도 있다. 그럼에도 불구하고, 운전자 재활전문가(DRS)는 장애가 있는 개인을 위한 운전 재활서비스를 계획 · 개발 · 조정, 실행하는 것에 대한 전문훈련을 받은 전문가이다[26]. 2014년 기준, 미국에는 약 600명의 DRS가 있고 DRS의 약 80%는 작업치료사이다. 평가는 진료실 환경에서 시행되는 임상적 측정으로 시작되고, 그 다음으로 실전 운전평가(BTW)나 도로주행 평가가 이루어진다. 북미에서는 두 개의 국립기관이 DRS의 데이터베이스를 유지관리하고 있다. AOTA는 운전재활에 전문화된 훈련을 받은 작업치료사의 목록을 가지고 있으며, 운전자 재활전문가협회(ADED)는 전 분야에 걸쳐 특별히 운전자 재활에만 전념하는 전문기관으로, 협회 구성원에 대한 데이터베이스를 대중을 위해 유지 관리하고 있다(www.aded.net).

DRS에 의해 완료되는 포괄적 운전평가에는 일반적으로 임상평가 부분과 '맥락적(상황적)' 구성요소 또는 도로주행 평가가 포함된다. 임상평가는 주로 고객의 병력과 운전경력에 대한 자료를 수집하기 위한 인터뷰로 시작한다. 그 다음으로, 다양한 도구를 이용하여 운전자의 신체적, 인지적, 시각적, 지각적 기술과 능력에 대한 포괄적인 평가가 수행된다[62]. 임상평가의 결과에 따라 도로주행 평가는 그 다음에 시행된다. 일반적인 도로주행 평가의 양상은 조용한 주차장이나 동네에서 시작하여, 교통량이 적은 곳, 교차로, 혼잡한 도로와/또는 고속도로로 진행한다. 포괄적인 운전평가는 고객과 선택된 평가도구에 따라 2시간에서 5시간 정도 소요된다. 도로주행 부분은 일반적으로 최소한 45~60분이 걸리고 임상적 요소는 1~3시간이 소요된다. 포괄적인 운전평가에 의한 결과는 다음과 같은 권고사항을 포함한다: (1) 아무런 제한 없이 계속 운전하기, (2) 제한(예: 야간주행 금지, 속도나 거리 제한, 고속도로 주행금지)이 있는 운전하기, (3) 진행성 질환의 경우, 주기적으로 검토하기, (4) 운전을 그만두기, (5) 지역사회 이동성관련 도움받기. 현재, 지역사회 이동성의 도움은 일관적이지 않다. 그 범위가 지역의 이동수단에 대한 유인물에서부터 지역사회 자원과 연계한 이동성 계획의 개발에 이르기까지 다양한데, 전자의 경우가 더 흔하다. 치매노인을 위한 지역사회 옵션 개발을 돕기 위해 DRS가 단순한 운전평가와 특수차량의 적응장비에 대한 훈련을 넘어서서 더 많은 것을 개발해야 한다는 압박이 있다[63]. 그러나 이론적으로 DRS가 지역사회 이동성을 전적으로 따라야 하지만, 다른 보건의료 전문가들이 이 최종 구성요소를 해결해야 하는 부득이한 이유가 있다. 첫째로, DRS는 평가도구, 자동차 조종과 기술, 차량의 조절장비, 고객훈련을 포함하는 운전자 재활에 훈련되어 있다. 운전 이외의 지역사회 이동성은 그 기술을 의미있게 확장시킨다. DRS는 가치 있는 정보를 제공할 수는 있지만 그것이 자신들이 가지고 있는 서비스의 강점은 아니다. 두 번째로, 일부 지역에는 DRS의 수가 제한적이어서 평가 서비스를 받기 위한 대기 명단이 있기 때문에 DRS가 지역 이동성 요소를 충족시키지 않는 것이 경제적이고 효율적이다. 마지막으로 가장 설득력 있는 주장은 개인이 DRS로부터 운전을 중단할 것을 권고 받을 때, 고객은 대체 이동수단에 대한 그 이상의 대화를 환영하지 않는다는 것이다(실제로는 거부하는 경우가 더 많다). 많은 DRS 프로그램에서 지역사회 이동성을 돕기 위한 최상의 계획은 이 장의 후반부에서 더 논의될, 개인이 이용 가능하고 적절한 옵션을 알아내는데 도움을 줄 수 있는 이동성 관리자, 사회복지사 또는 사례관리자와 같이 이러한 전환을 돕는 것에 더 많은 지식이 있고 숙련된 다른 보건의료 제공자에게 위탁하는 것이다.

최상의 실무를 위해서는 치매환자와 가족이 시간이 지남에 따라 일차 진료 제공자와 전환과정을 통해 일하는 것이 보다 현실적이고 효과적인 과정이다. 한가지 중요한 발전은 모든 노인에게 필요한 이동성 전환을 계획하는데 있어서 개인의 인식과 준비성을 평가하기 위해 교육자와 연구자로 구성된 팀이 *이동성 전환을 위한 준비평가(ARMT)*을 개발했다는 것이다[13]. 이 임상도구는 이동성에 대한 4가지 유형의 감정적/태도적 범주를 특성화하고 각각의 범주에 대한 전략을 제공하기 위해 인터뷰와 질문을 이용한다. 노인의 인지능력이 감소되어 의학적으로 더 악화된다면, 의사가 자신의 고객에 대한 선별검사를 시행하고 전문평가의 필요성을 인지한 다음, 위험수준을 결정하기 위해 그 고객을 운전재활 전문가에게 위탁하는 것이 이상적인 상황이다. 그러나 이러한 이상적인 상황이 발생하지 않는 많은 이유가 있다. 노인의 수가 증가함에 따라 초기 치매환자들은 자신의 운전수행이 서서히 쇠퇴하는 것을 인지하지 못할 수(또는 인정하고 싶지 않을 수) 있다. 또한 더 천천히 운전하고 교통체증 상황을 피하기 위한 보상 기전으로서, 노인에게 좋은 전략으로 극찬되는 자기 제한(self-limitation)은 노인의 운전기간을 연장시킬 수 있다. 그러나 치매 운전자의 경우 특히, 심각한 사건이 일어난다면, 이들은 자신의 인지능력 범위를 벗어나서 운전하기 때문에 실제로 길을 잃거나 충돌사고를 당하는 위험에 처할 수 있다.

그렇다면 문제는 이 문제에 대한 해결책이 무엇인가?이다. 위험에 처한 노인운전자 특히 의학적으로 위험에 처한 운전자는 (1) 제한된 위험성을 가지고 계속 운전하기 위한 목표와 전략 또는 (2) 필요하다면, 운전을 그만두지만 자신의 이동수단 요구를 만족시키는 대체수단을 찾을 수 있기 위해 어떻게 적절한 평가를 받을 수 있을까[27]이다. 주 정부 면허발급 당국은 이러한 요구를 완전히 충족시키는 인력을 확보하기 위한 자금을 가지고 있거나 가질 가능성은 없어 보인다. 게다가, 정치적으로 주 정부는 편견적으로 나이에 근거한다고 인지되는 선별검사를 제도화하라는 압력을 강하게 받게 될 것이다. 그러나 더 큰 문제는 복잡한 의학적 문제를 가진 개인의 운전적성을 적절하게 평가하기 위해 필요한 기술을 설명하는 것이다.

초기나 경도 치매를 가진 개인을 고려할 때, 문제는 이들의 *전략적 수준*의 기술이 손상되는 시기를 어떻게 결정하는가이다. 따라서 그 개인은 더 이상 전술적 또는 조작적 수준에서 위험한 결정을 내리는 것을 피하기 위해 자신의 운전을 수정하거나 제한함으로써 보상할 수 없게 된다[28]. 이러한 용어[전략적, 전술적, 조작적]는 'Michon의 운전행위 위계'에서 유래했다[29]. *조작적* 수준은 핸들을 돌리고, 기어를 움직이고, 엑셀이나 브레이크를 밟는 신체적 행동을 수행하는 운전자의 능력이다. 이것은 충분히 학습된 습관적인 행동이라서 수행행동이 자동적이다. *전술적* 수준은 이동(trip)을 완료하기 위해 운전자가 작동을 실행하는 것이다. 환경은 규칙안에서의 운전자 반응을 요구한다. 이러한 규칙은 일반적으로 학습되고 연습되며, 운전상황에서 자주 사용된다(예: 차선을 유지하는 것, 장애물을 피하는 것, 간격을 수용하는 것, 교통신호를 따르는 것, 회전하는 것). *전략적* 수준은 이동목표, 경로, 관련비용과 위험요소와 관련한 수단선택을 포함하는 이동에 대한 전반적인 계획을 말한다. 이것은 사고나 공사로 인한 경로변경, 예상치 못한 정차의 필요(예: 화장실 사용), 여행목표의 변경 또는 길을 잃었을 때 도움을 요청하는 것 등 필요에 따라 계획을 조정하는 능력도 포함한다. 운전자의 능력이 손상되어서 조작적이고 전술적 기술이 훼손된다면, 임상검사나 도로주행 평가를 통해 이를 결정하는 것은 어렵지 않다. 이보다 훨씬 어려운 시나리오는 어느 정도 수준의 전략적 손상이 운전자와/또는 대중을 위험하게 만드는지를 결정하는 것이다. 경도치매가 있는 운전자가 혼잡하지 않은 시간에 선택된 몇몇 장소까지 운전하기에 조작적 · 전술적으로 적합하다면, aging-in-place

를 연장하는 긍정적인 조치가 아닌가? 그러나 만약 시에서 전선에 걸친 나무를 자르기 위해 도로를 막고 덜 익숙한 길로 돌아가게 한다면, 이 운전자는 집으로 가는 대체 경로를 찾아낼 수 있을 만큼 충분한 전략적 능력을 가지고 있는가? 이러한 복잡한 수준의 평가는 질병과정의 복잡성을 이해하고 환자의 현재 질병과정 단계에서의 능력수준을 구별하는 숙련된 전문가를 필요로 한다.

여기서 주요 요점은 조기치매 운전자의 운전적성을 평가하기 위해서는 숙련된 전문가가 필요하다는 것을 이해하는 것이다. 조기치매 운전자는 여전히 온전한 조작적 운전행위와 거의 모든 전술적 행위를 할 수 있기 때문에, 면허를 갱신하는데 수반되는 '좌회전', '우회전'과 같이 1대 1 단서에 반응하는 도로주행 시험과 같은 구조를 가진 '운전 테스트'에서는 수행을 잘 할 수 있다. 그러나 사실, 이들이 전략적 능력에 제한이 있다면, 위험해질 수 있는데 예를 들어, 일상적으로 가는 운전경로가 예상치 못하게 변경되었다면, 집으로 가는 길을 알지 못할 수 있다.

도구적 일상생활활동 내에서의 운전 위험성 해결 Addressing Driving Risk Within IADL Tasks

운전의 위험요인은 어느 정도의 위험성이 있는 다른 모든 복잡한 도구적 일상생활활동으로 분류될 필요가 있다. 보건의료 전문가들 특히, 작업치료사는 독립적 생활, 요리, 재정관리, 약물관리, 쇼핑과 같은 활동에 있어서 고객의 안전 위험성을 정기적으로 평가한다. 작업치료사는 지역사회 이동성의 중요성을 이해해야 하며, 개인이 운전자에서 다른 형태의 이동수단으로 자연스럽게 전환하고 자율성, 독립성, 자부심(self-worth)을 유지하도록 도울 수 있다. 일반적인 작업치료사와 그 외 보건의료 실무자들은 지역사회를 이동할 수 있는 능력이 삶의 질에 영향을 미치는 것을 알고 있지만, 운전자 재활 훈련을 받은 작업치료사는 운전의 중요한 요구를 이해한다. 이들은 개인이 자동차를 안전하게 작동할 수 있는 전반적인 능력을 평가하고 필요한 경우에는, 운전에 사용되는 기술을 강화시키는 재활을 제공하는 기술을 가지고 있다. 인구 증가의 요구에 부응하기 위한 핵심은 일반 전문가(generalist) 와 특정분야 전문가(specialist)의 역할과 기술을 통합하여 운전 연속성을 효과적으로 다루는 것이다.

연구에 의하면, 정상적인 노화 자체는 개인이 운전을 계속할 수 없는 이유가 아니라는 것은 분명하다[30]. 운전자를 위험에 처하게 하는 것은 의학적 문제, 특히, 인지장애이다. 그림 8.3은 운전적성을 근거와 위험에 기반하여 결정하기 위해 작업치료사의 임상적 판단을 이용하는 작업요법들을 보여준다 [31]. 일반 작업치료사는 인지, 시각적 지각, 운동기술을 주기적으로 평가하며, 개인이 운전을 안전하게 할 수 있는 임계점을 초과하는지 결정하는 전문지식이 있다. 이러한 틀은 장애가 운전적성에 영향을 미치는 정도가 불분명할 때만 전문가에 의한 도로주행

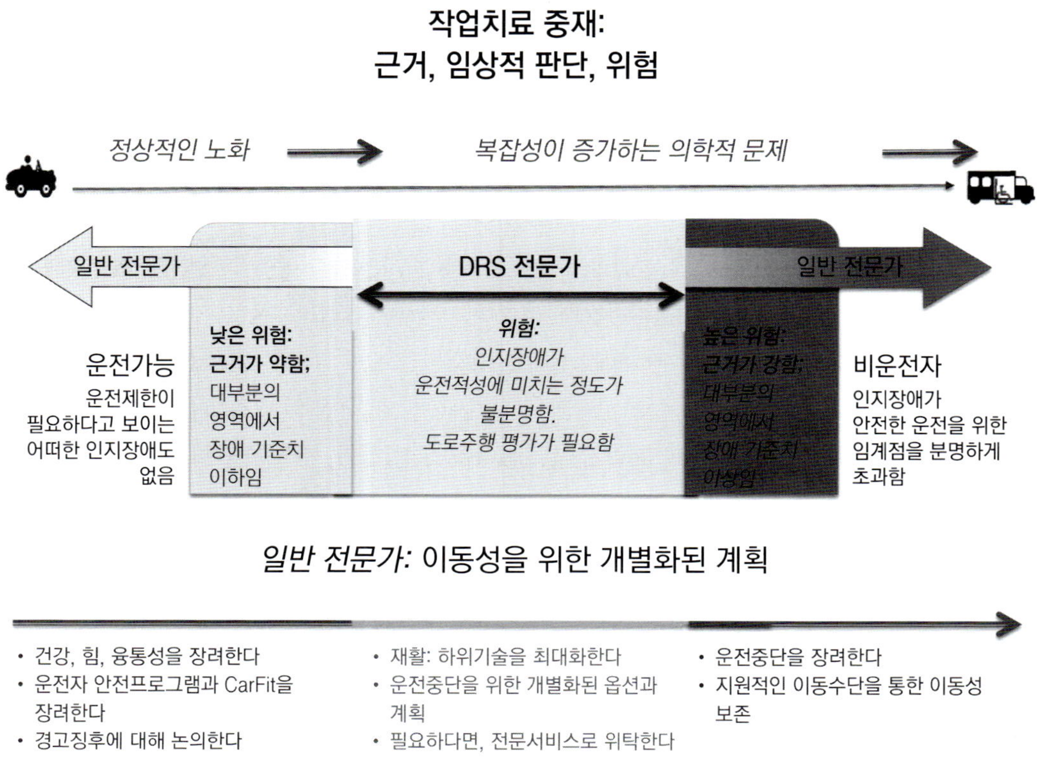

그림 8.3 운전적성에 대한 작업치료 판단을 위한 틀
출처: Dickerson & scgikd Dav's, 2015

평가나 완전한 평가가 정당하다는 것을 보여준다. 또한, 작업치료사는 치매나 그 외 다른 진행성 질병의 초기단계에서 노인이 지역사회 이동성을 위해 계획을 세우고 옵션을 구축하는 것을 도울 수 있다. 결국에는 일어나게 될 비운전으로의 전환을 계획하는 것은 너무 흔히 발생하는 자동차 충돌과 같이 갑작스럽고 고도로 파괴적인 사고가 아니라 시간이 지남에 따라 더욱 긍정적이고 건설적인 과정으로 고객과 그들의 가족을 도울 수 있다. 권고사항이 주기적인 재평가라면, 고객의 운전습관과 행위를 모니터링하는 것 또한 중요하다. 보건의료 제공자가 노인에게 필요한 서비스 유형을 구분하기 위해 사용할 수 있는 보다 상세한 설명은 부록에 제공되어 있다.

근거는 이러한 틀을 뒷받침해준다. 구체적으로 IADL 평가와 운전평가의 결과를 비교한 연구[32] 결과에 따르면, IADL 평가를 사용하는 것이 누가 운전평가에서 합격하고 불합격할지를 예측한다고 제시했다. 건강한 자원봉사자부터 (의사나 주 정부 DMV의 위탁을 받은) 고객에 이르는 운전자(N=47)가 포괄적인 운전평가와 운동 및 처리기술 평가(AMPS)를 받았다[33].

AMPS는 고객에게 익숙하고 복잡한 IADL(예: 샐러드 준비, 침대정리, 계란 · 토스트와 함께 커피 만들기, 참치샐러드 샌드위치 만들기)를 조직하고 실행하는 개인의 능력을 평가한다. 평가자는 구간 수준 자료를 생산하는 기술항목의 두 가지 보편적인 분류에 대한 수행에 점수를 매긴다. 이 자료는 운전평가 결과와 비교하여 실패, 제한 또는 통과로 분류된다. 운동과 처리 등급에서 더 높은 점수를 받은 모든 참가자들은 도로주행 평가에서 모두 합격했다. 이와 반대로, 운동과 처리 등급에서 모두 낮은 점수를 받은 참가자들은 거의 모두 도로주행 평가에서 합격하지 못했다. 흥미로운 것은 검사를 통과한 고객들은 더 젊은 경향이 있기는 했지만, 일원분산분석(one way ANOVA)은 나이와 운전결과[$F(2,43) = 2014$, $p = 0.146$] 간의 관계가 유의하지 않음을 입증하였다. 운전결과는 나이가 아닌 수행에 근거한다는 것을 뒷받침해 주었다.

뇌졸중에서 회복한 운전자에 대한 최근의 연구에서 Stapleton[34]은 포괄적인 운전시험을 완료한 48명의 운전자가 모두 도로주행 부분에서 합격한 이유를 조사하였다. 작업치료사, 평가자, 의사와의 질적 연구에서는 개인이 '준비'가 되었을 때, 즉, 개인이 시험에서 합격할 가능성이 가장 높을 때는 작업치료사가 운전 평가자에게 위탁하는 것으로 나타났다. 비록 더 많은 연구가 필요하지만, 이 연구는 다른 복잡한 IADL을 수행하는 고객에 대한 관찰이 이들의 전문적 임상 관찰을 운전활동으로 일반화시킬 수 있다는 관점을 뒷받침한다.

일반 실무작업치료사가 운전적성을 결정하기 위해 첫 번째 제공자가 되어야 한다는 가정을 받아들임에 따라 미국 작업치료협회는 미국 고속도로 교통안전국(NHTSA)과 함께 2012년 7월부터 2015년 6월까지 시행된 *간격과 경로 프로젝트*라고 불리는 협력협정에 참여했다. 이 프로젝트의 전반적인 목표는 지역사회 이동성의 수단으로서 운전을 다루는 프로그램을 구축하고 확대하는 것이었다. 구체적으로 이 프로젝트의 목적에는 (1) 최상의 실무서비스를 제공하기 위한 간격(gaps)을 확인하고, (2) 일반 실무작업치료 전문가와 운전자 재활전문가를 통하여 노인에 대한 직접 서비스를 개선하고, (3) 최상의 위탁경로에 대한 교육, 훈련, 이해를 통해 전문가들을 준비시키는 것이 포함되었다. 모든 운전자 재활 프로그램이 전체 범위의 서비스를 필요로 하지 않지만, 노인들이 적절한 시기에 적절한 제공자에 의한 적절한 수준의 서비스를 받을 수 있도록 각 프로그램은 선별검사 프로그램과/또는 *위탁경로*에 대한 지식과 접근성을 가질 것이다. 이 프로젝트의 결과 중 하나는 '*운전자 서비스의 스펙트럼: 적절한 시기에 적절한 사람에 의한 적절한 서비스*(부록)'[35]이다. 이 표는 노인 운전자를 위한 서비스의 범위와 다양성을 보여준다. 이 표는 서비스 제공자의 교육배경, 자격, 예상되는 결과를 구체적으로 확인하고, 소비자, 위탁의뢰자, 보건의료 제공자, 다른 이해당사자에게 적절한 사람을 적절한 시기에 적절한 서비스로 위탁하는 것에 대한 정보를 제공한다[35, p. 177].

치매 운전자 모니터링 Monitoring Drivers with Dementia

모니터링은 개인의 자동차의 계기(instrument) 능력에 의해 크게 향상되었다. 알츠하이머병 협회를 통해 이용 가능한 위치안내(지도) 서비스장치인 안정구역(Comfort Zone®)과 같은 일부 기술은 차에 있는 치매환자를 모니터링하는데 사용될 수 있지만, 알츠하이머병의 진행에 중요한 모니터링을 해야 할 중요한 행동의 범위는 현재 연구에서 측정되어 왔다. Eby 외 다수는 한 달이상 동안 자연스럽게 운전을 하면서 기억상실 환자의 운전행위를 모니터링하기 위해 차량 내 기술을 사용하였고 이들의 운전 행위를 인지장애가 없는 운전자와 비교하였다. 기억상실 운전자 집단은 비교집단에 비해 유의하게 제한된 운전공간을 가진 것으로 나타냈다. 이들은 더 짧은 거리와 더 적은 수의 목적지까지 운전했으며, 고속도로를 피했고 주간에만 매우 제한적으로 운전을 했다. 이 연구는 객관적인 운전측정을 사용하여 기억상실이 있는 운전자가 자신의 운전공간을 제한한다는 것을 보여준 첫 연구이다. 이와 동시에, 기억상실 집단(앞서 DRS에 의해 운전에 안전한 것으로 제외되었던)은 비교집단만큼 안전하게 운전했다. 두 집단 모두에서 안전과 관련된 행위 실수가 거의 발견되지 않았다. 길 찾기 문제는 두 집단 모두 거의 없었지만, 기억상실 집단이 길을 잃을 가능성이 유의하게 더 많았다. 자연스러운 운전에서 다양한 범위의 모니터링 도구를 사용하는 것이 이상적이긴 하지만, 현재의 모니터링은 운전자로 하여금 보통 6개월에서 1년의 지정된 기간 내에 전문적인 운전재평가를 위해 돌아오도록 요청하는 것을 포함하고 있다. 연구에 따르면, 치매 운전자 중 약 30~40%는 진단 후 3~4년 동안 계속해서 운전할 가능성이 있다[37].

이 장에서 분명한 메시지는 치매가 있는 개인은 결국 운전을 중단할 필요가 있다는 것이다. 그렇기 때문에 다른 이동수단 옵션에 대한 소개를 시작하기 가장 좋은 시기는 진단의 가장 초기 단계부터 이다. 이것은 치매 운전자들이 아직 새로운 이동방식에 적응할 수 있을 때, 그러한 서비스에 대해 배우는 것을 가능하게 하고 좀 더 신중하고 품위 있는 방식으로 운전에서 물러날 수 있게 한다. 이동수단 옵션은 스웨덴의 Stah[39]에 의해 개발된 대중적 방식과 개인적 방식이 모두 필요하다는 것을 강조하는 개념으로서 Burkhardt[38]가 주목한 *이동수단 서비스과(科)*의 일부이다. 여기에는 자동차에 의한 이동, 걷기, 대중교통, 서비스 경로, 준공공교통기관 운영(택시와 기관서비스 포함), 인솔자나 보조자가 있는 이동수단이 포함되고, 지역사회 이동성의 어려움에 대응하기 위해 응급서비스가 요구된다[38, p. 221]. 앞서 언급된 바와 같이, Eby 외 다수[36]는 운전공간이 제한된다고 주장했다. 이렇게 감소된 운전공간은 특정 목적지와 특정 시간에 이동하는 것이 줄어들 수 있다는 것을 의미한다. 불행하게도, 줄어든 이동의 결과는 우울증[40]이나 사회적 고립[41]의 증가를 초래할 수 있다. 필요한 중재는 의학적으로 위험한 운전자와 그 가족이 눈 앞에 닥친 운전상실을, 이동성을 제고하는 기회로 재구성하도록 돕는 것이다.

이 장을 읽는 독자가 버려야 할 메시지는 이동성이 결과라는 것이다. 운전은 단지 이동수단 서비스의 한 방식일 뿐이다. 이동성 계획을 개발하는데 있어서 중요한 개념은 *이동 훈련*과 *이동성 관리*이다.

*이동 훈련*은 장애인과 노인들에게 대중교통을 이용하는 법을 가르친다. 성인이 된 후부터 계속 운전을 하고 거의 대중교통을 사용하지 않았던 기억상실 환자는 운전을 중단하고 버스를 이용할 가능성이 낮다(혹은 질병의 후반기에는 할 능력이 없다). 중요한 운전기술의 손상은 안전하게 대중 교통수단을 찾을 수 없는 것과 비슷한 이유일 수 있다. 일반적인 인구집단에서의 이동 훈련은 단기적인 반면, 치매환자의 이동 훈련은 구체적인 이동방식을 사용하는 방법을 배우는 것을 넘어서 환경에 대한 단서를 주는 이동 동반자나 추가적인 지원을 포함하는 다른 모델을 필요로 할 수 있다.

*이동성 관리*는 일상적인 요구를 충족하기 위한 이동성을 최적화하기 위해 일반적으로 전문가가 실시하는 전략적 접근법이다. 이동성 관리자는 개인과 그 가족 구성원이 다양한 방식의 이동수단과 원하는 목적지에 도달하기 위해 사용 가능한 지원수준을 이해하도록 도울 수 있다. 민간 영역과 공공 영역 모두에서 이러한 서비스를 확대하고자 한다. 그러나 공공 영역에서는 예산 삭감이 노인 서비스 영역에서 너무 커서 이러한 새로운 서비스가 필요함에도 불구하고 몇 곳만 제외하고는 거의 늘어나지 않고 있다. 민간 영역에서는 소규모의 서비스가 있긴 하지만 이에 대한 국가적 인식은 없다.

그림 8.2에서 설명된 연속성 중 마지막 틀은 미국 전역의 지역사회나 다른 나라에서 아직 실재하지 않는다. 이동수단 옵션은 치매 친화적이고 요구되는 수준의 지원을 제공하는 것은 고사하고, 아직 완전히 노인 친화적이지 않다. 10가지 치매 경고징후가 이동수단 제공에 어떠한 의미가 있는지를 이해하는 것은 지금까지 서비스를 받지 못한 보이지 않는 인구집단의 지역사회 이동성 요구를 충족시키는 중요한 첫 번째 단계이다. 이 장의 초반에 제시된 표 8.1은 알츠하이머병의 경고징후와 이것이 이동수단 옵션에 미치는 잠재적인 영향을 보여준다.

대체 교통수단 옵션 제공 Providing Alternative Transportation Options

치매환자의 안전과 이동성을 다루기 위해서는 운전을 도구적 일상생활활동이나 지역사회 참여와 별개로 보아서는 안된다. 표 8.1 개발의 원동력은 더 이상 운전하기에 안전하지 않다는 평가를 받은 인지장애 환자가 안전하게 대중교통이나 준공공교통기관을 찾을 가능성이 왜 적은지를 보여주기 위함이다. 즉, 중요한 운전기술이 손상된 이유는 한 개인이 운전을 멈추고 다른 교통수단을 사용할 수 없는 이유와 유사하다. 요금을 기억해내서 지불하고; 내려야 할 정류장을 살피고 또한 빌딩 내 특정 의사 진료실처럼 가고자 하는 외부 · 내부 목적지에 도달하기 위해서는 인지능력을 많이 필요로 할 수 있다. Silverstein과 Maslow[42]는 퇴원계획을 논의할 때, 환자의 운전경력을 검토하고, 입원 후 운전기술을 평가하고 모니터링해야 하는지를 결정하는 것이 중요하다는 점을 지적했다. 이들은 또한 운전중단이 필요하다면, 지역사회 이동성 옵션에 대한 계획이 논의되어야 한다고 언급한다.

잠재적 전략 Potential Strategies

Silverstein은 2012년에 공무원/중요기관 직원, 교통수단 제공자, 교통수단과 노화 분야의 대학 연구자들과의 32회 인터뷰에서 주제와 관련된 자신들의 지식, 경험, 의견을 공유하도록 요청했다[64]. 인터뷰 대상자에게 초기 버전의 표 8.1[60](운전기술에 미치는 영향이 언급되지 않은)을 보여주고 인지장애 운전자의 요구를 충족시킬 교통수단 옵션에 대해 상상해보라고 요청했다. 그들은 교통수단이 제공되는 방식에서 이용 가능한 지원 수준을 기억하도록 요청받았다: 즉 도로변에서 도로변으로, 집에서 집으로, 실내에서 실내로, 손에서 손으로/의자에서 의자로, 목적지에 머물기, 에스코트/동행인/수행원. 다음은 치매와 관련된 이러한 질적 연구에서 나타난 주제를 가장 잘 나타내는 선택된 진술이다.

"교통수단의 돌봄제공자 모델"로서 필요성을 설명하면서 한 응답자는 다음과 같이 진술했다:

> 글쎄요, 자원봉사 운전자 프로그램은 분명히 이러한 요구를 해결하는데 상당히 큰 부분입니다. 그것은 일 대 일 프로그램이기 때문이죠. 그것은 하나의 돌봄제공자 모델입니다. 누군가가 당신을 차에 태우고 당신과 함께 기다리는 것은.... ADA 서비스가 수행하도록 구축된 것은 아닙니다. 저는 그것이 돌봄제공자에게 그렇게 많은 교통수단을 제공하는 이유라고 생각합니다(정책 지도자).

일관성은 치매환자에게 중요하다:

> 우리는 이 환자가 주간보호소로 간 그 날, 같은 운전자를 제공하였습니다. 우리는 버스의 온도를 일정하게 유지했고 그 환자를 같은 자리에 앉도록 했습니다. 비록 우리가 누군가에게 자리를 옮기도록 요청해야 했지만 이 환자는 그 버스를 탈 때마다 같은 자리에 앉았습니다. 그리고 우리는 성공적으로 그를 데리고 갈 수 있었고 그 이후로도 오랫동안 그랬습니다(교통수단 제공자).

회사와 고객을 위한 효과적이고 효율적이며 성공적인 이동을 위해 인지장애가 있는 승객과 관련된 시도되거나 제안된 구체적인 전략 아이디어는 다음과 같다:

> 저는 치매환자나 개인에 특화된 어떤 이동훈련을 구상해봅니다… 그것은 실제 나에게 내가 독립적으로 이동할 수 있는지… 어떻게 그렇게 할 수 있는지를 초기에 보여줄 수 있는 이동

동반자입니다. 그리고 이것을 내가 편해질 만큼 충분히 여러 번 반복합니다. 그런 뒤 질병이 진행되면 그것은 에스코트를 받는 교통수단으로 진화할 것입니다(정책 지도자)

전화기와 전자 알림(핸드폰)의 사용–단서로서 창의적인 핸드폰 사용… 자동녹음전화(robo call)–운전자는 자신의 무전기를 사용하여 운행관리원에게 전화해서 'Smith 부인께 전화해서 제가 2~5분 뒤에 도착하니까 준비하시라고 전해주세요'라고 말할 수 있다(교통수단 제공자).

운전자를 위해 그림이나 글로 쓴 설명과 같은 이동 보조도구를 사용해라. 예를 들면, 목적지 주소와 전화번호가 적인 카드를 승객에게 걸어주는 것과 같이 가족이 우리에게 알려주고자 하는 구체적인 무언가가 있을 것이다(교통수단 제공자).

이러한 예는 치매환자가 그들의 지역사회에서 더 잘 살아갈 수 있도록 직접적으로 지원하는 전략의 가치를 보여준다. 오늘날 대중교통과 준공공교통기관은 인지장애 환자를 포함하는 보편적인 설계를 충분히 이행하지 않고 있다. 건강 전문가는 운전중단으로의 전환이라는 문제에 직면할 때, 가족들이 자신들이 선택할 수 있는 옵션에 대해 배우도록 돕고 옵션이 제한된 지역사회에서 더 나은 옵션을 만드는 것에 앞장서도록 도와준다.

운전평가와 최근 연구: 모든 사람에게 적합한 검사는 없다
Driving Assessment and Current Research: No One Test Fits All

치매 운전자를 고려할 때, 연구자들이 알고자하는 두 가지 주요 질문은 (1) 언제 운전자가 안전하지 않게 되며, (2) 이러한 운전자를 확인하는 최상의 선별검사 방법이 무엇인가 이다. 이 두 질문은 지난 20년간 연구되었고 몇 가지 결정적인 답을 얻을 수 있었다. 체계적 문헌고찰[43~45]은 *중등도나 중증 치매환자는 운전해서는 안 된다*는 명제를 지지하는데 일관적이다. 치매의 중증도를 분류하는 방법에는 차이가 있을 수 있지만, 유의미한(significant) 치매는 간이정신상태검사(MMSE) (예: MMSE에서 18점 이하는 중등도 치매를 나타낸다)나 그 외 유사한 인지 선별검사 도구와 같은 친숙한 인지평가로 쉽게 평가된다.

불행하게도, 의사와 가족을 딜레마에 빠지게 하는 것은 진단되지 않은 조기 치매나 경도 치매를 가진 개인이다. 특히 개인의 점수가 상위범위(예: 24점 이상)에 있을 때, MMSE는 '도로주행' 수행과 상관관계가 없다. 이것은 인지 선별검사 도구가 누군가가 운전하기에 '안전한지'를 예견하지 못한다는 중요한 점을 강조한다. 실제로 의학적으로 위험에 처한 운전자에게 단 하나의 선별검사 도구나 평가도구를 사용하는 것은 적절하지 않다는 강력한 합의가 있다[19, 25, 47, 48]. 이것은 주로 다양한 감각적, 지각적, 인지적, 앞서 논의된 운동기술의 통합을 필요로 하는 운전과제의 복잡성 때문이다. 운전과제는 시력, 목의 움직임 범위, 다리 힘, 발의 감각,

반응시간, 인지처리속도와 같은 '별개의' 기술 측정으로 선정될 수 없다. 환경을 평가하려면, 몇 초 내에 어떠한 조치를 취할지 고려하고 또한 3,000파운드 무게의 자동차를 역동적인 도로 환경의 복잡성 속에서 어떻게 다룰 것인가 하는 것은 '안전하게' 운전하기 위한 모든 별개의 기술의 통합을 필요로 한다. 이러한 기술들은 인지기능의 관리를 설명하기 위해 최근에 사용되고 있는 포괄적 용어인, '*실행기능*'에 의해 관리된다. 그러므로 한 가지 평가도구가 운전적성의 기저를 이루는 모든 범위의 변수를 포착할 수 있다고 예상하는 것은 합당하지 않다[47]. 더욱 중요한 것은 평가도구의 속성들이 검사되는 연구조건에만 적용된다는 것이다[49]. 따라서 예를 들면, 뇌졸중이 있는 환자들에 대한 결과는 치매환자의 표본에 일반화될 수 없다.

운전평가를 위해서는 한 가지 도구보다는 구체적인 진단을 위해 사용되는 수많은 도구들이 있어야 한다는 근거가 있다. 예를 들어, 파킨슨병에 대한 연구에서[21] 수용가능 시야 검사(UFOV)[50]와 빠른 걸음으로 걷기(Rapid Pace Walk)가 파킨슨병 환자에 대한 도로 검사 결과를 가장 잘 예견하기 때문에 잠재적으로 유망한 평가도구라는 것이 발견되었다. 그러나 보다 최근의 체계적 고찰에서는 UFOV, 기호잇기 검사 A와 B, Rey-Osterrieth의 복잡한 도형 검사, 대비 민감도가 강한 관련성은 아니지만 가장 근접한 관련성이 있었다[52]. 파킨슨병과 치매를 포함한 다른 많은 진단에 대해 어떤 평가가 최상의 근거를 제공하는지를 결정하기 위해서는 더 큰 인구집단을 근거로 한 연구가 필요하다.

Carr 외 다수[53]는 기능기반 치매선별검사 도구를 찾기 위해 99명의 치매노인을 대상으로 이들의 시각, 운동, 인지기능을 도로주행 평가와 비교하여 측정하였다. 85%의 정확성을 가진 이들의 최고 예측모델은 8점 인터뷰(예: AD-8 치매 선별검사 도구), 시계 그리기, 기호잇기 검사 A나 Snellgrove Maze 검사를 완료하는 시간을 이용하였다. 흥미롭게도 시각기능과 운동기능은 도로주행 검사에서의 실패와 관련성이 없었는데, 이것은 파킨슨병에 대한 선별검사 결과와 분명히 달랐다. 이는 각기 다른 진단에 대한 각기 다른 선별검사와 평가의 개념을 뒷받침한다.

Carr 외 다수[55]는 이들의 계속되는 연구에서 AD-8, Short Blessed 검사, 기능과제에 대한 돌봄제공자 평가에서 인지적으로 정상인 운전자(N=24)와 치매가 있는 운전자(N=124)의 점수를 비교하였다. 비록 더 많은 연구가 필요하긴 하지만, 일상생활활동의 손상, 돌봄제공자 평가, 간단한 인지 선별검사는 도로검사 수행 장애와의 상관관계가 가장 좋았다는 것은 놀라운 일이 아니다. 또 다른 흥미로운 결과는 치매 운전자가 더 비정상적인 행동을 보였다는 것이다. 그러나 이러한 정상이하의 운전 행동들이 도로 검사의 실패를 예견할 만큼의 수준에는 미치지 않았는데, 이는 치매 운전자가 언제 그리고 어떻게 안전하지 않게 되는지를 확인하는 것이 어렵다는 것을 입증한다[55]. 이는 치매환자가 계속해서 더 많은 실수를 하고 더 저조한 도로

주행 수행을 하지만, 이러한 도로주행 수행이 항상 '안전하지 않은' 수준에 이르는 것은 아니라는 다른 근거들과 일치한다. 시험이 빠른 처리를 요구(예: 고속도로 진입)하지 않고 실행기능(예: 사고나 새로운 로터리를 만났을 때 처리하는 것)이 필요한 새로운 정보가 요구되지 않는 단서가 주어지는 일대일 지시(예: 우회전, 직진, 좌회전)를 받아 익숙한 장소에서 시험이 완료될 때, 중등도 치매수준의 운전자가 도로주행 평가를 통과하는 경우가 많다는 사실은 이 문제를 더욱 복잡하게 만든다. 이는 운전이 과다하게 학습된 활동이며, 조종하고 브레이크와 가속을 위해 '운동기억'을 수행하고 수년 동안 도로의 동일한 '규칙'을 준수(예, 정지신호에 정지하기, 선내에 있기)하는 사실에 의해 설명된다. 그러나 앞서 언급했듯이, 일상적인 교통은 항상 예측 가능하지 않으며 어떠한 환경변화도 인지능력이 저하된 운전자를 쉽게 혼란스럽게 할 수 있다. 따라서 치매환자가 이상적인 조건에서뿐만 아니라 대부분의 상황에서도 운전이라는 과제를 수행할 수 있도록 하기 위해서는 '경도'와 '초경도' 수준의 치매단계에서 전문적인 평가(정기적인 재평가와 함께) 가 필요하다.

모의운전 Driving Simulation

쌍방형(interactive) 모의운전 장치는 실제 운전을 재현하는 운전경험 중 선택된 측면을 보여주고 설계된 운전과제와 시나리오에 대한 사용자의 반응을 객관적으로 측정할 수 있는 컴퓨터로 조종되는 환경이다. 상호작용적 요소는 사용자의 반응이 모의 프로그램 내의 엑셀, 브레이크, 핸들 요소를 통해 뒤이어 일어나는 사건에 영향을 미치게 한다. 하나의 스크린을 가진 데스크 탑 컴퓨터 프로그램에서부터 운전장면을 투사하는 넓은 스크린이 있는 자동차에 앉아서 완전 몰입에 이르기까지 다양한 모의장치가 있다. 이러한 다양성에도 불구하고 기능적 임상사용에서 고객의 사용을 위해 특별하게 설계되고 개발된 모델은 적다. 기술 비용의 감소와 함께, 치료사가 말 그대로 "열쇠만 꽂아서 사용"할 수 있는 이미 다 만들어진 시스템을 개발하기 위해 많은 회사들이 노력했다. 대부분의 시스템은 과거에 사용된 기술자의 말이 아닌 임상용어로 결과를 보고하는 방법을 개발했다. 특히, 이 시스템들은 자신의 시나리오(예: 설계된 사건과 함께 전개되는 개별화된 운전 운행)를 개발해서 행동과 결과를 평가하는 방법을 결정할 필요가 있는 치료사나 연구자로부터 중대한 실수나 반응시간을 문서화하는 보고 프로그램으로 진화했다. 모의운전 장치의 개발과 사용이 점점 증가함에 따라 운전자 재활에서 평가와 중재를 위해 모의운전 장치를 사용하는 것의 효능에 근거가 나타나고 있다.

도로주행 평가에서와 마찬가지로, 연구근거는 치매환자가 모의장치에서 일관적으로 더 많은 실수를 하고 더 저조한 수행을 보이는 것을 나타낸다[44, 45, 56]. 모의장치의 주요한 이점은 위험에 처한 운전자를 빠른 조치가 필요한 상황에 의도적으로 배치할 수 있다는 것이다. 실제 도로에서는 절대 이루어질 수 없는 이러한 중대한 사건(예: 도로로 뛰어드는 아이, 정면 충돌의 가능성)이 하나의 모의장치로 프로그램 될 수 있다. 따라서 치료사들은 위험을 피하는 동시에 자신을 실제 위험에서 안전하게 지킬 수 있는 운전 능력을 평가할 수 있다. Dickerson과 Davis(2014)는 예비연구에서 이러한 전략을 사용하여 자가위탁, 가족위탁, 또는 의사에 의한 위탁을 통해 위험에 처해있다고 생각되는 9명의 노인을 대상으로 세 가지 다른 중대한 사건 수행을 평가했다. 모의장치 경험에는 (1) 익숙한 운행을 통한 모의장치에 대한 오리엔테이션, (2) 중대한 사고가 있는 두 가지 표준 시나리오 '운전'(예: 충돌을 피하기 위한 구체적인 조치가 요구되는 시나리오), (3) 운전에 대한 추가 훈련 (4) 세 번째 중대한 사건을 포함하는 추가 시나리오와 동일한 두 가지 표준 시나리오 완료를 포함하였다. 각 시나리오가 끝난 뒤에 참가자에게 자신이 얼마나 많은 실수를 했는지 물었고 운전에 대한 자신의 안전성을 평가하도록 했다. 4명의 훈련된 관찰자들의 평균점수를 비교했을 때, 가장 현저하게 차이가 난 것은 인지장애 진단을 받은 참가자들이었다. 정면 충돌사고가 있었을 때조차도, 운전자는 자신을 *안전한 운전자*로 평가한 경우가 많았다. 이 예비연구의 결과는 결정적이지 않으며 작은 표본으로 인해 일반화되지 못한다. 그러나 자료는 노인 수행의 변동성, 노인 운전자에 대한 객관적 측정과 주관적 지각간의 상관성 부족을 명확하게 보여주었다. 이 연구는 또한 실제 운전 능력을 반영하고 진정으로 이해하는 치매환자간에는 엄청난 차이가 있다는 경험이 많은 임상의의 지식을 강화시켜 주는데, 이는 자기 보고에 의존하지 않고 수행에 기반한 신중한 선별검사와 평가의 필요성을 강조한다. 당연히, 모의운전 장치는 자신의 자동차를 운전하는 것과 상당히 다르다. 그럼에도 불구하고, 모의장치는 운전수행 평가를 위해 자주 사용되는 펜과 연필 과제보다 더 많은 운전기술의 통합을 필요로 한다.

불행하게도, 모의운전 장치는 여러가지 이유로 인해 치매를 위한 운전적성을 결정하는 만병통치약(panacea)이 되지 않을 것이다. 첫째, 모의장치의 적응 장애나 모의장치 멀미 문제는 노인에게 중요하다. 이러한 문제의 발생을 설명하는 다양한 이론이 있지만 일반적으로 화면상에 움직이는 도로의 부조화와 좌석의 부동성(움직임이 없음) 때문에, 노인들은 심각한 차 멀미와 같은 증상을 자주 나타내 모의장치를 사용할 수 없다. 둘째, 모의장치가 심각한 질병이 있는 운전자의 안전 위험을 확인하는데 도움이 되겠는지 노인들에게 물었을 때, 그럴 것으로 생각된다고 응답했지만, 노인들에게 모의장치의 안면 타당도는 낮다[43].

전반적으로, 모의운전 장치는 쌍방향 모의운전 장치에서 측정된 수행 측정이나 '오류'를 도로주행 수행으로 이동하는 것에 대한 유망한 결과를 보여준다[57 참조]. 그러나 모의장치 기술의 폭넓은 다양성으로 인해 서로 다른 모델과 결과측정간의 연구자료를 개별 고객에 적용할 때는 주의 깊은 연구와 해석이 요구된다. 도로주행 평가에 대한 현재 연구상태에서와 같이 기술의 다양한 변화와 그 외 다른 문제때문에 대규모의 연구가 요구된다.

결론 Conclusion

보건의료 전문가들은 치매환자 및 이들의 돌봄파트너와 함께 중요한(critical) 운전기술에 영향을 미치는 질병에 관해 '대화'하고 상담하고 조언을 하기에 좋은 위치에 있다. 알츠하이머병 및 관련된 치매는 심각한 의학적 상태이다. 보건의료 전문가들은 이 장에서 설명된 것과 같은 이용 가능한 선별검사와 평가도구에 대해 잘 알고 있어야 하며, 이보다 더 중요한 것은 자신의 지역사회에 있는 운전자 재활전문가를 확인하여 필요한 경우에 그러한 전문가에게 적절하게 위탁해야만 한다는 것이다. 그리고 다음에 치매환자가 당신의 진료실에 오면, "오늘 여기까지 어떻게 오셨나요?"라고 물어보라.

부록 Appendix

운전자 서비스의 스펙트럼: 적절한 시간에 적절한 사람에게 적절한 서비스
Spectrum of Driver Services: Right Services for the Right People at the Right Time

소비자와 보건의료 제공자가 노인에게 필요한 유형의 서비스를 구별하기 위해 사용할 수 있는 것을 설명

운전자 재활 프로그램 서비스의 스펙트럼
Spectrum of Driver Rehabilitation Program Services

소비자와 보건의료 제공자는 고객의 요구에 가장 적합한 운전자 재활프로그램에서 제공하는 서비스를 구별하기 위해 사용할 수 있는 것을 설명

프로그램 유형	지역사회-기반 교육		의학적 기반 진단, 교육, 위탁		전문화된 평가와 훈련
	운전자 안전 프로그램	운전학교	운전자 선별검사	임상적 IADL 평가	운전자 재활프로그램(운전자 평가 포함)
일반적인 제공자와 자격	프로그램에 특정된 자격(예: AARP와 AAA, 운전자 개선 프로그램)	주 정부 면허기관이나 교육부가 발급한 면허가 있는 운전 강사(LDI)	보건의료 전문가(예: 의사, 사회복지사, 신경정신전문의)	• 작업치료 전문가(일반전문가나 운전자 재활전문가[a]) • 도구적 일상생활활동(IADL)에 전문지식을 가진 그 외 건강 전문가 과정	운전자 재활전문가[a], 공인 운전자 재활전문가[b], 운전과 지역사회 이동성에 전문자격을 가진 작업치료사[c]
요구되는 제공자의 지식	프로그램 전문 지식. 과정내용과 전달 훈련	운전기술의 교육/훈련/상기/업데이트의 목적을 위해, 운전을 방해하는 의학적상태나 노화를 제외한, 초보 운전자나 지역을 옮긴 운전자를 교육한다.	• 관련된 의학적 상태, 평가, 위탁, 그리고/또는 중재과정에 대한 지식 • 운전적성 측정으로서 모의운전을 포함한 진단도구의 한계와 가치를 이해한다.	• 의학적 상태에 대한 지식과 운전을 포함한 지역사회 이동성에 미치는 영향. • 운전수행에 영향을 미칠 수 있는 인지적, 시각적, 지각적, 행동적, 신체적 한계를 평가한다. • 이용 가능한 서비스에 대한 지식. • 운전적성을 측정으로서 모의운전을 포함한 평가도구의 한계와 가치를 이해한다.	• 운전에 영향을 미치는 의학적 상태에 대한 지식을 적용한다. • 운전수행에 영향을 미칠 수 있는 인지적, 시각적, 지각적, 행동적, 신체적 한계를 평가한다. • 임상결과를 도로주행 수행에 대한 평가와 통합한다. • 고객과 돌봄제공자 요구를 통합하고, 이용 가능한 기구와 자동차 변형 옵션에 관한 결정을 돕는다. • 운전교육, 보건의료 팀, 자동차 선택과 변경, 지역사회 서비스, 자금지원/지불자, 운전면허발급 기관, 훈련과 교육, 간호제공자 지원을 포함한, 다학제 제공자와 자원을 조정한다.
일반적인 서비스 제공자	(1) 면허가 있는 운전자들에 대한 교실이나 컴퓨터 기반 상기 서비스: 도로규칙, 운전기술, 운전전략, 주정부 법규 등에 대한 재검토 (2) 자기인식, 선택, 자기제한 능력의 제고	(1) 운전수행 향상 (2) 운전허가나 면허 획득 (3) 학생 운전자 기술을 위한 가족 상담 (4) 계속적인 훈련과/또는 지속적인 면허시험에 대한 권고 (5) 교정 프로그램(예: 십대/성인을 위한 면허회복 코스, 면허 점수 감소 코스)	(1) 특정 상황(예, 약물, 골절, 수술 후)과 관련된 위험에 대한 상담 (2) 시력, 인지, 감각-운동 기능의 변화와 관련된 운전위험에 대한 조사 (3) 위험에 처한 운전자를 위한 조치사항을 결정 • IADL평가, 운전자 재활프로그램, 그리고 또는 그 외 다른 서비스로의 위탁 • 운전중단에 대한 논의; 대체 이동수단 옵션에 대한 상담과 교육에 대한 접근성을 제공 (4) 보고/면허권고를 위한 위탁구조를 따른다.	(1) 급성 또는 만성적 상태로 인한 시력, 인지, 감각-운동 기능의 변화와 관련된 위험을 평가하고 해석한다. (2) 고객의 운전자 재활 서비스에 대한 준비를 앞당기기 위해 결점의 개선을 촉진한다. (3) 고객의 진단, 위험, 가족, 간호제공자, 환경적 옵션과 지역사회의 옵션, 그리고 한계를 고려해서 개별화된 이동수단 계획을 개발한다. • 자동차 적응을 위한 자원(예, 스쿠터 승강기)에 대해서 논의한다. • 지역사회 이동수단 옵션(예, 이동성 관리자, 치매-친화적 이동수단)에 대한 고객 훈련을 장려한다. • 운전중단을 논의한다. 자기인식이 떨어지는 고객에 대해서는 간호제공자와 중단전략에 대해서 논의한다. • 운전자 재활프로그램에 위탁한다. (4) 향후 조치의 지침이 되도록 운전자 안전위험과 권고된 중재를 문서화한다. (5) 운전자 면허발급 당국으로의 위탁에 있어서 전문가 윤리를 따른다.	프로그램은 평가, 장비의 유형, 차량, 제공자의 전문지식의 복잡성에 의해 구분된다. (1) 운전경력과 병력을 고려하여 운전면허 준수와 기본적인 자격조건을 찾는다. (2) 시각, 인지, 감각-운동 기능의 변화와 관련된 위험을 운전맥락에서 의학적 훈련을 받은 제공자에 의해 평가하고 해석한다. (3) 종합적인 운전평가(임상적/도로주행)를 수행한다. (4) 평가결과를 고객과 간호제공자에게 전달하고, 자원 상담, 교육, 그리고/또는 중재계획을 제공한다. (5) 중재에는 보상적 전략, 기술, 운전자와 승객을 위한 차량의 조절 또는 개조가 포함될 수 있다. (6) 고객이 자금제공 자원과/또는 변제에 대한 접근성을 가질 수 있도록 옹호한다. (7) 규제에 따라 운전적성에 대한 문서를 의사와/또는 운전면허발급 기관에 제공한다. (8) 주정부 규제에 따라 기구를 처방하고 조립과 훈련을 위해서 이동성 기구 중개인과 협력한다. (9) 운전중단이나 운전 전환을 권고한다면, 지속적인 커뮤니티 이동성을 위한 자원과 옵션을 제시한다. 권고사항에는 (1) 제한없이 운전; (2) 제한이 있는 운전; (3) 재활이나 훈련이 있을 때까지 운전중단; (4) 진행성 질병에 대한 계획된 재평가; (5) 운전중단; (6) 또 다른 프로그램으로의 위탁이 포함될 수 있다 (그러나 여기에 제한되지는 않는다).
결과	교육과 인식을 제공한다.	건강한 운전자가 되기 위한 기술을 제고시킨다.	의학적으로 위험한 운전자에 대해서 위험이나 후속조치 필요성을 제시한다.		운전적성을 결정하고 재활서비스를 제공한다.

[a]DRS 운전평가와 재활분야에서 전문훈련을 받은 건강 전문가 과정
[b]CDRS 공인 운전자 재활전문가-ADED이 인증
[c]SCDCM AOTA가 공인하는 운전과 지역사회 이동성 분야의 전문성
[d]NMEDA 승인을 받은 양질의 제공자

프로그램 유형	운전자 재활 프로그램은 *운전적성을 결정하기 위해서 종합적인 운전평가를 집행하고/또는 재활서비스를 제공한다.*		
프로그램 수준과 일반적인 제공자 자격	• 기본 • 제공자는 작업치료, 그 외 연합보건분야, 운전교육 경험이 있는 전문운전자 재활전문가(DRS)[a]나, LDI[e]가 있는 CDRS나 SCDCM으로 구성된 전문가 팀이다.	• 저차원 기술 • 운전자 재활전문가[a], 공인 운전재활전문가[b], 운전과 지역사회 이동성 분야에 전문성이 있는 작업치료사[c], 또는 LDI와의 결합. • *포괄적인 운전평가와 훈련의 제공자로서 운전자 재활에서의 인증이 권장된다.*	고차원 기술 운전자 재활 전문가[a], 공인 운전자 재활전문가[b], 지역사회 이동성 분야에 전문성이 있는 작업치료사[c]. 복잡한 고객 및 차량 평가와 훈련을 완료하기 위한 고급기술과 전문지식을 가진, 포괄적인 운전평가와 훈련의 제공자로서 운전자 재활에서의 인증이 권장된다.
프로그램 서비스	• 포괄적인 운전평가, 훈련, 교육을 제공한다. 일차나 이차 제어기의 작동에 영향을 주지 않는 운전조절보조기구(예, 좌석방석이나 추가적 거울)을 포함할 수 있다. • 이동수단 계획(전환과 옵션), 중지계획, 그리고 승객으로서의 고객을 위한 권고를 포함할 수 있다.	• 일차나 이차 제어기의 작동, 차량 진입/출구, 이동성장치 저장/확보 영향을 미치지 않는 운전조절보조기구를 사용하거나 사용하지 않는 포괄적인 운전평가, 훈련, 교육을 제공한다. 좌석방석이나 추가적인 거울과 같은 운전조절보조장치를 포함할 수 있다. • 저차원 기술 수준에서는 일차 제어에 대한 조절기구가 일반적으로 기계적이다. 이차 조절장치에는 무선 또는 원격 접근이 포함될 수 있다. • 이동수단 계획(전환과 옵션), 중단계획, 승객으로서의 고객을 위한 권고를 포함할 수 있다.	• 저차원 기술과 기본 프로그램에서 사용 가능한 모든 서비스를 포함하여 포괄적인 운전평가, 훈련, 교육을 위한 폭넓은 조절기구와 차량 옵션을 제공한다. 이 수준에서는 제공자가 고객의 요구나 능력수준을 바탕으로 해서 일차와 이차 제어기의 위치를 변경할 수 있는 능력을 가지고 있다. • 일차와 이차 제어기에 대한 고차원 조절기구에는 다음과 같은 조건을 충족하는 장치들이 포함된다. (1) 차량 기능이나 운전제어기를 조절할 수 있고, (2) 차량의 전자 시스템과 접속/통합하는 프로그램 가능한 컴퓨터 시스템으로 구성된다.
운전자 위치로의 접근	차량의 OEM[d] 운전자 석으로의 독립적인 이동을 요구한다.	OEM[d] 운전자 좌석으로의 이동, 착석, 위치를 다룬다. 운전자 좌석으로의 접근을 돕는 보조장치, 개선된 위치(잡기), 휠체어 확보 시스템, 그리고/또는 기계적 휠체어 로딩 장치를 권고할 수 있다.	차량으로의 접근을 위해서는 일반적으로 램프나 리프트가 필요하고 OEM 운전석에 대한 조절이 필요할 수도 있다. 운전자 위치로의 접근은 이동을 위한 좌석 베이스의 사용에 달려 있거나 고객이 자신의 휠체어를 탄 채로 운전할 수도 있다. 제공자는 램프, 리프트, 휠체어, 스쿠터 승강장치, 이동을 위한 좌석 베이스, 운전자석으로 사용될 수 있는 휠체어, 그리고/또는 휠체어 확보 시스템과 같은 제품을 수용하기 위해서 차량의 구조적 개조를 평가하고 권고한다.
일반적인 차량개조: 일차 제어기: 가스, 브레이크, 핸들	OEM [d]제어기 사용	일차 운전제어 예시: (A) 기계적 가스/브레이크 핸들 제어 (B) 왼발 엑셀 페달 (C) 페달 연장 (D) 주차 브레이크 레버나 전자 주차 브레이크 (E) 핸들장치(스피너 손잡이, 3핀, C형 커프)	일차 운전제어 예시(저차원 기술 옵션 포함) (A) 동력 가스/브레이크 시스템 (B) 동력 가스/브레이크 시스템으로 점화(시동)되는 다워 주차 브레이크 (C) 변동효과 핸들 시스템 (D) 감소된 핸들 직경, 수평핸들, 핸들연장, 조이스틱 제어 (E) 감소된 노력을 요하는 브레이크 시스템
일반적인 차량개조: 2차 제어기	OEM [d]제어기 사용	이차 운전제어 예시 (A) 원격 경적 버튼 (B) 회전 신호 개조(원격, 크로스오버 레버) (C) 원격 와이퍼 제어 (D) 기어 변속기 개조 (E) 열쇠/시동 조절	이차 제어와 보조제어에 접근하기 위한 전자 시스템 이차 운전제어 예시(저차원 기술 옵션 포함) (A) OEM[b] 전자기술과 접속하는 터치패드, 원격패널(반), 또는 스위치 어레이(배열) (B) OEM[d] 전자기술을 위한 배선 연장 (C) 동력 자동변속 장치

[a]DRS 운전평가와 재활분야에서 전문훈련을 받은 건강 전문가 과정
[b]CDRS 공인 운전자 재활 전문가–ADED이 인증
[c]SCDCM AOTA가 공인하는 운전과 지역사회 이동성 분야의 전문성
[d]OEM–생산자에 의해 설치된 원래(원본) 기구
[e]LDI– 면허가 있는 운전 지도자

References

1. Alzheimer's Association. Alzheimer's disease facts and figures. Alzheimers Dement. 2014;10(2). Available from: http://www.alz.org/downloads/Facts_Figures_2014.pdf.
2. Adler G, Rottunda S. The driver with dementia: a survey of physician attitudes, knowledge, and practice. Am J Alzheimers Dis Other Dement. 2011;26(1):58–64. doi:10.1177/1533317510390350.
3. Adler G, Rottunda S, Bauer M, Kuskowski M. Driving cessation and AD: issues confronting patients and family. Am J Alzheimers Dis. 1999;15:212–16.
4. Hunt LA, Brown AE, Gilman IP. Drivers with dementia and outcomes of becoming lost while driving. Am J Occup Ther. 2010;64(2):225–32.
5. Dickerson AE, Reistetter T, Gaudy J. The perception of the meaningfulness and performance of instrumental activities of daily living from the perspectives of the medically-at-risk older adult and their caregiver. J Appl Gerontol. 2013;32:749–64.
6. Silverstein NM, Murtha J. Driving in Massachusetts: when to stop and who should decide? Paper 31. Gerontol Inst Publ.; 2001. Available from: http://scholarworks.umb.edu/gerontologyinstitute_pubs/31
7. Administration on Aging. A profile of older Americans: 2013. Administration for Community Living, U.S. Department of Health and Human Services. http://www.aoa.gov/Aging_Statistics/Profile/2013/docs/2013_Profile.pdf. Retrieved 9 Oct 2014.
8. Adler G, Silverstein NM. At risk drivers with Alzheimer's disease: recognition, response, and referral. Traffic Inj Prev. 2008;9(4):299–303.
9. Dobbs BM, Harper IA, Woo A. Transitioning from driving to driving cessation: the role of specialized driving cessation support groups for individuals with dementia. Top Geriatr Rehabil. 2009;25(1):73–86.
10. Stern RA, D'Ambrosio LA, Mohyde M, Carruth A, Tracton-Bishop B, Hunter JC, et al. At the crossroads: development and evaluation of a dementia caregiver group intervention to assist in driving cessation. Gerontol Geriatr Educ. 2008;29(4):363–82.
11. National Highway Traffic Safety Administration. Driving transitions education: tools, scripts, and practice exercises. DOT HS 811 152; 2009. Available from: http://www.nhtsa.gov/DOT/NHTSA/Traffic%20Injury%20Control/Articles/Associated%20Files/811152.pdf
12. Croston J, Meuser T, Berg-Weger M, Grant E, Carr DR. Driving retirement in older adults with dementia. Top Geriatr Rehabil. 2009;25(2):154–62.
13. Meuser T, Berg-Weger M, Chibnall JT, Harmon AC, Stowe JD. Assessment for readiness for mobility transition (ARMT). J Appl Gerontol. 2013;32(4):484–507.
14. D'Ambrosio LA, Coughlin J, Mohyde M, Carruth A, Hunter JC, Stern RA. Caregiver communications and the transition from driver to passenger among people with dementia. Top Geriatr Rehabil. 2009; 25(1):33–42.
15. Wang CC, Kosinski CJ, Schwartzberg JG, Shanklin AV. Physician's guide to assessing and counseling older drivers. Washington, DC: National Highway Traffic Safety Administration; 2003.
16. Carr DB, Schwartzberg JG, Manning L, Sempek J. Physician's guide to assessing and counseling older drivers. 2nd ed. Washington, DC: National Highway Traffic Safety Administration; 2010.
17. Dickerson AE, Overton B. Cue cards: help for the state highway patrol? In: Gerontological Society of American annual scientific meeting; 21 Nov 2011; Boston, MA.
18. Silverstein NM. No longer in the driver's seat: current need and future vision for community mobility options. In: Proceedings of the senior safe mobility summit; 26 Oct 2006; Newport Beach, CA.
19. Bédard M, Weaver B, Darzin P, Porter NM. Predicting driving performance in older adults: we are not there yet! Traffic Inj Prev. 2008;9:336–41.
20. Eby DW, Molnar LJ, Shope JT. Driving decisions workbook. No. UMTRI-2000-14. University of Michigan, Ann Arbor: Transportation Research Institute, Social and Behavioral Analysis Division; 2000.
21. Classen S, Witter DP, Lanford DN, Okun MS, Rodriguez RL, Romrell J, et al. Usefulness of screening tools for predicting driving performance in people with Parkinson's disease. Am J Occup Ther. 2011; 65:579–88.
22. Classen S, Winter SM, Velozo CA, Bédard M, Lanford D, Brumback B, et al. Item development and validity testing for a safe driving behavior measure. Am J Occup Ther. 2010;64(2):296–305.
23. Classen S, Wen PS, Velozo C, Bédard M, Winter SM, Brumback B, et al. Psychometrics of the self-report safe driving behavior measure for older adults. Am J Occup Ther. 2012;66(2):233–41.
24. Classen S, Wang Y, Winter SM, Velozo CA, Lanford DN, Bédard M. Concurrent criterion validity of the safe driving behavior measure: a predictor of on-road driving outcomes. Am J Occup Ther. 2013; 67(1):108–16.
25. Dickerson AE, Meuel BD, Ridenour C, Cooper K. The predictive validity of screening and assessment tools for driving: a systematic review. Am J Occup Ther. 2014;68(6)670–680.
26. Dickerson AE, Schold Davis E. Welcome to the team! Who are the stakeholders? In: McGuire MJ, Schold Davis E, editors. Driving and community mobility: occupational therapy strategies across the lifespan. Bethesda, MD: American Occupational Therapy Association, Inc; 2012. p. 49–77.
27. Dickerson AE. Driving with dementia: evaluation, referral, and resources. Occup Ther Health Care. 2014;28(1):62–76.
28. Dickerson AE. Screening and assessment tools for determining fitness to drive: a review of the literature for the pathways project. Occup Ther Health Care. 2014;28(2):82–121.

29. Michon JA. A critical view of driver behavior models: what do we know, what should we do? New York: Springer; 1985. p. 485–524.
30. Dickerson AE, Molnar LJ, Eby DW, Adler G, Bédard M, Berg-Weger M, et al. Transportation and aging: a research agenda for advancing safe mobility. Gerontology. 2007;47(5):578–90.
31. Dickerson AE. Driving as a valued occupation. Appendix A. In: McGuire MJ, Schold Davis E, editors. Driving and community mobility: occupational therapy strategies across the lifespan. Bethesda, MD: American Occupational Therapy Association, Inc; 2012. p. 417–22.
32. Dickerson AE, Reistetter T, Schold Davis E, Monohan M. Evaluating driving as a valued instrumental activity of daily living. Am J Occup Ther. 2011;65:64–75.
33. Fisher AG. Assessment of motor and process skills, vol. 2. Fort Collins, CO: Three Star Press; 2006.
34. Stapleton T. An exploration of the process of assessing fitness to drive after stroke within an Irish context of practice [unpublished dissertation]. Trinity College; 2012.
35. Lane A, Green E, Dickerson AE, Davis ES, Rolland B, Stohler JT. Driver rehabilitation programs: defining program models, services, and expertise. Occup Ther Health Care. 2014;28(2):177–87.
36. Eby DW, Silverstein N, Lisa M, LeBlanc D, Adler G. Driving behaviors in early stage dementia: a study using in-vehicle technology. Accid Anal Prev. 2012;49:330–7. doi:10.1016/j.aap.2011.11.021.
37. Lloyd S, Cormack CN, Blais K, Messeri G, McCallum MA, Spicer K, et al. Driving and dementia: a review of the literature. Can J Occup Ther. 2001;68(3):149–56.
38. Burkhardt J. Outside the box: new models for transportation partnerships (Chap. 13). In: Coughlin J, D'Ambrosio L, editors. Aging America and transportation personal choices and public policy. New York: Springer; 2012. p. 217–32.
39. Ståhl A. Service routes or low floor buses? Study of travel behaviour among elderly and disabled people. In: Coughlin J, D'Ambrosio L, editors. Aging America and transportation. personal choices and public policy, Chap. 13 (2012). Proceedings of the 8th international conference on transport and mobility for elderly and disabled people; September 1998; Perth, New York: Springer. 269 pp.
40. Ragland DR, Satariano WA, MacLeod KE. Driving cessation and increased depressive symptoms. J Gerontol Ser A Biol Sci Med Sci. 2005;60(3):399–403. doi:10.1093/gerona/60.3.399.
41. Bailey L. Aging Americans: stranded without options. Washington, DC: Surface Transportation Policy Project; 2004. Available from: http://www.transact.org/library/reports_html/seniors/aging.pdf.
42. Silverstein NM, Maslow K, editors. Improving hospital care for persons with dementia. New York: Springer; 2006.
43. Dickerson AE, Schwarga A, Wethington C. Evaluating the use of an interactive driving simulator from the perspective of occupational therapists and older adults. In: Annual conference of the American Occupational Therapy Association; April 2014; Baltimore, MD.
44. Dubinsky RM, Stein AC, Lyons K. Practice parameter: risk of driving and Alzheimer's disease (an evidence based review): report of the quality standards subcommittee of the American academy of neurology. Neurology. 2000;54:2205–11.
45. Iverson DJ, Gronseth GS, Reger MA, Classen S, Dubinsky RM, Rizzo M. Practice parameter update: evaluation and management of driving risk in dementia. Neurology. 2010;74:1316–24.
46. National Highway Traffic Safety Administration and American Association of Motor Vehicle Administrators. Driver fitness medical guidelines. Washington, DC, Arlington, VA; 2009.
47. Bédard M, Dickerson AE. Consensus statements for screening and assessment tools. Occup Ther Health Care. 2014;28(2):127–31.
48. Gamache PL, Hudon C, Teasdale N, Simoneau M. Alternative avenues in the assessment of driving capacities in older drivers and implications for training. Curr Dir Psychol Sci. 2010;9(6):370–4.
49. Streiner DL, Norman GR. Health measurement scales: a practical guide to their development and use. Oxford: Oxford University Press; 2008.
50. Ball K, Owsley C, Sloan ME, Roenker DL, Bruni JR. Visual attention problems as a predictor of vehicle crashes in older drivers. Invest Ophthalmol. 1993;34(11):3110–23.
51. Reitan R. Validity of the trail making test as an indicator of organic brain injury. Percept Mot Skills. 1958;8:271–6.
52. Crizzle AM, Classen S, Uc EY. Parkinson disease and driving: an evidence-based review. Neurology. 2012;79(20):2067–74.
53. Carr D, Barco P, Wallendorf MJ, Snellgrove CA, Ott BR. Predicting road test performance in drivers with dementia. J Am Geriatr Soc. 2011;59:2112–17.
54. Snellgrove C. Cognitive screening for the safe driving competence of older people with mild cognitive impairment or early dementia. Australian Transport Safety Bureau; 2010.
55. Carr D. Caregiver prediction of road test performance. Poster session presented at: Internal conference on Alzheimer's disease (ICAD); 13–18 July 2013; Boston, MA.
56. Frittelli C, Borgheti D, Iudice G, Bonanni E, Maestri M, Tognoni G, et al. Effects of Alzheimer's disease and mild cognitive impairment on driving ability: a controlled clinical study by simulated driving test. Int J Geriatr Psychiatry. 2009;24:232–8.
57. Classen S, Brooks J. Driving simulators for occupational therapy screening, assessment, and intervention. Occup Ther Health Care. 2014;28(2):154–62.
58. AAA Foundation for Traffic Safety. Roadwise Review®. https://www.aaafoundation.org/roadwise-review-online. Retrieved 14 July 2014.

59. Alzheimer's Association. Comfort Zone®. http://www.alz.org/comfortzone/about_comfort_zone.asp. Retrieved 14 July 2014
60. Beverly Foundation. Transportation and dementia. Fact sheet series [Internet]. 2008 [cited 2014 June 25];1(8). Available from: http://beverlyfoundation.org/wp-content/uploads/Fact-Sheet-8-transportation.Dementia.pdf
61. Hartford Insurance. We need to talk: family conversations with older drivers; at the crossroads: driving and dementia; and your road ahead: a guide to comprehensive driving evaluations are free driving safety guides. Available at: http://www.thehartford.com/mature-market-excellence/publications-on-aging. Retrieved 14 July 2014.
62. Dickerson, A.E. (2013). Driving Assessment Tools Used by Driver Rehabilitation Specialists: Survey of Use and Implications for Practice. American Journal of Occupational Therapy, 67, 564–573.
63. Womack, J.L., & Silverstein, N.M. (2012). The Big Picture: Comprehensive Mobility Options. In Maguire, M.J., & Schold Davis, E. (Eds). Driving and Community Mobility, Occupational Therapy Strategies Across the Lifespan. Bethesda: American Occupational Therapy Association Press: 19–48.
64. Silverstein, N., & Turk, K. Students explore supportive transportation for older adults (2015). Gerontology & Geriatrics Education/Routledge Taylor & Francis. DOI:10.1080/02701960.2015.1005289.

PART
3

인간 중심의 지역사회 기반 치매 간호

Toward Person-Centered Community-Based Dementia Care

CHAPTER

9

치매환자의 경험과 관점

Experiences and Perspectives of Persons with Dementia

Abhilah K. Desai,F. Galliano Desai, Susan McFadden, and G.T.Grossberg

서론 Introduction

"나에게 존엄성이란… 사람들이 변해간다고 믿는 내가 아니라… 그냥 나로서 보여지는 것입니다(치매환자)[1]"

치매환자는 치매와 더불어 살아가면서 직면하는 어려움과 비극에 대처하기 위해 계속 오랜 시간에 걸쳐서 만들어진 무수한 회복력(탄력성) 자원을 가지고 있다[2]. 이것은 보다 중증 치매단계에 있는 환자에게도 해당된다[3]. 비록 비가역성을 받아들여야 한다는 것이 치매환자에게 더 많은 부담을 주고 부정적인 경험을 갖게 하지만, 연구와 임상적 경험에 따르면 많은 환자들은 긍정적인 감정과 의미 있는 사건을 자신들의 생활속에서 일상적으로 경험한다[2]. Kitwood[4]와 Sabat[5]은 치매환자가 인지 변화를 경험하고 있지만 본질적으로는 우리와 같은 감정, 사고, 반응을 경험할 수 있는 사람으로 바라볼 필요가 있음을 강조했다. 우리는 치매환자를 사람으로, 우리 인간 공동체(human community)의 소중한 구성원으로 인식하고 대하기 시작하는 문화혁명의 초기단계에 있다[6, 7]. 보건의료전문가(HCPs), 그 외 다른 분야의 전문가(예: 법, 금융, 소매, 사업, 종교)와 일반 사람들에 대한 교육은 치매진단과 치매로 인한 장애에 대한 부정적 영향을 경감시키기 시작했으며, 치매 친화적 지역 공동체와 인간중심 의료행위를 지원하는 전 세계적인 노력은 치매환자를 돌보는 일에 인간성(humanity)을 회복하려는 노력을 가속화했다[8~10].

이러한 노력으로 치매환자의 경험과 관점은 지금까지 치매의 생의학적 모델에 의해 주도된 연구공동체로부터 그들이 당연히 받아야 할 관심을 이제 막 받기 시작했다. 이 장에서 우리는 치매환자의 경험과 관점을 탐구하고 이해하는 것의 중요성을 강조할 것이다. 이 장에서 우리는 기존의 출판문헌 속 기록물과 우리의 임상경험을 바탕으로, 중요한 임상적 의미가 있는 것으로 생각되는 경험과 관점에 대한 설명을 제공한다. 치매환자와 이들 돌봄파트너(care partner)의 사회적 시민권을 인정하자는 최근의 요구에 따라[11] 우리는 최근 치매 진단을 받은 의사뿐만 아니라 자신의 아내가 최근에 치매 진단을 받은 또 다른 의사와도 상담했다. 우리는 여기에서 제시된 아이디어에 대한 이들의 관점을 확인하고 싶었다. 우리는 치매와 더불어 살아가고 있는 사람의 관점이 치료결정과 이들의 삶의 질을 개선하기 위한 모든 노력에 중심적인 역할을 할 수 있도록 정면으로 직면할 필요가 있는 부정적인 사회문화적 요인들을 설명하겠다.

치매환자의 경험과 관점 연구의 중요성

Importance of Studying Experiences and Perspectives of Persons with Dementia

모든 치료 접근 및 전략의 중요한 목표는 치매환자와 돌봄제공자들의 삶의 질(QOL)을 향상시키는 것이다. 치매환자의 경험과 관점은 인지기능보다 이들의 삶의 질에 더 많은 영향을 미치는 두 가지 요인으로, 자아개념에 직접적인 영향을 주고 우울한 기분의 원인이 되기 때문에 중요하다[12]. 게다가 치매환자의 태도와 관점은 뇌 건강과 같은 중요한 영역에 대해 자신의 가족 및 보건의료전문가의 태도 및 관점과 다를 수 있다[13]. 각자의 경험은 치매환자 개개인이 그러하듯이 독특하고 복잡하다. 치매환자의 부정적이고 긍정적인 경험의 개념은 지나치게 단순화된 것이다. 그러나 치매환자의 경험과 관점에 대해 제시된 근거와 이들의 사회적 · 문화적 요인에 대한 폭넓은 고려는 경험과 관점에 대한 일반화가 상당한 임상적 함의를 가질 수 있음을 시사한다.

알츠하이머병 학회는 현재의 상황을 다음과 같이 잘 설명했다: "치매는 너무나도 흔한 삶의 실상이며, 더 이상 보지 않을 수 없고 생각하지 않을 수 없다. 치매는 간호뿐만 아니라 이해도 필요로 한다…"[2]. "잊어버리게 되는" 할머니에 대한 코미디언의 농담이 더 이상 예전만큼 우습지 않다. 우리는 연구가 너무 오랫동안 치매의 신경생물학을 이해하는데 치중해서 이와 동등하게 중요한 치매의 양상인 치매환자의 경험과 관점, 즉 소위 "체험(lived experience)"과 치매의 "생활세계(lifeworld)"를 무시했다고 생각한다[11]. 치매가 상당히 진전된 치매환자조차도 자신의 삶의 질에 중요한 것에 대한 경험과 관점을 표현할 수 있는 사람들이 있다는 것을 우리는 이제 안다[2, 3]. 돌봄제공자와 보건의료전문가는 주로 언어기능의 결핍 때문에 치매환자들이 무슨 말을 하려고 하는지 이해할 수 없다는 좌절감을 자주 표명했다. 치매환자들은 흔히 언어결손으로 인한 좌절을 피하기 위해 의사 표현하는 것을 중단하고 사회적으로 위축되며 침묵한다. 이들의 경험과 관점에 대한 연구는 질병으로 인해 침묵했던 치매환자에게 목소리를 줄 수 있다.

연구 방법론 Research Methodology

다른 사람, 특히 치매환자를 이해하는 것은 인지적 행동이라기보다는 심미적 판단에 더 가깝다[14]. 따라서 치매환자의 경험과 관점을 조사하고 이해하기 위한 연구는 해석학적 현상학 접근법[15]과 그 외 다른 질적 방법에 더 많이 의존하며 또한, 정신측정학상으로 타당하고 신뢰할 수 있는 도구를 더 자주 사용한다. 치매환자의 경험과 관점은 (1) 인터뷰 (2) 구조화된 관찰[예: 치매간호 매핑(mapping) 동안], (3) "토킹 매트(talking mat)"및 그림카드 같은 의사소통 도구를 통해 연구되어 왔다[2]. 인지간호(AwareCare)와 의사소통 간호(Communi-Care)와 같은 도구도 중증 치매환자의 경험과 관점을 이해하기 위해 사용되어 왔다[16, 17]. 희망 경험과 같은 구체적인 주관적 반응은 마음 희망 지수(Heart Hope Index)[18]와 같은 특정 도구를 사용하여 연구되었다. CORTE 지침은 치매환자의 경험과 관점을 조사하는 연구를 돕기 위해 활용될 수 있다[19]. 치매환자의 삶의 질에 대한 많은 측정법이 존재하지만 이들 중 대부분은 치매환자의 의견을 반영하지 않고 개발되었다. 치매환자의 사회적 시민권을 인정하기 위한 운동으로 인해 더 많은 연구자들이 "연구 설계부터 보급에 이르기까지 과정의 모든 측면에서 적극적인 참여(치매환자에 의한)"를 이용하는 참여적 연구 접근법을 채택하기 바란다[6].

부정적 경험 Negative Experiences

부정적 경험은 흔하며 잠재적으로 생명을 위협할 수 있고 치매환자뿐만 아니라 이들의 가족 및 돌봄제공자의 삶의 질을 감소시키는 경우가 많다. 아래에서는 몇 가지 경우를 좀 더 자세히 논의한다. 치매환자가 공유한 부정적 경험 중 몇 가지 흔한 예를 Box 9.1[20~24]에서 살펴보자.

Box 9.1
치매환자가 표현한 몇 가지 흔한 부정적 경험의 예

상실과 슬픔 경험

"결국 직업을 가질 수 없는 상황에 놓이게 되면 인맥(network)과 친구를 잃게 됩니다. 사회적 결속감을 잃고, 사회의 밖에 존재하는 사람인 일종의 '사회적 외톨이'가 되고, 기억상실이라는 한 가지를 제외하고(이것은 다른 사람들이 의심하게 만든다) 대부분의 경우에는 거기에 열심히 적응하고 있습니다. (22, p. 417)

Box 9.1 (계속)
치매환자가 표현한 몇 가지 부정적 경험의 예

묵살되는 경험

한 치매환자는 자신의 기억상실에 대한 호소가 보건의료전문가에 의해 어떻게 묵살되었는지를 공유했다. "내가 알츠하이머병에 걸린 것을 알았다고 의사에게 갔을 때 그녀는–'당신에게는 아무런 문제가 없어요'라고 말했다. 나는 그것 때문에 걱정하지 않았다… 전혀, 왜냐하면 나는 그것이 정확하게 무엇인지 알았기 때문이다… 그리고 나서 나는 병원에 갔고 또 다시 그들은 '당신에게는 아무런 문제가 없습니다'라고 말했지만, 나는 문제가 있다는 것을 알았고 그것은 정말 좌절감을 주었다. 나는 그들과 다투는 것이 아무런 의미가 없음을 알기 때문에 논쟁하지 않는다. 나는 장인어른 때문에 조사를 한 적이 있었고 그래서 알츠하이머병의 초기 징후를 아주 잘 알았다." (24, p. 6)

"내가 사람들에게 나의 진단에 대해서 말하면, 대부분이 못 믿겠다는 듯이 나의 기억력 상실을 '노화에 의한 일시적인 것'이라고 일축하면서 자신들의 더 심각한 경험의 예를 가지고 그것을 덮어버린다. 이러한 태도는 자신의 진단을 받아들이기 위해 고군분투해 온 사람에게 도움이 되지 않는다."(지역사회에 거주하는 치매환자) (20, p.146).

삶의 방향성 부족 경험

"나는 공군과 같은(강한) 방향감각(연결성)을 가지고 있었다. 요즘에는 그것이 점점 약해진다. 여전히 남아있긴 하지만 예전과 같은 강도가 아니다. 그래서 나는 내가 점점 더 통제가 되고 있지 않는 것 같다. 내 말은 전에는 내가 어디로 가고 있는지 알았지만 지금은 어디에 무엇이 있는지 알 수가 없다." (21, p.8)

정체성 혼란 경험

"어떻게 이 두 가지가 함께 존재할 수 있을까? 나는 같은 사람이지만 다른 사람이다." (22, p.402)

지속적인 운전 위험 경험

"내가 고속도로에서 역주행하고 있다는 것을 발견했을 때, 나는 집으로 돌아가는 길이었다. 경찰이 나를 쫓아왔고 나는 이 모든 상황을 가까스로 모면했다. 그들은 나에게 아주 친절했지만 그것은 우울한 경험이었다. 그 당시 나는 인지하지 못했지만 그것은 질병이었다." (23, p.417)

사회적 거부에 대한 두려움 경험

"사실 그것은 모든 사람들에게 전화를 하는 것과는 다르다.. 자신이 더 많이 알기 전에는 다른 사람들에게 알릴 때가 아니지만 다른 사람들이 그것을 아는 것을 통제할 수는 없다. 그리고 치매를 앓고 있으면, 자신이 갑자기 미치광이가 된 것 같은 기분을 느끼게 된다." (23, p.418)

요양시설의 규칙과 규제로 인한 스트레스 경험

"당신은 그들의 규칙과 규제에 따라 생활한다. 그들의 규칙과 규제를 지켜야 하는데 나는 그런것들이 여기에 있는 모든 사람들을 그 부분에 얽매이게 한다고 생각한다." (22, p.399)

존엄성보다는 안전을 선호하는 간호 실무로 인한 스트레스 경험

"빌어먹을! 내가 담배를 피우려고 밖으로 나가는 것을 생각하지 못한다면, 나를 너무 과도하게 분석한 것이든지, 아니면 아마도 분석이 부족하다는 것이 더 나은 말일지도 모른다. 나를 정말로 아는 사람이라면 누구든지 내가 나를 어떤 방식, 어떤 형태로든 파괴하고 싶지 않다는 것을 알 것이다." (22, p.399)

진단을 받은 후 두려움 경험 Experience of Fear After Being Given the Diagnosis

진단을 받은 후 자신의 반응을 공유한 한 치매환자

> "그것은 충격적이었고 나는 무서웠습니다. 왜냐하면 나는 앞으로 무슨 일이 일어날지 알고 있고 내가 갑자기 못난 '2류 시민'이 될 것이라는 것이 끔찍하기 때문입니다."(23, p. 415)

임상 중요성 Clinical Significance

보건의료전문가(HCP)는 치매진단을 내릴 때 발생할 수 있는 심각한 부정적 영향을 염두에 두고 가급적 지지하는 친구나 가족이 함께 있는 자리에서 진단을 공개하도록 해야 한다. HCP는 치매환자가 진단에 얼마나 잘 대처하는지를 감시하고 가족과 친구뿐만 아니라 지역공동체의 지지 자원(초기단계 치매 지원단체, 기억카페, 지지적인 영적/종교적 기관)에 접근할 수 있는 이들의 능력을 면밀히 추적해야 한다.

절망 경험 Experiences of Despair

> "너무나 절망적이다… 계속 살아봤자 자신이 요양원에서 침을 질질 흘리는 지저분한 존재가 되어가는 것을 본다면 무슨 의미가 있나…"(Mr. B, 경도 알츠하이머병 진단을 받은 첫 번째 저자의 환자).

임상적 중요성: 절망 경험은 너무나 흔하게 일어나며 자신의 삶을 끝내고자 자살을 시도하는 결과까지 이르게 할 수 있다. 이는 모든 부정적 경험의 결과 중 가장 비극적인 것이다. 비록 자신의 절망에 대해 공유하고 자신의 삶을 끝내기를 원하는 치매환자에게 항우울제를 처방하는 것이 일반적인 간호이기는 하지만, 절망의 주요 특성이 남은 삶에서의 의미 상실이기 때문에, 심리치료(특히, 대인관계 심리치료, 양자 치료(dyadic therapy), 회상 치료, 인지행동 치료보다는 의미 중심적 심리치료)가 더욱 적절한 중재일 수 있다[25~27]. 사회적 지지는 진단이 내려진 후에 치매환자가 긍정적인 자아감을 유지하기 위해 중요하다[28]. 동년배(친구) 지지도 절망 경험을 줄이거나 예방하는데 도움이 될 수 있다[29]. '알츠하이머병' 또는 '치매'가 치매환자 자신에게, 이들이 느끼는 미래에, 이들이 느끼는 정체성에 어떠한 의미를 가지는지에 대한 치매환자의 관점을 조사하는 것은 중요하다. 그리고 이보다 더 중요한 것은 HCP가 한 걸음 물러나서 자기 자신의 관점을 생각하는 것이다. 많은 HCP가 알츠하이머병과 이와 관련된 치매를 가지는 것이 의미하는 것에 대해 상당히 부정적이고 비관주의적인 관점을 가지고 있기 때문에 자신의 관점을 비언어적 방식으로 전달할 수 있는데, 이는 환자의 절망에 대한 경험을 더욱 깊게 만들고 잠재적으로 환자를 해롭게 할 수 있다. HCP는 치매가 야기하는 비극뿐만 아니라 낙인으로 인해 초래되는 추가적 피해("과잉장애"[30])도 인식하는 더욱 균형 잡힌 관점을 형성할

필요가 있다. 또한 HCP는 치매환자와 관련된 긍정적인 이야기도 많다는 것과 치매진단으로 제기된 실존적인 문제로 인해 삶이 역설적으로 더욱 풍부해진 환자도 있다는 것을 인식할 필요도 있다. 또한, 긍정적인 이야기와 관점을 적극적으로 공유하는 것은 치매를 앓고 있는 환자와의 진료시간 동안 HCP가 이용할 수 있는 단 하나의 가장 효과적인 치료적 중재일 수 있다.

존엄성 상실의 경험 Experiences of Loss of Dignity

한 치매환자가 자신의 진단이 고용주에게 공개된 후 다음과 같이 표현했다.

> 직원과의 상담도 없이 그의 고용은 파기되었으며 그가 처할 문제를 수용하려는 노력이나 그를 직접적으로 참여시키려는 어떠한 노력도 이루어지지 않았다. "그것은 닫힌 문 뒤에서 조치가 이루어진 느낌이었고 그런 닫힌 문 주위에 사람들이 있었다는 것이 믿기지 않는다; 이 상황은 '맞아, 그는 치매가 있지만 우리는 어떠한 것도 찾아 줄 준비가 되어있지 않다'는 것과 같았다." (31, p. 8)

임상적 중요성: 이러한 경험은 흔히 우울증과 절망을 초래할 수 있기 때문에, 이런 경험에 적절하게 대처하기 위해서는 모든 차원에서(외래환자 간호, 병원 간호, 장기요양 간호) 인간중심의 존엄성 보존 간호모델을 일상적으로 채택하는 것이 필요하다. 치매환자가 자신을 가치 있는 집단 구성원으로 느낄 수 있는 집단 분위기를 만드는 것은 존엄성과 가치를 상실하는 경험을 경감시키는데 도움이 될 수 있다[32]. 치매환자의 존엄성을 제고하는 또 다른 방법은 환자가 특히, 자신의 어린 시절에 있었던 의미 있는 개인적 삶의 이야기에 대해 말할 때 일어날 수 있는 "회고적 존엄성 경험"을 통해서이다. "제 아버지는 거의 평생 동안 소시지를 만드셨어요…그리고 항상 행복하셨죠. 저희 가족은 돈은 많이 없었지만 친절함과 좋은 기분… 그리고 사랑이 있었어요"(지역사회에 거주하는 한 치매환자) (1, p. 7) 그리고 "저의 현명한 어머니는 돈이 전부가 아니라고 가르쳤어요. 그것이 진정으로 중요한, 그리고 저에게 딱 맞는 서로를 대하는 우리의 방식이죠"(지역사회에 거주하는 한 치매환자) (1, p. 7).

버림받음 Abandonment

> "저는 몇몇의 사람을 알았는데 그들은 그것(알츠하이머병)을 불편하게 여겼죠. 혹은 그냥 저를 그렇게 여겼어요. 그래도 불친절한 것은 아니었어요. 그냥 그들과 함께 있으면 마음이 좋지 않다는 것을 알았죠"(지역사회에 거주하는 한 치매환자) (33, p. 153).

많은 치매환자들과 이들의 돌봄파트너들이 치매진단이 공개되고 난 후 친구와 가족으로부터 버림받은 고통에 대해서 이야기한다[34]. 진단 후에도 유지되는 관계가 있긴 하지만[33] "난 과거의 모습대로 내 친구를 기억하고 싶어" 또는 "그녀는 한 때 내가 알던 그 사람이 아니야"와 같은 말을 흔히 듣는다. 또한 노인들 사이에 종교적 독실함의 수준이 높게 측정됨을 감안하면, 신앙 공동체 내에서 이러한 버림을 받을 때, 그 고통은 특히 심각하다. 치매를 앓는 남편을 간호하는 한 부인이 자신들을 회피하는 교회 친구들에 대해 이렇게 말한다:

> "사회적 삶에 참여할 인지능력이 부족하거나 사회적 관습의 불문율(unwritten rules)을 넘으면, 한 때 친구였던 사람들이 더 이상 우리와 함께하려 하지 않는다. 한 때 열렬히 응했던 우리 집에서 하는 저녁식사 초대는 변변찮은 변명으로 '연기된다'. 나는 내가 더 이상 우정과 동료애의 길을 열어주는 교회의 관습을 존중했던 커플의 일부가 아님을 알았다. 나 또한 미혼이 아니라서 교회에는 결혼한 사람들을 위한 시간만 있다고 불평하는 여성들 사이에서 위안을 찾을 수도 없다는 것을 알게 되었다." (35, pp. 91~92).

신앙 공동체에서 친구로부터 버림받는 것뿐만 아니라 치매환자와 이들의 돌봄파트너들이 자신의 종교적 지도자로부터 버림받았다고 느끼는 경우도 자주 있다. Thibault와 Morgan[36]은 성직자들이 얼마나 자주 "그들은 너무 바쁘거나 치매를 가진 구성원을 위한 목회적 간호에 준비가 되어 있지 않으며, 치매가정이나 문이 잠긴 기억간호 시설의 방문을 불편하게 여긴다"는 것에 대해 쓴다(p. 52). Powers와 Watson[37]은 치매환자를 위한 영적 지지에 대한 요양원 거주자의 관점을 조사한 이들의 혼합방법 연구에서 한 참가자가 목사의 방문이 "거의 없다. 이 목사의 집회는 아주 크고 방문 갈 시간이 없다. 이 교회 사람들 누구도 한번도 방문하지 않았다. 이들이 방문한다면 좋을 것이다."라고 말한 것을 인용했다(p. 65).

부정적 경험의 이유 Reasons for Negative Experiences

사람들이 치매를 비극으로 보는 상당부분은 '묵시록의 여섯 기마병'(예: 여섯 개의 사회문화 세력)에 의해 초래되며 그것은 (1) 무지, (2) 낙인, (3) 악의적인 사회 심리, (4) 이러한 '유행병'에 맞서는 것을 비유한 "전쟁", (5) 안락사를 지지하기 위한 대화의 '알츠하이머화(Alzheimerization)', 그리고 마지막이지만 역시 중요한 (6) '자아'를 인지기능과 연관시켜서 정의하는 것("나는 생각한다. 그러므로 나는 존재한다.")[4, 5, 38~46]으로 구성된다. 이것이 항상 그런 것은 아니었다. 19세기 중반 이전에는 치매환자가 지역 사회의 소중한 구성원으로서 인식되었다[47].

우리가 절망을 경험하는 주된 이유는 개인적인 요인(예: 통찰력, 성격, 우울증 유무, 가족과 친구의 부족, 부적절한 재정자원)과 역동적으로 상호작용하는 사회 문화적 요인 때문이다. 개인적 요인은 문화적 차이를 고려하는 개별화되고 맥락과 관련된 접근법을 사용해서 다뤄질 필요가 있다[48~50].

긍정적 경험 Positive Experience

긍정적 경험도 치매환자에서 일반적이지만 환자 자신뿐만 아니라 친구, 가족 그리고 HCP에 의해 과소평가되거나 인식되지 않는 경우가 많다. 우리는 아래에서 몇 가지 긍정적인 경험에 대해 논의한다. 치매환자에 의해 공유된 다른 긍정적 경험의 예를 보기 위해서는 Box 9.2를 참조한다[1, 22~24, 51].

Box 9.2
치매환자에 의해 표현되는 흔한 긍정적 경험의 예

희망 경험

"나는 무언가가 일어나고 있다는 것을 인식하고 있고… 의사들이 원인에 대한 대화를 한다는 느낌을 받는다. 2년 반 전에는 그런 것이 없었다… 하지만 개선되고 있다고 느껴진다."[24, p.12]

"나는 이 단체(사회적 돌봄 단체)가 가장 귀중한 단체이라고 말하고 싶다… 왜냐하면 이 단체는 기회를 주고… 나가고자 하는 동기를 주고, 결국에는 무언가 유용한 것을 말했다거나 해냈다는 느낌을 주기 때문이다." [24, p. 10]

"나 같은 사람들이 주간보호센터에 머무른다는 것은 참 좋은 일이다… 그곳의 보건인력들은 젊고, 긍정적이며, 우리가 매우 현명하게 다양한 활동을 하도록 한다… 내가 그곳에 머무를 자리가 있어서 아주 행복하다. 그렇지 않다면 난 아마도 하루 종일 집에 혼자 소파에 누워있을 것이기 때문이다." [23, p. 418]

의미 있는 순간들 경험

"…. 예를 들어 지금 당장 창 밖을 보세요. 불빛… 햇살을 보고, 그것을 그냥 즐겨요! 오늘 아침 저는 밖으로 나가서 단지 풍경을 즐기기 위해 언덕 꼭대기까지 걸어 올라갔어요… 그냥 거기 서있는 것이 기분 좋게 만들었어요… 이런 경험들이 제가 아주 감사하게 생각하는 의미 있고, 강력한… 중요한 인생의 일부예요." [1, p. 10]

단체 사회활동을 즐기는 경험

치매환자인 Peter는 그가 단체 사회활동 시간을 즐기는 이유를 공유한다. "그것은 마치 엄마 집에 사는 것과 같아요. 모든 사람들이 친절해요. 그리고 저는 4명의 여동생과 남자형제가 있어요. 그래서 대가족이죠. 네, 대가족. 전 많은 사람들에 익숙해요." [22, p. 401]

자신의 친구와 가족에게 진단을 공개한 후 지지 경험

"전 누구에게도 말하고 싶지 않았어요… 이유는 모르겠어요… 하지만 상태가 나빠지고 있었고 사람들은 제가 잘못하고 있는 일에 대해 저에게 알려주었어요…. 그리고 나서 직장 동료들, 간호사와 모든 사람들이 저의 질병을 알게 되었을 때, 제 주위에 모여들었어요. 그들은 정말 친절해요." [51, p. 459]

회복력 반영 경험

"전 제 머리를 똑바로 들고 걸어요…. 그건 제 존엄성과 관련이 있어요. 이런 질병을 진단받으면 쉽지 않죠… 어려워요… 하지만 전 늘 그래왔듯이 능력이 있는 사람으로 알려지길 바래요." [1, p. 8]

"제가 알츠하이머병이 있다는 사실… 당신이 그런 질병이 있다는 사실…하지만 그러한 사실이 결코 저에게는 얼룩지거나 부정적인 것으로 다가오지 않아요." [24, p. 7]

Box 9.2 (계속)
치매환자에 의해 표현되는 흔한 긍정적 경험의 예

"제가 알츠하이머병을 앓고 있어서 다행이에요. 알츠하이머병보다 훨씬 나쁜 질병이 있으니까요…전 이 병에 대처할 수 있어요. 다른 병이 있었다면 싫었을 거예요. 전 제가 이보다 더 나쁜 병이 아니라 이 질병에 걸려서 차라리 운이 좋다고 생각해요." (24, p. 7)

"전 여기 사람들(사회적 돌봄 단체)이 저랑 똑같다는 것을 발견했어요. 이들도 무슨 일이 일어나고 있는지 확신하지 못해요… 그런 사실이 제가 더 정신이 온전한 것 같이 느끼게 해줘요." (22, p. 403)

"자신이 다른 곳에 존재하는 것이 불가능한 상황에 갇히게 되면, 그냥 사용 가능한 것을 가져가서 그것을 처리해야만 해요. 그것이 제가 지금 해야만 하는 일입니다." (22, p.399)

놀라운 지능, 지혜, 연민을 나타내는 경험

"그들은 알츠하이머병이나 혈관성 치매, 그리고 당신의 질병에 대한 제한적인 경험을 가지고 있어요. 제 말은 그녀는 뛰어난 의사이지만 특정 분야에 있어서 부족해요. 하지만 그건 그녀의 잘못이 아니라 단지 시간이 없을 뿐이죠…" (24, p. 12)

"왜냐하면…그들은 각 사람마다 개별적으로 그 요구에 맞출 수 없어요. 그건 직원들 입장에서 불공평해요." (22, p. 404)

간호실무를 개선하기 위한 전략에 관한 통찰력을 제공하는 경험

"요양 주택이나 시설에서 제공하는 종류의 서비스를 들여다보면, 이들은 식품위생, 사람들을 들어 올리는 법과 이들이 공격(aggression)이라고 부르는 일들에 대처하는 법, 그리고 화장실 훈련에 집중하지만 간호에 관한 것은 많이 없어요… 제 생각에는 간호가 가장 저렴한 자원이긴 하지만, 많은 사람들이 스트레스를 받는 이유를 이해하기 위해 훈련 받을 필요가 있고 도움을 받아야 할 필요가 있어보여요. 이런 관점에서 해야 할 일이 아주 많다고 생각해요." (24), p. 9)

"당신이 인식이라는 단어를 알고 있다면… 그것은 간단한 용어로 이루어져야 합니다. 왜냐하면 일반 사람들은 치매가 무엇인지조차 모르고 그 배경이 무엇인지도 모를 것이기 때문입니다." (24, p. 11)

기쁨과 감사 Joy and Gratitude

많은 사람들(치매를 가지고 있는 사람들과 치매 관련 경험이 부족한 사람들)은 치매에 대한 긍정적인 경험이 있을 수 있다는 것을 알게 된다면 충격을 받을 것이다. 그럼에도 불구하고, McFadden과 McFadden[34]이 주장하듯이 심지어 중증치매에서도 웃음, 기쁨, 사랑의 순간들이 있을 수 있다. 이들은 치매를 앓기 전에는 엄마가 많이 껴안거나 뽀뽀를 하지 않았다는 것을 딸이 어떻게 알게 되었는지를 설명했다. 치매환자에 대한 인터뷰 연구에서 한 아프리카계 미국인 남성은 "아침에 잠에서 깰 때, 깨어나는 것에 신에게 감사할 때… 그 때 당신은 '얼마나 아름다운 날인가. 난 긍정적인 사람이니까 오늘 많은 일을 해낼거야'라고 말할 수 있다"라고 진술하면서 자신의 긍정적인 감사의 경험에 대해 말했다[52, p. 77].

영적 성장과 발전 Spiritual Growth and Development

종교는 치매환자들 특히, 아프리카계 미국 노인들을 "압도적으로 긍정적인 자원"으로 묘사했다[52, p. 83]. 치매환자 75명과의 인터뷰에 따르면, 신앙은 이들에게 힘과 희망을 주었고, 혼자라는 느낌을 감소시켰고, 긍정적인 태도를 촉진시켰으며, 이들이 안전감을 느끼도록 도왔다. 심지어 어떤 사람들은 규칙적인 기도와 성서 읽기가 이들의 기억력에 도움이 되었다고도 말했다. 또한 신앙 공동체는 중요한 형태의 사회적 지원을 제공하고, 음악, 익숙한 독서, 기도가 있는 규칙적인 예배의 발판을 제공하기도 한다. 윤리학자인 Stephen Post는 "치매 진단을 받은 미국인들 중 90%가 기도를 한다"는 것에 주목하였고[53, p. 12], Post가 "영적 개종"이라고 부르는 것을 동반한, 치매를 앓고 있는 한 남자의 말을 인용했다. 그 남자는 다음과 같이 진술했다.

> 아마도 치매는 나에게 있어 인생을 즐기고 내 가족과 저기 밖에 있는 것들을 즐기는 것을 늦출 수도 있었을 것이다. 그리고 바로 지금, 나는 치매 덕분에 하루하루 바쁘게 일했던 과거의 나보다 더 나은 사람이 되었고 다른 사람들의 요구와 질병을 이해한다고 말할 수 있다[53, p. 13].

새로운 친구 사귀기 Making New Friends

앞에서 언급했듯이 치매진단은 사회적 관계를 깨뜨릴 수 있다. 다른 한편으로는 더 많은 지역사회들이 "치매 친화적"인 실무, 프로그램, 서비스를 의도적으로 시작함에 따라 치매 환자들은 의미 있는 새로운 사회관계를 형성할 수 있는 기회를 얻고 있다. 한 가지 방법은 Facebook그룹과 국제치매변호 및 지지 네트워크(DASNI)와 같은 온라인 자립 네트워크를 통하는 것이다. DASNI 사용자들에 대한 연구는 참여가 이들의 소속감, 정체성, 목적 및 가치를 느끼는데 도움이 된다는 것을 발견했다[54].

기억카페가 치매환자와 이들의 돌봄파트너들이 새로운 친구를 사귈 수 있는 또 다른 기회를 제시한다. 기억카페 참여 결과에 대한 연구가 제한적임에도 불구하고, 전 세계적으로 지역사회들이 치매에 대처하면서 비슷한 길을 가고 있는 다른 사람들과 함께 낙인 없는 즐거운 사회적 상호작용을 할 수 있는 기회를 만들고 있다[55].

치매환자의 관점 Perspectives of Persons with Dementia

연구, 정책, 실무가 결과(삶의 질 개선, 보건의료지출 감소)를 향상시키도록 잘 만들어지기 위해서는 치매환자의 관점을 이해하는 것이 중요하다. HCP가 치매환자의 관점을 이해하기 시작함으로 인해 긍정적 경험을 향상시키고 부정적 경험을 줄일 수 있는 중재를 선택하는 것이 더욱 명확해질 수 있다. 치매환자의 관점을 이해하는 것에 관한 현재까지의 연구로부터 나온 가장 일관적인 네 가지 주제가 아래에 논의되어 있다.

지지적인 가족과 친구 Supportive Family and Friends

"삶의 질은 당신의 가족과 함께 (친구와 가족의 테두리 안에서) 사는 것이다"(지역사회에 거주하고 있는 치매환자)[2, p. 17]

많은 치매환자들은 가족 및 친구와 함께 하는 관계가 긍정적인 경험을 향상시키고 부정적인 경험을 감소시켜서 자신들의 삶의 질을 개선하고 유지하는 가장 중요한 요소 중 하나라는 의견을 공유했다. 돌봄제공자(가족과 전문가)와의 긍정적인 관계가 더 나은 삶의 질과 관련되어 있으며[56], 애착요구가 충족되지 않을 때, 환자가 부정적인 감정상태와 불안을 자주 나타내는 것은 놀라운 것이 아니다[57]. HCP는 가족과 친구들이 치매환자의 삶에서 자신들이 가지는 중요성이 증가했다는 것을 이해하도록 돕고, 또한 환자와의 상호작용에 지지적인 방법에 관한 안내를 제공하고 치매환자가 참여하고 있다고 느끼도록 일상활동을 수정하는 것을 도울 수 있다.

독립성 유지 Maintaining Independence

"나는 독립성이 아주 중요하다고 생각한다. 왜냐하면 자립성이 있으면 다른 사람들에게 의존하지 않는다고 느끼기 때문이다" [2, p. 19]

HCP는 치매환자와 가족들에게 환자의 독립성을 유지하는 것을 돕고 기능적 감퇴를 늦추는 여러 가지 접근법과 중재가 있다는 것을 처음부터 강조할 수 있다. 치매환자의 독립성을 유지하는 것을 도울 수 있는 접근법과 중재에 관한 더 많은 정보는 이 책의 "일차 진료의사와 기억간호 전문가의 경험과 관점", "지역사회 이동성과 치매: 보건의료전문가의 역할", "치매환자를 대상으로 하는 가정 기반 중재: 근거는 무엇이고 우리는 여기에서부터 어디로 가는가?", 그리고 "치매환자의 가족 돌봄제공자의 경험과 관점"을 참조한다.

새로운 정상의 수용 Acceptance of the New Normal

"치매가 있는 사람이면 누구든지… 교통 사고처럼… 그 사람은 더 이상 이전과 같지 않을 것이며 가족 전체는 변해야 하고 새로운 상황에 적응하고 발전해야 할 것이다" [2, p. 26]

HCP는 치매환자와 그 가족들이 긍정적으로 적응할 수 있도록 미래 계획을 세울 때, 새로운 정상을 받아들여서 조절하고 수용하는 과정을 시작하도록 도울 수 있다.

유머감각을 유지하는 것 Keeping a Sense of Humor

"웃음은 정말 중요해요… 당신을 웃게 하고 웃게 만드는 것은 아주 중요해요" (2, p. 19)

HCP는 치매환자와 상호작용하는 동안 유머를 치료방식으로 사용하는 기술을 개발해서 환자가 "인생의 밝은 면"과 접촉하도록 도울 필요가 있다.

이야기, 구현, 자아감 Narratives, Embodiment, and Sense of Self

"2년 뒤에 나는 어떤 사람일까…3년 뒤는…?"(첫 번째 저자의 환자였던 한 치매환자)

자아감을 잃는 것에 대한 두려움은 아마도 치매진단을 받는 것의 가장 고통스러운 양상 중 하나일 것이다. 그 핵심적인 이유는 사회가 치매를 "서서히 진행되는 자아의 흐트러짐"이라고 언급하면서 자체적인 서술을 치매환자에 부과하기 때문이다. 또한 오늘날의 문화는 자아를 인지적 기능과 관련하여 정의하고, 자기 자신을 대변할 수 있는 사람들만을 가치 있게 생각한다. 이러한 부정적이고 제한적인 태도의 가장 비극적인 결과는 치매환자가 사회에서 사실상 죽은 사람으로 여겨지는 것이다(사회적 사망). 치매진단을 받은 많은 사람들이 왕성한 자아감을 유지하고 이러한 경멸적인 가정과 편견에 맞서기 위해 이야기를 적극적으로 사용한다는 것을 보여준 연구가 증가하고 있다[2, 58]. 특정 이야기(특히 자서전적인 이야기와 영적인 회상)의 사용을 통해 치매환자는 자신의 자아감을 보전하는 대체적인 의사소통 방법을 찾을 수 있다[59~61]. 개인의 과거 이야기는 자신뿐만 아니라 타인과 관련된 대화에서도 사용된다. 이러한 이야기는 듣는 사람으로 하여금 그 치매환자가 누구인지 그리고 그 사람이 어떤 맥락에서 보여지기를 원하는지에 대해 느끼게 해준다. 과거의 기억을 공유하는 것은 치매환자가 과거의 미덕을 현재에 심어서 자아감에 대한 일상적인 문제에 대해 넘어갈 수 있게 도와주는 긍정적이면서도 창의적인 방법이다. 이러한 이야기는 숨겨진 채로 남을 수 있었던 감정에 목소리를 주는 힘이 있다. 자서전적인 이야기의 반복은 종종 부정적으로 보여지는데, 가족들과 다른 돌봄제공자들은 그들이 이미 그 이야기를 여러 번 공유했음을 상기시키기 위해 치매환자를 중단시키는 경우가 많다. Mills[62]는 이러한 반복이 자아감 유지를 돕기 때문에 치매의 긍정적이고 적응적인 양상이라고 제안했다. 이야기 상호작용의 역학은 치매환자를 단순히 받는 사람(대화와 간호의)에서 그들이 받는 것만큼이나 관계에서 많은 것을 기여하는 적극적인 참여자가 될 수 있는 잠재력을 가지고 있다는 것이다. 그러한 상호작용은 환자가 자아감과 자존감을 유지하는 것을 도울 뿐만 아니라 더 중요하게는 이들에게 더 큰 가족의 일부라는 느낌을 부여한다. 이와 반대로 이야기를 강조하지 않고 이에 참여한다면, 치매환자의 관계와 자아감은 약해지기 시작할 것이다.

비록 대부분의 치매환자는 주로 이야기를 통해 자신의 개인적 · 사회적 자아를 유지하려고 시도하지만, 중증 치매의 경우에는 많은 환자들이 이야기를 할 수 있는 모든 능력을 상실할 수 있다. 이러한 단계에 있는 치매 환자들의 사회적 사망 위험성이 가장 크다. 중증 치매에서조차도 자아가 이야기로서 긍정적이고 창의적으로 보존되고 표현된다는 것을 인식하는 것은 중요하다[3, 63]. 환자가 자신의 목걸이 길이를 다시 조절해서 다른 사람들이 볼 수 있게 할 때, 그 환자는 자신의 자아를 표현하고 있는 것이다. 본질적으로, 자아는 인간의 존재가 구현된 차원이며 인지기능이 얼마나 많이 상실되었든지 간에 그것을 뺏을 수 없다. 이렇게 구현된 자아의 표현은 돌봄제공자가 간호를 제공하는 동안 충분히 곁에 있고 주의를 기울인다면 더욱 분명하게 느낄 수 있다. 많은 돌봄제공자들은 중증단계 치매환자의 독특한 양상을 직관적으로 인지하며 그들에게 긍정적 경험을 향상시키기 위해 치매환자와의 관계를 이용한다. 인지간호(Aware-Care)[16]는 자아표현에 관해 모든 돌봄제공자들(가족과 전문가)과 HCP의 인지를 촉진시키는 유용한 도구로, 중증 단계에 있는 치매환자들조차도 아주 생기 넘치고 의미 있는 삶을 살 수 있다는 것을 상기시킨다.

향후 연구를 위한 권고사항 Recommendations for Future Research

지금까지의 연구에 기반하여 치매환자의 경험과 관점을 이해하는 것의 임상적 중요성은 이 분야의 향후 연구에서 보다 상세한 맥락적 · 종적 근거의 필요성을 강조한다. 이 분야를 조사하는 연구를 설계하는 것이 치매환자의 독특한 언어와 그 외 인지적 문제로 인해 어려울 수 있지만, 연구자들은 구조화된 관찰, 치매환자와의 인터뷰, 이들 가족과의 인터뷰에 대한 엄격한 질적 분석과, 이러한 어려움을 극복하고 양질의 연구를 생산하기 위해 초점 집단(focus group)(몇 가지만 예로 들자면)에 대한 분석을 사용하고 있다. 어떤 연구자들은 인터뷰 등과 함께 정신측정학상으로 타당하고 신뢰할 수 있는 척도를 결합한 다중방법(multi-method) 접근법을 사용한다. 때때로 이들은 치료 집단에 대한 무작위 배정을 이용한다. 치매환자의 정서적 삶에 대한 이러한 가장 친밀한 측면에 대한 보다 깊고 풍부한 이해는 치매를 경험하는 환자의 경험과 관점이 치매의 분자적 · 유전적 결정요인에 대한 연구만큼 치매에 대한 기본 과학연구의 큰 부분이라는 전제를 가지고 시작하는 그런 고품질 연구로부터 나온다.

많은 질문들이 아직 해결되지 않았다. 예를 들어, HCP의 태도와 이들을 지원하는 시스템을 개선시키는 것이 치매환자의 경험과 관점을 어느 정도 향상시킬 수 있는지, 그리고 특히 치매환자가 절망을 경험하게 만드는 구체적인 사회적 · 심리적 요인들이 무엇인지에 관한 연구가 사실상 하나도 없다. 또한, 연구자들이 다루어야 할 중요한 것은 치매환자의 부정적 경험과 관점이 낙인과 그 외 부정적인 사회 문화적 힘의 영향보다 우울증에 의해 더 많이 야기되는지에 대한 것이다. 치매가 진행됨에 따라 치매환자의 경험과 관점이 어떻게 변하는지에 관한 근거가 거의 존재하지 않는다. 아세틸콜린분해효소 억제제(ACEIs) 사용의 영향과 치매환자의 경험 및 관점에 대한 영향은 연구되지 않았고, 현재까지의 연구는 ACEIs과 QOL의 영향에 대해서 상충되는 보고를 나타냈다[64]. 치매환자의 인식은 지난 10년간 상당한 주목을 받아왔다[65]. 초기단계 치매환자의 인식은 감소된 자기 평가 기능과 관련이 있었다[66]. 치매환자의 인식과 부정적인 경험 사이의 연관성을 확인하고 상세하게 기술하는 것이 중요할 것이다.

부가적인 질문에 포함되는 것은 다음과 같다: 조기발병 치매환자(YOD)(60세 이전의 발병)가 65세 이후에 발병된 치매환자를 비교할 때, 경험과 관점이 어떻게 다른가? YOD의 인격의 개념은 후기발병 치매(LOD)와 비교할 때 다른가[67]? 기능성 신경영상은 치매환자의 경험과 관점에 대한 연구에 도움이 되는가?

문헌고찰을 하는 동안 우리가 알게 된 가장 주목할 만한 발견 중 하나는, 문화적 맥락에서 이들에게 낙인을 씌우는 일상에서 경험하는 수많은 도전과 상실에도 불구하고, 치매환자들의 회복력과 기지는 대단하다는 것이다. 우리에게 이들의 경험과 관점을 연구하는 것은 치매의 낙인을 뿌리 뽑는데 도움이 될 뿐만 아니라 우리 자신의 자아에 대한 개념을 바꿀 수 있는 잠재력이 있다.

HCP를 위한 권고사항 Recommendations for HCP

치매환자의 경험과 관점을 이해하기 위한 연구는 여전히 초기단계에 있다. 지금까지의 연구는 단지 경험과 관점의 다양한 현상만을 포착했다. 따라서 우리의 권고는 예비적인 것으로만 고려되어야 한다. 치매환자의 경험과 관점에 대한 연구를 고찰한 것을 근거로 하여, 표 9.1[1, 16, 32, 38, 51, 58, 68~84]은 이들의 QOL를 향상시키기 위해 다루어질 필요가 있는 주요 결정요인을 열거한다. Box 9.3은 이들의 긍정적인 경험을 증가시키기 위한 주요 자원을 열거한다. 다음은 HCP를 위해 가장 중요한 7가지 권고사항이다.

- HCP는 인지감소와 관련된 환자의 염려를 진지하게 받아들이고 그것을 정상적인 노화의 일부로 무시하지 않아야 한다.
- HCP는 치매환자의 경험과 관점을 더 잘 이해하고, 이러한 이해를 활용하여 간호 결정(Care decisions)에 알리기 위해 일상적으로 노력해야 한다.
- HCP는 치매환자들에 대한 자신들의 연민을 증가시키기 위해 치매와 더불어 사는 것에 대한 자신들의 선입견과 치매환자들이 공유하는 부정적 경험(이 장에서 언급된 부정적인 경

표 9.1 치매환자 경험의 결정요인

요인	긍정적 경험	부정적 경험
타인과 사회의 태도	• 자신의 신앙 기반 공동체를 포함한 타인들에 의해 가치 있는 사회 구성원으로 보여지고, 수용되고, 인정되는 것 • 치매환자의 경험과 관점을 이해하려고 노력하는 것 • "치매환자", "직원", "의사"를 넘어 더 큰 치매 간호 생태의 일부로서 "우리(us and we)"로 자아 정체성을 확대	• 치매환자를 발언권이 없고 사회에 기여를 하지 않는 부담으로 취급하는 것 • 이들의 기억과 그 외 다른 인지호소를 무시하는 것 • 치매환자를 낮은수준의 사람이나 "우리"와는 별개의 사람으로 보는 것 • 치매환자를 사회적 의식의 주변부로 격하시키는 것
진단과 관련된 문제	• 조기진단을 일상적인 것으로 만들어서 치매환자가 치료와 자기관리에 적극적으로 참여할 수 있도록 하기	• 진단을 내리는 것을 회피하고/또는 진단을 기록으로 문서화하는 것을 피하는 HCP
치료와 관련된 문제	• 치매환자의 긍정적이고 희망적인 이야기를 공유하는 HCP • 치매환자를 간호목표 논의와 치료옵션 선택에 대한 논의에 참여시키는 것 • 진단 후 지원	• 상황이 절망적이고 치매환자의 QOL를 향상시키기 위해 할 수 있는 일이 없으며 희망이 없다는 자신의 허무주의를 보이는 HCP • 진료방문 동안 치매환자를 무시하고, 이들의 가족과 간호계획을 세우기 위해 상호작용하는 것
돌봄제공자 지지, 교육, 훈련에 관한 문제	• 가족과 전문 돌봄제공자 모두에게 접근이 가능하고 가격이 적당하며, 질이 높은 휴식서비스, 교육, 훈련이 정기적으로 주어지는 것 • 돌봄제공자의 지지, 교육, 훈련을 제공하기 위한 지역과 지방의 학술단체와 정부로부터의 강력한 지원	• 치매의 행동 · 심리 증상(BPSD)을 부적절하거나 과도한 정신약학적 중재로 관리하는 HCP • 치매환자와 이들의 가족 돌봄제공자를 위한 심리사회적 환경적 중재를 촉진하기 위한 지식과 동기가 부족한 HCP
인간 중심 간호실무와 관련된 문제	• 치매환자에 대한 인간 중심 대응을 장려하는 일차간호제공자를 포함한 HCP에 대한 교육중재 • HCP가 치매환자의 신체 체험과 비언어적 의사소통에 민감한 것	• 인간 중심의 간호실무가 모든 간호실천의 주요 측면에 포함되는 것이 아니라 립서비스(lip service)나 마케팅을 위해 이용되는 것 • 강요된 간호를 둘러싼 윤리적인 이슈에 관해 팀 구성원간의 대화없이 강요되는 치매환자에 대한 간호
일상생활에서의 유의미함	• 치매환자가 진단의 의미를 만들고 일상생활에서 의미를 찾도록 돕는 HCP • 치매환자가 의미 중심의 심리치료를 받고, 필요한 경우에는 초기단계 지지그룹의 도움을 받도록 위탁하는 HCP • 치매환자가 자연과 아이들과 함께 더 많은 시간을 보내도록 권장하는 HCP	• 환자와 접촉하는 시간 동안 신체적 건강문제에만 집중하는 HCP • 일상활동(예: 가족 경조사, 종교의식)에서 치매환자를 제외하는 것
연구와 관련된 문제	• 치매환자와 연구 파트너십을 형성함	• 연구 참여가 치매환자와 그 가족에게 제기할 수 있는 잠재적인 부담에 대해 적절한 논의를 하지 않고 연구에 참여하는 것의 긍정적인 면에만 집중함

표 9.1 치매환자 경험의 결정요인(계속)

요인	긍정적 경험	부정적 경험
독립성 유지와 관련된 문제	• 약물을 스스로 관리할 수 있도록 치매환자에 대한 지원을 개선하는 것 • 안전보다 존엄성에 더 가치를 둠 • 건물 안팎으로 치매환자의 참여를 지원하는 건축(건물 디자인)	• 적절한 논의와 지원없이 치매환자로부터 운전 특권을 빼앗음 • 존엄성보다 안전에 더 가치를 둠
사회적 지지와 관련된 문제	• 치매환자의 가족과 친구들에게 치매환자의 QOL에 있어서 이들의 지원과 참여의 중요성에 관한 지침을 제공하는 HCP • 접근 가능하고 저렴한 노인주간프로그램	• 치매환자가 많은 시간을 혼자 보내거나 TV를 시청하며 보내도록 함 • 치매환자가 자신의 사회적 활동과 영적/종교적 활동을 유지하는 것을 돕는 이동수단 자원 부족
고통의 실존적 측면과 관련된 문제	• 치매환자를 미술, 음악, 시와 같은 창의적인 활동에 참여시킴 • 성직자에게 치매환자의 요구를 수용하기 위해서 종교의식을 수정하는 교육을 실시함 • 병원과 그 외 다른 기관에서 예배 서비스를 정기적으로 활용함	• HCP가 치매진단에 의해 제기되는 실존 문제에 대해 논의하는 것을 불편해 함

HCP: 건강관리전문가, QOL: 삶의 질

험들)에 대해 심사숙고하고 논의할 필요가 있다.

- 치매 상태만으로는 치매환자로부터 알게 된 정보와 이력이 신빙성이 없다거나 결함이 있다고 결론짓기에 충분하지 않다.
- HCP는 치매환자 대부분(중증 치매환자 포함)이 일반적으로 인식되는 것보다 훨씬 더 높은 수준으로 자신들을 대변할 수 있다는 것을 인지할 필요가 있다. 특히, 정서적인 문제라면, 선의의 가족과 친구가 편향되거나 결함이 있는 정보를 제공하는 경우가 많으며, 이런 경우에는 HCP가 치매환자의 경험과 관점을 조사하는 것이 훨씬 더 중요하다는 것을 인식하는 것은 중요하다.
- 치매환자들의 긍정적 경험(예: 이 장에서 언급된 예들)을 자기 자신의 치매에 대처하느라 고군분투하는 다른 치매환자들과 공유한다.
- HCP는 치매환자들에 대한 연민을 고취시키기 위해 치매환자의 가족과 친구들이 치매환자가 표현한 부정적 경험(예: 이 장에서 언급된 예들)에 대해 심사숙고하고 논의하는 것을 장려해야 한다.

이 장에서 우리는 이미 치매환자와 일하면서 이해하게 된 많은 것들을 검증했으므로 HCP는 유사한 캠페인인 "모든 장애 아동의 문제"라는 캠페인에서 많이 배울 수 있는 Peter Mittler

Box 9.3
치매환자의 긍정적인 경험을 향상시키기 위해 HCP에게 필요한 주요 자료

1. ***Insight*** 캐나다 브리티시 콜럼비아 알츠하이머병 학회가 출간하는 분기별 교육회보이다. 회보 내용의 대부분은 치매환자들에 의해 기고된다.
2. ***Alzheimer's from the Inside Out.*** Richard Taylor. 볼티모어: health professional press; 2006. 알츠하이머병 진단을 받은 임상 심리학자인 Richard Taylor는 이러한 진단을 받은 사람들을 위한 주요 대변인이 되었다. 이 책에서 그는 진행성 기억 상실을 가진다는 것이 어떤 느낌인지에 대해 설명한다. Taylor는 치매환자들에게 자신들의 경험을 더 크고 분명하게 말할 것을 격려하면서 전 세계를 돌며 강의한다.
3. ***Dementia Care: An Evidence Based Approach.*** 편집자: Marie Bolts와 Jim Galvin. 이 자료는 현재까지 책에서 빠졌던 아주 중요한 두 가지 문헌인 치매환자의 경험과 관점에 관한 장뿐만 아니라, 돌봄제공자의 경험과 관점에 관한 별도의 장을 포함하는 첫 번째 책이다.
4. ***Psychiatric Consultation in Long-Term Care: A guide For Health Care Professionals.*** Abhilash Desai M.D.와 George Grossberg M.D. 존스 홉킨스 대학 출판사: 볼티모어, MD; 2010. 이 책의 "심리사회적 중재와 환경적 중재"라는 제목의 장에서는 저자가 여러 가지 사례를 이용해서 인간 중심 간호의 다양한 측면과 그것을 특히 장기요양시설에 거주하는 치매환자의 정서적 안녕을 향상시키기 위해 실질적으로 적용하는 것에 대한 훌륭한 설명을 제공한다.
5. ***Aging Together: Dementia Friendship and Flourishing Community.*** Susan H McFadden과 john T McFadden. 존스 홉킨스 대학 출판사: 볼티모어, MD; 2011. Susan McFadden(심리학 교수)와 그녀의 남편 John(통일 기독교회의 정직 목사)이 쓴 이 책은 베이비 붐시대에 태어나 나이 먹는(늙어가는) 모든 사람들은 자신들이 치매진단을 받든 아니면 친구와 가족이 이 진단을 받는지 간에 치매와 함께 살 것이라고 확신한다. 안타깝게도, 치매의 영향을 받은 사람들은 사회적으로 고립된 것처럼 느낀다고 자주 보고한다. 지역 사회가 풍요로워지기 위해서는 치매환자들이 건망증이 심해짐에 따라 지속적이고 의미 있는 관계를 지원할 수 있는 방법을 찾을 필요가 있다.
6. ***The Experience of Alzheimer's Disease: Life through a Tangled Veil.*** Steven R Sabat. Blackwell 출판사; 옥스포드; 2001. 이 책에서 저자는 치매환자와의 의사소통에서 "의미"를 찾는 것의 중요성을 강조한다. 저자는 보건의료전문가들이 가능한 한 오랫동안 자신의 치매환자의 특별한 본질을 발견해서 육성하도록 권장한다.

의 "모든 치매환자의 문제"라는 캠페인에 참여할 필요가 있다[20, 85].

결론 Conclusion

치매환자의 내면세계를 이해하는 것은 이들의 언어와 그 외 인지적 어려움 때문에 가족뿐만 아니라 HCP에게도 도전이다. 치매환자의 경험과 관점에 대한 현재까지의 연구는 이들의 내면세계에 대한 우리의 이해를 향상시키고 치매라는 것이 많은 치매환자들에게 관리 가능한 질병임을 발견했다. 연구는 또한 언어적 · 비언어적(표정과 행동을 통한)으로 전달되는 이들의 대인 관계와 내적 세계에서의 안녕감과 목적의식이 유지됨을 증명한다. 치매환자의 가족과 친구들, 그리고 HCP가 이것을 이해하고 치매환자와 이러한 연구결과를 공유하는 것이 이들의 QOL를 향상시키고자 하는 노력을 강화할 수 있다. 연구는 치매환자들이 그들의 삶을 더 의미 있고 행복하게 만드는 것이 무엇인지에 있어서 전문가임을 시사하기 시작했다. HCP와 돌봄제공자들은 단지 이들이 이끄는 대로 따르고, 이들의 언어를 이해하고, 또한 모든 치매환자들의 개인적 특성, 회복력, 창의성을 세상에 알리는 치매 간호생태를 만들기 위해 노력하기만 하면 된다. 이것은 치매환자와의 간호파트너 맺기를 인간답게 만들고, 또한 이들이 현재 살도록 강요된 비인간적이고 독성이 있는 사회문화적 환경에 해독제로서의 역할을 할 것이다. 지금이 HCP가 치매 친화적 세상을 현실로 만들기 위해 치매환자와 함께 "치매와의 전쟁"이라는 미사여구를 "치매환자를 위한, 치매환자와 함께 일하는"으로 바꿔야 할 때이다.

References

1. Tranvag O, Petersen KA, Naden D. Crucial dimensions constituting dignity experience in persons living with dementia. Dementia. 2014. doi:10.1177/1471301214529783.
2. Williamson T. My name is not dementia: people with dementia discuss quality of life indicators. London: Alzheimer's Society Devon House; 2010.
3. Clare L. Awareness in people with severe dementia: review and integration. Aging Ment Health. 2010;14(1):20–32.
4. Kitwood T. Dementia reconsidered: the person comes first. Philadelphia, PA: Open University Press; 1997.
5. Sabat R. The experience of Alzheimer's disease: life through a tangled veil. Oxford: Blackwell Publications Inc.; 2001.
6. Bartlett R, O'Connor D. Broadening the dementia debate: towards social citizenship. Portland, OR: The Policy Press; 2010.
7. Beard RL. Advocating voice: organizational, historical, and social milieux of the Alzheimer's disease movement. Sociol Health Illn. 2004;26(6):797–819.
8. Wiersma EC, Denton A. From social network to safety net: dementia-friendly communities in rural northern Ontario. Dementia. 2013. doi:10.1177/1471301213516118.
9. George DR, Stuckey HL, Whitehead MM. How a creative storytelling intervention can improve medical student attitude towards persons with dementia: a mixed methods study. Dementia. 2012;13(3):318–29.
10. Bartlett R, Hick C, Houston A, Gardiner L, Wallace D. Privileging place: reflections on involving people with dementia in a residency. Dementia. 2013. doi:10.1177/1471301213512116.
11. Ashworth A, Ashworth P. The lifeworld as phenomenon and as research heuristic, exemplified by a study of the lifeworld of a person suffering Alzheimer's disease. J Phenomenol Psychol. 2003;34:179–205.
12. Woods RT, Nelis SM, Martyr A, Roberts J, Whitaker CJ, Markova I, Roth I, Morris R, Clare L. What contributes to a good quality of life in early dementia? Awareness and the QoL-AD: a cross-sectional study. Health Qual Life Outcomes. 2014;12:94–104.
13. Beard RL, Fetterman DJ, Wu B, Bryant L. The two voices of Alzheimer's: attitudes toward brain health by diagnosed individuals and support persons. Gerontologist. 2009;49(51):540–9.
14. Hughes JC. 'Y' feel me?' How do we understand the person with dementia? Dementia. 2013;12(3):348–58.
15. Quinn C, Clare L. Interpretive phenomenological analysis. In: Watson R, McKenna H, Cocoman S, Keady J, editors. Nursing research: designs and methods. London: Churchill Livingstone; 2008. p. 375–84.
16. Clare L, Whitaker R, Quinn C, Jelley H, Hoare Z, Woods B, Downs M, Wilson B. AwareCare: development and validation of an observational measure of awareness in people with severe dementia. Neuropsychol Rehabil. 2012;22(1):113–33.
17. Lopez JJB, Bolivar JCC, Perez MS. COMMUNI-CARE: assessment tool for reactions and behaviors of patients with dementia in a multisensory stimulation environment. Dementia. 2014. doi:10.1177/1471301214528346.
18. Hunsaker AE, Terhorst L, Gentry A, Lingler JH. Measuring hope among families impacted by cognitive impairment. Dementia. 2014. doi:10.1177/1471301214531590.
19. Murphy K, Jordan F, Hunter A, Cooney A, Casey D. Articulating the strategies for maximizing the inclusion of people with dementia in qualitative research studies. Dementia. 2014. doi:10.1177/1471301213512489.
20. Mittler P. Journey into Alzheimerland. Dementia. 2011;10(2):145–7.
21. Merrick K, Camic PM, O'Shaughnessay M. Couples constructing their experiences of dementia: a relational perspective. Dementia. 2013. doi:10.1177/1471301213513029.
22. Nowell ZC, Thornton A, Simpson J. The subjective experience of personhood in dementia care settings. Dementia. 2011;12(4):394–409.
23. Johannessen A, Moller A. Experiences of persons with early-onset dementia in everyday life: a qualitative study. Dementia. 2011;12(4):410–24.
24. Sutcliffe CL, Roe B, Jasper R, Jolley D, Challis DJ. People with dementia and carers' experiences of dementia care and services: outcomes of a focus group study. Dementia. 2013. doi:10.1177/1471301213511957.
25. Jones SN. An interpersonal approach to psychotherapy with older persons with dementia. Prof Psychol Res Pract. 1995;26(6):602–7.
26. Moon H, Adams KB. The effectiveness of dyadic interventions for people with dementia and their caregivers. Dementia. 2012;12(6):821–39.
27. Dempsey L, Murphy K, Cooney A, Casey D, O'Shea E, Devane D, Jordan F, Hunter A. Reminiscence in dementia: a concept analysis. Dementia. 2014;13(2):176–92.
28. Lishman E, Cheston R, Smithson J. The paradox of dementia: changes in assimilation after receiving a diagnosis of dementia. Dementia. 2014. doi:10.1177/1471301214520781.
29. Keyes SE, Clarke CL, Wilkinson H, Alexjuk EJ, Wilcockson J, Robinson L, Reynolds J, McClelland S, Corner L, Cattan M. "We're all thrown in the same boat…": a qualitative analysis of peer support in dementia care. Dementia. 2014. doi:10.1177/1471301214529575.
30. Brody EM, Kleban MH, Lawton MP, Silverman H. Excess disabilities of mentally impaired aged: Impact of individualized treatment. Gerontologist. 1971;11(2, Pt. 1):124–133.
31. Chaplin R, Davidson I. What are the experiences of people with dementia in employment? Dementia. 2014. doi:10.1177/1471301213519252.
32. Hochgraeber I, Riesner C, Schoppmann S. The experience of people with dementia in a social care

group: case study. Dementia. 2013;12(6):751–68.
33. Harris PB. Dementia and friendship: the quality and nature of the relationships that remain. Int J Aging Hum Dev. 2013;76:141–64.
34. McFadden SH, McFadden JT. Aging together: dementia, friendship, and flourishing communities. Baltimore, MD: The Johns Hopkins University Press; 2011.
35. Barclay A. Psalm 88: living with Alzheimer's. J Relig Disabil Health. 2012;16:88–101.
36. Thibault JM, Morgan RL. No act of love is ever wasted: the spirituality of caring for persons with dementia. Nashville, TN: Upper Room Books; 2009.
37. Powers BA, Watson NM. Spiritual nurturance and support for nursing home residents with dementia. Dementia. 2011;10:59–80.
38. Scholl JM, Sabat SR. Stereotypes, stereotype threat and ageing: implications for the understanding and treatment of people with Alzheimer's disease. Ageing Soc. 2008;28:103–30.
39. Hedman R, Hansebo G, Ternestedt BM, Hellstrom I, Norgerg A. How people with Alzheimer's disease express their sense of self: analysis using Rom Harre's theory of selfhood. Dementia. 2013;12(6):713–33.
40. Johnstone MJ. Metaphors, stigma and the 'Alzheimerization' of the euthanasia debate. Dementia. 2011;12(4):377–93.
41. O'Sullivan G, Hocking C, Spence D. Dementia: the need for attitudinal change. Dementia. 2014;13(4):483–97.
42. Burgener SC, Buckwalter K, Perhounkova Y, Lui MF. The effects of perceived stigma on quality of life outcomes in persons with early-stage dementia: longitudinal findings: part 2. Dementia. 2013. doi:10.1177/1471301213504202.
43. Burgener SC, Buckwalter K, Perkhounkova Y, Lui MF, Riley R, Einhorn CJ, Fitzsimmons S, Hahn-Swanson C. Perceived stigma in persons with early-stage dementia: longitudinal findings: part 1. Dementia. 2013. doi:10.1177/1471301213508399.
44. Innes A, Manthorpe J. Developing theoretical understandings of dementia and their application to dementia care policy in the UK. Dementia. 2012;12(6): 682–96.
45. George DR, Whitehouse PJ. The war (on terror) on Alzheimer's. Dementia. 2014;13(1):120–30.
46. Batsch N, Mittelman MS, Alzheimer's Disease International. World Alzheimer report. Overcoming the stigma of dementia. London: Alzheimer's Disease International; 2012.
47. Ballenger J. Self, senility, and Alzheimer's disease in modern America: a history. Baltimore, MD: John Hopkins University Press; 2006.
48. Horning SM, Melrose R, Sultzer D. Insight in Alzheimer's disease and its relation to psychiatric and behavioral disturbances. Int J Geriatr Psychiatry. 2014;29:77–84.
49. De Leo D. Dementia, insight, and suicidal behavior. Crisis. 1996;17(4):147–8.
50. Bird M, Blair A. Clinical psychology and anxiety and depression in dementia: three case studies. Nord Psychol. 2010;62(2):43–54.
51. Clemerson G, Walsh S, Isaac C. Towards living well with young onset dementia: an exploration of coping from the perspective of those diagnosed. Dementia. 2014;13(4):451–66.
52. Sullivan SC, Beard RL. Faith and forgetfulness: the role of spiritual identity in preservation of self with Alzheimer's. J Relig Spiritual Aging. 2014;26:65–91.
53. Post SG. Alzheimer's & grace. First Things. 2004;142:12–4.
54. Clare L, Rowlands JM, Quin R. Collective strength: the impact of development a shared social identity in early-stage dementia. Dementia. 2008;7:9–30.
55. McFadden SH, Koll A. Popular memory cafés in Wisconsin's Fox valley battle social isolation. Gener J Am Soc Aging. 2014;38:68–71.
56. Clare L, Woods RT, Nelis SM, Martyr A, Markova IS, Roth I, Whitaker CJ, Morris RG. Trajectories of quality of life in early-stage dementia: individual variations and predictors of change. Int J Geriatr Psychiatry. 2014;29:616–23.
57. Nelis SM, Clare L, Whitaker CJ. Attachment in people with dementia and their caregivers: a systematic review. Dementia. 2013. doi:10.1177/1471301213485232.
58. Beard RL, Knauss J, Moyer D. Managing disability and enjoying life: how we reframe dementia through personal narratives. J Aging Stud. 2009;23(4):227–35.
59. MacKinlay E. Resistance, resilience, and change: the person with dementia. J Relig Spiritual Aging. 2012;24(1–2):80–92.
60. Bouchard RE, Bannister KA, Anas AP. The dementia narrative: writing to reclaim social identity. J Aging Stud. 2009;23:145–57.
61. Hyden LC, Oruly L. Narrative and identity in Alzheimer's disease: a case study. J Ageing Stud. 2009;23:205–14.
62. Mills MA. Narrative identity and dementia: a study of emotion and narrative in older people with dementia. Ageing Soc. 1997;17:673–98.
63. Kontos PC. Ethnographic reflections on selfhood, embodiment and Alzheimer's disease. Ageing Soc. 2004;24(6):829–49.
64. Hoe J, Katona C, Orrell M, Livingston G. Quality of life in dementia: care recipient and caregiver perceptions of quality of life in dementia: the LASER-AD study. Int J Geriatr Psychiatry. 2007;22:1031–6.
65. Markova IS, Clare L, Whitaker CJ, Roth I, Nelis SM, Martyr A, et al. Phenomena of awareness in dementia: heterogeneity and its implications. Conscious Cogn. 2014;25:17–26.
66. Martyr A, Nelis SM, Clare L. Predictors of perceived functional ability in early-stage dementia: self-ratings, informant ratings and discrepancy scores. Int J Geriatr Psychiatry. 2014;29(8):852–62.
67. Tolhurst E, Bhattacharyya S, Kingston P. Young onset dementia: the impact of emergent age-based factors upon personhood. Dementia. 2014;13(2):193–206.

68. Larner AJ, Hanock P. Are we forcing people with dementia to receive care? Int J Geriatr Psychiatry. 2014;29:767–70.
69. Innes A, Szymczynska P, Stark C. Dementia diagnosis and post-diagnostic support in Scottish rural communities: experiences of people with dementia and their families. Dementia. 2014;13(2):233–47.
70. Dewing J, Dijk S. What is the current state of care for older people with dementia in general hospitals? A literature review. Dementia. 2014. doi:10.1177/1471301213520172.
71. Martin F, Turner A, Wallace LM, Choudhry K, Bradbury N. Perceived barriers to self-management for people with dementia in the early stages. The International Journal of Social Research and Practice 2013; 12(4):481–93.
72. Clare L, Woods RT, Whitaker R, Wilson BA, Downs M. Development of an awareness-based intervention to enhance quality of life in severe dementia: trial platform. Trails. 2010;11:73–81.
73. Quinn C, Anderson D, Toms G, Whitaker R, Edwards RT, Jones C, Clare L. Self-management in early-stage dementia: a pilot randomized controlled trial of the efficacy and cost-effectiveness of a self-management group intervention (the SMART study). Trials. 2014;15:74–82.
74. Fleming R, Goodenough B, Low LF, Chenoweth L, Brodaty H. The relationship between the quality of the built environment and the quality of life of people with dementia in residential care. Dementia. 2014. doi:10.1177/1471301214532460.
75. Tolo AK, Heggestad, Nortvedt P, Slettebo A. Dignity and care for people with dementia living in nursing homes. Dementia. 2013. doi:10.1177/1471301213512840.
76. Robertson JM. Finding meaning in everyday life with dementia: a case study. Dementia. 2014;13(4):525–43.
77. Edwards R, Voss S, Iliffe S. Education about dementia in primary care: Is person-centredness the key? Dementia. 2014;13(1):111–9.
78. Lee SM, Roen K, Thornton A. The psychological impact of a diagnosis of Alzheimer's disease. Dementia. 2014;13(3):289–305.
79. Hafford-Letchfield T. Funny things happen at the Grange: introducing comedy activities in day services to older people with dementia-innovative practice. Dementia. 2012;12(6):840–52.
80. Coaten R, Newman-Bluestein D. Embodiment and dementia-dance movement psychotherapists respond. Dementia. 2013;12(6):677–81.
81. Pavlicevic M, Tsiris G, Wood S, Powell H, Graham J, Sanderson R, Millman R, Gibson J. The 'ripple effect': towards researching improvisational music therapy in dementia care-homes. Dementia. 2013. doi:10.1177/1471301213514419.
82. Guzman-Garcia A, Mukaetova-Ladinska E, James I. Introducing a latin ballroom dance class to people with dementia living in care homes, benefits and concerns: a pilot study. Dementia. 2012;12(5):523–35.
83. Petrescu I, MacFarlane K, Ranzijin R. Psychological effects of poetry workshops with people with early stage dementia: an exploratory study. Dementia. 2014;13(2):207–15.
84. Clark-McGhee K, Castro M. A narrative analysis of poetry written from the words of people given a diagnosis of dementia. Dementia. 2013. doi:10.1177/1471301213488116.
85. Carpenter BD, Kissel EC, Lee MM. Preferences and life evaluations of older adults with and without dementia: reliability, stability, and proxy knowledge. Psychol Aging. 2007;22(3):650–5.

CHAPTER

10

치매환자를 대상으로 하는 가정 기반 중재: 근거는 무엇이고 우리는 여기에서 어디로 가는가?

Home-Based Interventions Targeting Persons with Dementia: What Is the Evidence and Where Do We Go from Here?

Laura N, Gitlin, Nancy A. Hodgson, and Scott Seung W. Choi

서론 Introduction

대부분의 치매환자들은 이러한 진행성 회복불능 상태를 겪는 오랜 과정 동안 집에서 혼자 살거나 또는 가족과 함께 산다[1]. 여기에는 미국의 5백만 명 이상의 치매환자와 전 세계적으로 4천 4백만 명의 치매환자가 해당된다[2, 3].

질병이 진행됨에 따라 질병 그 자체뿐만 아니라 노화과정과 합병증으로 인해 치매환자들은 다양한 신체적 · 인지적 · 감각적 · 행동적 · 정서적 쇠퇴를 경험하거나 겪을 위험에 놓이게 된다[4]. 그러나 이러한 문제들은 보건의료시스템에서 일반적으로 다뤄지지 않고 있다. 그럼에도 불구하고, 일반적인 증상과 통증, 수면장애, 감염, 행동증상, 낙상위험, 가정환경의 안전위험, 고통 받는 가족과 같은 걱정들은 모두 중재로 처리가능하며 따라서 개선할 수 있다[5~7]. 치매환자는 가정에서의 전반적인 삶의 질 또한 매우 낮다. 치매환자는 처리되지 않는 많은 요구를 가지고 있으며 대부분의 시간을 의미 있는 활동을 거의 하지 않거나 아예 하지 않고 보낸다[5, 8, 9]. 특히, 활동부족은 가족들의 지속적인 걱정거리인데, 연구에 따르면 비활동성이나 부적절한 자극은 증가된 소외, 의존성, 행동 · 심리 증상(BPSD)을 포함한 부정적인 결과를 야기한다[10~12].

현재까지 이러한 우여곡절이 많은 장기적인 질병을 다룰 수 있는 치매환자를 위한 포괄적인 건강 시스템과 복지사업, 그리고 임상적 치료지침은 미국이나 전 세계적으로 존재하지 않는다. 게다가, 이러한 임상집단을 위한 간호, 안녕, 삶의 질을 개선하기 위한 접근법을 개발하고 시험하는 것은 돌봄제공자 지지 프로그램 개발 및 시험 또는 인지감퇴의 발병을 늦추기 위한 치료 및 예방전략을 찾는 것과 같은 다른 노력들보다 뒤쳐져있다.

치매환자의 삶의 질과 일상적 의료, 사회적, 심리적, 행동적, 신체적 요구에 대한 임상적 관심 부족은 자금 지원 연구의 우선순위를 차지하는 치료법을 찾고 증상의 발병을 지연시키는 것에 국가적인 관심이 전부 쏠려 있다는 것과 아무 것도 할 수 없다는 일반적인 관점, 그리고 치매가 신경정신적 증상이 있는 인지적 질병이라는 치매와 관련된 낙인을 일부 설명해주는 이유가 될 수 있다[13].

최근 집중적인 발전으로 가정에 있는 치매환자의 삶의 질 향상에 대한 관심과 주의가 확산되고 있다. 이러한 발전에는 치매 치료가 근시안적이지 않다는 사실과 간호계획을 요구하는 2011년 국가 알츠하이머병계획법(The National Alzheimer's Plan Act)의 통과, 치매환자에게도 도움이 되는 효과적인 돌봄제공자 지지 중재 실험에 대한 정부의 조기 투자, 그리고 더 나은 간호를 요청하는 치매환자 자신들과 그 가족들의 목소리가 포함되어 있다.

가족 돌봄제공자를 위해 고안되고 실험된 지지 중재에 대해서는 많이 알려져 있다[14~17]. 또한, 치매환자를 위한 비약물학적 접근법에 대한 수 많은 메타분석과 체계적 문헌고찰이 있다[18, 19]. 그러나 기존의 문헌고찰은 가족 돌봄제공자들을 대상으로 한 중재에 중점을 두거나[14, 15], 돌봄제공자와 치매환자 모두를 대상으로 한 연구들의 결합을 포함하거나[20], 대부분 요양원에 거주하는 환자를 대상으로 실험한 비약물학적 접근법에 중점을 두거나[21], 또는 기능적 감퇴와 같은 한 가지 특정 결과만을 조사했다[22]. 이러한 문헌고찰은 전반적으로 치매 간호에서 비약물학적 접근법의 긍정적 이점을 뒷받침하는 근거자료가 점점 더 증가하고 있음을 시사한다. 그러나 폭넓은 삶의 질과 관련된 결과를 대상으로 하고, 특히 집에 거주하는 치매환자만을 대상으로 하는 중재의 근거는 불분명하다. 치매의 긴 궤도와 대부분의 사람들이 치매가 있는 상태에서 자신의 지역사회에 있는 집에서 거주하고 늙는다는 점을 고려할 때, 가정이라는 환경에서 삶의 질과 관련된 결과를 개선하는 접근법을 개발하고, 실험하고, 시행하는 것은 매우 중요하다.

이 장의 목적은 치매환자의 삶의 질 중 한 가지 이상의 측면을 개선하기 위해 고안된 가정 기반 중재의 현존하는 연구에 대한 체계적인 문헌고찰을 제공하는 것이다. 우리의 의도는 이 분야의 발전을 위한 제안을 제공하기 위해 무작위 연구에서 실험된 중재의 상대적 장점과 한계를 평가하는 것이다. 특히 중요한 것은 이 대상집단에 임상 적용 가능성을 가질 수 있는 향후 중재작업을 규명하는 것이다. 이 문헌고찰에서 우리는 두 가지 기본 질문에 대한 답을 찾았다: 어떠한 가정 기반 중재전략이 집에 거주하는 치매환자에게 직접적인 이점을 나타내었는가? 치매환자에게 임상적으로 중요한 결과를 보인 중재의 주요 요소는 무엇인가? 가정에서 치매환자의 삶의 질을 개선시킬 명백한 목적으로 치매환자를 특정 대상으로 한 현존하는 행동 중재 연구를 조사한 것은 우리가 알기로 이 문헌고찰이 처음이다. 치매환자의 삶의 질을 개선시키는 것은 직접적으로 치매환자를 대상으로 하거나, 직접적으로 가족 돌봄제공자를 대상으로 하거나, 또는 양자/복합 접근법을 반영하는 중재를 포함할 수 있다. 이 문헌고찰에서 우리는 이 세 가지 시나리오를 모두 고려한다.

질병궤도를 따른 요구와 중재를 확인하기 위한 개념적 틀

Conceptual Framework for Identifying Needs and Interventions Along Disease Trajectory

치매환자에 대한 잠재적 중재기회를 이해하기 위해 그림 10.1은 치매가 개인에게 미치는 것으로 알려진 영향에 따라 질병단계를 보여주는 개념적 모델을 제공한다[23]. 이 모델은 질병의 각 단계에서 개인의 요구를 확인하고 다루기 위한 발견법(heuristic)을 제공한다. 이와 같이 이 모

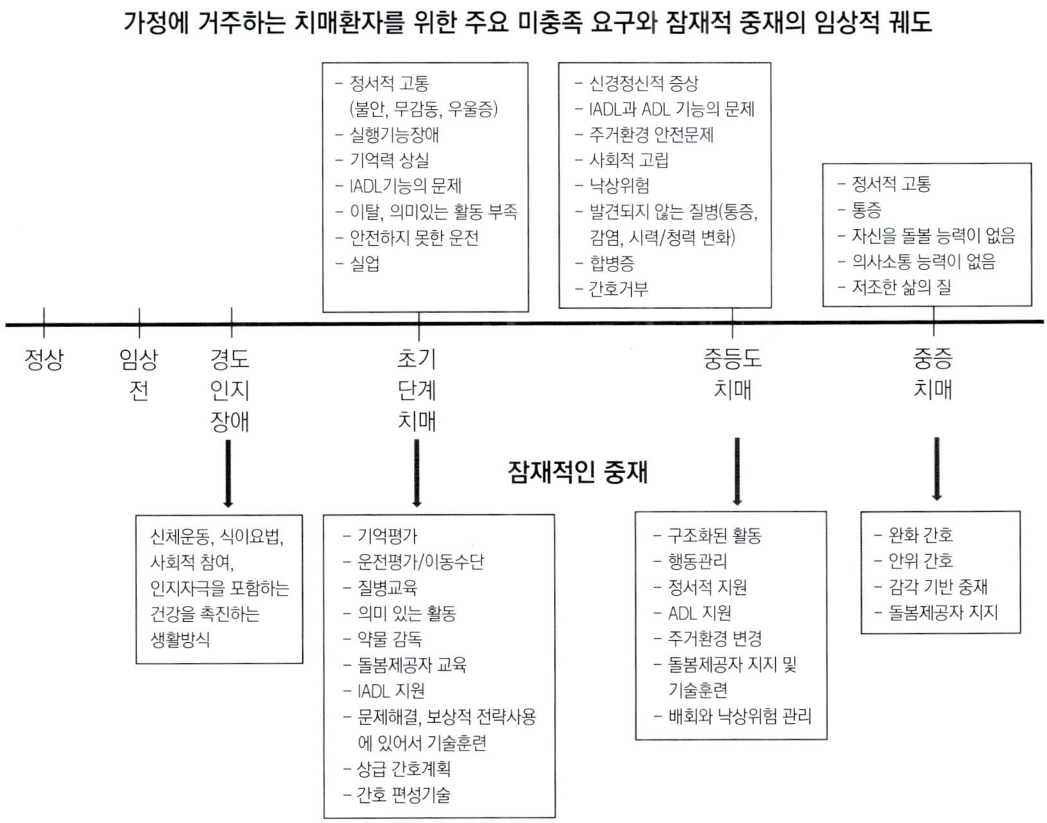

그림 10.1 치매의 임상적 궤도와 중재의 필요성

델은 현재의 중재에 의해 다뤄지는 질병단계와 요구영역, 그리고 현재로서는 다루어지지 않아서 향후에 더 노력을 기울여야 하는 질병단계와 요구영역을 평가하기 위한 틀도 제공한다.

그림 10.1을 보면, 요구가 인지장애 증상이 나타나는 초기에 출현하며 그러한 요구는 질병의 과정에서 변한다는 것을 제시한다. 언급된 바와 같이, 이러한 질병의 초기단계에서조차도 환자들은 교육, 간호계획, 의미 있는 활동에의 참여, 그리고 약물치료의 도움에 대한 높은 수준의 요구를 경험한다. 환자들은 또한 사회적 고립과 안전하지 못한 운전을 할 위험성이 증가하게 된다. 이러한 초기 단계에서의 중재는 상급 간호계획에 있는 사람들, 다양한 기억 보조기구의 사용, 그리고 지속적인 참여를 장려하기 위해 의미 있는 활동을 단순화하는 방법이 포함되도록 고안될 수 있다[24]. 기능적인 문제와 초조, 간호거부, 또는 배회와 같은 신경정신적 증상이 증가하는 중등도 단계에서 환자들은 더욱 구조화된 일상생활과 활동, 그리고 더 많은 감시가 요구되는 단계로 넘어간다. 정서적 고통, 이탈, 배회와 낙상위험 또한 이 단계에서 증가한다. 이 단계에서 효과적일 수 있는 중재는 낙상위험을 줄이고 간호제공을 용이하게 하기 위한 주거환경 변화, 돌봄제공자를 대상으로 한 의사소통과 행동관리 전략 훈련, 그리고 지속적인 참여와 운동을 보장하기 위한 활동의 단순화를 포함할 수 있다. 마지막으로, 중증 단계의 치매 환자들은 의사소통 능력이 부족하고 일상적 욕구 충족을 위해 전적으로 타인에게 의존하기 때문에 충족되지 못하는 요구가 나타난다. 중증 단계 환자를 위한 중재는 삶의 질을 최대화하기 위해 안위와 긍정적인 감각 경험에 중점을 둔 완화 접근법을 강조할 수 있다.

치매의 이러한 요구와 알려진 결과는 사실상 전 세계적으로 보편적이며, 특정 치매상태(예: 알츠하이머병, 혈관성 치매, 복합성 치매), 인종, 민족, 문화집단 전반에 존재한다[25].

가정에 거주하는 치매환자를 대상으로 한 중재연구

Intervention Studies Targeting Individuals with Dementia Living at Home

검색절차와 결과 Search Procedures and Results

가정에 거주하는 치매환자를 특정 대상으로 한 결과가 포함된 현존하는 가정 또는 지역 사회 기반 중재연구를 조사하기 위해 우리는 관련 저널을 찾고 빠른 재검토 과정을 거쳤다[26]. 2014년 7월 데이터베이스를 시작으로 출판된 관련 연구를 찾기 위해 6개의 전자 데이터베이스인 MEDLINE(PubMed), CINAHL, Embase, PsycINFO(OVID), Scopus, Cochrane Database를 검색했다. 검색용어와 그 조합에 포함된 것으로는: 상태(치매, 인지장애, 또는 인지 손상), 연구 설계[무작위 통제 실험, 임상실험, 무작위 할당, 무작위 배치, 무작위 표본, 또는 무작위*], 그리고 중재환경(가정간호 서비스, 가정 기반, 재택서비스, 가정 내, 전화 기반, 또는 가정간호)이다. 전문가들이 문헌을 추가적으로 포함하기를 제안해서 관련 연구의 참고문헌 목록에서 이를 확보했다. 저자 중 한 명(SC)이 관련성을 확인하기 위해 문헌검색으로 확인한 모든 제목과 초록을 검토했다.

이후 전문(full-text)을 검토하기 위해 잠재적으로 관련 있는 문헌들을 검색했다. 검색된 각 연구는 이 문헌고찰에 포함될 자격조건이 되는지를 확인하기 위해 다음과 같은 기준에 따라 조사되었다: (1) 동료심사를 받는 학술지에 영어로 출판, (2) 무작위 통제 실험 설계나 치료조건에 참가자를 무작위 할당하는 방법 사용, (3) 가정(대면이나 통화)이나 지역사회 환경에서 제공된 비약물학적 중재 실험, (4) 치매의 한 유형을 의사에 의해 진단받았거나 돌봄제공자에 의해 보고된 환자 포함, (5) 치매환자의 삶의 질 양상과 관련된 최소한 한 가지 이상의 결과측정.

따라서 치매환자와 관련된 결과가 없거나, 중재가 약물학적 치료, 약물실험, 휴식간호 서비스 또는 호스피스/완화 간호를 포함했거나, 중재가 가정 밖에서(예: 클리닉에서) 일어났거나, 섬망이나 정신분열증과 같은 다른 질병들이 존재했거나, 또는 치매환자와 관련된 결과가 정량적으로 평가되지 않은 문헌들은 제외되었다.

이러한 기준을 사용한 검색으로 초기에 1,535개의 문헌을 찾아냈다. 관련성을 확인하기 위해 제목과 초록을 검토해서 관련성 없는 1,422개의 연구는 제외하였다. 그런 다음 , 113개(7%)의 연구가 전문 검토를 위해 확보되었고, 이 문헌들 중 전체 검토기준을 완전하게 충족하는 40개(35%)의 연구를 찾았다. 또한 선택된 문헌들의 참고문헌 목록에 대한 검토를 통해 5개의 추가 문헌을 찾았고, 주요 저자들에 의해 최근에 발행된 4개의 다른 연구들이 추천되었다. 참고문헌 목록이나 추천을 통해 추가된 문헌은 그 발행물들이 초록이나 제목에서 중재환경에 대한 기술을 대부분 포함하지 않았기 때문에 초기 검색에서 걸러졌었다. 일부 연구에서 중재가 일어난 환경이 명확하지 않아 전문을 검토할 때 중재환경을 확인하는 것이 과제로 남았다. 전문검토를 통해 선정기준을 충족하여 이 문헌고찰에 포함이 된 49개의 연구가 남았다(그림 10.2).

이 문헌고찰에 포함된 연구들은 다음과 같다: 치매환자만을 대상으로 하고 치매환자에 대한 결과만을 보고한 연구(n=3); 치매환자만을 대상으로 했지만 치매환자와 이들의 가족 돌봄제공자에 대한 결과를 모두 보고한 연구(n=4); 가족 돌봄제공자를 대상으로 했지만 치매환자에 대한 결과도 보고한 연구(n=19); 그리고 양자(돌봄제공자와 치매환자)를 대상으로 하면서 치매환자에 대한 결과만 보고한 연구(n=1)와 양자 모두에 대한 결과를 보고한 연구(n=22). 우리는 중재가 이러한 임상집단에 미치는 심도 깊은 영향을 이해하기 위해 치매환자와 관련된 결과만을 요약했다(그림 10.3).

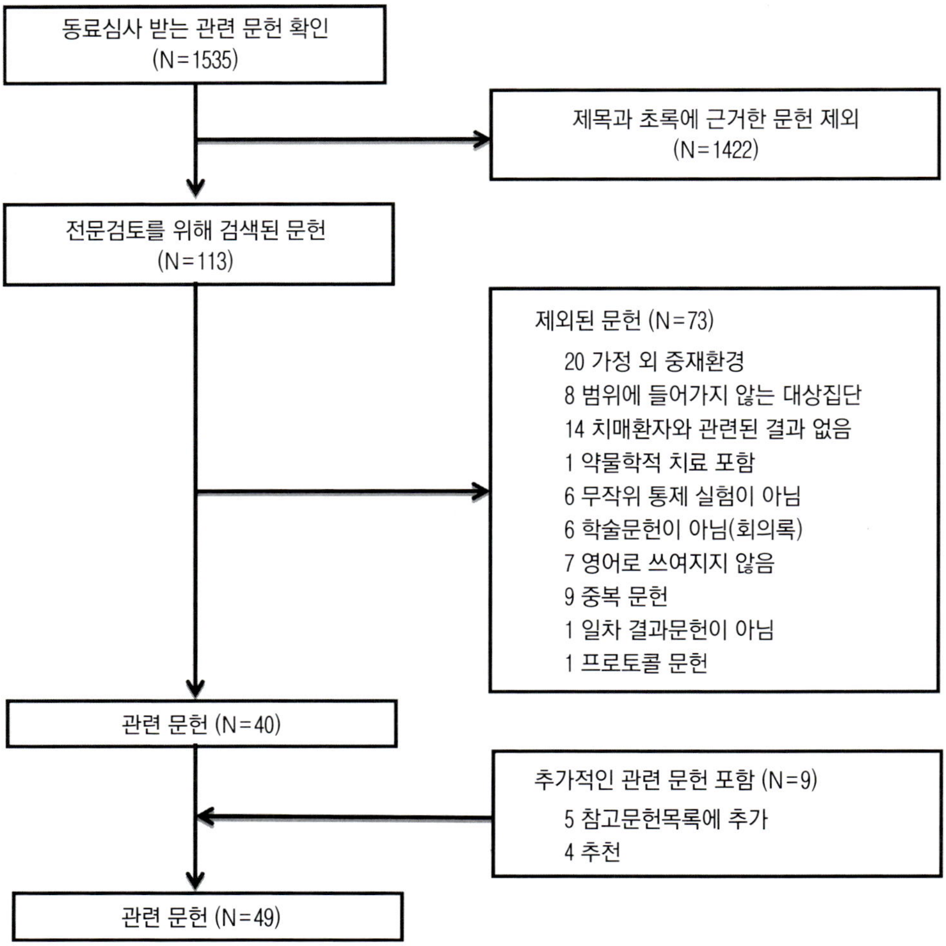

그림 10.2 검색 순서도

연구의 특성 Characteristics of Studies

표 10.1은 49개 연구의 필수적인 구성요소를 요약한 것이다. 집단 간의 비교에서 통계적으로 유의미한 치매환자에 대한 결과만 보여준다. 따라서 어떤 한 연구가 긍정적 방향의 집단 내 변수나 추세와 같은 긍정적인 변화를 보고했다 하더라도 이러한 결과는 이 문헌고찰에서 고려되지 않는다.

이 문헌고찰에 포함된 49개의 연구들은 12개 나라에서 실행되었는데, 이는 치매 간호에 대한 더 나은 접근법이 필요하다는 세계적인 인식을 나타낸다: 미국 28개, 영국 5개, 핀란드 3개, 홍콩, 네덜란드, 대만에서 2개, 그리고 호주, 브라질, 프랑스, 인도, 이탈리아, 페루, 러시아에서 각 1개의 연구가 실행되었다. 참가자는 전체 연구를 통틀어서 치매환자 총 4,066명이

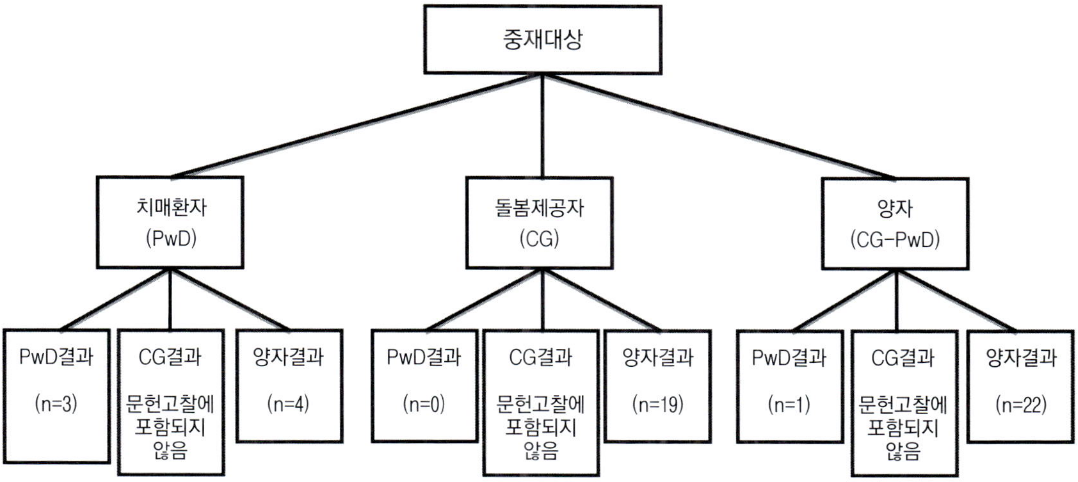

그림 10.3 치매환자에 대한 결과를 대상으로 하는 연구의 수.
메모: PwD 치매환자, CG 돌봄제공자. 양자에 중점을 둔 연구에서는 치매환자에 대한 결과만 보고됨.

포함되었고 각 연구의 참가자 수는 16명에서 642명 사이이다. 7개(14%)의 연구에서 질병의 단계가 보고되지 않았고, 5개(10%) 연구가 초기단계 치매환자를 대상으로 했고, 13개(27%) 연구가 경도에서 중등도 단계 치매환자를 대상으로 했으며, 9개(18%) 연구가 중등도에서 중증 단계의 환자들을, 그리고 15개(31%) 연구가 경도에서 중증까지 다양한 범위의 질병단계에 있는 환자들을 포함했다. 그럼에도 불구하고, 연구에 포함하기 위한 선별검사의 일부로 임상검사를 사용한 연구는 거의 없었다[예: 65]. 따라서 연구 표본이 대표하는 질병의 단계와 치매유형에 대해 확고한 결론을 도출할 수가 없다(표 10.1).

이 문헌고찰에서는 무작위 시험설계가 요구되었다. 따라서 연구들은 상대적으로 높은 수준의 엄격한 적용을 보이는 2단계(개념 증명)나 3단계(효능) 실험 중 하나를 반영했다. 대부분의 연구(n=41, 84%)는 두 개의 연구 집단, 즉 한 개의 치료집단과 한 개의 통제집단 조건을 포함했다; 그에 반해 8개의 연구(16%)는 3개 이상의 치료/통제 집단을 포함했다. 집단에 대한 맹검수준은 다양했는데, 33개의 연구(67%)는 단일맹검을 사용했다; 여기에는 평가자가 집단 배정에 대해 알지 못한 31개(63%)의 연구와 참가자에게 이를 알리지 않은 2개(4%)의 연구가 포함되었다. 또한 10개(20%)의 연구가 맹검을 사용하지 않았으며, 6개(12%)의 연구에서는 맹검이 있었는지가 분명하지 않다. 21개(43%)의 연구만이 어떤 형태의 치료 충실도를 평가했는지를 나타냈지만, 단 한 개의 연구만이 치료 프로토콜을 잘 지킨 비율을 보고했다.

폭넓은 결과와 측정이 각 연구에서 그리고 모든 연구를 통틀어서 고려되었는데, 대부분의 연구는 복합적인 결과를 포함하고 있었다. 행동증상이 가장 빈번하게 평가된 결과로, 27개

표 10.1 치매환자에 대한 결과를 대상으로 하는 무작위 임상시험 요약(n=49)

저자/날짜 국가	표본/ 질병단계	중재	#세션(session)/ 시간/기간	보고된 충실도	치매환자와 관련된 결과 중재효과
Avila외 (27) 브라질	N=16 경도에서 중등도	신경정신적 재활-인지훈련, 치매교육, 대처전략	22회/40분/22주	보고되지 않음	22주차에 전반적인 기능, 인지기능, ADL, QoL 또는 문제행동에 변화 없음
Bass외 (28) 미국	N=157 보고되지 않음	간호상담-치매교육, 사례관리, 간호계획	12회/보고되지 않음/12개월	보고되지 않음	12개월에 직접적인 지역사회 서비스 이용과 Kaiser 사례관리 방문이 감소함; 의료서비스(ER 방문, 병원입원 또는 의사방문) 이용에는 변화 없음
Bass외 (29) 미국	N=333 경도에서 중등도	"치매 간호 파트너" 중재-치매환자와 이들의 돌봄제공자의 의료적·비의료적 간호 편성 프로그램	14회/보고되지 않음/12개월	보고됨 (격주의 재훈련과 사례 재검토가 완료되었음)	6개월에 관계압박, 우울증, 충족되지 않은 요구 그리고 당혹감이 감소; 고립에 있어서는 변화 없음
					12개월에 충족되지 않은 요구와 당혹감이 감소; 관계압박, 소외, 우울증에는 변화 없음
Belle외 (30) 미국	N=642 중등도에서 중증	"REACH II" 다중요소 중재-치매교육, 사례관리, 상담, 행동관리, 문제해결기술 훈련, 전화지원	12회/보고되지 않음/6개월	보고되지 않음	6개월에 히스패닉계와 백인 참가자의 문제행동이 감소; 보호시설로 보내지는 비율은 변화 없음
Burgener외 (31) 미국	N=54 중등도 치매	교육중재와 행동중재-치매교육, 행동관리	1회/90분/1달	보고되지 않음	6개월에 자기관리 능력이 증가; 문제행동에는 변화 없음
Burgio외 (32) 미국	N=118 경도 치매	심리사회적 중재("REACH I")-치매교육, 행동관리, 문제해결, 인지 재구성, 환경수정	8회/1시간/6개월	보고됨(매주 사례 재검토 회의, 중재시간을 테이프로 녹음)	6개월에 흑인 배우자의 문제행동이 감소
Chang외 (33) 미국	N=65 중등도 치매	인지행동 중재-치매교육, 행동관리, 대처전략, 사례관리	8회/18.3분/8주	보고되지 않음	12주에 행동장애 증가; ADL에는 변화 없음
Chien과 Lee(34) 홍콩	N=92 경도에서 중등도 치매	심리사회적 중재(가족 지원단체 프로그램)-치매교육, 사례관리, 행동관리, 논의, 심리지원, 문제해결	10회/2시간/5개월	보고되지 않음	12개월에 보호시설 입소율 감소
					18개월에 보호시설 입소율과 문제행동 비율 감소
Clare외 (35) 영국	N=113 치매의 초기 단계	인지재활-인지훈련(얼굴-이름 학습, 주의력 유지), 대처전략, 이완요법(주의력-위약효과 조건에서)	8주/1시간/8주	보고됨	8주에(치료 후) 목표 수행과 만족감이 상승
					6개월에 기억력 수행 하위지수가 상승
Dias외 (36) 인도	N=81 경도에서 중등도 치매	가정간호 프로그램-치매교육, 사례관리, 행동관리, 대처전략, 정신학적 진단과 치료, 지원단체 회의	12회/45분/6개월	보고되지 않음	3개월과 6개월에 문제행동과 ADL 기능에 변화 없음

표 10.1 치매환자에 대한 결과를 대상으로 하는 무작위 임상시험 요약(n=49) (계속)

저자/날짜 국가	표본/ 질병단계	중재	#세션(session)/ 시간/기간	보고된 충실도	치매환자와 관련된 결과 중재효과
Eloniemi-Sulkava 외 (37) 핀란드	N=100 경도에서 중증 치매	전반적인 지원 프로그램-치매교육, 사례관리, 상담, 문제해결, 지원단체 회의, 대처전략	다양함/ 보고되지 않음/ 2년	보고되지 않음	1년 차에 기관 보호시설 입소율 감소 2년 차에 보호시설 입소율 변화 없음
Eloniemi-Sulkava 외 (38) 핀란드	N=125 경도에서 중증 치매	다중요소 지원 프로그램-치매교육, 사례관리, 지원단체회의, 신체운동, 행동관리, 대처전략, 의료적 조사와 치료	다양함/ 보고되지 않음/ 2년	보고됨 (CG 집단 회의만 테이프로 녹음되었음)	6개월과 12월에 보호시설 입소율에 차이가 없음 18개월에 보호시설 입소율 감소 24개월에 보호시설 입소율에 변화 없음
Fitzsimmons 와 Buettner(39) 미국	N=30 보고되지 않음	치료적 레크리에이션 중재-문제행동이 있는 치매환자를 위한 활동참여, 감각자극, 대처전략	6~10회/ 1~2시간/ 2주	보고되지 않음	2주차에 불안(동요)과 소극성이 감소
Gavrilova 외 (40) 러시아	N=60 보고되지 않음	"10/66 치매연구 단체" 돌봄제공자 중재-치매교육, 행동관리, 문제해결, 대처전략	5회/30분/ 5주	보고되지 않음	6개월에 문제행동이나 삶의 질에 변화 없음
Gerdner 외 (41) 미국	N=237 중등도에서 중증 치매	심리교육적 중재-치매교육, 행동관리, 환경수정, 활동참여	보고되지 않음/ 보고되지 않음/ 12개월	보고되지 않음	12개월에 배우자가 아닌 양자에 대한 문제행동이 감소; 기능상태 변화 없음
Gitlin 외 (42) 미국	N=171 보고되지 않음	가정환경 중재-치매교육, 환경수정, 행동관리	5회/90분/ 3개월	보고됨(공식적 사례 재검토, 무작위로 선정된 방문에 대한 현장 관찰, 돌봄제공자와의 후속 면담)	3개월에 IADL기능 증가; 자가간호나 문제행동에 변화 없음
Gitlin 외 (43) 미국	N=190 중등도에서 중증 치매	"REACH I" 가정환경 기술-개발 프로그램(지금은 Skills2CareTm라고 불린다)-치매교육, 사례관리, 환경수정, 행동관리, 대처전략, 문제해결, 적응기구	6회/90분/ 6개월	보고됨 (사례 재검토와 점검표)	6개월에 IADL기능, ADL기능, 그리고 문제행동에 차이가 없음
Gitlin 외 (44) 미국	N=127	(43)과 동일한 연구	(43)과 동일	(43)과 동일	6개월에서 12개월까지 지속된 문제행동이 감소
Gitlin 외 (45) 미국	N=60 경도에서 중증 치매	맞춤활동 프로그램-치매교육, 행동관리, 문제해결, 환경수정, 활동참여, 대처전략	8회/90분/ 4개월	보고되지 않음	4개월에 초조와 언쟁을 포함한 문제행동 감소
Gitlin 외 (75) 미국	N=237 경도에서 중증 치매	생물행동적 환경중재("대처")-치매교육, 사례관리, 환경수정, 가정안전에 대한 돌봄제공자 훈련, 대처전략	10회/60분/ 4개월	보고됨 (녹음테이프 재검토)	4개월에 기능상태 증가(구체적으로 IADL에 있어서), 활동참여 증가. 삶의 질이 향상되는 추세; 초조 행동은 변화 없음 9개월에 치매환자가 가정에 머무를 수 있게 하는 돌봄제공자의 능력 증가; 기능이나 문제행동에 대한 변화 없음

표 10.1 치매환자에 대한 결과를 대상으로 하는 무작위 임상시험 요약(n=49) (계속)

저자/날짜 국가	표본/ 질병단계	중재	#세션(session)/ 시간/기간	보고된 충실도	치매환자와 관련된 결과 중재효과
Gitlin 외 (80) 미국	N=272 경도에서 중증 치매	돌봄제공자 훈련의 진보(ACT)-치매교육, 사례관리, 행동관리, 의료적 선별검사, 문제해결, 환경수정, 활동참여, 대처전략	11회/85분/ 4개월	보고됨(녹음테이프가 재검토되었음)	16주에 대상이 된 문제행동이 감소
Gormley 외 (46) 영국	N=62 중등도에서 중증 치매	행동관리 프로그램-치매교육, 행동관리, 환경수정	4회/ 보고되지 않음/ 8주	보고되지 않음	8주에 공격적 행동(RAGE 분노) (↓, p = .071), 시간경과에 따른 RAGE 점수 (↓), BEHAVE-AD (차이 없음)
Graff 외 (47) 네덜란드	N=135 경도에서 중등도 치매	작업치료-치매교육, 행동관리, 환경수정, 활동참여, 대처전략	10회/1시간/5주	보고되지 않음	6주와 12주에 삶의 질과 건강상태 증가, 우울증 감소
Guerra 외 (48) 페루	N=58 경도에서 중증 치매	"10/66 돌봄제공자 중재"-치매교육, 행동관리	5회/30분/5주	보고되지 않음	6개월에 문제행동과 삶의 질에 변화 없음
Horvath 외 (49) 미국	N=108 경도에서 중증 치매	가정안전 툴키트(HST)-소책자와 표본항목으로 구성된 자기-주도적, 자가-보속(self-paced) 중재	1회/보고되지 않음/3개월	보고됨(가정방문 시뮬레이션과 주기적인 재검토 회의)	3개월에 위험한 행동과 사고가 감소
Huang 외 (50) 대만	N=48 경도에서 중증 치매	돌봄제공자 훈련 프로그램-치매교육, 행동관리, 환경수정	2회/2~3시간/ 2주	보고되지 않음	3주와 3개월에 문제행동("신체적으로 공격적인 행동" 하위지수 제외)이 감소
Huang 외 (51) 대만	N=129 경도에서 중증 치매	전화 상담을 사용한 돌봄제공자 훈련 프로그램-치매교육, 사례관리, 행동관리, 환경수정, 대처전략	2회/보고되지 않음/3주	보고됨(연구 간호사와 3명의 전문가가 사례회의를 위해 매월 만났음)	3개월에 신체적으로 공격적인 행동 감소
Jansen 외 (52) 네덜란드	N=99 치매의 초기증상	사례관리-치매교육, 행동관리, 대처전략	2회/10.8시간/ 12개월	보고됨 (녹음테이프 재검토)	6개월과 12개월에 인지기능, 일상생활기능, 신경정신적 증상과 삶의 질에 변화 없음
Kiosser 외 (53) 미국	N=30 중등도 치매	문제적응 치료법("PATH")-치매교육, 환경수정, 행동관리, 활동참여	12회/보고되지 않음/12주	보고됨 (매주 치료감독)	12주 동안 우울증과 장애가 감소
Lam 외 (54) 홍콩	N=102 경도 치매	사례관리-치매교육, 의료적 치료, 인지훈련,행동관리, 환경수정, 활동참여, 대처전략	4회/보고되지 않음/4개월	보고되지 않음	4개월에 신경정신적 증상과 우울증이 감소; 삶의 질과 인지상태에 변화 없음
					8개월에 인지상태 감소; 신경정신적 증상, 우울증 그리고 삶의 질에는 변화 없음
					4개월과 12개월에 집단 간 유의미한 차이를 보이는 변화 없음
Livingston 외 (55) 영국	N=173	매뉴얼 기반 대처전략 프로그램("START")-사례관리, 행동관리	8회/보고되지 않음/8~14주	보고됨(무작위 선정 오디오 녹음 세션의 94%가 평가됨)	4개월과 8개월에 삶의 질에 변화 없음

표 10.1 치매환자에 대한 결과를 대상으로 하는 무작위 임상시험 요약 (n=49) (계속)

저자/날짜 국가	표본/ 질병단계	중재	#세션(session)/ 시간/기간	보고된 충실도	치매환자와 관련된 결과 중재효과
Marriot 외 (56) 영국	N=44 중등도에서 중증 치매	인지-행동 가족 중재-치매 교육, 행동관리, 대처전략	14회/보고되지 않음/7개월	보고되지 않음	9개월에 문제행동 감소; ADL 기능, 우울증, 정신병 증상, 인지기능, 그리고 치매의 심한 정도에 있어서 변화 없음
					12개월에 ADL기능 향상; 문제행동과 그 외 결과에서 변화 없음
McCurry 외 (57) 미국	N=36 경도에서 중증 치매	수면교육 프로그램("NITE-AD")-수면위생 교육, 신체운동, 빛 노출, 환경수정, 활동참여	6회/1시간/2달	보고됨 (중재사 간 녹음)	2개월과 6개월에 야간에 깨어있는 시간과 우울증이 감소하고 운동하는 날이 증가
McCurry외 (58) 미국	N=132 경도에서 중등도 치매	걷기, 빛 노출 그리고 복합 중재("NITE-AD")-수면위생 교육, 신체운동, 행동관리	6회/1시간/8주	보고됨 (녹음테이프 재검토)	8주에 총 깨어있는 시간이 감소; 주관적인 수면의 질, 수면 백분율, 깨는 횟수 그리고 총 수면시간이 감소
					6개월에 총 깨어있는 시간, 주관적인 수면의 질, 수면 백분율, 깨는 횟수 그리고 총 수면시간에 변화 없음
Mittelman 외 (59) 미국	N=206 경도에서 중증 치매	포괄적인 지원과 상담 중재-치매교육, 문제해결, 행동관리, 정서지원, 대처전략	6회/1.5시간/ 4개월	보고도지 않음	최대 8년까지 매 6개월마다 보호기관 입소율이 감소
Mittelman외 (60) 미국	N=406 경도에서 중증 치매	상담과 지원 중재-치매교육, 개인적 상담과 가족 상담, 임시 전화상담, 지원단체 참여, 사례관리, 대처전략	6회/ 보고되지 않음/ 보고되지 않음	보고되지 않음	11년 동안 매 6개월마다 보호기관 입소율이 감소
Moniz-Cook 외 (61) 영국	N=113 보고되지 않음	심리사회적 중재-치매교육, 사례관리, 임상적 감독, 행동관리, 대처전략	4회/보고되지 않음/18개월	보고되었지만 불충분함(2개 중재단이 지속적인 임상적 감독요건을 유지시켰음)	18개월에 걸쳐서 인지수준은 증가하고 문제행동은 감소
Nobili 외 (62) 이탈리아	N=69 중등도에서 중증 치매	구조화된 교육적 중재-치매교육, 행동관리, 환경수정, 대처전략	2회/60분이나 90분/보고되지 않음	보고되지 않음	12개월에 문제행동 감소; 보호기관 입소율은 변화 없음
Pitkala 외 (63) 핀란드	N=210 경도에서 중증 치매	운동실험-치매교육, 행동관리, 신체운동	104회/1시간 훈련, 일주일에 두 번/ 12주	보고되지 않음	6개월과 12개월에 신체기능 향상(운동기능, 인지기능); 이동성 기능에서는 변화 없음
Quayhagen 외 (64) 미국	N=78 보고되지 않음	인지교정-치매교육, 인지자극, 문제해결, 행동관리	12회/ 보고되지 않음/ 12주	보고되지 않음	3개월과 9개월에 인지기능과 행동기능 향상
Samus 외 (65) 미국	N=303 경도에서 중증 치매	돌봄 편성 중재("MIND")-치매교육, 사례관리, 문제해결, 행동관리, 활동참여, 대처전략	2회/ 보고되지 않음/ 18개월	보고됨 (관찰, 회의, 추적 소프트웨어)	18개월에 가정에서 생활한 날과 삶의 질이 증가; 충족되지 않은 돌봄 요구, 대리인-평가 삶의 질, 문제행동, 그리고 우울증은 변화 없음

표 10.1 치매환자에 대한 결과를 대상으로 하는 무작위 임상시험 요약(n=49) (계속)

저자/날짜 국가	표본/ 질병단계	중재	#세션(session)/ 시간/기간	보고된 충실도	치매환자와 관련된 결과 중재효과
Stanley 외 (66) 미국	N=32 경도에서 중등도 치매	인지행동 치료법("평화로운 마음") - 치매교육, 인지훈련, 행동관리, 대처전략	20회/47분/ 6개월	보고됨 (녹음테이프 재검토)	3개월에 한 측정에서는 불안이 감소했으나 또 다른 측정에서는 감소하지 않았다; 삶의 질 증가
					6개월에 불안에 있어서 변화 없음
Steinberg 외 (67) 미국	N=27 경도에서 중등도 치매	운동 프로그램("MIND" 연구) - 치매교육, 신체운동(에어로빅, 근력운동, 균형과 유연성 훈련)	3회/2시간/ 12개월	보고되지 않음	12주에 손 기능 과제 향상; 기능적 수행, 시간을 잰 8 피트 걷기, 의자에 앉았다가 일어서기에서는 변화 없음
Suttanon 외 (68) 호주	N=40 경도에서 중등도 치매	균형, 근력강화, 그리고 걷기 운동 프로그램 - 치매교육, 신체운동	6회/15분/ 6개월	보고되지 않음	6개월에 낙상위험 감소; 기능적 도달 증가; 낙상비율, step test, timed chair stand, timed up and go 균형, 안정성 제한, 걷기, 한 걸음 가서 재빨리 돌기, 앉았다 일어서기, 삶의 질에서는 변화 없음
Tappen 외 (69) 미국	N=68 치매 초기단계	인지훈련 - 간헐적 인출, 기능과제 훈련, 보상전략, 행동관리	24회/1시간/ 12주	보고되지 않음	3개월에 인지수행과 기능수행이 향상; 기능적 의존성은 변화 없음
Tchalla 외 (70) 프랑스	N=96 경도에서 중등도 치매	원거리 지원 서비스(HBTec-TS)와 결부된 가정 - 기반 기술	해당되지 않음/ 해당되지 않음/ 12개월	보고되지 않음	12개월에 걸쳐 가정에서의 낙상 감소
Teri 외 (71) 미국	N=72 보고되지 않음	유쾌한 이벤트와 돌봄제공자 문제해결 - 치매교육, 행동관리, 활동참여, 대처전략	9회/1시간/ 9주	보고됨(회의)	9주와 6개월에 우울증 감소; 인지, 기능상태는 변화 없음
Teri 외 (72) 미국	N=153 중등도에서 중증 치매	운동과 함께 행동관리 - 치매교육, 신체운동, 행동관리, 활동참여	12회/1시간/ 3개월	보고됨 (비디오로 녹화되고 재검토됨)	3개월에 신체적 역할기능과 운동한 사람의 수 증가; 우울증과 제한된 활동을 한 날의 수는 감소; 이동성은 변화 없음
					12개월에 신체적 역할기능 증가; 그 외 결과는 변화 없음
Teri 외 (73) 미국	N=95 중등도 치매	가족 돌봄제공자와 함께 하는 가정 - 기반 상담("STAR - Cargiver") - 치매교육, 문제해결, 행동관리, 활동참여, 대처전략	8회/1시간/ 8주	보고됨 (녹음테이프와 문서업무: 95% 준수율)	2개월과 6개월에 삶의 질 증가, 문제행동 감소
Vreugdenhil 외 (74) 미국	N=40 경도에서 중등도 치매	가정운동 프로그램 - 일상적인 운동과 걷기	보고되지 않음/ 30분이상 걷기/ 4개월	보고되지 않음	4개월 인지기능, 신체기능, ADL기능 향상

NA 해당되지 않음, NR 보고되지 않음
↑= 결과 개선, ↓= 결과 감소
a 완료된 중재(세션)의 평균 시간과 횟수

(55%)의 연구에서 평가되었으며, 기능적 상태는 17개(35%) 연구에서 조사되었고, 삶의 질은 14개(29%)에서, 우울증은 12개(24%) 연구에서, 그리고 인지상태와 기관입소는 8개(16%) 연구에서 조사되었다. 그 외 연구결과에는 건강, 불안, 수면, 서비스 활용, 기억문제로 인한 당혹감, 위험한 행동, 치매환자의 충족되지 못한 요구가 포함되었다.

중요한 점은 42개(86%)의 연구가 최소한 한 개의 결과측정에서 치료집단과 통제 집단간에 통계적으로 유의한 차이가 있다고 보고했다는 것이다. 그러나 대부분의 연구가 엇갈리는 결과(예: 특정 영역에서는 이점이 있지만 다른 영역에서는 없음)도 보고했다. 대부분의 연구는 즉각적인 치료효과를 조사했다. 치료효과가 장기적으로 이득이 되는지 결정하는 것은 어렵다. 우리는 장기적인 효과(예: 중재가 끝난 후 12개월이나 그 이후에 후속조치가 있었음)를 진단한 3개(6%)의 연구만 확인할 수 있었다[34, 59, 60]. 기관입소 지연, 가정거주 기간 증가, 치매환자를 가정에 머무르게 하는 능력의 향상이 모두 1년 이상 치매환자와 연락을 유지한 중재의 이점인 것으로 발견되었다[예: 60, 65].

전체적으로 볼 때, 가정에 거주하는 치매환자에게 맞춰진 새로운 중재를 실험하는 많은 연구가 있는 것으로 나타났다. 그럼에도 불구하고, 각기 다른 측정의 사용으로 인해 치료효과를 비교하는 것이 불가능하며, 또한 하나의 단일 중재의 장점을 다른 중재와 비교해서 평가하거나, 또는 다른 개체와 대비된 한 개체(치매환자만, 또는 돌봄제공자만, 혹은 양자 모두)를 대상으로 하는 것이 다른 개체와 비교했을 때 특정 결과측정에서 치매환자에게 더 이로운지를 평가하는 것은 사실상 불가능하다.

중재 Interventions

광범위한 행동중재 전략이 실험되었다. 비약물학적 전략을 분류하는 것에 대한 합의된 접근법은 없지만 여기에서 검토된 전략들을 효율성 목적으로 분류하면, 다음과 같이 10개의 광범위한 유형으로 나눌 수 있다; 교육, 행동관리, 심리사회적 대처, 사례관리, 환경수정/가정안전/낙상, 활동참여, 지원단체, 인지훈련, 신체운동, 수면교육.

대부분의 연구들은 복합적인 전략들을 실험했다. 예를 들면, 가족 돌봄제공자를 위한 치매교육 제공은 모든 중재에 포함되었고, 행동관리 기법에 대한 돌봄제공자 교육은 41개(84%)의 연구가 있었으며, 돌봄제공자에게 효과적인 대처전략(예: 스트레스 관리, 이완요법)을 배우도록 돕는 것은 29개(59%)의 연구에, 사례관리(예: 서비스 배치, 법적 · 재정적 문제 처리)는 20개(41%) 연구에, 환경수정(예: 물리적 환경의 수정, 의사소통과 업무의 단순화, 보조장치 사용)은 18개(37%)의 연구가 있었다(표 10.2). 많은 중재들이 돌봄제공자와 그들의 안녕을 직접적인 대상으로 한 반면, 이러한 중재들은 치매환자의 충족되지 못한 요구에 직접적인 혜택을

표 10.2 검증된 중재전략의 유형과 빈도

중재전략	예시	연구 수(%)
치매에 관한 교육	교육세션, 서면자료, 비디오테이프	49(100%)
행동관리	ABC접근법, 문제해결, 돌봄제공자 의사소통 기법	41(84%)
대처전략	스트레스 관리 기법, 정서·심리적 지원, 이완요법, 상담	29(59%)
사례관리	서비스 배치, 위탁의뢰, 재정적·법적 문제처리	20(41%)
환경수정	주거환경 수정, 보조장치나 도구 사용, 가정안전, 낙상예방을 위한 가정 기반 기술	18(37%)
활동참여	치매환자를 위한 의미있는 활동, 유쾌한 이벤트	13(27%)
돌봄제공자를 위한 심리적·정서적·사회적 지원	사회적 지원 네트워크 개발, 간호제공의 정서적 영향 공유, 가족 구성원간의 대인관계 개선, 지원단체 참여	12(24%)
인지훈련	인지재활, 인지자극, 얼굴-이름 연상학습	8(16%)
신체운동	일상적인 걷기, 지구력, 균형, 근력강화훈련을 포함하는 맞춤형 가정 기반 운동	8(16%)
수면교육	운동, 빛 노출	2(4%)

주고 이를 다룬 것으로 보인다. 또한 돌봄제공자들은 이러한 많은 전략들의 전달, 감독, 관리에 있어서 치료상의 대리인으로서 역할을 한다.

중재는 그 양과 강도, 기간에 있어 12개월에 걸쳐 한 번의 방문에서부터 104회에 이르기까지 아주 다양한데, 평균 접촉시간은 1시간 정도이다. 용량반응 관계에 대해 실험한 연구가 없기 때문에, 더 많이 하는 것이 더 나은지, 그리고 어떠한 유형의 결과에 대한 것인지 결론을 내리는 것은 불가능하다. 그러나 여기서 검토한 바에 의하면, 더 많은 노출이 재배치의 예방과 같은 특정 결과의 필수요건임은 분명하다.

긍정적인 부분 Glass Half Full

역사적인 관점에서 봤을 때, 최근에는 중재의 대상을 치매환자로 하는 것이 연구의 초점이었다. 이것은 치매가 점진적으로 개인을 무능화시키고 치료가 불가능한 질병이기 때문에 이 대상의 안녕을 향상시키기 위해 할 수 있는 일이 없다는 오래된 사회적 관점을 부분적으로 반영하고 있다.

그럼에도 불구하고, 우리는 조사를 통해 치매환자의 광범위한 요구를 대상으로 하는 중재를 실험하는 적극적이고 활발한 연구가 점차 증가하고 있음을 발견했다. 우리는 일부 중재 요소가 특정 결과에 영향을 미쳤다는 근거를 발견했다(예: 운동이 기능적 결과를 향상시켰고, 행동관리가 삶의 질을 높였으며, 사례관리가 기관입소를 지연시켰다). 모든 질병 단계에 걸쳐 치매환자에게 적합해 보이는 중재도 일부 있었으며; 특정 질병단계에 있는 환자에게 더 적합해 보이는 중재도 있었다(예: 초기 치매단계를 위한 인지훈련). 포함된 모든 연구에서 결과가 다양했음에도 불구하고, 모든 관심분야에서 긍정적인 결과가 보고되었는데 예를 들면, 기능적 의존[42, 75], 행동증상[16], 기관입소[60]가 감소했다. 여기에서 검토된 연구에서 보고된 긍정적 결과가 현재의 약물 제제를 사용해서는 달성되지 않았다는 것에 주목할 가치가 있다. 따라서 이 문헌고찰은 치매환자의 치료와 간호에서 비약물학적 접근법의 중요한 역할에 대한 추가적이고 상당한 근거를 제공한다. 다른 연구들과 마찬가지로 이 문헌고찰은 적절하게 결합된 서비스와 지원이 있다면, 치매환자가 가정에 거주하면서 양질의 삶을 살 수 있음을 제안한다[76].

효과적인 중재는 이론에 근거하고, 실행 전에 예비연구를 수행하였고, 기술을 쌓는 것을 강조하였으며, 충실도를 고려했고, 전략을 개인과 그들의 신체적 · 사회적 환경에 맞게 조정했다. 말단(distal) 결과(예: 기관입소까지 걸리는 시간)에 영향을 미친 중재는 행동 감소나 돌봄 제공자 지원 증가와 같은 중간 요인에 영향을 미침으로써 원했던 이익을 성취한 것으로 나타냈다[77]. 또한 이 연구에서 어떠한 부작용도 보고되지 않았다: 따라서 이러한 중재는 위험성이 낮거나 없고, 실행 가능하며, 치매환자와 이들 가족에게 수용될 수 있는 것으로 보인다. 그 외에도 이러한 중재들은 자원, 시간, 확인되거나 대상으로 하는 문제영역 혹은 충족되지 않은 요구, 원하는 결과에 따라 의사들이 선택할 수 있는 옵션 메뉴를 제시한다.

부정적인 부분 Glass Half Empty

가정에 거주하는 치매환자를 지원하는 중재에 대한 근거가 증가하고 있음에도 불구하고, 차세대의 중재연구가 반드시 해결해야 하는 중요한 한계가 있다.

첫째, 그림 10.1에서 보는 것과 같이 치매환자의 요구는 질병이 진행됨에 따라 변한다. 따라서 질병의 궤도를 따라 입증된 주요 중재를 통합하는 포괄적이고 통합된, 장기적이고 다면적인 서비스 전달 치매 간호 모델이 필요할 것이다. 또한, 가정에 거주하는 치매환자들이 공통된 특성을 공유하긴 하지만, 각 환자마다 각자의 강점과 요구 그리고 특정 중재 방법이나 기법에 대한 반응이 다르다. 따라서 모든 치매환자와 가족 그리고 이들의 거주환경에 효과적일 수 있는 한 가지 특정 중재 접근법은 없다.

이 문헌고찰에서는 특정 가정 기반 중재를 실시한 후 어떤 개인이 다른 사람보다 더 나은 결과가 달성되었는지 분명하지 않았다. 인구통계적 하위집단, 질병의 유형이나 단계, 돌봄제공자의 특성 또는 그 외 다른 요소들에 따라 이점이 다양할 수 있다. 일반화 가능성을 평가하고 중재의 (목표에 대한) 적중성을 제고하기 위해 효과적인 중재의 조절효과를 조사하기 위한 추후 연구가 필요하다. 또한 이 연구들 중 많은 연구에서 돌봄제공자가 치료 중재자 역할을 하기 때문에, 특정 중재가 다른 중재보다 가족들이 실행하기 더 쉬운지, 또는 어떤 돌봄제공자가 다른 접근법보다 특정 접근법을 사용할 때 더 잘 수행하는지 그 여부가 불명확하다. 게다가 이 문헌고찰에 포함된 연구들은 치매환자에 대한 최고수준의 이점을 달성하기 위해 중재를 제공하는 최적의 시기에 대해서는 다루지 않았다.

또 다른 제한은 중재 제공의 특성에 관한 것이다. 중재는 이를 다시 반복하고 전파하고 해석하고 또한 광범위하게 실천하고 활용하는데 있어서 늘 명확하게 그 특징이 묘사되지는 않았다. 예를 들면, 원하는 효과를 달성하기 위해 얼마나 많은 노출이 필요한지를 논하는 중재는 거의 없다. 특정 중재 프로토콜을 언제 시작하거나 그만둘지, 이점을 도출하기 위해 얼마나 긴 혹은 얼마나 많은 중재 세션이 필요한지, 또는 이점이 얼마나 오래 지속되는지에 대한 지침이 존재하지 않는다. 게다가, 대부분 이러한 중재들은 중재를 제공하고 계속 사용하기 위해 반드시 가족 돌봄제공자에게 의존하기 때문에, 중재전달에서 이들의 성격, 능력 그리고 역할에 대한 많은 관심이 필요하다. 일부 중재는 가족들에게 과도한 노력이나 시간을 요구할 수 있다. 치료의 실패는 중재 프로토콜의 결과이거나 가족들이 요구되는 조치를 이행하지 못했기 때문일 수 있다. 이러한 이유들을 구분하는 것이 치료개발을 개선하는데 도움이 될 것이다. 이것들은 모두 중재의 상관성과 '현실세계' 전파 잠재력을 최대화하기 위한 향후 노력을 평가하는 중요한 임상 지향적 질문이다.

많은 중재가 복잡하고 다중요소적이라는 것이 관련된 의견이다. 이는 중재가 치매환자와 더 관련이 있고 이들을 더 이롭게 하지만, 결과적으로 이는 중재의 확장성을 제한하고 이러한 중재를 제공하기 위해 필요한 준비와 인력 준비에 대한 문제를 제기할 수 있다. 향후 다중요소 중재 실험은 개별요소에 대한 이론 기반 모델링과 치료 제공에 대한 엄격한 과정평가가 있을 때 유용할 것이다[78, 79]. 이러한 분석적 전략은 중재를 개별적 환경이나 보건의료시스템에 맞게 체계적으로 조정하는 것을 가능하게 하고, 의미 있는 개선을 달성하는데 필요한 최소한의 용량을 설정하기 위한 중재의 핵심 요소들을 규명하는데 도움을 줄 것이다.

측정에도 제한점이 있다. 결과측정에서 광범위한 변이는 교차연구 비교를 방해한다. 또한, 대부분의 결과측정은 돌봄제공자의 우울증이나 지각된 삶의 질 저하와 같은 잠재 변수에 의해 편향되는 일반적으로 가족 구성원인 대리인의 보고에 의존한다. 전통적인 심리측정학 방법은 특정 용도에 대한 측정의 신뢰도와 타당도에 대한 제한된 정보를 제공한다. 예를 들어, 높은 전반적 신뢰계수는 다양한 범위의 돌봄제공자 부담에 대한 높은 측정 정밀도가 있음을 나타내지 않는다. 항목반응이론 관련 기법은 이러한 문제를 확인하고 향후 측정구축을 돕기 위해 상당히 정확한 측정 속성을 제공할 수 있다.

49개 중재연구 대부분에서 사용된 측정은 "임상적으로 의미 있는" 변화에 대한 이해를 제공하지 않는다. 예를 들어, 기능적 측정에 대한 평균점수에서의 작은 차이가 치매환자나 그들의 돌봄제공자 또는 일상생활의 질적 향상에 대해 임상적으로 의미 있는 변화를 구성하는지를 식별하기는 어렵다. 향후 임상실험에서는 통계적으로 유의한 변화에 대한 임상적 의미를 고려할 필요가 있다.

또 다른 제한점은 이러한 중재가 효과적이라는 메커니즘에 대한 이해의 부족이다. 거의 모든 연구가 매개와 조절의 효과에 대해 조사하지 않았다[42, 77, 80]. 보다 근본적인 차원에서 이 분야는 치료 효능의 매개체를 추가로 특성화하고 중재 효과의 기초가 되는 메커니즘을 명확하게 하기 위해 생체 측정(bio-measures)을 추가로 개발하고 실험하고 적용할 필요가 있다[81]. 효과적인 치료로부터 혜택을 받을 가능성이 가장 높은 환자를 규명하는 것이 도움이 될 것이다. 이와 같이 선정기준이나 서로 다른 치료반응에 대한 정보를 제공하기 위해 생체 측정이 사용될 수 있다. 또한, 생체 측정은 다양한 결과에 대한 임상적으로 의미 있는 중재효과의 본질을 명확히 하기 위해 사용될 수 있다. 이러한 중재로부터 생기는 변화가 단기 및 장기적으로 임상적인 의미가 있다는 것을 밝힐 수 있다면, 그 정보는 중재 접근법을 개선하고 그것의 임상 관련성을 높여 이 분야에 활기를 불어 넣을 것이다.

중재연구에 대한 미래 방향 Future Directions for Intervention Research

혼자 생활하든 다른 사람들과 생활하든지 간에, 치매환자는 각자 다른 가족 상황과 환경적 맥락을 가지고 있다. 따라서 치매환자의 지지구조와 가정환경에 대한 강점과 요구를 평가하는 것은 중요하다. 가정생활은 문화적 맥락 내에 존재하기 때문에 가정 중재를 제공할 때에는 가족의 문화, 기본 언어, 자원을 고려하는 것이 필수적이다. 여기에서 검토된 중재들을 설계하고 실행하는데 있어서 가정의 맥락과 문화가 가지는 역할은 논의되지 않았지만 향후 연구에서는 중요하게 다루어져야 한다.

또한 필요한 것은 요구와 질병단계에 근거하여 조절될 수 있는 기본 패키지나 중재 구성세트의 개발 및 검증이다. 예를 들어, 그림 10.1과 같이 우리는 치매환자와 이들 가족들이 그 질병의 전반에 걸쳐 교육, 문제해결 기술, 구체적인 전략을 필요로 한다는 것을 알고 있다. 그러나 내용은 질병단계에 따라 다를 수 있으며 무수히 많은 독특한 문제에 직면할 수 있다.

가정 기반 중재를 고려할 때, 장기적인 지속가능성을 결정하기 위해 이러한 중재의 비용과 보상가능성을 평가하는 것은 중요하다. 대부분의 지불 자원은 가정 기반 중재 비용을 충당하지 못하고 오직 직접 환자간호에 대해서만 상환될 것이며, 이는 돌봄제공자 훈련 또는 서비스 조정이 중요하지만 자금지원을 받지 못하는 가족들의 요구로 남게 될 것이다. 그 외 고려해야 할 변수들은 서비스를 제공할 직원이다. 한 명 이상의 의사가 치료를 제공한다면, 중재의 충실도를 보존하기 위해 이들 전문가들간의 긴밀한 협력을 고려하는 것이 중요하다. 건강 정보기술이 이러한 과정을 촉진할 수 있다. 예를 들어, Bass 외[29]와 Samuel 외[65]는 다양한 기관의 간호조정자들이 사례정보를 공유하고, 중재 제공을 함께 계획하고, 치료 충실도를 감시하기 위해 전자 간호조정 정보시스템을 사용했다.

우리가 논의한 바와 같이, 미래의 연구는 임상 관련성을 높이고 그로 인해 효율적 중재의 실행 가능성을 제고하는 많은 질문들을 다루어야 할 것이다. 다음 세대의 중재는 중재의 목적을 질병단계와 원인, 돌봄제공자 및 간호수혜자의 특성과 충족되지 않은 요구를 더 잘 연결하고, 원하는 결과에 대한 객관적 측정과 주관적 측정을 모두 조사하고, 특정 집단이 다른 집단보다 더 많은 혜택을 받는지를 고려하고, 최적의 투약을 확인하고 추가 투약이 필요한지, 그렇다면 언제인지를 확인하고, 또한 중재가 효과를 나타내는 기본 메커니즘을 규명할 필요가 있다.

마지막으로, 이 검토는 의도적으로 치매환자와 관련된 결과로 제한되었다. 그럼에도 불구하고, 치매환자에게 간호와 도움을 제공하는 일천 오백만 명이 넘는 가족들의 안녕도 동일한 관심사이다. 치매환자를 대상으로 하는 중재가 가족 돌봄제공자에게 긍정적인 영향을 미치는지는 불확실하다. 그와 반대되는 경우가 사실이라는 근거가 늘어나고 있지만 이 또한 향후 연구에서 초점이 되어야 한다.

결론 Conclusions

전체적으로 지난 15년간 치매환자의 안녕에 대한 다양한 측면들을 개선하는 중요한 중재들이 개발되었다. 이용 가능한 연구에 대한 검토를 통해 우리는 치매중재의 영향을 명확하게 수량화하지는 못했지만, 다른 접근법보다 단기적으로 중간 정도의 효과가 조금 더 있을 수 있는 접근법을 제안할 수는 있다. 확인된 10개의 범주들 중에서 치매에 대한 돌봄제공자 교육, 행동관리, 활동참여, 사례관리를 포함하는 다중요소 중재가 가정에 거주하는 치매환자를 어느 정도 개선시킨다는 근거가 가장 강력하게 나타났다. 따라서 돌봄제공자의 요구에 주의를 기울인다면, 치매환자에 대한 치료효과를 강화할 수 있을 것이다.

안타깝게도, 문헌은 다중요소 중재의 구체적인 구성요소나 그러한 중재의 이점이 임상적으로 오랫동안 돌봄제공자의 의미 있는 개선을 유지하는데 드는 비용을 정당화하는지에 대해서는 어떠한 명확한 지침을 제공하지 않았다. 검토된 연구에서 효과적인 중재들은 건강과 안녕에 대한 결과측정과 다양하고 구체적이지 않은 중재전략을 결합한 경우가 많았으며, 다중요소 중재의 요소 중 구체적으로 어떤 요소가 가장 효과적인지를 결정하는 방식으로 설계되지 않았다.

치매는 장기적인 질병(20년 이상)이기 때문에, 개인은 시간이 지남에 따라 견디고 변화하는 다양한 요구가 있다. 우리는 이미 보았듯이 새로운 중재에 대한 더 많은 개선과 지속적인 개발 또한 요구되지만 지금은 많은 중재가 현장에서 사용될 수 있다. 현재 중재들은 메뉴를 구성하는데 의사와 서비스 환경은 이 메뉴에서 실행을 위해 선택할 수 있다. 향후에는 가정에서의 삶의 질 향상이 시간이 지남에 따라 그 질병을 관리하는데 필수요소가 된다는 보다 포괄적이고 광범위한 중요한 틀에 이러한 중재와 차세대 중재를 통합해야 한다. 주의할 점은 돌봄제공자를 중재 제공에 포함하는 것은 '환자'를 단일 개체로서 치료하는데 초점을 두는 현재의 보건의료시스템의 중요한 패러다임 변화를 나타낸다는 것이다. 이 검토뿐만 아니라 돌봄제공자 중재와 관련된 다른 검토에서는 치매의 경우, 가족이 '치료 중재자'[14]로서의 역할을 하기 때문에 치료 접근법의 일부가 되어야 함을 제시하고 있다.

References

1. Callahan CM, Arling G, Tu W, Rosenman MB, Counsell SR, Stump TE, et al. Transitions in care for older adults with and without dementia. J Am Geriatr Soc. 2012;60(5):813–20.
2. Alzheimer's Association. 2013 Alzheimer's disease facts and figures. Alzheimers Dement J Alzheimers Assoc. 2013;9(2):208–45. doi:10.1016/j.jalz.2013.02.003.
3. World Health Organization. Dementia caregiving and caregivers. Dementia: a public health priority. Geneva: WHO Press; 2014. p. 67–80.
4. Rabins PV, Lyketsos CG, Steele CD. Practical dementia care. New York, NY: Oxford University Press; 2006.
5. Black BS, Johnston D, Rabins PV, Morrison A, Lyketsos C, Samus QM. Unmet needs of community-residing persons with dementia and their informal caregivers: findings from the maximizing independence at home study. J Am Geriatr Soc. 2013;61(12):2087–95.
6. Gitlin LN, Hodgson N, Piersol CV, Hess E, Hauck WW. Correlates of quality of life for individuals with dementia living at home: the role of home environment, caregiver, and patient-related characteristics. Am J Geriatr Psychiatry. 2014;22(6):587–97. doi:10.1016/j.jagp.2012.11.005.
7. Hodgson N, Gitlin LN, Winter L, Hauck WW. Caregiver's perceptions of the relationship of pain to behavioral and psychiatric symptoms in older community-residing adults with dementia. Clin J Pain. 2014;30(5):421–7. doi:10.1097/AJP.0000000000000018.
8. Ice HG. Daily life in a nursing home: has it changed in 25 years? J Aging Stud. 2002;16(4):345–59.
9. von Kutzleben M, Schmid W, Halek M, Holle B, Bartholomeyczik S. Community-dwelling persons with dementia: what do they need? What do they demand? What do they do? A systematic review on the subjective experiences of persons with dementia. Aging Ment Health. 2012;16(3):378–90.
10. Miranda-Castillo C, Woods B, Orrell M. The needs of people with dementia living at home from user, caregiver and professional perspectives: a cross-sectional survey. BMC Health Serv Res. 2013;13:43-6963-13-43. doi:10.1186/1472-6963-13-43[doi].
11. Samus QM, Rosenblatt A, Steele C, Baker A, Harper M, Brandt J, et al. The association of neuropsychiatric symptoms and environment with quality of life in assisted living residents with dementia. Gerontologist. 2005;45 suppl 1:19–26.
12. Scherder EJ, Bogen T, Eggermont LH, Hamers JP, Swaab DF. The more physical inactivity, the more agitation in dementia. Int Psychogeriatr. 2010;22(08):1203–8.
13. Riley RJ, Burgener S, Buckwalter KC. Anxiety and stigma in dementia: a threat to aging in place. Nurs Clin North Am. 2014;49(2):213–31.
14. Gitlin LN, Hodgson N. Caregivers as therapeutic agents in dementia care: the evidence-base for interventions supporting their role. In: Gaugler JE, Kane RL, editors. Family caregiving in the new normal. Amsterdam: Elsevier. 2015; 305–353.
15. Maslow K. Translating innovation to impact: evidence-based interventions to support people with Alzheimer's disease and their caregivers at home and in the community. A white paper; 2012.
16. Brodaty H, Arasaratnam C. Meta-analysis of non-pharmacological interventions for neuropsychiatric symptoms of dementia. Am J Psychiatry. 2012;169(9):946–53. doi:10.1176/appi.ajp.2012.11101529.
17. Gitlin LN. Good news for dementia care: caregiver interventions reduce behavioral symptoms in people with dementia and family distress. Am J Psychiatry. 2012;169(9):894–7. doi:10.1176/appi.ajp.2012.12060774.
18. Gitlin LN, Kales HC, Lyketsos CG. Nonpharmacologic management of behavioral symptoms in dementia. J Am Med Assoc. 2012;308(19):2020–9. doi:10.1001/jama.2012.36918.
19. O'Neil ME, Freeman M, Christensen V, Telerant R, Addleman A, Kansagara D. Non-pharmacological interventions for behavioral symptoms of dementia: a systematic review of the evidence; 2011. doi:NBK54971 [bookaccession].
20. Olazaran J, Reisberg B, Clare L, Cruz I, Pena-Casanova J, Del Ser T, et al. Nonpharmacological therapies in Alzheimer's disease: a systematic review of efficacy. Dement Geriatr Cogn Disord. 2010;30(2):161–78. doi:10.1159/000316119.
21. Cohen-Mansfield J. Nonpharmacologic interventions for inappropriate behaviors in dementia: a review, summary, and critique. Am J Geriatr Psychiatry. 2001;9(4):361–81.
22. McLaren AN, LaMantia MA, Callahan CM. Systematic review of non-pharmacologic interventions to delay functional decline in community-dwelling patients with dementia. Aging Ment Health. 2013;17(6):655–66.
23. Hodgson NA, Black BS, Johnston D, Lyketsos C, Samus QM. Comparison of unmet care needs across the dementia trajectory: findings from the maximizing independence at home study. J Geriatr Palliat Care. 2014;2(2):5.
24. Trahan MA, Kuo J, Carlson MC, Gitlin LN. A systematic review of strategies to foster activity engagement in persons with dementia. Health Educ Behav. 2014;41(1 Suppl):70S–83S. doi:10.1177/1090198114531782.
25. Dias A, Samuel R, Patel V, Prince M, Parameshwaran R, Krishnamoorthy E. The impact associated with caring for a person with dementia: a report from the 10/66 dementia research group's Indian network. Int J Geriatr Psychiatry. 2004;19(2):182–4.
26. Harker J, Kleijnen J. What is a rapid review? A methodological exploration of rapid reviews in health technology assessments. Int J Evid Based Healthc. 2012;10(4):397–410.

27. Avila R, Carvalho IAM, Bottino CMC, Miotto EC. Neuropsychological rehabilitation in mild and moderate Alzheimer's disease patients. Behav Neurol. 2007;18(4):225–33.
28. Bass DM, Clark PA, Looman WJ, McCarthy CA, Eckert S. The Cleveland Alzheimer's managed care demonstration: outcomes after 12 months of implementation. Gerontologist. 2003;43(1):73–85.
29. Bass DM, Judge KS, Snow AL, Wilson NL, Morgan RO, Maslow K, et al. A controlled trial of partners in dementia care: veteran outcomes after six and twelve months. Alzheimers Res Ther. 2014;6(1):9. doi:10.1186/alzrt242 [doi].
30. Belle SH, Burgio L, Burns R, Coon D, Czaja SJ, Gallagher-Thompson D, et al. Enhancing the quality of life of dementia caregivers from different ethnic or racial groups: a randomized, controlled trial. Ann Intern Med. 2006;145(10):727–38. doi:145/10/727 [pii].
31. Burgener SC, Bakas T, Murray C, Dunahee J, Tossey S. Effective caregiving approaches for patients with Alzheimer's disease. Geriatr Nurs. 1998;19(3):121–6. doi:S0197-4572(98)90055-6 [pii].
32. Burgio L, Stevens A, Guy D, Roth DL, Haley WE. Impact of two psychosocial interventions on White and African American family caregivers of individuals with dementia. Gerontologist. 2003; 43(4):568–79.
33. Chang BL. Cognitive-behavioral intervention for homebound caregivers of persons with dementia. Nurs Res. 1999;48(3):173–82.
34. Chien WT, Lee IYM. Randomized controlled trial of a dementia care programme for families of home-resided older people with dementia. J Adv Nurs. 2011;67(4):774–87.
35. Clare L, Linden DE, Woods RT, Whitaker R, Evans SJ, Parkinson CH, et al. Goal-oriented cognitive rehabilitation for people with early-stage Alzheimer disease: a single-blind randomized controlled trial of clinical efficacy. Am J Geriatr Psychiatry. 2010;18(10):928–39. doi:10.1097/JGP.0b013e3181d5792a.
36. Dias A, Dewey ME, D'Souza J, Dhume R, Motghare DD, Shaji KS, et al. The effectiveness of a home care program for supporting caregivers of persons with dementia in developing countries: a randomised controlled trial from Goa, India. PloS One. 2008;3(6), e2333. doi:10.1371/journal.pone.0002333.
37. Eloniemi-Sulkava U, Notkola IL, Hentinen M, Kivela SL, Sivenius J, Sulkava R. Effects of supporting community-living demented patients and their caregivers: a randomized trial. J Am Geriatr Soc. 2001;49(10):1282–7. doi:49255 [pii].
38. Eloniemi-Sulkava U, Saarenheimo M, Laakkonen ML, Pietila M, Savikko N, Kautiainen H, et al. Family care as collaboration: effectiveness of a multicomponent support program for elderly couples with dementia. Randomized controlled intervention study. J Am Geriatr Soc. 2009;57(12):2200–8. doi:10.1111/j.1532-5415.2009.02564.x.
39. Fitzsimmons S, Buettner LL. Therapeutic recreation interventions for need-driven dementia-compromised behaviors in community-dwelling elders. Am J Alzheimers Dis Other Demen. 2002;17(6):367–81.
40. Gavrilova SI, Ferri CP, Mikhaylova N, Sokolova O, Banerjee S, Prince M. Helping carers to care—the 10/66 dementia research group's randomized control trial of a caregiver intervention in Russia. Int J Geriatr Psychiatry. 2009;24(4):347–54. doi: 10.1002/gps.2126.
41. Gerdner LA, Buckwalter KC, Reed D. Impact of a psychoeducational intervention on caregiver response to behavioral problems. Nurs Res. 2002;51(6): 363–74.
42. Gitlin LN, Corcoran M, Winter L, Boyce A, Hauck WW. A randomized, controlled trial of a home environmental intervention effect on efficacy and upset in caregivers and on daily function of persons with dementia. Gerontologist. 2001;41(1):4–14.
43. Gitlin LN, Winter L, Corcoran M, Dennis MP, Schinfeld S, Hauck WW. Effects of the home environmental skill-building program on the caregiver-care recipient dyad: 6-month outcomes from the Philadelphia REACH initiative. Gerontologist. 2003; 43(4):532–46.
44. Gitlin LN, Hauck WW, Dennis MP, Winter L. Maintenance of effects of the home environmental skill-building program for family caregivers and individuals with Alzheimer's disease and related disorders. J Gerontol A Biol Sci Med Sci. 2005; 60(3):368–74. doi:60/3/368 [pii].
45. Gitlin LN, Winter L, Burke J, Chernett N, Dennis MP, Hauck WW. Tailored activities to manage neuropsychiatric behaviors in persons with dementia and reduce caregiver burden: a randomized pilot study. Am J Geriatr Psychiatry. 2008;16(3):229–39.
46. Gormley N, Lyons D, Howard R. Behavioural management of aggression in dementia: a randomized controlled trial. Age Ageing. 2001;30(2):141–5.
47. Graff MJ, Vernooij-Dassen MJ, Thijssen M, Dekker J, Hoefnagels WH, Olderikkert MG. Effects of community occupational therapy on quality of life, mood, and health status in dementia patients and their caregivers: a randomized controlled trial. J Gerontol A Biol Sci Med Sci. 2007;62(9):1002–9. doi:62/9/1002 [pii].
48. Guerra M, Ferri CP, Fonseca M, Banerjee S, Prince M. Helping carers to care: the 10/66 dementia research Group's randomized control trial of a caregiver intervention in Peru. Revista Brasileira De Psiquiatria. 2011;33(1):47–54.
49. Horvath KJ, Trudeau SA, Rudolph JL, Trudeau PA, Duffy ME, Berlowitz D. Clinical trial of a home safety toolkit for Alzheimer's disease. Int J Alzheimers Dis. 2013;2013:913606.
50. Huang HL, Shyu YI, Chen MC, Chen ST, Lin LC. A pilot study on a home-based caregiver training program for improving caregiver self-efficacy and decreasing the behavioral problems of elders with dementia in Taiwan. Int J Geriatr Psychiatry. 2003;18(4):337–45. doi:10.1002/gps.835.

51. Huang HL, Kuo LM, Chen YS, Liang J, Huang HL, Chiu YC, et al. A home-based training program improves caregivers' skills and dementia patients' aggressive behaviors: a randomized controlled trial. Am J Geriatr Psychiatry. 2013;21(11):1060–70. doi:10.1016/j.jagp.2012.09.009.
52. Jansen APD, van Hout HPJ, Nijpels G, Rijmen F, Dröes RM, Pot AM, et al. Effectiveness of case management among older adults with early symptoms of dementia and their primary informal caregivers: a randomized clinical trial. Int J Nurs Stud. 2011;48(8):933–43. doi:10.1016/j.ijnurstu.2011.02.004.
53. Kiosses DN, Arean PA, Teri L, Alexopoulos GS. Home-delivered problem adaptation therapy (PATH) for depressed, cognitively impaired, disabled elders: a preliminary study. Am J Geriatr Psychiatry. 2010;18(11):988–98. doi:10.1097/JGP.0b013e3181d6947d.
54. Lam LC, Lee JS, Chung JC, Lau A, Woo J, Kwok TC. A randomized controlled trial to examine the effectiveness of case management model for community dwelling older persons with mild dementia in Hong Kong. Int J Geriatr Psychiatry. 2010;25(4):395–402. doi:10.1002/gps.2352.
55. Livingston G, Barber J, Rapaport P, Knapp M, Griffin M, King D, et al. Clinical effectiveness of a manual based coping strategy programme (START, STrAtegies for RelaTives) in promoting the mental health of carers of family members with dementia: pragmatic randomised controlled trial. Br Med J. 2013;347:f6276.
56. Marriott A, Donaldson C, Tarrier N, Burns A. Effectiveness of cognitive-behavioural family intervention in reducing the burden of care in carers of patients with Alzheimer's disease. Br J Psychiatry. 2000;176:557–62.
57. McCurry SM, Gibbons LE, Logsdon RG, Vitiello MV, Teri L. Nighttime insomnia treatment and education for Alzheimer's disease: a randomized, controlled trial. J Am Geriatr Soc. 2005;53(5):793–802.
58. McCurry SM, Pike KC, Vitiello MV, Logsdon RG, Larson EB, Teri L. Increasing walking and bright light exposure to improve sleep in community-dwelling persons with Alzheimer's disease: results of a randomized, controlled trial. J Am Geriatr Soc. 2011;59(8):1393–402. doi:10.1111/j.1532-5415.2011.03519.x.
59. Mittelman MS, Ferris SH, Shulman E, Steinberg G, Levin B. A family intervention to delay nursing home placement of patients with Alzheimer disease: a randomized controlled trial. J Am Med Assoc. 1996;276(21):1725–31.
60. Mittelman MS, Haley WE, Clay OJ, Roth DL. Improving caregiver well-being delays nursing home placement of patients with Alzheimer disease. Neurology. 2006;67(9):1592–9. doi:10.1186/1472-6963-13-43 [pii].
61. Moniz-Cook E, Elston C, Gardiner E, Agar S, Silver M, Win T, et al. Can training community mental health nurses to support family carers reduce behavioural problems in dementia? An exploratory pragmatic randomised controlled trial. Int J Geriatr Psychiatry. 2008;23(2):185–91. doi:10.1002/gps.1860.
62. Nobili A, Riva E, Tettamanti M, Lucca U, Liscio M, Petrucci B, et al. The effect of a structured intervention on caregivers of patients with dementia and problem behaviors: a randomized controlled pilot study. Alzheimer Dis Assoc Disord. 2004;18(2):75–82.
63. Pitkala KH, Poysti MM, Laakkonen ML, Tilvis RS, Savikko N, Kautiainen H, et al. Effects of the Finnish Alzheimer's disease exercise trial (FINALEX): a randomized controlled trial. JAMA Int Med. 2013;173(10):894–901. doi:10.1001/jamainternmed.2013.359.
64. Quayhagen MP, Quayhagen M, Corbeil RR, Roth PA, Rodgers JA. A dyadic remediation program for care recipients with dementia. Nurs Res. 1995;44(3):153–9.
65. Samus QM, Johnston D, Black BS, Hess E, Lyman C, Vavilikolanu A, et al. A multidimensional home-based care coordination intervention for elders with memory disorders: the maximizing independence at home (MIND) pilot randomized trial. Am J Geriatr Psychiatry. 2014;22(4):398–414.
66. Stanley MA, Calleo J, Bush AL, Wilson N, Snow AL, Kraus-Schuman C, et al. The peaceful mind program: a pilot test of a cognitive-behavioral therapy-based intervention for anxious patients with dementia. Am J Geriatr Psychiatry. 2013;21(7):696–708.
67. Steinberg M, Leoutsakos JM, Podewils LJ, Lyketsos CG. Evaluation of a home-based exercise program in the treatment of Alzheimer's disease: the Maximizing Independence in Dementia (MIND) study. Int J Geriatr Psychiatry. 2009;24(7):680–5. doi:10.1002/gps.2175.
68. Suttanon P, Hill KD, Said CM, Williams SB, Byrne KN, LoGiudice D, et al. Feasibility, safety and preliminary evidence of the effectiveness of a home-based exercise programme for older people with Alzheimer's disease: a pilot randomized controlled trial. Clin Rehabil. 2013;27(5):427–38. doi:10.1177/0269215512460877.
69. Tappen RM, Hain D. The effect of in-home cognitive training on functional performance of individuals with mild cognitive impairment and early-stage Alzheimer's disease. Res Gerontol Nurs. 2014;7(1):14–24. doi:10.3928/19404921-20131009-01.
70. Tchalla AE, Lachal F, Cardinaud N, Saulnier I, Rialle V, Preux PM, et al. Preventing and managing indoor falls with home-based technologies in mild and moderate Alzheimer's disease patients: pilot study in a community dwelling. Dement Geriatr Cogn Disord. 2013;36(3-4):251–61. doi:10.1159/000351863.
71. Teri L, Logsdon RG, Uomoto J, McCurry SM. Behavioral treatment of depression in dementia patients: a controlled clinical trial. J Gerontol B Psychol Sci Soc Sci. 1997;52(4):159–66.

72. Teri L, Gibbons LE, McCurry SM, Logsdon RG, Buchner DM, Barlow WE, et al. Exercise plus behavioral management in patients with Alzheimer's disease: a randomized controlled trial. J Am Med Assoc. 2003;290(15):2015–22. doi:10.1001/jama.290.15.2015.
73. Teri L, McCurry SM, Logsdon R, Gibbons LE. Training community consultants to help family members improve dementia care: a randomized controlled trial. Gerontologist. 2005;45(6):802–11. doi:45/6/802 [pii].
74. Vreugdenhil A, Cannell J, Davies A, Razay G. A community-based exercise programme to improve functional ability in people with Alzheimer's disease: a randomized controlled trial. Scand J Caring Sci. 2012;26(1):12–9. doi:10.1111/j.1471-6712.2011.00895.x.
75. Gitlin LN, Winter L, Dennis MP, Hodgson N, Hauck WW. A biobehavioral home-based intervention and the well-being of patients with dementia and their caregivers: the COPE randomized trial. JAMA. 2010;304(9):983–91. doi:10.1001/jama.2010.1253.
76. Gould E, Basta P. Home is where the heart Is—for people in all stages of dementia. Generations. 2013;37(3):74–8.
77. Roth DL, Mittelman MS, Clay OJ, Madan A, Haley WE. Changes in social support as mediators of the impact of a psychosocial intervention for spouse caregivers of persons with Alzheimer's disease. Psychol Aging. 2005;20(4):634.
78. Craig P, Dieppe P, Macintyre S, Michie S, Nazareth I, Petticrew M, et al. Developing and evaluating complex interventions: the new medical research council guidance. BMJ (Clin Res Ed). 2008;337:a1655. doi:10.1136/bmj.a1655.
79. Möhler R, Bartoszek G, Köpke S, Meyer G. Proposed criteria for reporting the development and evaluation of complex interventions in healthcare (CReDECI): guideline development. Int J Nurs Stud. 2012;49(1):40–6.
80. Gitlin LN, Winter L, Dennis MP, Hodgson N, Hauck WW. Targeting and managing behavioral symptoms in individuals with dementia: a randomized trial of a nonpharmacological intervention. J Am Geriatr Soc. 2010;58(8):1465–74. doi:10.1111/j.1532-5415.2010.02971.x.
81. Hodgson NA, Granger DA. Collecting saliva and measuring salivary cortisol and alpha-amylase in frail community residing older adults via family caregivers. JoVE (J Vis Exp);(82):e50815–e50815.

CHAPTER

11

치매환자 가족 돌봄제공자의 경험과 관점

Experiences and Perspectives of Family Caregivers of the Person with Dementia

Janis McGillick and Maggie Murphy-White

학습목표 Learning Objectives

1. 성(gender), 성 정체성, 관계 상태, 민족성, 치매단계와 보건의료 환경의 이용이 간호제공 경험에 미치는 영향을 파악할 수 있다.
2. 오랜 시간에 걸쳐 치매환자에게 간호를 제공하면서 부정적 경험과 긍정적 경험에 기여하는 요인들을 조사할 수 있다.
3. 치매환자를 위한 가족 간호의 범위, 사회적 가치, 비용에 대한 근거를 말할 수 있다.

오늘날 치매 가족 돌봄제공자는 누구인가?

Who Are Today's Dementia Family Caregivers?

전 세계에는 기억, 판단, 행동, 사고 및 기능에 수반되는 변화를 야기하는 알츠하이머병과 루이소체 치매와 같은 관련 치매환자들을 지원하는 가족 돌봄제공자가 수백만 명이 있다. 이같은 돌봄제공자들은 인간중심 접근법을 보장하기 위해 매일 고군분투하고 있다: 즉, 질병을 가진 환자들의 존엄성, 인생 이야기, 인격, 인간성, 안녕, 안위, 주요 정체성을 옹호하는 간호[1]. 이 장에서는 말하는 돌봄제공이란 보수를 받지 않고 다른 개인의 건강요구에 주의를 기울이는 것인데, 한 가지 이상의 일상생활활동(ADLs; 목욕하기와 옷 입기와 같은)뿐만 아니라 돈관리, 쇼핑, 주택 관리와 같은 도구적 일상생활활동(IADL)에 대한 포괄적인 도움도 포함한다[2]. 간호

파트너라는 용어는 가족 구성원이나, 친구, 신앙 공동체 구성원, 광범위한 사회적 관계나 직장과 관련된 관계와 같이 의도적인 연대 네트워크의 구성원들을 일컫는다. 질병의 초기단계에서 돌봄제공은 더 많은 상호 협력과 책임을 공유할 수 있다: 따라서 간호 시 간호 파트너가 생긴다. 질병의 후반기에는 돌봄제공자가 더 많은 대리 결정과 실무적인 신체간호 역할을 맡는다.

돌봄제공에 대한 상세정보 Caregiving Facts and Figures

2013년에는 1,550만 명의 미국 돌봄제공자들이 알츠하이머병과 그 외 치매환자들에게 약 177억 시간의 무보수 간호를 제공했는데, 이는 2,200억 달러 이상의 가치가 있다. 미국에서 모든 노인들에게 제공된 도움의 85%가 가족 구성원으로부터 제공되었다[3]. 또한 치매환자의 돌봄제공자들은 비치매 돌봄제공자들보다 간호를 제공하는데 주 당 더 많은 시간을 쓴다. 게다가 이들은 더 큰 고용문제와 돌봄제공자 부담, 정신적 · 신체적 건강문제, 가족시간과 여가시간의 부족을 보고한다[4]. 이 장에서는 치매환자를 간호하는 이들의 고유한 특성과 문제들을 살펴보겠다.

돌봄제공자들의 복잡한 구성 Complex Composition of Caregivers

돌봄제공자들은 다양한 민족 배경, 사회경제 계층, 지역사회, 환경, 가족상황을 가지고 있다. 간호제공 대상의 프로필을 작성할 때에는 고려해야 할 많은 다양한 요소들이 있다. 문헌에서 언급되지 않은 것으로는 성적 지향 또는 성 정체성, 고용상태, 장거리 보호자, 새로운 미국인(new Americans), 군복무관, 발달장애가 있는 노인이나 가톨릭 수녀 및 수사 같은 종교 공동체의 구성원을 간호하는 것이 포함된다. 가족이나 친구와 같이 자신이 사랑하는 한 명 이상의 치매환자를 간호하는 사람들도 늘어나고 있다[5]. 이러한 대상과 치매환자와의 간호제공 관계를 요약한 자료는 다음과 같다.

돌봄제공자로서의 여성 Women as Caregivers

알츠하이머병 환자를 위해 하루 24시간 집중적 '당직' 간호를 제공하는 여성의 수가 남성보다 2.5배 더 많다. 위 범주에 해당하는 알츠하이머병과 치매 돌봄제공자들 중 60% 이상이 여성이다. 2009년~2010년 간호제공 자료는 행동 위험요인 감시 시스템(Behavioral Risk Factor Surveillance System, BRFSS) 설문조사로부터 8개의 주와 컬럼비아 특별구에서 수집되었다. 이 자료에 따르면 알츠하이머병과 그 외 치매환자의 돌봄제공자 중 65%가 여성이었다. 그 중 21%가 65세 이상이었고, 64%가 당시 직업이 있거나 학생 또는 전업주부였으며, 71%가 기혼이거나 장기적인 파트너관계에 있었다[6]. 간호제공에 있어서 여성의 역할은 새로운 연구와 자원에 중요한 초점이다. 알츠하이머병협회에 따르면, 많은 사람들이 가족 구성원에게 간호를 제공하지만 여전히 여성들이 알츠하이머병이라는 급속한 확산의(epidemic) 중심에 있다[7]. 표 11.1에서 알 수 있듯이 여성 돌봄제공자의 부담은 이들이 치매환자와 보내는 시간의 양에 따라 증가한다.

전형적인 가족 돌봄제공자는 그녀와 함께 거주하지 않는 사별한 69세 어머니를 간호하는 49세의 여성이다. 이 여성은 기혼이며 직업이 있다. 가족 돌봄제공자 중 약 66%가 여성이며, 37% 이상이 함께 사는 18세 이하의 자식이나 손자가 있다[8]. 전국 평균에 따르면 여성은 평생 동안 자식과 부모를 돌보면서 총 27년을 함께 살 것으로 예상한다. 어떤 경우에는 알츠하이머병의 증상을 안정화시킬 수 있는 조기진단과 치료의 이용가능성이 일반화됨에 따라 여성 돌봄제공자는 이러한 역할을 연속적으로 또는 동시에 하면서 40년이라는 시간을 보낼 가능성이 있다[9].

돌봄제공자로서의 남성 Men as Caregivers

약 1,450만 명의 돌봄제공자가 남성이다. 남성 돌봄제공자들이 개인적 간호를 제공할 가능성이 적긴 하지만 여성 돌봄제공자의 28%와 비교할 때, 남성 돌봄제공자의 24%가 사랑하는 사

표 11.1 돌봄제공자 부담 비교

그림 18	알츠하이머병이나 치매환자에게 24시간 또는 20시간 이하의 비공식적 간호를 제공하는 여성들의 돌봄제공 부담
백분율	■ 매일 24시간 거주 ■ 주 당 20시간 이하

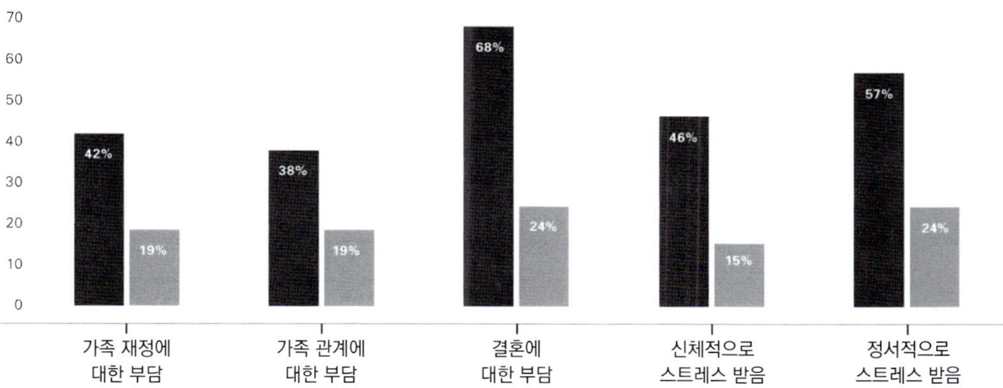

2014년 알츠하이머병협회 여성과 알츠하이머병 여론조사 자료를 바탕으로 만들어짐

*'상당한' 또는 '아주 많은' 부담이 보고됨

**돌봄제공이 결혼생활 부담을 야기하고 있는지에 대한 질문에 '그렇다'고 응답함

***스트레스를 1~5 등급으로 평가하라는 요청에 5(스트레스가 아주 많음)라고 응답함

람이 옷을 입을 것을 도왔다. 그리고 여성의 30%에 비해 남성의 16%가 목욕하는 것을 도왔다. 남성 돌봄제공자의 40%가 사랑하는 사람의 개인적 간호를 위해 유급 지원을 사용한다[미국 간병인 연합 및 퇴직자 협회 2012]. 남성 돌봄제공자에 대한 전국 조사연구에 따르면, 평균 남성 돌봄제공자는 백인의 개신교인이고, 중산층이며, 어느 정도 좋은 교육을 받은 68세의 퇴직한 남성이다. 대부분의 돌봄제공자들은 자신의 아내를 돌보는 남편이었다[10]. 이는 아들과 같은 다른 남성 돌봄제공자들에 대한 정보가 부족한 이유를 설명해준다.

남성 돌봄제공에 대한 추가적인 연구가 요구된다. 특히, 남성 돌봄제공자들의 건강과 안녕을 유지하기 위한 전략을 설명하는 수단으로서 남성의 돌봄제공을 이들의 건강문제와 완전하게 연결시키는 연구가 필요하다. 기대수명에서 성별차이가 좁혀지고 있다는 것에 비추어 볼 때, 특히 관련성 있어 보이는데 결국, 자신의 파트너에게 직접적인 간호를 제공하는 남성들이 많아질 것이다[11].

2014년 알츠하이머병협회의 여성 및 알츠하이머병 여론조사의 결과에 따르면, 남성 돌봄제공자들이 돌봄제공자 부담을 공유할 가능성이 더 많다[2]. 전국적으로 알츠하이머병협회 지

남성 돌봄제공자의 관점

80세 배우자인 MJ는 자신의 아내 Lisa를 10년 넘게 가정과 요양원에서 간호했다. 아내가 살아있던 마지막 4년동안 그는 총 30명의 남성이 참여한 2개의 남성 돌봄제공자들을 위한 지원단체가 시작하는 것을 도왔다. 그는 "늘 새로운 사람들이 찾아온다. 노인들도 있고 젊은이들도 있다. 자기 경력의 정점에 있는 한 성공한 건축가의 이야기가 정말 나에게 와 닿았다. 그의 아내는 52세에 진단을 받았고 그는 그녀를 59세에 잃었다. 그는 아내를 간호하기 위해 직장을 그만두었다. 이 단체는 그가 이 모든 과정을 헤쳐나가는 것을 도왔고 지금 그는 다른 남성들을 돕는다."고 보고한다.

MJ가 계속 말을 이어간다… 노인이나 젊은이나 모두 공유하는 큰 문제는 죄책감이다. 그래서 나는 그들에게 결코 죄책감을 완전히 극복하지 못할 것이고 그것을 수긍하고 살거나 참으면서 사는 법을 알게 될 것이라고 알려준다. 회의 때마다 내가 반복해서 발견하는 또 다른 문제는 우리 같은 남자들은 구체적인 답을 좋아한다는 것이다. 그래서 사람들은 "아내를 요양시설 같은 곳에 맡기는 것과 같은, 간호에 대한 통제를 완전히 포기할 시간이 왔다는 것을 언제 알게 되죠?"라고 묻는다. 그러나 그것에 대한 구체적인 답은 없다. 시간을 설정할 수 없다. 그러나 우리의 토의에서 자주 나오는 말은 우리는 단지 우리가 사랑하는 사람이 가능하면 오랫동안 우리 곁에 있기를 원한다는 것이다… 그것이 우리 모두에게 안전하지 않을 때조차도. 우리 남자들은 스스로 알아차리지 못하지만 우리 자신이 할 수 있는 한도를 넘어서서까지 인내심을 발휘하려고 노력한다. 이들은 "결정"을 해야 할 아주 정확한 시간에 대한 신호나 메시지를 원한다. 인생은 그런 식으로 진행되지 않는다. 아내가 루이소체 치매에 걸린 한 남성은 계속해서 나에게 "언제 알게 되셨나요?"라고 묻는다. 나는 그에게 아내를 간호하는 것이 안전하다고 느끼는지 물었고 그는 "농담하세요? 난 절대로 제 아내를 외면하지 않아요… 마지막으로 내가 그녀에게 등을 돌렸을 때는 그녀가 내 뒤에 따라오고 있었어요."라고 대답했다.

부 및 그 외 다른 기관의 후원을 받는 남성 돌봄제공자 단체의 참가자들은 이러한 단체에 참여하지 않는 다른 남성 돌봄제공자들에 비해 낮은 스트레스와 소외감, 유용한 정보에 대한 더 큰 접근성을 보고한다.

돌봄제공자로서 배우자 Spouses as Caregivers

치매 배우자를 간호하는 것은 특별한 관계 문제를 야기한다. 많은 배우자들은 알츠하이머병이 그들의 관계에서 무엇을 의미하는지에 대해 예상되는 고뇌와 현실에 대해 교육 받을 때, 유익한 대처 기전이 될 수 있는 부정을 경험한다. 질병의 과정을 거치는 동안 배우자 관계가 변할 것이다. 질병이 진행됨에 따라 역할, 책임, 친밀감이 모두 다르게 보이기 시작할 것이다[12]. 미묘한 적응들이 아주 큰 생활방식과 관계의 변화를 초래할 수 있다. 부부가 친구관계와 네트워크를 유지하기 위해 노력함에 따라 사회적 전환이 일어날 것이다. 배우자들은 치매환자와 매일 24시간 함께 생활하는 돌봄제공자일 가능성이 가장 크다. 이들은 가정에서 벗어나거나 휴식시간을 가지거나 자기 자신을 간호하는 것이 어렵다는 것을 알기 때문에 과도한 부담감을 느낄 수 있다. 모든 돌봄제공자들은 치매환자를 간호하는 것과 자기 자신을 돌보는 것 사이에 균형을 맞추는 일로 고군분투한다. 이러한 분투는 극적인 결과를 가져올 수 있다. 미국 의료협회학술지(Journal of American Medical Association)는 66세에서 96세 사이의 배우자 돌봄제공자가 돌봄제공 의무로 인해 지속적인 정신적, 정서적 압박을 받고 있다면, 배우자를 돌보지 않는 같은 연령집단의 사람들보다 사망 위험이 63% 더 높다고 보고한다. 이러한 보고는 돌봄제공 배우자가 자원과 지원을 찾아야 할 긴급한 필요성을 나타낸다[13].

돌봄제공자로서 자녀 및 그 외 사람들 Children and Others as Caregivers

사회는 치매환자에 대한 간호의 제공자로서 배우자들이 하는 역할에 대해서는 잘 인식하고 있지만 현장에서 제공자는 자녀, 의붓자녀, 전 배우자, 손주, 조카, 형제, 친구, 의도적인 가족구성원, 파트너, 돌봄제공 역할의 일부에 참여하는 부모도 있다. 건강 및 은퇴 설문조사에서 전국을 대표하는 노인 하위표본에 근거한 노화, 인구통계 및 기억 연구(ADAMS)에 의하면 치매환자를 돌보는 일차 돌봄제공자의 절반 이상(55%)이 부모를 돌보는 것으로 나타냈다[14]. 이들은 간호 관리자, 신탁 담당자 및 법정 후견인, 많은 유급 간호제공자와 같은 다양한 '보조자'들에 의해 도움을 받을 수 있다. 많은 자녀들은 가족이 더 가까워지고 누군가를 돌보는 것으로 인해 기분이 좋아지는 등, 부모를 돌보는 것의 이점을 보고한다. 그러나 부모를 돌보는 것의 문제에는 역할 전환에 있어서의 고군분투, 해결되지 못한 가족 문제와 분노가 포함될 수 있다. 성인 자녀들이 가장 큰 치매환자 돌봄제공자 집단이기 때문에 지원을 제공하는 많은 지원

성인 딸이 느끼는 첫 두려움

엄마에게 무슨 일이 일어나고 있는지 이해하기 전, 아주 초창기에 저는 엄마와 잘 지내려고 하는 능력이나 엄마가 무슨 말을 하려고 하는지를 해석하는 제 능력이 잃어가고 있다고 생각했습니다. 어느 순간 엄마는 아주 논리적으로 말하려다가 그 다음 순간에는 사고가 아주 혼란스러워 보였습니다. 그것이 너무 말이 되지 않아서 전 제 뇌가 저를 속이고 있다고 생각했습니다. 그 당시 엄마는 플로리다에 살고 있었습니다. 저랑 제 여동생이 엄마를 방문하면서 서로 노트를 비교하려고 노력했습니다. 하지만 제 생각에 우리가 자매로서 함께 했던 일 중 가장 도움이 되었던 것은 우리가 각자 눈치챘지만 의문이 들었던 점을 실시간으로 확인할 수 있도록 함께 엄마를 방문하기로 결정한 것이었습니다. 방문 동안 우리는 초기 증상이지만 부정할 수 없었던 엄마의 증상들을 함께 목격했고 서로의 느낌을 인정하고 계획을 세울 수 있었습니다. 전 엄마를 제 가까이 모셔왔습니다. 그리고 저는 간호계획을 제공하고, 기억간호 요양시설에 있는 엄마를 방문하고, 엄마의 돈을 관리합니다. 하지만 전 참 운이 좋게도 제 여동생과 여동생의 남편이 정말 좋은 사람들이어서 전화로 이야기를 나눌 수 있습니다. 전 이들에게 거의 매일 전화해서 엄마의 안부에 대해서 전달하고 여러 가지 아이디어와 결정에 대해 의논합니다.

단체, 블로그, 자원들이 있다.

3대 부양세대 Club Sandwich Generation Caregivers

"샌드위치 세대의 돌봄제공자"는 의존적인 미성년자 자녀와 늙어가는 부모를 동시에 돌보는 중년기 사람을 설명하는 명칭이다. 그러나 샌드위치 세대 현상은 지금 그 어감이 점점 더 미묘해지고 다세대적으로 변하고 있다. 65세인 사람이 90세인 부모가 있으면서 배우자의 부모, 중년기 자녀들, 손자들, 증손자를 돌보는 것처럼 그들 가족 내에서 다양한 노인들에 대한 책임 또한 지고 있을 수 있다. 80세의 노인에게 100세인 부모와 60세인 자녀가 있고 이 3세대가 모두 다양한 합병증과 나이와 관련된 질병을 가지고 있을 수 있다. 최근의 자료는 인구통계학적인 변화(예: 과거보다 더 나이가 많고 의존적인 미성년자 자녀의 부모, 미국인구의 일반적인 고령화)로 인해 이 저자들이 말하는 "클럽 샌드위치 가족"(셋 이상 계층의 가족 돌봄제공에 참여하는 가족 구성원) 수가 증가했음을 시사하고 있다. 이것은 치매 간호에만 해당하는 현상이 아니며 급격하게 널리 퍼지고 있다는 점을 감안할 때, 3대 부양세대의 돌봄제공자가 증가할 것임을 예상할 수 있다. 알츠하이머병과 치매 돌봄제공자들 중 30%가 이들과 함께 생활하는 18세 미만의 자녀가 있다고 알려져 있다[8, 15]. 노인간호 수혜자의 약 1/3이 알츠하이머병이나 그 외 다른 치매를 가지고 있다[8]. 샌드위치 세대 돌봄제공자들이 미국 가정의 8~13%에 존재한다는 것이 연구를 통해서 밝혀졌다[16]. 연구들은 샌드위치 세대 돌봄제공자들이 늙어가는 부

샌드위치 돌봄제공자로서 RM의 관점

RM은 일차 돌봄제공자인 자신의 어머니와 함께 루이소체 치매를 앓고 있는 그녀의 80세 아버지에 대한 간호를 지난 4년 동안 장거리에서 공유해오고 있는 57세의 딸이다. 그녀는 두 달에 한 번씩 자신이 거주하는 중서부 도시에서 버지니아까지 방문한다. 어머니에 대한 걱정이 커진 RM은 어머니를 평가하고 알츠하이머병 진단을 내린 신경전문의에게 어머니와 함께 방문했다. 그녀가 방문하려고 하는 97세인 할머니는 또 다른 도시에 거주한다. 그녀의 할머니는 현재 동거하는 동반자에 의해 잘 간호되고 있지만 여전히 걱정이 된다. RM의 아들은 다른 도시에 있는 대학에서의 1학년을 준비하고 있다. 이러한 모든 일이 일어나고 있는 와중에 그녀는 부모님들이 아끼는 집을 팔고 그녀가 살고 있는 집 근처로 이사하는데 동의하도록 설득하느라 고군분투하고 있다. 그녀는 "기억간호" 요양시설을 찾으려고 애쓰고 있다. 그녀의 목표는 어머니의 초기단계 요구와 아버지의 말기단계 요구를 충족시킬 수 있는 곳을 찾는 것이다. 이와 관련된 모든 이동, 직장을 쉬는 시간, 간호비용 모두에 미치는 경제적 영향은 믿기 어려울 정도로 크다.

모와 의존적인 자녀들을 모두 돌봐야 하는 부담과 관련된 독특한 문제를 경험한다는 것에 동의한다. 이러한 문제에는 제한된 시간, 에너지, 재정적 자원이 포함된다[17, 18]. 이는 "3대 부양세대 돌봄제공자들"이 경험하는 독특한 문제로 인해 불안, 우울증, 낮은 안녕(well-being)을 겪게 될 큰 위험에 처해 있을 수 있다는 추측을 하게 한다[19].

돌봄제공자로서 부모: 자녀에게 치매가 있을 때

Parents as Caregivers: When Your Child Has Dementia

사람들이 보다 적기에 정확한 진단을 받을 수 있게 되고 치매를 좀 더 조기에 확인이 가능해짐에 따라 조기발병 환자의 부모들도 간호를 제공하거나 조정하는 것으로 보인다. 문헌에서는 이러한 증가 추세에 대한 근거기반 정보가 부족하다. 이는 부모의 건강과 재정적 자원이 감소될 때 발생할 수 있으므로 이는 매우 힘든 시나리오이다. 만일 다른 자녀들이나 배우자가 있다면, 이들이 돌봄을 공유하고 힘들어하는 부모를 지원할 수 있지만 가족의 전체적인 스트레스는 증가하게 된다.

알츠하이머병 발병 위험이 아주 높은 다운증후군(DS) 환자의 부모에서 비교적 새롭게 인식되는 현상에 대한 근거가 이제 막 오기 시작했다. 다운증후군환자의 부모들은 60~80대로, 알츠하이머병이 있으면서 발달장애가 있는 성인 자녀를 돌보고 있다. 다운증후군이 있는 늙어가는 환자에 대한 양질의 의료서비스나 인지 선별검사의 부족으로 인해 부모들은 특히, 이러한 가능성에 대한 준비가 잘 되어있지 않을 수 있다. 또한 다운증후군의 알츠하이머병 위험요인에 대한 정보와 교육이 전국다운증후군협회, 전국다운증후군학회, 전국알츠하이머병협회와

한 어머니의 이야기: 제 딸은 조기 발병 알츠하이머병을 앓고 있습니다.

저는 97살이고 치매를 조금 앓고 있지만 제 딸의 질병에 대한 저의 초기 인식은 일부 기억합니다. 저에게는 알츠하이머병을 앓고 있던 여동생이 있었는데 가족들은 그것을 공개적으로 인정하지 않았습니다. 저는 제 딸 HM과 함께 그 여동생이 거주하고 있던 재향군인의 집을 방문했던 것을 기억합니다. 아이러니하게도, 제 여동생은 그 단계에서 아주 이상한 증상인, 리듬에 맞춰 시를 반복하는 증상을 가지고 있었습니다. 이러한 시들은 말이 되지 않았지만 듣고 있으면 놀라웠습니다. 그래서 제 딸은 어린 나이에 알츠하이머병에 대해 앓게 되었습니다. 제 딸 HM에게 그 질병이 찾아왔을 때, 저는 오랫동안 그것을 부정했습니다. 어떤 부모가 여전히 젊어 보이는 중년기 성인 자녀가 그런 병에 걸렸다는 것을 인정할 수 있겠습니까? 저는 그 사실을 개인적으로 받아들이고 죄책감을 느꼈습니다. 제 딸에게 그런 병이 생긴 게 제 탓인 것처럼 말이죠. 그게 거의 14년 전의 일이었습니다. Helen은 저의 가장 어린 단 하나뿐인 딸입니다. 그 아이는 제가 오빠들을 편애한다고 항상 느꼈고 아마 실제로 제가 그랬을지도 모릅니다. 그 당시 저는 그 아이를 Suzie라고 부르곤 했습니다. 지금 제 딸은 요양원에 8년째 거주하고 있습니다. 이상하긴 하지만 제 딸이 아이처럼 보인다는 것이 지금 저에게는 더 편합니다. 제 딸의 오빠이자 제 아들인 John이 제가 딸을 방문하도록 데려다 주었고 2년 전까지 제 딸은 저를 알아봤습니다. 저는 그 아이를 다시 Suzie라고 부르고 있습니다.

같은 단체에 의해 최근에야 널리 퍼지고 있다. 이러한 환자들을 위한 전문적인 간호환경이 사실상 부족하다. 알츠하이머병은 50대 다운증후군 환자의 약 30%에 영향을 미치는 것으로 추정된다. 60대가 되면 이 숫자는 거의 50%가 된다[20]. 다운증후군 환자 중 단 25%만이 60년 이상 살며, 이들 중 대부분은 알츠하이머병을 앓는다. 다운증후군 환자들은 다운증후군이 없는 알츠하이머병 환자와 동일한 알츠하이머병 증상을 나타낸다. 다운증후군 환자에서 알츠하이머병의 조기발병(40~50대)을 고려하면, 70대나 80대인 이들의 부모들은 이러한 발현에 대해 준비가 되어 있지 않은 보건의료시스템에서 자신의 성인 자녀가 정확한 진단을 받는데 어려움을 겪을 수 있다[21]. 이러한 돌봄제공자들은 인식부족, 적절한 의료 서비스나 이들을 이끌어 줄 전문지식을 갖춘 전문가가 거의 없는 상황에서 도움이 된다. 또한 이들은 알츠하이머병이 있는 자신의 자녀보다 더 오래 살 가능성이 높은 현실에 대처한다[22].

직업이 있는 돌봄제공자 Employed Caregivers

조사해야 할 또 다른 중요한 돌봄제공의 양상은 고용상태이다. 흥미롭게도, 직업이 있는 자녀와 직업이 없는 자녀들이 돌봄제공자가 될 가능성은 거의 동일하다. 65세 이하의 알츠하이머병 돌봄제공자들 중 81%가 직업을 가지고 있다. 65세 이상인 사람들 중 35%가 돌봄제공을 하는 동안 직업을 가지고 있었다[8]. 베이비 붐 세대가 은퇴를 연기함에 따라 66~70세 이상의 노

표 11.2 치매환자에 대한 가족 돌봄제공이 고용에 미치는 영향

그림 19	여성과 남성 돌봄제공자의 고용 양상에 미치는 돌봄제공의 결과
백분율	■ 여성 ■ 남성

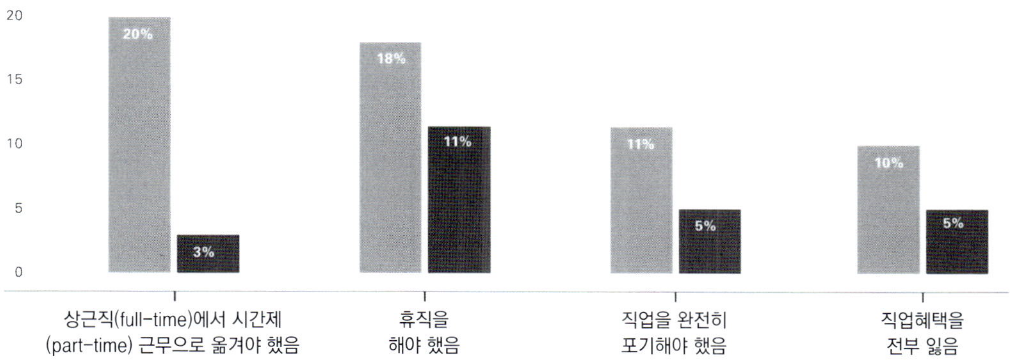

2014년 알츠하이머병협회 여성과 알츠하이머병 여론조사를 바탕으로 함

출처: 알츠하이머병협회 2014년 알츠하이머병 상세정보

년기까지 일을 할 돌봄제공자의 수는 증가할 것으로 보였다. 어떤 연령집단이든지 돌봄제공은 직업 일정을 조절할 필요가 있음을 의미하는데, 이는 돌봄제공자들에게 직업 불안정과 스트레스 증가를 초래할 수 있다. 표 11.2는 직업과 돌봄제공을 동시에 할 때 나타날 수 있는 결과를 보여준다. 조기 퇴직이나 돌봄제공을 위한 휴직도 치매환자의 돌봄제공자들에게 더 만연하다. 이러한 부담은 미래 돌봄제공자의 경제상태에 영향을 미칠 것이다. 이러한 돌봄제공자가 잃게 되는 임금, 연금, 사회보장 혜택의 총 추정 금액은 거의 3조 달러이다. 사회보장 혜택 상실이 평균 돌봄제공자에게 미치는 영향은 30만 3천 달러가 될 것으로 추정된다.

직업이 있는 성인 자녀와 직업이 없는 성인 자녀가 간호를 제공할 가능성은 거의 동일하지만, 직업이 있는 50세 이상의 성인 자녀는 돌봄제공자가 아닌 사람들보다 건강이 좋지 않을 가능성이 높다[23].

장거리 돌봄제공자 Long Distance Caregivers

장거리 돌봄제공은 이미 스트레스가 많은 정서적인 상황에서 독특하면서도 복잡한 문제가 더해질 수 있다. 연구들은 장거리 돌봄제공자를 다르게 정의해 왔다. 일부 연구는 치매환자로부터 100마일 이상 떨어진 곳으로부터의 돌봄제공으로 이 용어를 적용했다. 정의해야 하는 가장 중요한 요소는 바로 간호가 필요한 환자에게 가는데 걸리는 시간이라고 하는 연구들도 있

한국인 손녀-장거리 돌봄제공

저는 31살이고 미국에서 박사학위를 취득하기 위해 공부하고 있습니다. 하지만 제 마음은 한국에 있습니다. 저는 노인복지 박사학위를 취득하기 위해 미국에 왔습니다. 처음 저의 의도는 공공정책을 공부하는 것이었지만 할머니가 치매진단을 받으신 후에 곧바로 제 관심을 노인복지로 돌렸습니다. 이번 여름에 저는 한국 집으로 가서 할머니를 돌보기 위해 제가 계획했던 것보다 더 오래 머물렀습니다. 할머니와 저는 아주 특별한 관계이고 제가 할머니의 기운을 북돋울 것이란 걸 저는 알았습니다. 하지만 할머니의 우울증은 점점 심해지고 있습니다. 얼마 전 할머니에게 두 번째 뇌졸중이 왔고 병원에서 퇴원한 뒤에는 아마도 곧 요양원에 가셔야 할 것 같습니다. 좋은 소식은 고모가 거기에서 일하십니다. 나쁜 소식은 저는 공부를 마치기 위해 미국으로 돌아가야 한다는 것입니다. 안녕히 계세요, 할머니.

다. 이러한 연구들은 한 시간 이상 떨어진 곳에 살아야 장거리 돌봄제공자라고 제안한다. 분명한 것은 장거리 돌봄제공자들은 치매환자에 대한 일상적 간호를 제공하기 위해서는 다른 사람들의 도움을 필요로 한다는 것이다. 장거리 돌봄제공자가 일차 돌봄제공자가 아닌 경우가 많지만 이들은 상담자로서, 또는 조력자나 임시위탁의 지원으로서의 역할을 한다. 일차 돌봄제공자인 장거리 돌봄제공자들은 5%인데, 유급 돌봄제공자에게 아주 많이 의존한다. 장거리 돌봄제공이 더 가까이 거주하는 돌봄제공자들보다 비용이 두 배 더 많이 소요되는 것으로 추정되었다[24]. 또한 이런 장거리 돌봄제공자들은 자신이 사랑하는 사람을 방문하기 위해 자주 이동하므로 다른 가족구성원들이나, 친구, 직장, 가정생활로부터 떨어져 보내는 시간이 더 많을 수 있다.

돌봄제공 지원이 특별히 필요한 가족에는 군복무로 인해 국내 · 외에 배치되거나, 해외에서 비정부 조직에 종사하거나, 또는 외국에서 다국적 기업에 근무하는 가족이 포함된다. 세계가 점점 더 작아지고 상호의존성이 높아짐에 따라 이런 장거리 돌봄제공자 집단이 치매 간호가 필요할 것으로 예상되는 베이비붐 세대와 맞물리면서 윤리적인 문제와 보급상의 문제를 야기한다. 장거리 돌봄제공자의 수가 증가함에 따라 이러한 개인들을 위한 자원과 이용 가능한 지원에 대해 조사하는 것은 중요하다. 이 장의 초반에 언급되었듯이, 경제적인 이유와 돌봄제공의 이유로 인해 치매부모와 함께 살기 위해 다시 합가하는 성인 자녀들과 같은 다른 가족구성원들이 있다면, 이러한 돌봄제공자들의 부담을 상쇄시킬 수 있을 것이다. 기술 또한 지리적으로 흩어져 있는 돌봄제공자와 이들이 알츠하이머병을 앓는 사랑하는 가족간의 더 밀접한 의사소통을 가능하게 한다. 안전 추적 시스템, 시각적 관찰, 신호 · 감시 장치를 이용하는 것과 관련된 비용이 점차 낮아지고 일상적으로 많은 사람들이 사용할 수 있게 될 것이다.

민족 다양성 요인 Ethnic Diversity Factors

돌봄제공자들의 다양성은 고려해야 할 중요한 요인이다. 아프리카계 미국인은 백인들보다 후기발병 알츠하이머병에 걸릴 **확률이 두 배 더 높고** 질병진단을 받을 가능성이 더 낮아, 그로 인해 치료와 계획에 소요되는 시간이 줄어든다. 이는 분명히 아프리카계 미국인 돌봄제공자들의 스트레스에 영향을 미쳐 자원 및 지원에 대한 접근에 영향을 줄 것이다. 치매에 걸린 아프리카계 미국인의 돌봄제공자들에 대한 2006년도 분석에 따르면, 아프리카계 미국인의 일차 돌봄제공자들은 백인들에게 일차 돌봄제공자 표준이 되는 배우자가 아닌 성인 자녀, 대가족 또는 친구일 가능성이 더 크다. 이 저자는 아프리카계 미국인 치매환자의 간호에 관한 설명 모델과 강한 문화적 기대에 대한 다양한 연구를 요약하고 있다. 이 인구집단에서 공식적인 간호지원이나 장기요양시설의 사용이 낮다는 것은 잘 문서화되어 있다. 아프리카계 미국인 돌봄제공자의 역할 부담 대비 긍정적 돌봄제공 양상에 대한 인식관련 최근의 다른 연구는 대조적인 결과를 보고하고 있다. 일부 지표에 의하면 아프리카계 미국인들은 백인들보다 돌봄제공에 보람을 더 느끼는 반면, 다른 연구들은 교육수준이 높은 여성 돌봄제공자들이 특히 광범위한 정신적 부담을 가진다고 입증하였다[26]. 미국간병인연합과 퇴직자협회는 알츠하이머병과 그 외 치매환자의 돌봄제공자들에 대해 다음과 같은 사실을 발견했다[14].

- 백인 돌봄제공자의 54%가 부모를 도와주는 반면, 다른 인종/민족 집단의 돌봄제공자는 38%가 그러하다.
- 평균적으로 히스패닉계와 아프리카계 미국인 돌봄제공자들이 비히스패닉계 백인 돌봄제공자(주당 20시간)와 아시아계 미국인 돌봄제공자(주당 16시간)보다 더 많은 시간을(대략 주당 30시간) 돌봄제공을 하는데 사용한다.
- 히스패닉계(45%)와 아프리카계(57%) 미국인 돌봄제공자들은 백인(33%)과 아시아계(30%) 미국인들보다 돌봄제공으로 인한 부담을 경험할 가능성이 더 높다.

아시아계 미국인, 신규 이민자 집단, 비영어권 인구집단과 같은 많은 다른 돌봄제공자 집단에 대한 자료 수집이 부족하지만 증가하고 있다.

LGBT공동체를 위한, LGBT공동체에 의한 돌봄제공
Caregiving for and by LGBT Community

레즈비언, 게이, 양성애자 또는 트랜스젠더(LGBT)인 사람들은 가족, 친구, 고용주 및 서비스 제공자들과 자주 문제를 경험해 왔다. 이러한 경험은 돌봄제공자들에 대한 독특한 문제로 다가올 수 있다. 예를 들어, LGBT에 속하는 사람들은 부적절한 치료나 차별이 두려워 정기적인 의료관리를 덜 받을 수 있다. 이런 문제와 관계없이 최근 설문조사에 따르면, 레즈비언, 게이, 양성애자, 또는 트랜스젠더인 응답자들은 다른 응답자들에 비해 지난 6개월 동안 노인 가족 구성원들을 더 많이 간호했다[27].

MetLife연구에 따르면, 남성과 여성은 거의 동일한 비율로 돌봄제공자가 된다: LGBT 집단에서는 남성이 20%, 여성이 22%이고, 일반적인 모집단에서는 남성이 17%, 여성이 18%이다. 남성 돌봄제공자들은 여성 돌봄제공자들보다 더 많은 시간의 간호를 제공한다고 보고한다: LGBT 모집단과 일반 모집단의 여성들에 의해 제공되는 평균 주당 시간은 비슷하다(26시간 대 28시간). 그러나 LGBT 남성들은 비교표본의 남성들보다 훨씬 더 많은 시간의 간호를 제공한다(41시간 대 29시간). 이는 레즈비언의 3%와 양성애자 응답자의 2%와 비교할 때, 게이 남성의 약 14%가 자신들이 상근직 돌봄제공자로, 이 역할에 주당 150시간 이상을 사용한다고 보고했다[28].

우리는 돌봄제공자의 다양성과 관계에 대해 조사하고 있는데, "보이지 않는" 또는 눈에 덜 띄는 하위집단들이 많이 있다. 여기에서 상세하게 논의되지 않은 많은 다양한 집단들이 있다: 예를 들어, 종교적으로 맹세한 돌봄제공자, 군인, 이혼한 배우자, 전 배우자 부모, 비친인척 돌봄제공자. 중요한 것은 돌봄제공자들이 매우 다차원적이며 각 범주의 돌봄제공자들은 그들만의 독특한 관계, 가치, 관점, 역사, 자신의 돌봄제공 경험에 대한 신념을 가지고 있음을 인식하고 있다는 것이다.

돌봄제공 경험의 예상되는 과정: 가족질병의 관점-첫 두려움 단계부터 마지막 눈물의 단계까지

Likely Course of the Caregiving Experience: A Family Disease Perspective-The First Fear to Last Tear Phases

알츠하이머병과 그 외 다른 치매의 느린 잠행성 진행으로 인해, 치매환자의 돌봄제공 기간은 알츠하이머병 진단을 받은 후 평균적으로 4~8년이 걸린다. 간호가 개선되고 다른 건강 전략이 전개됨에 따라 건강한 사람이 치매로 15년 이상 사는 경우가 드문 일은 아니다[29]. 표 11.3은 치매환자가 질병의 과정을 거치는 동안 간호 경험의 변화를 보여준다.

신체간호 Physical Care

알츠하이머병이나 그 외 다른 치매환자의 가족 구성원들에 의해 제공되는 간호가 다른 종류의 질병을 가진 환자의 돌봄제공자들에 의해 제공되는 도움과 어느 정도 유사하긴 하지만, 치매

표 11.3 가족 경험의 단계

스트레스를 주는 가족경험의 측면	첫 의심에서 공식적 진단까지	최소한의 도움에서부터 완전한 돌봄	가정에서 장기요양 공동체(LTC)로 전환	LTC에 거주	환자의 사망과 그 이후
신체적 요구	최소: 환자가 ADL을 하는데 시간이 더 오래 걸린다.	요구가 현저히 증가한다	과도한 신체적 요구로 신체적으로 소진되어 LTC로의 이동을 촉발시킨다	신체적인 요구는 감소하지만 LTC를 정기적으로 방문으로 피곤해질 수 있다.	신체적 요구가 상당히 경감된다.
생활방식 붕괴	최소: 걱정이 커진다. 자발성과 즐거움이 줄어든다.	현실적인 책임과 신체적인 책임에 비례하여 증가한다. 휴식보호 서비스가 필요하다.	완전한 붕괴; 여가와 자유가 심각하게 제한된다.	방문일정의 역할의 감소하긴 하지만 계속 유지한다.	일단 적응이 되고 나면, 일반적으로 정상적인 상태로 돌아간다.
심리적/정서적 영향	알려지지 않은 것과 미래에 대한 두려움이 일찍 시작된다. 죄책감은 이 시점부터 시작될 수 있다. 예측된 슬픔이 시작된다. 예후에 대한 이해와 함께 절망이 시작될 수 있다.	두려움이 증가하고 확대된다. 요구를 충족시키기가 점차 힘들어짐에 따라 죄책감이 증가한다. 관계 상실의 결과로서 슬픔이 커진다. 절망감이 심각하여 공식적인 지원이 필요하다. 이 시점에서 외로움이 심해지기 시작한다.	LTC비용 및 전환과 관련된 두려움. 분노가 격해질 수 있다. 죄책감이 아주 심하다. 지속되는 삶에 대한 양면성이 지속된다. 간호전환에 대한 슬픔이 아주 강하다. 절망감도 여전히 강하다. 외로움은 압도적이다.	어느 정도 두려움이 감소한다. 분노는 계속된다. 죄책감은 더 심하다. 슬픔과 절망감은 가족이 LTC의 결정에 따르게 되면서 줄어들 수 있다. 외로움은 가족이 재통합을 시작할 때까지 계속된다.	유전적인 두려움이 계속될 수 있다. 허비한 세월과 고난과 관련된 분노. 죄책감은 아직 사라지지 않는다. 슬픔은 계속해서 다시 떠오른다. 절망감이 계속 남아있다. 가족이 재통합을 시도할 때, 외로움은 지속된다.
관계부담	질병 이전의 문제들이 계속된다. 치매환자의 건망증, 우울증, 성격이 변한다.	강박감, 감정폭발, 좌절감 때문에 갈등이 심화된다.	간호문제에 대한 의견과 관련하여 부담이 심하다.	긴장은 간호문제에 있어서 계속될 수 있다.	감소하지만 해결되지 못한 감정들이 남아있을 수 있다.
현실적 문제	처음에는 최소한으로 적었다가 급속하게 증가한다.	재정적 · 법적 지역사회 자원의 지원이 필요해지면서 증가한다.	비용, 복잡성, 좌절이 증가한다.	재정적 자원의 박탈로 인해 심해지는 경우가 많다.	재건하기 위해서 사용 가능한 자원이 최소한으로 적은 경우가 많다.
윤리	윤리적 긴장 상태가 상당할 수 있다. 종교적인 가치와 도덕적 가치에 따라 부담스러울 수 있다. 부담은 독립성 제한, 죽음에 직면, 생애 말기 문제, 지켜지지 않은 약속, 객관적인 평가, 불확실한 미래와 관련될 수 있다.				

돌봄제공자들이 보다 광범위한 지원을 제공하는 경향이 있다. 치매환자의 가족 구성원들은 다른 노인들의 돌봄제공자들보다 모든 일상생활활동(ADL)을 도울 가능성이 더 크다. 신체간호 요구는 그 범위가 넓고 어떤 경우에는 모든 것을 다 포괄할 수 있다. 표 11.4는 제공되는 가장 일반적인 유형의 치매 간호 중 일부를 요약한다. 치매 돌봄제공자들 중 절반 이상은 사랑하는 치매가족이 침대로 들어가거나 나오는 것을 돕고, 약 3분의 1이 치매 가족 구성원이 화장실을 찾아서 사용하고 목욕하고 실금을 관리하는 것을 돕고, 식사하는 것을 보조한다[8].

치매의 아주 초기 단계에는 환자가 신체간호를 필요로 하지 않을 수 있지만 돌봄제공자는 사랑하는 가족에게 걱정스러운 자기무시의 징후나 개인적인 몸단장의 변화를 알아차릴 수 있다. 엄마가 주기적으로 외출복을 입을 채로 밤에 잔다든지 아빠가 얼룩이 묻은 바지를 다시 입는 것과 같은 일들을 돌봄제공자가 발견함으로써 이들은 사랑하는 가족이 옷을 입는 것을 도우면서 점점 더 신체적으로 관여하게 된다. 장거리 돌봄제공자들은 이러한 기능적 변화에 대한 접근성이 없을 수 있으며 대부분의 성인 자녀들은 완전히 필요해지기 전까지는 몸단장, 옷입기, 목욕과 같은 개인적인 일에 대해 언급하거나 간섭하기를 꺼려한다. 남자 배우자들은 이러한 미묘한 변화에 더 민감해서 옷을 준비해주거나 화장을 돕고, 옷을 사는 것과 같은 일에서 보충적 역할을 수행할 수 있다. 중등도 단계에서는 신체간호 요구를 외면하기가 더욱 어려워진다. 치매환자는 필요로 하는 도움을 요청할 수도 있지만 이를 거부할 수도 있는데, 이것이

표 11.4 치매환자를 간호하는 사람과 비치매 노인을 간호하는 사람의 비교

그림 7	구체적인 일상생활활동에 대한 도움을 제공하는 알츠하이머병과 그 외 치매환자의 돌봄제공자 대 다른 노인들의 돌봄제공자의 비율(2009년, 미국)
백분율	■ 알츠하이머병과 그 외 치매환자의 돌봄제공자 ■ 다른 노인들의 돌봄제공자

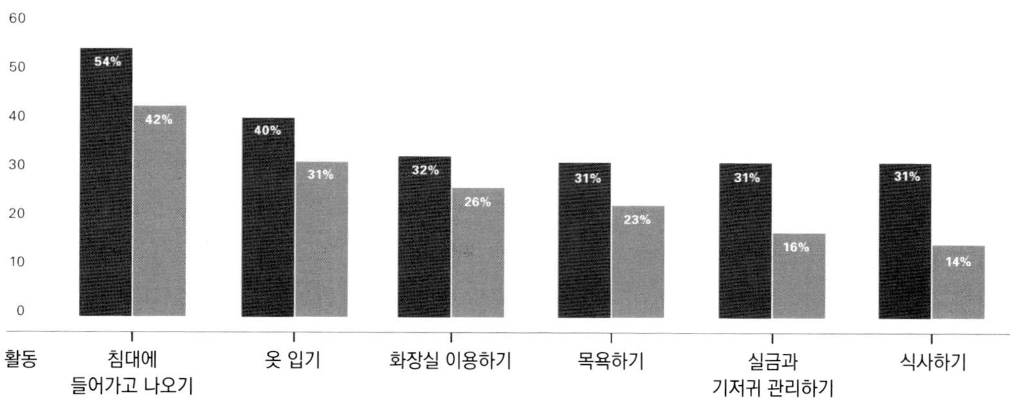

미국 간병인 연합 및 퇴직자 협회 자료를 바탕으로 만들어짐

출처: 알츠하이머병협회 2014년 알츠하이머병 상세정보

스트레스를 주는 상황을 만든다. 질병이 진행됨에 따라 신체간호 요구가 증가하고 가사 도우미와 같은 정식 돌봄제공자들에 의해 일부 제공되는 경우가 많다. 이상적으로는 이것이 가족들로 하여금 "간호를 공유"하는 것을 돕거나 휴식보호 서비스를 제공한다. 그러나 어떤 상황에서 치매환자는 자신의 사랑하는 가족으로부터의 간호만을 받아들일 것이다.

야간에는 유급직원들의 간호를 이용할 수 없는 경우가 많다. 가정거주 유급 직원에 대한 일정 조정과 감독은 일차 돌봄제공자의 스트레스 지수를 가중시킬 수 있다. 이 단계 동안 가족들은 많은 신체적 업무를 단순화하고, 돌봄제공자와 치매환자 모두를 위하여 환경을 조정하고, 선택사항을 수용가능한 옵션으로 제한하는 것을 배운다. 돌봄제공 집단을 통해 이용 가능한 많은 정보가 있다. 그러나 이러한 정보 중 목욕하기, 구강관리, 신체 역학, 사람이 있는 채로 침대 시트를 교체하는 것과 같은 특정 업무를 수행하는 방법에 대한 구체적인 해결책을 제공하는 정보는 거의 없다. 시행착오를 통해 신체간호 요구에 적응하고 대응하는 것을 배우는 사람들도 있다. 부분적으로 배상 및 보험 자금조달 메커니즘으로 인해 돌봄제공자를 위한 가정교육 자원은 거의 없다. 돌봄제공자들은 사랑하는 가족이 이전의 외모와 선호하는 것을 유지하도록 노력함으로써 실제로 자신이 직접 제공하는 간호에 자부심을 가질 수 있다. 그러나 돌봄제공자가 개인 간호를 제공하는 동안 저항이나 공격을 경험한다면, 그러한 요구는 돌봄제공자에게 신체적 · 정서적 소모의 원인이 된다.

치매환자의 돌봄제공자는 신체적 쇠퇴를 겪을 위험이 있다. 돌봄제공자들은 간호를 제공하는 동안 자기 자신의 건강상태가 쇠퇴해진 것을 보고한다. 이들이 간호를 제공하는 동안 응급실을 방문하고 병원 서비스를 이용하는 것이 25% 증가했다[30].

지원정보를 사용하는 가족들은 "투쟁(battles)을 선택한" 다음, 기대치를 조정하고 업무를 단순화하여 이러한 업무를 하루 중 치매환자에게 가장 좋은 시간에 집중적으로 짧은 시간내에 수행하는 법을 배운다. 이러한 기법과 그 외 다른 기법들은 신체간호를 제공하는 부담을 경감시킬 수 있다.

알츠하이머병과 관련 치매의 후기 단계가 되면, 돌봄제공자들은 건강 쇠퇴와 같은 최악의 영향을 경험하게 된다. 종종 가족 구성원들은 기력이 쇠퇴하는 사랑하는 가족을 간호하기 위해 안전수준을 넘어선다. 돌봄제공자들은 완전 실금, 보행불량, 완전 의존적인 돌봄을 관리할 수 있는지 자신의 신체적 능력을 평가하여 치매환자와 돌봄제공자가 안전하게 지낼 수 있도록 해야 한다. 치매 간호 현장에 있는 많은 사람들이 치매환자보다 돌봄제공자들이 먼저 사망하는 상황을 종종 목격하게 된다. 돌봄제공자들의 약 30%가 자신들이 간호하는 사랑하는 가족보다 먼저 사망한다[31]. 이로 인해 치매환자는 돌봄제공자가 없이 지내거나 또는 다른 가족구성원이 신속하게 이 업무를 맡도록 요구할 수 있다.

환자의 권리를 옹호하는 역할이 점점 더 커질 수 있지만, 신체적 간호요구는 이제 가족돌봄제공자가 보다 예측 가능한 일이나 사회생활을 재개하고, 밤에 잠을 더 잘 자거나 긴 휴가를 가질 수 있는 방식으로 충족될 수 있다. 호스피스 간호에 대해 알고 있고, 이에 대한 자격을 갖추고 이를 활용하는 가족들은 이 단계에서 정서적, 영적인 지원을 받기 때문에 신체적 간호 요구를 어느 정도 덜 수 있다.

생활방식의 변화 Lifestyle Changes

돌봄제공자의 심리적 부담은 다양한 방식으로 측정되어 왔다[32]. 돌봄제공자의 거주지를 치매환자 근처로 옮기는 것 또는 간호를 제공하기 위해 직장을 그만두는 것과 같은 주된 생활방식의 붕괴는 쉽게 측정된다. 돌봄제공자의 역할과 활동에 보다 미묘한 변화의 영향은 가늠하기 더 어렵다. 초기 단계에서 돌봄제공자는 자신이 간호하는 사랑하는 가족이 공유된 활동이나 대화에 참여하지 않으려 할 때, 혼란스러움을 느낀다. 돌봄제공자는 치매환자의 자발성이나 즐거움의 변화를 알아차리고 슬퍼하게 된다. 간호요구가 증가함에 따라 돌봄제공자는 치매환자를 혼자 내버려두는 것이 두려워 밤에 포커나 볼링게임, 교회나 유대교회당 활동을 포기해야만 할 수 있는데, 이는 사회적 고립, 우울증, 심지어 억울함을 야기할 수 있다. 고지서를 납부하고 요리를 하는 사람의 변화는 이러한 일을 수행하는 돌봄제공자의 파트너에게 불편하거나 낯선 느낌을 준다. 모든 진료에 치매환자와 동반해야 해야 한다면 시간을 많이 소모하게 된다. 그렇게 되면 돌봄제공자들은 자기 자신의 의료적 요구를 등한시 하기 시작할 수 있다. 직장이 있는 돌봄제공자들은 주말에 부모를 간호하는 책임에 몰두해야 하기 때문에, 직업수행이나 직업 만족감이 떨어지고 더 제한된 사회생활을 경험할 수 있다. 환자를 주간프로그램에 참여시키거나 상주 가사 도우미를 고용하는 것과 같은 알츠하이머병 환자를 위한 서비스를 이것 저것 활용하는 것이 꽤 도움이 될 수 있긴 하지만 돌봄제공자의 삶에 규칙성과 사생활을 변화시킬 수도 있다. 질병의 중간 단계에서 가장 흔하게 언급되는 붕괴는 운전중단에 영향을 미친다. 이것은 돌봄제공자가 특히 시골지역에 거주하는 사람이나 치매환자가 유일한 운전자인 가정에서 생활방식에 중대한 파급효과를 가질 수 있다[33]. 운전, 여가 제한, 통제문제의 소재, 이러한 붕괴로 인한 소진과 같은 문제와 관련해서 질병 초기에 그것들을 지원을 받기 위해 AARP, 알츠하이머병 연구센터, 알츠하이머병협회와 같은 단체로부터 조언이나 상담, 정보, 위탁을 구하는 것은 가족들에게 도움이 된다. 이러한 지원을 사용하는 가족들은 치매에도 불구하고 생활방식의 긍정적인 변화를 촉진하는 사회적 네트워크를 찾을 수 있을 때, 높은 수준의 만족감과 안도감을 보고한다[34].

질병의 후기단계에서 특히, 치매환자가 요양시설로 옮겨졌을 때, 치매환자의 배우자나 함께 거주하던 사람들은 생활방식 변화의 영향을 받아들인다. 그러나 이 모든 것이 부정적인 것은 아니다. 어떤 경우에는 이것이 등한시되던 직장생활에 재투자할 수 있는 시간이 될 수 있다. "요양원"에 있는 사랑하는 가족을 자주 방문하는 배우자는 다른 잦은 방문자들과 요양원 거주자, 직원들과 친해질 수 있다. 장기 요양시설에 거주하는 가족 구성원이 있는 가족들을 위한 지원단체들은 치료적, 사회적 출구를 제공할 수 있다. 남아있는 생활방식의 스트레스 요인들은 일차적 치매에 따라 이차적으로 수많은 이동이나 재활원 입소 또는 입원을 초래할 수 있는 동반질환에 의해 영향을 받을 수 있다. 질병이 진행되는 동안 돌봄제공자들은 치매환자의 요구에 따라 자신들의 생활방식을 자주 조정하도록 요청받는다.

정서 간호 Emotional Care

알츠하이머병과 함께 하는 여정의 정서적 측면은 가족 구성원들에게 "첫 번째 두려움 단계"에서 시작된다. 사랑하는 가족에 대한 평가를 구해야 하는지에 대한 자기 회의는 감정적이다. 심지어 어떤 가족들은 부모가 의사를 만나게 하는 과정에서조차 치밀한 계획을 고안해 내어야 한다. 많은 돌봄제공자들은 진단이 치매환자나 그 가족에 대한 고려나 지원이 없이 갑자기 전달되었다고 보고한다. 이는 분노와 부정, 혼란이 계속 지속될 수 있는 일반적인 반응이다. 질병 인식과 베이비 붐 세대의 돌봄제공자가 되는 규범적(normative) 경험은 돌봄제공자들에게 아주 큰 자신감을 가져다 주었다. 지금의 돌봄제공자들은 20년 전에 자신과 같은 처지였던 사람들에 비해 알츠하이머병과 그 외 치매를 예방 가능한 고질병이나 정신질병보다는 오히려 뇌질환으로 이해하는 경향이 더 있다. 안타깝게도 미국인의 24%가 여전히 알츠하이머병이 정상적인 노화의 일부이고 치명적이지 '않다'고 믿는다. 그러나 이 숫자는 교육과 자료가 더 많이 이용 가능해짐에 따라 감소하고 있다[2]. 이미 노인을 간호한 적이 있는 동년배들로부터 정서적 지원을 구하는 것은 더 쉬울 수 있다. 인간중심 간호 모델과 장기요양 간호환경에서 문화변화가 일어남에 따라 정식 간호가 필요한 환자들은 더욱 개별화되고 가정과 같은 매력적인 환경에서 간호를 받을 수 있을 것이다. 그러나 간호 선택사항을 조사할 때, 힘들어하고 죄책감을 느끼는 가족들이 여전히 많다. 자신을 위해 상담을 받고 치매환자를 위해 전문가와 적절한 신경학적 간호를 이용하는 것과 같은 조기 중재는 불안감이나 죄책감을 줄이는데 도움이 될 수 있다. 가족들은 이미 존재하는 관계의 맥락에서 간호를 제공한다. 정확한 진단을 받는 것과 관련된 좌절과 두려움은 "내가 왜 더 일찍 눈치채지 못했는지" 또는 "엄마와 더 많은 시간을 보냈다면 아마도…"와 같은 일련의 감정으로 시작할 수 있다. 어려운 행동이 나타날 때, 돌봄제공자들은 질병과 치매환자가 겪고 있는 변화에 대해 분노, 상반되는 감정, 절망감, 통제감 상실과 같은 다양한 감정을 가질 수 있다. 마침내, 질병에 걸린 가족을 돌보는 사람과 의사소통하고 간호를 조정해야 할 필요성으로 인해 가족 네트워크에 대한 정서적 요구가 더 커짐에 따라 가족 구성원간의 해결되지 않은 갈등이 드러나게 되는 경우가 많다. 장기요양간호로 옮기는 것이나 생애 말기 결정과 같이 어려운 결정을 내리는 동안 가라앉았던 감정들이 다시 떠오를 수 있다.

돌봄제공자가 사랑하는 가족의 능력이 줄어들고 외모와 성격, 건강상태가 변하는 것에 감정적으로 대응하려고 하기 때문에, 슬픔은 예견적이고 광범위할 수 있다. 낙상, 사고, 입원은 모두 감정을 유발하는 작은 위기가 된다. 가족 돌봄제공자들은 두려움과 통제 부족을 자주 보고하고, 해결되지 않은 문제들이 기억을 잃어가는 사람과 결코 해결될 수 없다는 것을 후회한다.

중재를 필요로 하는 행동변화는 치매 노인들 중 80~90%에서 질병이 진행되는 동안 어느 한 시점에서 입증된다[35]. 돌봄제공자들은 행동증상에 대한 당혹감을 포함한 여러 가지 감정들을 느낄 수 있다. 가족들이 보고하는 경험 중 가장 고통스러운 것 중 하나는 욕설을 하거나 옷을 벗는 것처럼 일어날 것이라고 전혀 생각하지 못한 행동을 내가 사랑하는 가족이 하는 것을 보는 것이다. 행동증상을 더 많이 나타내는 전측두엽 치매를 앓는 환자를 간호하는 것은 특히 어렵다[36]. 돌봄제공자들은 이런 감당하기 어려운 행동들이 자신의 탓이라고 여길 수 있다. 많은 가족들은 더욱 '관대하고 실패가 없는' 환경을 조성하거나, 치매를 앓는 가족 구성원과의 의사소통 방식을 조정함으로써 이러한 행동을 수정하거나 더 잘 수용하는 방법을 찾는다. 상담 또는 목회 지도를 통해 정서적인 지원을 구하는 가족들도 있는데, 이는 부담에 대한 스트레스와 인식에서 상당한 차이를 나타낼 수 있다.

후기 단계에서 가족들은 질병과정에 대해 더욱 해박하고 어느 정도 공식적인 상담을 받으며 돌봄제공자의 정서적 치유를 돕는 서비스를 활용하기 시작했을 수 있다. 생애 말기에는 상황에 따라 가족들이 여전히 외로움과 알려지지 않은 것에 대한 두려움을 보고할 수 있지만 안도감과 자부심, 반성과 종결의 감정을 보고하기도 한다.

관계 역학 Relational Dynamics

사랑하는 사람을 돌보는 것은 치매와 돌보기 이전에 존재했던 대인관계를 동반한다. 이것은 분명히 간호 파트너 간의 관계를 복잡하게 한다. 돌봄제공이 시작되기 전의 관계에 부담이 많이 없었다면, 돌봄제공 관계는 큰 문제없이 발전할 수 있다. 이와 반대로, 돌봄제공이 이미 부담스런 관계에서 일어난다면 어려움은 빠르게 증가할 수 있다[37].

질병의 초기 단계에서 돌봄제공자는 무언의 경계를 넘는 것을 걱정할 수 있다. 이들이 사랑하는 사람이 성인이기 때문에 언제부터 결정을 내리는 것을 돕고 돌봄제공을 시작할지를 결정하는 것에 스트레스를 줄 수 있다. 치매환자가 무례나 무시를 당한다고 느낀다면, 이러한 단계는 긴장을 조성할 수 있다. 돌봄제공자의 안전에 대한 우려가 커짐에 따라 치매환자의 의사 결정 기술의 감소는 긴장을 가중시킨다. 치매환자가 인지감소를 경험함에 따라 돌봄제공자는 의사 결정자로서의 역할이 더욱 분명해지고 관계부담을 줄일 수 있다. 행동문제는 흔히 일어나는데 돌봄제공자는 문제행동을 이해하고 예방하려고 노력하고, 관계에서는 긴장이 고조된다[38]. 알츠하이머병의 마지막 단계에서 돌봄제공자들은 역할과 관계변화에 대해 어느 정도 결심을 하면 관계 긴장은 감소한다. 그러나 돌봄제공 이전에 존재했던 긴장이 풀리지 않는다면, 돌봄제공자에게 해결되지 않은 채로 남아있을 수 있다. 이로 인해 그들의 슬픔과 상실감은 커질 수 있다[39]. 가족/친구를 통한 지원, 슬픔 상담, 호스피스 서비스가 이러한 해결되지 못한 고통을 완화시키는데 도움을 줄 수 있다.

현실적 문제 Practical Matters

가족들은 치매환자의 은행업무 및 재정문제, 법적 계획, 지역사회 자원에 대한 접근, 생애 말기 계획 세우기 및 동거형태 조정과 같은 필수적인 업무를 돕기 위해 개입한다. 알츠하이머병과 그 외 치매환자의 돌봄제공자들 중 거의 3분의 2는 정부기관과 서비스 제공자들과 함께 간호를 받는 환자의 권리를 옹호하며(64%), 거의 절반은 지역사회 단체로부터의 유급 돌봄제공자들을 배정받고 관리받는다(46%)[8]. 현실적인 문제를 관리하는 업무는 여러 세대에 걸쳐 공동의 책임일 수도 있고 주요 가족 구성원 한 명의 책임일 수도 있다. 위임, 의료지시서, 그 외 법적 문제는 치매환자의 발언권을 보장하기 위해 가능하면 질병초기에 조율될 필요가 있지만, 이것이 늘 가능한 것은 아니다. 성인 자녀들이 부모의 재정적 문제와 법적 문제에 대해 알지 못하거나 이러한 주제를 꺼내는 것을 어색하게 여기는 경우가 많다. 혼란, 의심, 가정불화는

한 치매환자의 관계에 대한 성찰

저는 몇 개월 전에 진단을 받았는데 제 어머니도 같은 병을 앓으셨기 때문에 기분이 꽤나 이상합니다. 또한 제가 알츠하이머병협회에서 수 년간 자원봉사를 했다는 것도 모순적이죠. 지금은 더 이상 그곳을 가고 싶지 않아 피하고 있습니다. 그곳에 계속 참여하는 것이 점점 더 힘들어지고 있어요. 저에게 무슨 일이 일어나고 있는지에 대한 통찰력이 있다는 것이 기뻐요. 제 남편은 아주 잘 견디고 있는 것 같아요. 제가 다른 사람들에게 제 진단에 대해 말하면 그들은 제가 어떻게 견디고 있는지 묻는데 그것은 흥미로워요. 그리고 나서 그들은 저의 3명의 아이들에 대해 물으면서 괜찮은지 묻죠. 저는 제 아이들이 자랑스럽습니다. 아이들이 모두 타지에서 돌아와 더 자주 방문하고 있고 알츠하이머병협회에 다니면서 남편을 돕기 위해 간호 상담을 받아요. 저는 우리에게 일어나는 모든 일들을 제대로 이해해요. 제 생각에 제 아이들은 대체로 아주 잘 대처하고 있는 것 같습니다. 아마도 우리가 이전에 이러한 일을 경험했다는 것이 축복인 것 같습니다.

현실적인 문제와 관련된 스트레스를 가중시킬 수 있다. 돌봄제공자가 수 년 동안 지속되는 질병을 가진 누군가를 돌보는 것과 관련된 재정적 현실을 확실히 알게 되면, 분노, 실망, 두려움을 느낄 수 있다. 가족 구성원들은 사랑하는 가족이 공공혜택을 신청해야 된다는 것에 대해 당황하거나 부담스러울 수 있다. 가족들은 메디케이드, 메디케어, 재향군인 수당, 장기요양보험의 지불범위에 대해 알지 못하는 경우가 많다.

학대는 중요한 문제이다. 9명 중 1명의 노인이 지난 12개월 동안 학대나 방치, 또는 착취를 당하고 있다고 보고했다. 재정적 착취의 비율은 20명 중 1명으로 아주 높은데, 이는 최근에 인지된 학대 유형의 일부를 보여준다(National Adult Protection Services Association Internet). 결과적으로, 일부 가족 구성원들은 가정 안팎의 누군가가 자신의 사랑하는 가족을 재정적으로 착취하는 것에 대해서도 걱정할 수 있다.

돌봄제공자들 중에는 치매환자의 간호 비용을 마련하는 것을 도우면서 자신이 재정적 위험에 처하게 될 수 있다. 교육과 자원은 이러한 복잡한 현실적 문제를 도울 수 있다. 가족들은 필수적인 신체간호를 제공하느라 바빠서 법적 문제나 재정적 문제와 대해 조사하고 계획을 세울 시간과 자원이 제한적일 수 있고, 또는 이들의 부모가 필요한 문서와 정보를 공유하는 것을 꺼려할 수 있다. 이러한 현실적인 문제에 대한 조기 계획은 가족 돌봄제공자의 부담과 비용, 좌절을 감소시킬 수 있다.

윤리적 딜레마 Ethical Dilemmas

이러한 가족경험 단계 구성의 마지막 영역은 윤리적 의사 결정이다. 가족 구성원들은 치매환자가 질병 과정을 거치는 동안 자율성, 자기결정, 안전 및 위험과 관련된 수많은 결정을 하는 것을 도울 수 있다. 그 예로는 의사를 선택하고, 진단을 공유하고, 위험과 자율성간의 균형을 잡고, 능력과 역량을 결정하고, 윤리적 간호를 옹호하는 것이 있다. 질병의 진행성 성질은 변화하는 목표에 맞춰 의사결정하게 만든다. 특히 조기발병 치매와 관련된 상황에서 가족들은 일반적으로 치료, 간호, 좋은 죽음 시나리오에 대한 선호도를 나타내는 중요한 대화를 하지 않는다. 가족들은 사랑하는 가족이 가능하면 오랫동안 의사결정에 참여하길 원한다. 치매환자의 역량 수준은 변화를 거듭하기 때문에 의사결정에 특화된 전략이 자주 사용된다. 돌봄제공자들이 사용하는 도구에는 사전의사결정서, 생전 유언, 재정 및 건강 관련 위임, 후견인, 보호권, 심폐소생술 거부 명령, POLST 지침(생명유지 치료에 대한 의사 지시)이 있다. 이러한 선택에 대한 미묘한 법적 차이는 주정부마다 달라서 장거리 돌봄제공자와 LGBT 공동체의 구성원들에게 특히 영향을 미친다. 대리모 행위나 최고이익 표준과 같은 의료윤리 개념에 대해 공식적인 훈련을 받을 가족들은 거의 없다. 그러나 일반적으로 실제적인 돌봄제공 상황에서의 동의,

찬성, 반대의 개념을 식별할 수 있다. **Viki Kind**의 저서, *돌봄제공자가 온정과 의사결정으로 가는 길(Caregiver's Path to Compassionate Decision Making): 선택을 할 수 없는 사람들을 위해 선택을 하는 것(Making Choices for They Can't)*[40]과 Beauchamp와 Childress[41]의 저서에 개략적으로 서술되어 있는 집단 원칙은 간호하는 가족을 위한 소비자 친화적인 자원이 될 수 있다.

돌봄제공자가 직면할 수 있는 또 다른 문제는 병원에 입원 중이거나 중대한 상태변화가 있을 때처럼 중요한 시기에 윤리전문가에게 접근하기 어렵다는 것이다. 미리 계획을 세우는 가족은 언제 운전을 중단하고, 집을 팔고, 메디케이드나 호스피스 간호를 신청하고, 생명유지 치료를 종료할 것인가와 같은 어려운 결정에 치매환자를 참여시키도록 가족을 교육하고 준비시킬 수 있게 한다. 아직 자신의 의견을 표현할 수 있을 때, 치매환자들이 생각하는 좋은 죽음이 무엇인지 아는 것은 가족들에게 의심을 경감시키고 위안을 제공한다[42]. 돌봄제공자들은 이러한 윤리적 선택을 위해 목회적 간호, 케어 매니저, 사회복지사, 노인 법률 변호사, 알츠하이머병협회 전화상담 서비스와 웹사이트를 통한 사전상담을 진행할 수 있다.

간호 연속성 상에서 가족의 관점: 근거에 기반한 최상의 실무
Family Perspectives Across the Care Continuum: Evidence Based Best Practices

의료: 진단 받기 Medical Care: Getting the Diagnosis

알츠하이머병에 대한 인식은 낮지만 증가하고 있다. 가족 병력이 있는 사람들은 질병의 위험에 대해 더 잘 인지하고 있을 수 있다. 알츠하이머병은 산발적으로 발생하기 때문에 많은 돌봄제공자들이 사랑하는 가족의 진단을 받을 준비가 되어 있지 않다. 기억상실, 건망증 및 사고에 대한 우려와 사건에도 불구하고, 대부분의 가족들은 평가 받기를 제안할 때 죄책감을 느낀다고 보고한다. 또한, 기억상실이 있는 가족에게 진단을 받도록 설득하는 것은 매우 어렵다. 진단에는 신뢰하는 일차 진료 의사가 참여하거나 대규모의 낯선 대학기관에서 수행될 수 있다. 그 외 문제에는 진단 자원이 거의 없는 지역사회에 살거나 치매를 진단하는 것에 익숙하지 않은 의사가 있을 수 있다. 진단을 위한 최상의 실무는 알츠하이머병협회의 존엄한 진단을 위한 원칙에 요약되어 있다[43].

일부 가족들은 진단을 받는 동안 갈등을 경험한다. 예를 들어, 이들은 진단을 환자에게 숨겨야 한다고 생각하거나 그것의 중요성이나 심각성이 의사에 의해 경시되고 있다고 생각한다. 진단 전후에 가족들이 할 수 있는 질문에는 다음과 같은 것들이 있다: *누구에게 가야 합니까? 이 의사를 믿을 수 있습니까? 이 진단을 믿을 수 있습니까?* 돌봄제공자들은 진단과정의 단계나 다양한 검사의 목적을 이해하지 못함으로써 결과에 대한 혼란이 있을 수 있다. 이들은 진단을 소통하는 방식이 둔감하거나 다급하게 이루어졌다고 보고했다. 일부 가족은 "할 수 있다"는 태도를 보이고 긍정적인 반면, *나는 이걸 혼자 할 수 없어, 내가 무슨 일을 겪고 있는지, 나 또한 아프다는 사실을 아무도 이해하지 못해*와 같은 의구심을 야기하기도 한다. 성인 자녀들 중 특히 "클럽 샌드위치" 세대는 압도되는 느낌을 받는다고 보고한다. 가족들은 다음에 무엇을 해야 하는지, 무슨 일이 일어나는지 또는 이제 어떤 조치를 취해야 하는지를 설명해주는 사람이 아무도 없었다는 좌절감을 표현한다. 이들은 종종 질병의 기간과 예후에 대한 질문을 하는데, 이런 질문들은 의사들에 의해 경시될 수 있다. 가족들은 약물과 치료의 비용효능이나 부작용에 대해 혼란스러울 수 있다. 진단이 내려지고 진료시간이 끝난 뒤에 돌봄제공자들은 자신들이 장기적인 불치병을 다루게 된다는 것을 이해하지 못한 채 떠날 수 있다. 안타깝게도, 이러한 상황을 경험할 때까지 가족들은 알츠하이머병협회와 같은 자원에 대해 알지 못할 수 있다. 바라건대, 가족들은 친구나 성직자 또는 보건의료제공자로부터 조언을 듣고 자신들이 지금 필요한 교육과 지원을 요청하기를 바란다.

지역사회 교육과 지지자원 활용하기 Using Community Education and Support Resources

돌봄제공자들마다 지역사회 교육과 지지자원에 접근하는 방식이 다르다. 또한 이들은 활용에 대해 생각하는 상대적인 가치도 다르다. 일부 가족들은 "자신의 방식대로 처리하기로" 결정한다. 다른 가족들은 사용 가능한 모든 것을 활용하기를 원한다[44]. 돌봄제공자들에게 한 가지 도

Judy의 이야기

이전에 논의되었던 경험과는 달리, Judy는 진단과정이 아주 도움이 되었다고 생각했다. 그녀는 혼자 사는 자신의 아버지가 몇 개의 고지서 비용을 지불하는 것을 잊어버렸음을 알게 되었다. 그녀는 또한 아버지가 최근에 했던 대화를 반복한다는 것을 알게되었다. Judy는 걱정이 되었지만 그녀의 아버지는 그녀가 그러한 말을 꺼낼 때 마다 모든 문제를 부정하고 언성을 높였다. Judy는 매년 아버지의 정기검진에 자신도 함께 참석하겠다고 요청했다. 그녀는 미리 의사 진료실에 전화를 걸어 그녀의 걱정에 대해 알려주었다. 진료는 단 몇 분밖에 걸리지 않았지만, 아버지의 기억에 뭔가 문제가 있는 것으로 나타났다. 아버지는 썩 내키지는 않았지만, 의사가 시키는 대로 하겠다고 동의했다. 의사는 기억문제를 야기하는 원인이 많으므로 철저한 검사를 받는 것이 최선이라고 설명했다. 그리고 나서 Judy와 그녀의 아버지는 진단센터로 위탁 의뢰되었다. 그곳에서 여러 가지 검사가 실시되었다. Judy는 그녀가 알아차린 변화에 대해 보고할 수 있도록 아버지와 별도로 면담을 받았다. 긴 하루였지만, 결국 아버지가 알츠하이머병이 있음이 확인되었다. 이들은 사회복지사를 만나서 자원과 첫 조치단계에 대한 정보를 얻었다. Judy는 이것이 두 부녀 모두에게 감정적인 시간이었다고 보고한다. 그러나 곧 이들은 계획을 세우고 질병에 대해 자신들이 알아야 할 것을 배우느라 바빠졌다.

전은 계속해서 변하는 질병뿐만 아니라 치료 프로토콜에 관한 정보의 양이 막대하다는 것이다. 예를 들면, 뇌졸중, 파킨슨병, 알츠하이머병 관련 치매를 다루는 가족들을 위한 정보는 수많은 정보와 교육기회 중에서 선택해야 한다. 핵상마비, 루이소체 치매, 다운증후군 관련 치매 또는 전측두엽 치매와 같은 더 희귀한 치매를 다루는 돌봄제공자들은 자신들의 요구에 맞춘 자원에 대한 접근성이 부족할 수 있다. 치매의 유형에 상관없이 젊은 나이에 발병된 환자의 가족 구성원들은 정보가 노인인구에 치우쳐 있다고 느끼는 경우가 많다. 현재 많은 자원들은 온라인으로 접근되거나 전달되기 때문에 다른 실재하거나 인식된 장애요인에는 시골지역에 사는 것 또는 기술적 제한이 있을 수 있다. 지원단체와 같은 돌봄제공자를 위한 일부 서비스가 수 년간 있어왔지만, 가족들은 참석을 자신들의 "해야 할 일" 목록에 한 가지 과제를 더 추가하는 것으로 인식할 수 있다. 가족들은 또한, 자신들이 교육 프로그램에 참석하기 위해 나가 있는 동안 자신의 가족과 함께 있어 줄 사람을 찾기 어렵거나, 자신의 가족이 다른 사람의 집에 있는 것을 허용하지 않기 때문에 휴식보호 서비스를 이용할 수도 없다. 정보를 단독으로 받는 것, 즉 온라인 대 개인교육 또는 지지그룹에 대한 연구가 충분하지 않다. 이전의 돌봄제공 경험이 있기 때문에 자신들이 이미 모든 것을 안다고 생각해서 새로운 서비스나 기술지원을 놓치는 가족들도 있다.

가정에서의 돌봄－지역사회 간호서비스 Caring at Home-Community Care Services

대부분의 노인들과 이들의 가족들은 질문을 받으면, 노인들이 자신의 집이나 다른 가족 구성원의 집에 머무르는 것을 선호한다고 말한다. Pew 연구센터[45]에 따르면, 노인 여성의 22%와 노인 남성의 16%가 다세대 가정에서 거주한다. 가족들은 사랑하는 부모가 통찰력과 판단력이 저하되어 이들이 온전히 혼자 지내는 것이 여러 면에서 어렵다는 것을 점점 인식하게 된다. 가정 건강간호는 가족들이 더 쉽게 이용 가능하긴 하지만 질적으로 다르다. 보다 비싼 개인 가정간호 회사들은 애완동물 관리, 이동, 모발 관리 서비스와 같이 고객의 주문에 의한 서비스를 제공하기 위해 혁신하고 있다. 그러나 인지장애가 있는 독거 노인들에게 가정 내 간호를 제공하는 가족들에게 있어 이러한 비용 증가는 충당하기 힘들거나 돌봄제공자들이 원하는 완전한 마음을 제공하지 않는다.

Mollica[46]에 따르면, 가족들은 치매환자를 장기요양시설로 옮기는 것을 피하거나 비용을 줄이기 위해 가정간호를 먼저 선택하는 경우가 많다. 치매환자의 돌봄제공자들은 생활방식을 지속적으로 유지하기 위해 변화를 피하고 친숙한 환경을 유지하라는 조언을 자주 듣는다. 가정 내 서비스는 다양한 기간 동안 이러한 기준에 적합할 수 있다. 기억장애 환자와 함께 거주하는 가족 구성원은 가정간호가 증가하는 "야간 배회", 심각한 실금, 공격성과 같은 행동관련

증상을 더 이상 다룰 수 없다고 결정할 수 있다. 재정적 · 안전 문제 외에도, 치매환자는 결국 돌봄제공자(가족 및/또는 유급)에 대한 인식과 신뢰가 부족할 수 있다. 그렇게 되면 가족들은 다음과 같이 질문한다: *알츠하이머병이나 치매가 있는 사랑하는 사람은 어디에서 살아야 합니까? 제가 사랑하는 사람이나 저의 집이 아직 적합합니까? 가정간호가 질병의 후기 단계동안 안전하고 접근 가능한 환경이라고 보장하는 것에 대한 실용성이나 재정적 영향은 무엇입니까? 가족과 그 외 자원들이 가정에서 계속 거주할 만큼 충분하고 근접합니까? 더 많은 지원을 받게 하기 위해 사랑하는 부모님을 간호센터로 옮겨야 할까요?* 어렵지만 이렇게 필요한 질문을 하는 것은 가족들에게 스트레스를 야기하거나 회복하기 어려운 갈등과 분열을 일으킬 수 있다. 이때가 간호의 다른 옵션들을 고려할 수 있는 시기이다.

간호관리 Care Management

간호관리 서비스는 치매환자를 간호하는 가족 구성원들에게 필요한 지원을 중개하고 조정한다. 이것이 증가하는 자원이긴 하지만, 많은 가족들은 간호관리에 대해 모르거나 비용을 충당할 수 없다. 간호관리는 공공기관, 비영리 민간 기관, 민간 영리기관, 또는 병원, 사회 서비스나 가정간호 제휴 기관으로부터 돌봄제공자에게 전달될 수 있다. 간호관리는 사례조정, 사례관리 또는 전환간호서비스와 같은 많은 이름으로 언급되기 때문에, 가족 구성원들이 식별하기에 혼란스러울 수 있다. 장거리 돌봄제공자들은 치매가 있는 부모님에 대한 간호와 결정을 조정하기 위해 이러한 유형의 지원을 사용할 가능성이 더 많다. 가족 구성원들 사이에서는 사례관리 자원에 대한 인식이 낮기 때문에, 질병과정 초기에 이러한 자원을 발견하지 못한다면, 이들은 죄책감이나 부적절함을 느낄 수 있다. 간호관리의 사용은 자원이 부족한 시기에 감당할 수 있는 또 다른 결정을 제시한다. 노인병 케어 메니저(Care manager)는 위기관리나 가정거주 도우미와의 면담, 또는 장기 요양공동체로의 배치를 돕는 것을 포함하여, 사랑하는 가족의 간호와 관련된 초기 평가와 지원을 제공한다. 간호관리의 효능에 대한 근거기반은 구축되고 있다. 일부 가족 구성원들은 이러한 외부적 지원이 필요 없다고 느끼거나 자신들이 모든 간호 조정을 제공해야만 한다고 생각한다. 노인 배우자들은 그들의 돌봄제공 역할에 도움을 받기 위해 이런 비교적 "새로운" 서비스를 사용하는 것을 편안해하지 않을 수 있다. 이것은 의료가정과 전환간호 서비스가 보다 간호의 확립된 표준이 되어감에 따라 바뀔 수 있다.

성인주간간호 Adult Day Care

성인주간서비스센터(ADS)는 개인 가정에 거주하는 치매환자들을 위해 폭넓은 서비스를 제공한다. 일반적으로 ADS는 사랑하는 사람이 집에 혼자 있는 것을 걱정하는 돌봄제공자들이 찾는다. 또한 이 센터는 돌봄제공자들을 위한 사회적 상호작용이나 휴식보호 서비스를 위한 훌륭한 자원이 되기도 한다. 치매환자의 돌봄제공자들은 사랑하는 사람을 매일 24시간 관리해야 하기 때문에 용무를 보고 친구와 시간을 보내거나 개인적 위생을 위한 시간을 가지는 것조차도 힘들 수 있다. ADS가 휴식시간을 제공해 주기 때문에 돌봄제공자는 불가능할 수도 있었던 자신들의 요구사항을 충족할 수 있다. 펜실베니아주립대학과 텍사스대학 오스틴 캠퍼스(2014)의 연구에 따르면, 가족 돌봄제공자들은 치매가 있는 친척을 위해 성인주간서비스를 이용하는 날에 유익한 스트레스 호르몬인 DHEA-S가 증가하는 것으로 나타났다. 많은 가족들이 사랑하는 자신의 가족에게 죄책감을 느낄 수도 있지만 돌봄제공자에게 이러한 서비스는 간호의 필수적인 요소가 될 수 있다.

성인주간센터는 치매환자에게도 도움이 된다. 증가된 사회적 상호작용, 신체활동, 인지자극이 치매환자의 일반적인 복지를 향상시킬 수 있다. 이와 대조적으로, ADS 참가자들이 집에 남아있게 되는 날에는 행동문제와 수면장애를 겪을 가능성이 크다[47]. ADS 프로그램은 치매환자의 요구를 충족시키기 위해 간호모델을 확장하고 개선시키고 있다. 이러한 프로그램은 유망한 자원으로 고려되어야만 한다.

생활지원 Assisted Living

가족 돌봄제공자들은 중기에서 후기에 이르는 가족 구성원의 질병 과정 동안, 생활지원의 필요성을 인식할 수 있다. 부모나 다른 가족 구성원 또는 사랑하는 사람이 더 많은 도움을 필요로 하는지 판단하는 것은 어렵다. 다음 그림에서 다음과 같은 경고징후는 인지장애가 있는 성인에게 생활지원과 같은 추가적인 공식지원이 적절할 수 있음을 보여주는 지표로 제안되어 왔다.

미국에서는 각 주마다 생활지원에 대한 자체적인 정의나 특정 면허요건이 있다. 가족들은 사랑하는 사람에게 모든 수준의 간호가 제공되는 서비스에 대해 확실히 모를 수 있다. 예를 들어, 생활지원을 일컫는 다른 일반적인 이름에는 다음과 같은 것이 있다:

- 거주간호(Residential care)
- 기숙간호(Board and care)
- 공동간호(Congregate care)
- 성인케어홈(Adult care home)
- 성인공동생활가정(Adult group home)
- 대체요양시설(Alternative care facility)
- 보호주택(Sheltered housing)

보호적인 거주환경에 필요한 지표

- 냉장고가 비어 있거나 상한 음식으로 채워져 있다. 치매환자의 체중이 감소한다. 쇼핑, 요리 또는 식사하는 것을 기억하는 것이 어려워진다.
- 잦은 멍은 낙상이나 이동과 균형 문제의 징후일 수 있다.
- 치매환자가 계속 같은 옷을 입거나 개인 위생을 잊어버린다. 이것은 세탁하고 목욕하는 것이 신체적으로 어렵다는 것을 나타낼 수 있다.
- 집과 마당이 예전처럼 깨끗하지 않고 정리되어 있지 않다.
- 의사 진료예약과 약을 복용하는 시간과 같이 중요한 것을 잊어버린다.
- 대인관계와 외출에 대한 흥미를 잃어버려 우울하고 소외되어 보인다.
- 이상하거나 부적절한 행동을 가족들이 알아차린다.

치매가 있는 친인척을 대신해서 이주 결정을 내릴 때, 가족들이 직면하는 문제 중 하나는 일반적인 생활지원 공동체와 기억간호 생활지원, 요양원 사이의 차이를 이해하는 것이다. 한때 엄청나게 성장했던 요양원 침실이 7% 감소한 반면, 모든 종류의 생활지원 모델이 지난 20년 동안 급속하게 증가했다. 사람들이 생활지원을 더 친밀하고 비용 효율적이며 가정과 같은 환경이라고 믿기 시작하면서 이에 대한 사람들의 인식이 더 호의적인 경우가 많다. "올바른" 수준의 간호를 선택하는 것은 여러 가지 요인들로 인해 어려울 수 있다. 첫째, 사랑하는 사람의 간호요구가 점점 더 커진다는 것을 가족들이 부정할 수 있다. 일부 생활지원 시설은 비용이 모두 포함되어 있고 aging in place 모델을 지원한다. 그러나 거주요양시설이 치매환자의 행동과 신체적 간호요구를 어느 정도까지 간호하는지에 대해 완전하게 밝히지 않는다면, 가족들에게 이것은 충격으로 다가올 수 있다. 돌봄제공자들은 여러 번의 이동으로 혼란을 경험할 수 있다. 이들은 일반적인 생활지원시설(ALF)로 가는 것이 사랑하는 사람의 최종적인 전환일 것이라고 믿는다. 나중에 이들은 어머니나 아버지가 다른 곳에 위치한 기억지원 프로그램이 필요하다는 통지를 받을 수 있다[48]. 그리고 나서 최종적으로 사랑하는 사람이 신체적으로 가장 약하고 정신적으로 가장 혼란스럽게 되는 알츠하이머병의 마지막 단계에서, 가족들은 숙련된 환경으로 다시 한번 더 이동해야 된다는 사실에 직면한다. Zimmerman과 Fletcher[49]는 숙련된 대체시설이나 ALF 대체시설을 이용하는 가족들에 대한 감정적 요인들이 서로 다르기 보다는 유사하다는 것을 문서화했다. 간호수준에 대한 초기의 인식 부족으로 인해 여러 번의 이동을 해야 할 때, 가족의 죄책감은 고조되고 소진과 재정적 압박이 증가할 수 있다. ALF 가족들은 의사와 대화하고, 재정을 모니터링하고, 사랑하는 사람의 사회생활을 위해 함께 외출하는

데 더 많은 시간을 사용할 수 있다. 사랑하는 사람을 위해 숙련된 시설을 이용하는 돌봄제공자들은 신체상태의 변화를 감시하고 환자간호와 관련된 다양한 수준의 직원들과 의사 소통하는데 동일한 양의 에너지를 소비한다. 생활지원시설과 숙련된 간호시설 모두에서 돌봄제공자들은 양질의 삶을 지지하는데 자신들의 시간을 사용하고 활동중심의 방문을 제공한다고 보고한다. 돌봄제공자들은 사랑하는 사람에 대한 신체간호 중재 요구가 감소하는 것과 관련하여 안도감을 표현한다. 새로운 역할 수행이 가능해진다. 방문이 잦은 일부 가족들이 다른 가족들과 교류함에 따라 다른 가족의 사랑하는 사람에게 관심을 가지게 되고 의미 있는 관계와 공조를 형성한다. 그러나 실제로 대부분의 가족들은 자신들이 편한 시간에 방문을 하고 사랑하는 사람들의 요구에 초점을 맞추며 사랑하는 사람과 직원들과만 상호작용 하면서 자신들의 역할에서 다소 고립된 상태를 유지한다. 죄책감, 슬픔, 외로움, 안도감, 모호한 애도는 바로 치매환자를 어떤 수준의 간호로든 이동시키는 가족 구성원들에 의해 자주 표현되는 감정이다.

별개의 기억간호 환경은 1990년대 말 이후에 출현했다. 이러한 시설을 이용하는 가족들은 치매 간호에 전문적으로 훈련된 직원들로부터 더 많은 이해와 자신감을 경험한다. 이들은 또한, 지지그룹이나 알츠하이머병협회 프로그램을 통해 다른 가족들과 이미 기존의 관계를 맺고 있을 수 있으며 질병과정에 대한 교육이 더 잘 되어 있어서 이러한 전문화된 시설을 찾게 될 수 있다. 이러한 시설에 입소함으로써 당면한 신체간호 요구가 일단 해결되면, 가족들은 법적,

요양원으로의 이동

Dell이 요양원으로 들어갔을 때, 그것은 저에게 이상한 안도감을 주었어요. 지난 2년 동안 그녀가 개를 산책시키러 나가 있을 때 계속 길을 잃었기 때문에 누군가가 계속 함께 있어야 했어요. 그 후 그녀는 집에서 안전하지 않다고 느끼기 시작했고 슬픔에 빠져있었죠. Dell은 그녀 스스로 요양원에 가야 하며, 가고 싶다고 말했어요. 그것은 일반적이지 않은 일이죠. 그녀는 그곳이 안전한 장소라고 생각했지만, 가족들은 준비가 되어있지 않았어요. 우리는 그렇게 하기로 하고, 지방의 한 장기요양 공동체의 대기자 명단에 그녀를 추가시켰어요. 그녀는 갈수록 극도로 흥분했고 집에 있지 않겠다고 우겼어요. 어느 날 밤 전화상담 서비스의 제안으로 우리는 그녀를 집 밖으로 데리고 나왔다가 그곳이 요양원이라고 말하면서 다시 집으로 데리고 들어오려고 시도했어요. 그 방법은 효과가 없었고, 그녀의 아들이 결국에는 그녀를 차에 태우고 몇 시간 동안 돌아다녔어요. 아들이 어머니를 쉬게 하기 위해서 집으로 데리고 왔을 때, 그녀는 트럭에서 내리지 않으려고 했어요. 그녀는 계속해서 요양원으로 가고 싶다고 말했어요. 그래서 우리는 그렇게 하기로 동의하고, 그녀를 다짜고짜 받아달라고 요양원에 애원했어요. 그것은 우리 모두에게 큰 조정이었어요. 이 질병은 지속적인 갈등 조정이에요. 치매환자가 이끄는 대로 가는 것이 쉽지 않아요. 저는 여전히 그녀가 보고 싶어요. 그녀의 아들들이 더 자주 그녀를 방문했으면 좋겠어요. 그렇지만 아들들이 이 모든 일로 인해 더 어려운 시간을 보내고 있다고 들었어요.

재정적, 생애 말기 결정에 참여할 수 있다. 그렇지 않다면, 입소가 이러한 논의를 촉발시킬 것이다. 일부 시설들은 알츠하이머병 과정에서 그 다음 옵션으로 호스피스의 이용가능성과 바람직함을 강조한다. 그러나 결정과 전환에 의해 소진된 많은 가족들은 여전히 사랑하는 사람을 위해 해야 할 마지막 결정에 대해 기대한 만큼 준비되어 있지 않을 수 있다[50].

입원 Hospitalization

그들은 자신이 알고 있는 세계에서 잠이 들고 핑크색 코트와 녹색 코트, 밝은 빛과 낯선 얼굴들이 있는 세계에서 잠을 깬다.

입원은 치매환자와 돌봄제공자 모두에게 두려운 시간일 수 있다. 치매환자가 병원에 오게 되는 것은 알츠하이머병 증상 때문이 아닌 경우가 자주 있다. 치매환자들은 입원을 초래하게 되는 많은 동반질환을 가지고 있다[51]. 일반적으로 병원 직원들은 입원 기간 동안 치매환자의 특별한 요구사항에 대해 교육이 되어 있지 않다는 것이 입증되어 왔다. 표 11.5는 병원 직원들이 치매환자의 특별한 요구를 충족시킬 수 있는 준비가 되어있는지를 조사하는 작지만 최근의 한 연구결과를 보여준다. 표에 제시되어 있듯이, 직원들은 환자들 중 32% 이상이 치매를 앓고 있다고 보고했지만 대부분의 직원들은 이러한 특별한 요구사항을 충족시키는 방법에 대한 구체적인 교육을 받지 않았다. 돌봄제공자로서는 병원의 복잡하면서 종종 혼란스러운 세계를 이해하는 것이 어려울 수 있다. 직원들은 환자의 치매를 인식하지 못할 수 있으며 정보를 업데이트하기 위해 접촉을 시도하며 일차 '환자'뿐만 아니라 돌봄제공자와 적절하게 의사소통하지 않을

표 11.5 병원직원 교육

참여자(540)	평균
나이	45.7
근무 기간	17.6
65세 이상 환자의 비율	66.9
치매환자의 비율	32.4
직원들이 보고한 치매 관련 간호교육 시간	
없음	176
3시간 미만	136
3시간 초과	58

Adapted from Alzheimer Dis Assoc Disord. 2010 Oct–Dec; 24(4): 372–379. doi: 10.1097/WAD.0b013e3181e9f829

수 있다.

주변에 아무도 없었습니다. 엄마를 혼자 두고 화장실에 다녀올 시간조차 없었습니다.

가족들은 병원 직원들이 치매와 간호에 대한 적절한 방법에 대한 지식이 있을 것으로 기대할 것이다. 가족 돌봄제공자의 인식과 실제 병원직원 기술의 현실차이는 분명하다. 결과적으로, 입원은 치매환자와 이들의 간호 파트너들에게 극도의 스트레스를 준다. 이러한 패러다임을 바꾸기 위해서는 직원교육이 필수적이며, 가족들은 가족의 권리 옹호자로서 참여할 수 있다. 돌봄제공자들은 병원에서 자신들의 역할에 대해 이해하고 싶어 한다. 대부분은 일차적 돌봄제공자들이며 매 순간 책임감을 느낀다. 그렇다면, 자신의 가족이 병원에 있는 지금, 이들의 역할을 무엇인가? 입원에 내재된 많은 질문들이 있다. 가족들은 언제 자신들이 환자와 함께 있는 것이 허용되는지, 억제대, 약물 변경, 환자의 독립 수준의 변화에 대해 궁금해한다. 이들은 의사와 같은 보건의료제공자에게 질문과 걱정들을 얘기할 자신이 없거나 입원을 보다 성공적으로 할 수 있는 방법을 모른다. 돌봄제공자들은 현재의 의료 정보를 이해하는데 너무 집중해서, 자신의 가족이 병원을 퇴원할때 자신들이 어떤 종류의 간호를 제공하거나 조정해야 하는지에 대해 질문하는 것을 늦게 할 수 있다[51]. 치매환자가 입원해 있는 동안 경험한 변화에 따라 집으로 돌아가는 것이 가족 돌봄제공자에게는 걱정과 스트레스가 될 수 있다. 돌봄제공자들은 입원으로 인해 자신의 사랑하는 사람에게 요양원 간호가 더 필요해졌는지에 관해 의문이 생기고 걱정이 될 수 있다. 병원이 전환적인 간호계획을 더 중점을 두기 때문에 입원은 이상적으로 가족들로 하여금 사랑하는 사람의 요구와 현재의 의료 정보 및 단기 · 장기간호 준비의 지원에 대한 더 많은 통찰력을 얻을 수 있는 기회가 될 수 있다.

임종과정에 가족참여 Family Participation in Dying Process

돌봄제공에 대한 요구는 치매환자가 생애 말기에 가까워짐에 따라 극대화될 수 있다. 환자가 사망하기 전 해에는 돌봄제공자들의 59%가 하루 24시간 "근무 중"인 것처럼 느껴졌고 많은 돌봄제공자들은 이 기간 동안 돌봄제공으로 인해 극도의 스트레스를 받는다고 느꼈다. 생애 말기에 대한 한 연구에 따르면, 가족 돌봄제공자들의 72%가 치매환자가 사망했을 때 안도감을 경험했다고 말했다[52]. 결과적으로 질병의 이 단계에 대한 준비는 필수적이다. 8~12년간 지속될 수 있는 돌봄제공 과정에서 대부분의 돌봄제공자들은 질병의 이 단계로 인해 많은 영역에서 소진된다. 치매환자의 죽음을 준비하는 것은 돌봄을 제공하는 가족들마다 다르다. 어떤 가족들은 자신의 생애 말기 소망에 대해 고려하거나 명시적인 계획을 세운 사랑하는 사람과 함께 대비할 수 있다. www.Conversationproject.org에 따르면, 60%의 사람들은 자신의 가족들이 어려운 결정으로 부담을 갖지 않도록 하는 것이 "매우 중요하다"고 말한다. 그러나 56%

는 자신의 생애 말기 소망에 대해 이야기를 나누지 못했다[53]. 알츠하이머병의 아주 초기단계에 있는 환자의 간호파트너는 그 사람이 여전히 자신의 소망을 표현할 수 있을 때, 이러한 어려운 대화를 하는 것을 우선 순위로 하는 것이 이상적이라고 한다. 환자가 쇠퇴해 감에 따라 환자의 생애 말기에 대한 소망이 분명하고 존중될 것임을 아는 것은 치매환자와 그들의 돌봄제공자들에게 큰 위안이 될 수 있다. 사전의료지시서는 서명과 증인이 있는 법적문서로, 사람이 생애 말기에 자신이 원하는 것을 상세하게 표현하는 것이다. 양식은 무료로 인터넷에서 쉽게 구할 수 있으므로 가족들은 이러한 사전의료지시서를 원로 변호사에게 검토를 받아야 한다. 안타깝게도, 많은 사람들이 치매가 있는 사랑하는 사람의 소망을 알거나 이해할 기회를 놓친다. 하지만 여전히 생애 말기 결정을 준비할 수 있는 방법은 있다. 돌봄제공자들은 치매환자의 과거로부터 자신들이 알고 있는 것들을 고려할 수 있다. 그들이 다른 질병을 어떻게 처리했었는가? 죽음이나 임종에 관해 대화하는 동안, 이들이 다른 사람들에게 또는 다른 사람들에 대해 뭐라고 말했는가? 돌봄제공자는 이러한 질병 단계에서 개인적인 지원과 전문적인 지원 모두를 찾는 것이 중요하다.

호스피스 Hospice

호스피스는 치매환자뿐만 아니라 이들의 돌봄제공자들에게도 긍정적인 선택이 될 수 있다. 치매 돌봄제공자가 호스피스 간호 사용을 둘러싼 많은 문화적 규범과 신념이 있다. 어떤 가족들은 호스피스가 치매환자를 "포기"하거나 이들의 죽음을 재촉하는 것과 같다고 생각한다. 심지어 호스피스의 사용을 마치 죽음을 바라는 것과 동등하게 생각하는 가족들도 있다[54]. 또 다른 가족들은 일반적으로 환자에게 살 수 있는 기간이 6개월 이하인 사람을 위해 예약되기 때문에, 이는 알츠하이머병이 있는 사랑하는 사람을 위해 실행 가능한 옵션이 아니라고 생각한다. 돌봄제공자는 필요성이 분명해지기 전이라도 호스피스에 관해 보건의료제공자와 이야기하는

누군가에게 호스피스 간호를 제공하는 것

Terry는 지금 두 번째로 호스피스에 있다. 처음 호스피스에 갔을 때 그것은 너무나 편안했으며 우리는 모든 추가적인 도움에 감사했다. 그녀의 의사와 함께 우리는 하나만 제외하고 모든 약물을 중지할 수 있었다. 특히, 내가 방문할 때마다 가지고 간 밀크쉐이크에 대한 그녀의 입맛은 여전히 강했다. 그녀의 체중은 감소하지 않았고 호스피스에서 퇴원했다. 그러나 지금 그녀는 먹지도 마시지도 못해서 내가 그녀를 보았을 때 내 마음이 무너져 내렸다. 우리는 여전히 레미제라블에서 우리가 가장 좋아하는 노래를 들을 수 있다. 그녀는 "나는 꿈을 꾸었어요"라는 노래를 좋아한다. 너무 힘들긴 하지만 알츠하이머병협회에서 자원봉사하는 것이 내가 이 모든 것을 긍정적으로 바꾸도록 도왔다.

것이 중요하다. 호스피스 프로그램에 참여한 가족들은 이들이 인지한 많은 프로그램의 장점들을 보고한다[55]. 또 다른 가족들은 사망에 너무 가까워지도록 기다린 것이 알츠하이머병/치매환자가 존엄한 죽음을 경험할 수 있는 기회를 놓칠 수 있다고 생각한다. 완화 간호에 초점을 두는 호스피스는 사랑하는 사람이 훨씬 편안해 하는 것을 보기 때문에 돌봄제공자에게 큰 위안이 될 수 있다. 또한 호스피스는 죽음에 대한 준비와 슬픔 상담을 통해 돌봄제공자들에게 의미 있는 지원을 제공한다. 많은 호스피스 프로그램은 임종 시 치매환자의 존엄성을 기리는데 도움이 되는 예배, 음악요법, 향기요법, 애완동물요법과 같은 독특한 서비스를 제공한다.

옹호자로서의 가족 Family as Advocates

Merriam-Webster는 옹호자를 타인의 이익을 지원하고 촉진하는 사람으로 정의한다. 치매환자의 돌봄제공자는 질병의 전 과정 동안 여러 가지 방식으로 옹호자의 역할을 하게 된다. 어떤 단계가 되면, 치매환자는 더 이상 자신들의 바램을 표현할 수 없게 된다. 돌봄제공자가 이러한 요구를 충족시키는 옹호자가 된다.

의료 문제에 대한 옹호는 진단이 내려지기 이전에 돌봄제공자를 위해 시작될 수 있다. 돌봄제공자들은 종종 기억력에 문제가 있는 환자가 기존의 만성질환을 관리하고 정확한 진단을 받도록 돕는다. 이를 위해서는 여러 번 진료를 위한 장거리 방문을 하고 의료진의 관심을 받기 위해 지속적으로 노력해야 한다. 치매환자의 요구가 변함에 따라 돌봄제공자들은 적절한 약물, 주거마련과 서비스를 위해 환자를 옹호할 것이다. 아마도 가장 중요한 의학적 옹호는 돌봄제공자가 환자의 바램을 지지하고 존중할 수 있도록 해야 하는 생애 말기에 있다.

사회적으로 돌봄제공자는 치매환자가 관계를 유지하고 외부 세계를 탐색하는 것을 돕는데 큰 역할을 한다. 사회적 고립은 돌봄제공자의 일반적인 보고이다. 친구들과 다른 가족들은 이해의 부족이나 불안함 때문에 접촉을 꺼릴 수 있다[56]. 그러나 사회적 상호작용이 치매환자에게 매우 좋기 때문에 돌봄제공자는 친구들을 교육해서 치매환자 곁에 있는 것을 보다 편하게 느끼도록 함으로써 환자를 옹호해야 한다. 또한, 외모만으로는 그 사람이 치매가 있는지 분명하지 않을 수 있다. 결과적으로, 레스토랑이나 식료품 가게의 서비스 직원들은 치매환자의 행동이나 사회적 한계를 이해하지 못할 수 있다.

정치적인 옹호는 규제 당국과 정책 입안자들에게 치매 및 치매환자의 요구에 대한 교육에 필수적이다[57]. 많은 기관들이 연구와 서비스에 대한 재정적 지원을 얻기 위해 지방과 연방정부 차원에서 정치인들을 만나기 위해 노력한다. 돌봄제공자들은 향후 간호와 치료법 발견에 영향을 줄 수 있는 입법자들과 공유할 개인적인 이야기가 있다.

사회적 문제들

한 간호 파트너는 쇼핑몰 직원이 그녀의 남편 행동에 대해 걱정하기 때문에 쇼핑몰에서 그녀와 그녀 남편이 함께 "걷는 것"을 더 이상 허용하지 않았다는 이야기를 그녀의 지지그룹과 공유하였다. 그 돌봄제공자는 알츠하이머병협회에 지원을 요청하기 위해 연락했고 쇼핑몰 직원들과 함께 일하며 많은 시간을 보냈다. 옹호자로서의 그녀의 목표는 쇼핑몰에서 아침마다 산책하는 의식을 유지하는 것이었는데, 이는 그녀 남편의 건강을 안정시키고 촉진시켰다.

돌봄제공의 부담 대 특권에 대한 고찰 Reflections on Burden Versus Privilege of Caregiving

이 장에서 언급된 많은 요인들에 근거할 때, 치매환자의 돌봄제공자들이 가지는 부담 대 특권에 대한 인식은 다양하다. 여기에는 오랫동안 가져온 상호관계에 대한 관점, 인종적으로 영향을 받은 가치, 문화적으로 수용되는 관습, 개인에 영향을 주는 질병 전후 관계가 포함된다. 20년 동안 나타날 수 있는 혼란스러운 질병과정을 해결하고, 분류하고, 통합하고, 대응하는 능력은 돌봄제공자가 사용할 수 있는 사회적 · 재정적 · 영적 자원에 따라 다를 수 있다. 많은 연구들에 따르면, 알츠하이머병 및 이와 관련된 장애의 돌봄제공자들은 우울증과 그 외 부정적인 신체적 · 심리적 영향으로 고통 받는 것으로 나타났다. 우울증에 대한 포괄적 지원 프로그램이 돌봄제공자에게 미치는 효과에 대한 고무적인 연구는 계속 존재해왔다. 수많은 심리사회적 · 교육적 중재 프로그램(다음 장에서 자세히 살펴본다)은 돌봄제공자에 대한 잠재적인 부정적 효과를 개선시키는 방식으로 질병의 전 과정 동안 일차 돌봄제공자와 가족 구성원들을 지원할 수 있다. 이러한 모델에는 매일 24시간 이용 가능한 개인 및 가족 상담, 연구시험 등록 및 참여, 사회화 프로그램, 지원단체 참여가 있다. 미국 전역에 걸쳐서 알츠하이머병협회와 알츠하이머병 연구센터에 의해 개척된 환자와 이들의 가족 구성원들을 위한 프로그램은 돌봄제공과 관련된 과도한 부담에 긍정적인 영향을 미치는 것으로 나타났다. 연구에 따르면, 이러한 중재에 참여한 돌봄제공자들의 우울증은 이와 유사한 서비스에 참여하지 않은 사람들에 비해 현저하게 적었다. 이러한 결과는 장기적인 사회적 지원을 강화하는 것이 돌봄제공의 부정적인 결과에 뚜렷한 영향을 미칠 수 있음을 시사한다. 향후 돌봄제공 경험에 영향을 미치는 요인에는 돌봄제공자가 환자와 공유할 수 있는 정상화 및 사회화 기회의 이용 가능성, 기억장애 환자들의 안전과 사회적 수용을 지원하기 위한 기술의 창의적인 사용이 포함된다. 10년 전만해도 돌봄제공자들이 경험한 사회적 고립과 낙인은 인지장애에 대한 보다 수용적인 태도로 대체되고 있다. 신경계 질환과 관련된 규범적 경험은 지금 베이비붐 세대 사람들 간에 공유되고 있으며, 기억장애 환자를 돌보기 위한 보다 인간중심적이고 위엄 있는 간호시설을 이용할 수 있다면,

장기간호 옵션을 사용하는 것과 관련된 죄책감을 어느 정도 제거할 수 있을 것이다.

일반적으로 신체적 돌봄제공이라는 고통을 겪는 가족들은 감정적 경험을 통합하고 돌봄제공 경험의 전체를 하나의 특권으로 수용하기 위해 시간과 성찰이 필요하다. 이러한 수용이 일어나면, 돌봄제공자들은 새롭고 색다른 방식으로 부모님과 다시 관계를 맺는 긍정적인 느낌을 보고한다; 배우자에 대한 신의 혹은 기억장애를 가진 사랑하는 사람과 함께 살면서 새롭게 발견한 기술을 기리는 능력. 가족들은 치매가 있는 사람을 간호하기 위해 사용할 수 있었던 장점에 대해 감사함을 표현하고 그러한 상황은 가족 내 젊은이들과 미래 세대들에게 교훈이 된다는 자부심을 나타낸다. 이것을 보여주는 지표는 돌봄제공자들이 자신의 경험에 대해 쓴 급증하는 문헌이다. 돌봄제공 경험에 대한 태도는 대체로 누구나 예상하듯이 이미 존재하는 삶에 대한 관점과 인생 이야기뿐만 아니라 가족들이 치매환자와의 이전 가족관계를 보답하거나 해결할 필요성에 의해 영향을 받는다. "베이비붐 세대 사람들"은 "치매의 시대"를 경험하고 참여하며 오랫동안 예상되는 치료를 기다리기 때문에, 돌봄제공은 앞으로 몇십 년 동안 노인학자, 사회 · 보건의료 연구자에게 풍부한 조사 영역으로 남을 것이다.

토의 문제 Discussion Questions

1. 가족 구성원들이 돌봄제공자 역할을 수행할 준비가 더 잘 되어 있는가?
2. 치매환자를 돌보는 것은 그 외의 다른 환자를 돌보는 역할과 다른가?
3. 돌봄을 제공하면서 최적의 삶의 질을 창출하기 위해 돌봄제공자가 활용할 수 있는 가장 유망한 자원에는 어떤 것이 있는가?

References

1. Gillick MR. The critical role of caregivers in achieving patient-centered care. JAMA. 2013;310(6):575–6.
2. Alzheimer's Association. Late stage caregiving: your role as a caregiver. 2014.
3. Gitlin LN, Schultz R. Family caregiving of older adults. In: Prohaska RT, Anderson LA, Binstock RH, editors. Public health for aging society. Baltimore, MD: The Johns Hopkins University Press; 2014. p. 181–204.
4. Ory MG, Hoffmann RR, Yee JL, Tennstedt S, Schulz R. Prevalence and impact of caregiving: a detailed comparison between dementia and nondementia caregivers. Gerontologist. 1999;39(2):177–86.
5. Rava S. Swimming solo: a daughters memoir of her parets, his parents and Alzheimer's disease. Sewanee, TN: Plateau books; 2011.
6. Bouldin ED, Anderson E. Caregiving across the United States: caregivers of persons with Alzheimer's disease or dementia in 8 states and the District of Columbia. Data from 2009 and 2010 Behavioral Risk Factor Surveillance System [Internet]. 2010
7. Meuser TM, Berg-Weger M, Chibnall JT, Harmon AC, Stowe JN. Assessment of readiness for mobility transition (ARMT): a tool for mobility transition counseling with older adults. J Appl Gerontol. 2013;32(4):484–507. doi:10.1177/0733464811425914.
8. Caregiving NAf, AARP. Caregiving in the U.S. Unpublished data analyzed under contract for the Alzheimer's Association. 2009.
9. Fuller-Jonap F, Haley WE. Mental and physical health of male caregivers of a spouse with Alzheimer's disease. J Aging Health. 1995;7(1):99–118.
10. Ohio department of aging. Whom does caregiving affect? 2009. Available from: http://aging.ohio.gov/resources/publications/Caregiver_Fact_Sheet_1-866.pdf
11. Robinson CA, Bottorff JL, Besut B, Oliffe JL, Tomlinson J. The male face of caregiving: a scoping review of men caring for a person with dementia. Am J Mens Health. 2014;8(5):409–26.
12. National Institute on Aging. Alzheimer's disease and education center: intimacy sexuality and Alzheimer's disease: a resource list. 2008. Available from: http://www.nia.nih.gov/alzheimers/intimacy-sexuality-and-alzheimers-disease-resource-list
13. Bookwala J, Schulz R. A comparison of primary stressors, secondary stressors, and depressive symptoms between caregiving husbands and wives: The caregiver health effects study. Psychology and aging. 2000;15:607–616.
14. Fisher GG, Franks MM, Plassman BL, Brown SL, Potter GG, Llewellyn D, et al. Caring for individuals with dementia and cognitive impairment, not dementia: findings from the aging, demographics, and memory study. JAM Geriatr Soc. 2011;59(3):488–94.
15. Schumacher LAP, MacNeil R, Mobily K, Teague M, Butcher H. The leisure journey for sandwich generation caregivers. Ther Recreat J. 2012;46(1):42–60.
16. Hammer LB, Neal MB. Working sandwiched-generation caregivers: prevalence, characteristics, and outcomes. Psychol-Manag J. 2008;11(1):93–112.
17. Riley LD, Bowen CP. The sandwich generation: challenges and coping strategies of multigenerational families. Fam J. 2005;13(1):52–8.
18. Loomis LS, Booth A. Multigenerational caregiving and well-being. J Fam Issues. 1995;16(2):131–48.
19. Rubin R, White-Means S. Informal caregiving: dilemmas of sandwiched caregivers. J Fam Econ Iss. 2009;30(3):252–67.
20. National down syndrome society. 2014. Available at: http://www.ndss.org/
21. Chen H. Down syndrome: prognosis. Updated 8.2014. Medscape [Internet]. 2014.
22. Lancet Neurology (The). Strengthening connections between Down syndrome and AD. Lancet Neurol 2013;12(10):931.
23. Institute MMM. The Metlife study of caregiving costs to working caregivers: double jeopardy for baby boomers caring for their parents. 2011.
24. Alzheimer's Association. Alzheimer's disease facts and figures. 2014. pp. 30–58.
25. Hargrave R. Caregivers of African-American elderly with dementia: a review and analysis. Annals Long-term Care. 2006;14(10).
26. Haley WE, Gitlin LN, Wisniewwski SR, Mahoney DF, Coons DW, Winter L, et al. Well-being, appraisal, and coping in African-American and Caucasian dementia caregivers: findings from the REACH study. Aging Ment Health. 2004;8(4):316–29.
27. Institue MLMM. Still out, still aging: the MetLife study of lesbian, gay, bisexual and transgender baby boomers. 2010.
28. Achenbaum WA. How boomers turned conventional wisdom on its head a historian's view on how the future may judge a transitional generation. Metlife mature market institute. 2012.
29. Ganguli M, Dodge HH, Shen C, Panday RS, DeKosky ST. Alzheimer's disease and mortality: a—year epidemiological study. Arch Neurol. 2005;62(5):779–84.
30. Caregiving NAf, Schulz R, Cook T, Pittsburgh UCfSURDoPUo. Caregiving costs: declining health in the Alzheimer's caregiver as dementia increases in the care recipient. 2011.
31. AgingCare.com. Thirty percent of caregivers die. 2014. Available from: http://www.agingcare.com/Discussions/Thirty-Percent-of-Caregivers-Die-Before-The-People-They-Care-For-Do-97626.htm
32. Mavarid M, Paola M, Spazzaumo L, Mastriforti R, Rinaldi P, Polidori C, et al. The caregiver burden inventory in evaluating the burden of caregivers of elderly demented patients: results from a multicenter study. Aging Clin Exp Res. 2013;17(1):46–53.
33. Carr D, Duchek JM, Meuser TM, Morris JC. Older adult drivers with cognitive impairment. Am Fam Physician. 2006;73(6):680–7.
34. Carr DB, Ott BR. The older adult driver with cognitive impairment "it's a very frustrating life". JAMA. 2010;303(16):1632–41.
35. Kohm R, Surti GM. Management of behavioral problems in dementia. J Med Health. 2008;91(11):335–8.
36. Levy ML, Miller BL, Cummings JL, Fairbanks LA, Craig A. Alzheimer disease and frontotemporal

dementias behavioral distinctions. Arch Neurol. 1996; 53(7):687–90.
37. Lyons KS, Zarit SH, Sayer AG, Whitlatch CJ. Caregiving as a dyadic process: perspectives from caregiver and receiver. J Gerontol Psychol Sci. 2002;57B(3):195–204.
38. Morris SE, Cuthbert BN. Research domain criteria: cognitive systems, neural circuits, and dimensions of behavior. Dialogues Clin Neurosci. 2012;14(2): 29–37.
39. Boss P. Ambiguous loss: Harvard University Press. Cambridge, MA.
40. Kind V. The caregiver's path to compassionate decision making: making choices for those who can't (Home Nursing Caring). Austin, TX: Greenleaf book group; 2010.
41. Beauchamp TL, Childress JF. Principles of biomedical ethics. 5th ed. New York: Oxford University Press; 2001.
42. Kolcaba KY, Fisher EM. A holistic perspective on comfort care as an advance directive. Crit Care Nurs Q. 1996;18(4):66–76.
43. Alzheimer's Association. Alzheimer news: new statement to medical community demands a dignified diagnosis of dementia. 2009.
44. Robinson KM, Buchwalter KC, Reed D. Predictors of use of services among dementia caregivers. West J Nurs Res. 2005;27(2):126–40.
45. Pew Research Center. The return of the multigenerational family household. A social and demographic trends report. 2010.
46. Mollica RF. Coordinating services across the continuum of health, housing, and supportive services. J Aging Health. 2003;15:165–88.
47. Zarit SH, Kim K, Femia EE, Almeida DM, Savla J, Molenaar PCM. Effects of adult day care on daily stress of caregivers: a within-person approach. J Gerontol Ser B Psychologic Sci Soc Sci. 2011.
48. Kane RL, West JC. It shouldn't be this way—the failure of long term care. Nashville, TN: Press V; 2005.
49. Zimmerman S, Sloane PD, Fletcher S. The measurement and importance of quality in tomorrow's assisted living. In: Golant S, Hyde J, editors. The assisted living residence: a vision for the future. Baltimore: Johns Hopkins University Press; 2008.
50. Span P. The new old age: caring and coping. Avoiding the call to hospice. 2009.
51. Silverstein NM, Maslow K. Improving hospital care for persons with dementia. New York: Springer; 2006.
52. Schulz R, Mendelsohn AB, Haley WE, Mahoney D, Allen RS, Zhang S, et al. End-of-life care and the effects of bereavement on family caregivers of persons with dementia. N Engl J Med. 2003;349(20): 1936–42.
53. Conversationproject.org. 2014.
54. Wilder HM, Oliver DP, Demiris G, Washington K. Informal hospice caregiving: the toll on quality of life. J Soc Work End Life Palliat Care. 2008;4(4):312–32.
55. Raleigh H, Robinson ED, Hoey J, Marol K, Jamison TM. Family care perceptions of hospice support. J Hosp Palliat Care Nurs. 2006;8(1):25–33.
56. Robinson J, Fortinsky R, Kleppinger A, Shugrue N, Porter M. A broader view of family caregiving: effects of caregiving and caregiver conditions on depressive symptoms, health, work, and social isolation. J Gerontol: Soc Sci. 2009;64B(6):788–98.
57. Alzheimer's Association. Nearly 60 percent of people worldwide incorrectly believe that Alzheimer's disease is a typical part of aging. Alzheimer's News 2014 [Internet]. 2014.
58. SAGE. The issues—disability [cited 2014]. Available from: http://www.sageusa.org/issues/disability.cfm#sthash.veWCfUpO.dpufthere
59. Association NAPS. Policy and advocacy: elder financial exploitation.
60. Bookman A, Kimbrel D. Families and elder care in the twenty-first century. Future Child. 2011;21(2):117–40.
61. Bretcher C. Alzheimer's Association, Saint Louis Chapter. Train the trainer manual. 2013.
62. Brookmeyer R, Corrada MM, Curriero FC, Kawas C. Survival following a diagnosis of Alzheimer disease. Arch Neurol. 2005;59(11):1764–7.
63. Curry LA, Wetle T. Ethical considerations. In: Evashwick CJ, editor. The continuum of long term care. 3rd ed. Clinton Park, NY: Thomson Delmar Learning; 2005. p. 279–92.
64. Evashwick CJ. The continuum of long term care. Clifton Park, NY: Thomson Delmar Learning; 2005.
65. Gaugler JE, Mittelman MS, Hepburn K, Newcome R. Clinically significant changes in burden and depression among dementia caregivers following nursing home admission. BMC Med. 2010;8:85.
66. Gentry M. Challenges of elderly immigrants. Hum Serv Today. 2010;6(2):1–4.
67. Gorospe E. Elderly immigrants: emerging challenge for the U.S. healthcare system. Internet J Healthc Adm. 2005;4(1).
68. Greenlee K. Leaving the farm. Generations. 2013; 37(3):6–7.
69. Morris LW, Mobily RG, Britton PG. The relationship between marital intimacy, perceived strain and depression in spouse caregivers of dementia sufferers. Br J Med Psychol. 1988;61(3):231–6.
70. Noelker LS, Whitlatch CJ. Informal caregiving. In: Evashwick CJ, editor. The continuum of long-term care. 3rd ed. Clifton Park, NY: Thomson Delmar Learning; 2005. p. 29–48.
71. Roth DL, Haley WE, Hovarter M, Perkins M, Wadley VG, Suzanne J. Family caregiving and all-cause mortality: findings from a population-based propensity-matched analysis. Am J Epidemiol. 2013;178(10):1571–8.
72. Schulz R. Research priorities in geriatric palliative care: informal caregiving. J Palliat Med. 2013;16(9): 1008–12.
73. Services USDoHaH. Frontotemporal disorders: information for patients, families and caregivers: national institutes of health. 2014.
74. Tay L, Chua KC, Chan M, Lim WS, Ang YY, Koh E, et al. Differential perceptions of quality of life (QoL) in community-dwelling persons with mild-to-moderate dementia. Int Psychogeriatr. 2014;26(8): 1273–82.

CHAPTER 12

돌봄제공자 웰빙을 지원하기 위한 중재

Interventions to Support Caregiver Well-Being

Meredeth A. Rowe, Jerrica Farias, and Marie Boltz

서론 Introduction

대부분의 치매환자들(75%로 추정)은 가족 돌봄제공자들의 간호와 지원을 받는다[1]. 간호 제공자 역할(직접적인 간호 제공)을 하든지 아니면 케어매니저(다른 사람들이 간호를 제공하도록 일을 처리함) 역할을 하든지 간에, 이들은 치매환자의 건강과 안녕에 필수적인 간호와 서비스에 기여한다. 치매환자의 가족들은 흔히 "보이지 않는 두 번째 환자"라고 불린다[2]. 이 장의 목적은 치매환자를 간호할 때 일어나는 돌봄제공자의 생리적, 정서적, 심리적 변화를 설명하고 돌봄제공자의 안녕을 지원하도록 고안된 중재에 대해 서술하는 것이다.

"치매환자의 가족 돌봄제공자의 경험과 관점"(McGillick, Murphy-White)이라는 장에 설명되어 있듯이, 돌봄제공자의 효과는 긍정적인 경우가 많지만, 돌봄제공 역할은 가족 구성원들의 신체적, 생리적, 재정적 안녕에 큰 피해를 준다. 초기 조사에서 스트레스를 덜 받는 돌봄제공자들보다 스트레스를 받는 돌봄제공자들이 조기 사망률과 더 높은 이환률을 보였다[3]. 이후 연구에서 연구자들은 높은 수준의 지각된 부담[4~8], 우울증[4, 5, 7~10], 외로움, 감소된 사회적 지지[10], 높은 수준의 지각된 스트레스[11]와 같은 돌봄제공의 심리적 병적상태가 확인되었다.

돌봄제공의 생리적 결과에 관한 최근의 문헌고찰에서는 돌봄제공 경험이 돌봄제공자의 신체적 결과에 미치는 영향을 연구한 다양한 연구들을 상세히 설명하고 있다[12]. 가장 결정적인 연구결과는 돌봄제공이 인지기능과 면역기능 모두에 영향을 미친다는 것이다. 인지기능 측면에서, 치매 돌봄제공자가 되는 것은 전반적인 기능뿐만 아니라 인지기능(처리속도, 주의와 집중)의 특정 영역에서의 저조한 기능과 관련이 있었다. 게다가, 한 연구에서는 배우자의 치매 돌봄제공자들이 돌봄제공자가 된 후 알츠하이머병에 걸리게 될 가능성이 거의 7배 더 높은 것으로 나타났다[13]. 돌봄제공자들의 면역기능이 나빴는데, 특히 면역표지자 TNF-α와 C-반응 단백질 둘 다 지속적으로 증가하며 면역 기능장애를 보였다[12].

돌봄제공이 심혈관 질환의 생물 표지자에 미치는 영향을 자세히 설명하는 일련의 기사글들이 발표되었다. 연구자들은 관상동맥질환, 혈관염증, 변형된 응혈 프로필에 대한 두 가지 병태생리학적 기전의 근거를 발견했다[14~19]. 돌봄제공자들에게 높은 수준의 역할 과부하나 우울증이 존재했을 때, 생물 표지자 프로필이 더 비정상적이었다.

돌봄제공 관련 생리적 변화와 심리적 변화의 기전이 현재 조사되고 있으며, 생리적 변화에 대해 제안된 기전에는 정서적 돌봄요구, 수면부족, 지속되는 감시, 돌봄제공자의 건강증진 행동에 대한 방해가 포함된다[20~22]. 가장 두드러지는 심리적 변화는 이미 확인된 많은 위험요인을 가진 우울증이다. 여기에는 돌봄제공자의 낮은 교육수준[23], 낮은 수입[24], 배우자의 돌봄제공자 역할[25], 여성[26], 백인(아프리카계 미국인에 비해서)[27]이 포함된다. 높은 수준의 우울증상에 대한 예측변수로는 낮은 주관적 건강평가[28], 소규모의 사회적 네트워크[29], 역기능적인(감정-중심) 대처의 사용[30]이 있다. 돌봄제공자의 스트레스는(역할과부하, 억류, 또는 부담) 우울증상에 모두 직접 매개하고 기여한다. 또한, 심리적 긴장의 근원은 가족과 직장환경 내에서 경쟁하는 요구, 가족 내에서의 역할변화, 보건의료제공자와의 의사결정에서 불충분한 정보공유와 참여이다[4]. 돌봄제공자 우울증과 관련된 간호 수혜자의 특성에는 인지기능 저하[33], 일상생활활동에 대한 높은 의존도[25], 환자의 고통에 대한 행동적 징후가[34] 포함된다.

돌봄제공자 웰빙의 이론 모델 Caregiver Well-Being Theoretical Models

심리적 스트레스 모델 Psychological Stress Models

Poulshock와 Deimling 모델[35]에서 치매는 여러 방식으로 긴장으로 표명될 수 있는 돌봄제공자 부담에 이르게 하는데, 이는 다른 요인들에 의해 악화되거나(예: 돌봄제공자의 행동증상이나 건강문제에 의해) 개선될 수(예: 다른 사람들이나 역량의 지원으로) 있다. Pearlin과 동료들[36]에 의해 제안된 돌봄제공자 스트레스 모델은 돌봄제공자 스트레스에 기여하는 네 가지 주요 영역을 서술하고 있다; 배경 맥락(다른 생활사건과 지원 시스템의 영향을 포함), 질병의 일차적 스트레스 요인들(환자가 요구하는 도움의 양과 행동 증상과 같은), 이차적 역할 긴장(가족갈등과 사회생활과 같은), 성격 및 역량과 같은 정신내적 긴장[35, 37]. Pearlin 모델에 대한 검토에서 Campbell과 동료들은 돌봄제공자 부담의 가장 강한 예측요인은 역할

억류감(역할에 갇혀있다는 느낌), 돌봄제공자의 피로와 소진, 간호를 받는 사람과의 관계의 질, 돌봄제공 역할 밖의 부정적인 생활사건들이었다[37]. Pearlin의 모델은 각 잠재 구조에서 현저한 인종적 차이에도 불구하고, 후속 연구에서 전 인종이나 민족에 만족스럽게 들어맞았다[38]. 결과는 다양한 문화나 민족적 배경을 가진 사람들에게 최적의 이점을 제공하기 위해서는 중재가 스트레스 과정의 다양한 양상을 대상으로 해야 함을 시사한다.

생리적 스트레스 모델 Physiologic Stress Models

이후의 모델들은 돌봄제공자 역할, 특히 역할을 스트레스로 인식하는 돌봄제공자들에 대한 생리학적 반응을 설명한다. 치매환자의 돌봄제공자들은 이들의 고혈압이나 심장질환 발병 위험을 높이는 스트레스를 주는 상황에 의해 과도한 심혈관적 반응을 보였다[39~43]. 치매환자 돌봄제공자의 우울증과 불안은 연장된 혈소판 활성화[40, 42, 44], 교감신경 활성화, 증가된 노르에피네프린과 관련이 있었다[40, 45~50]. 만성적으로 스트레스를 받는 돌봄제공자들은 코르티솔 수치 증가[51~53], 글루코코티코이드에 대한 림프구 민감성 감소[54], 세포 면역력 장애[54~58], 증가된 심혈관 질환 생물 표지자 활성화[59~61]를 보였다.

지난 20년에 걸친 횡단 연구들에 따르면, 치매 돌봄제공자의 약 3분의 2가 수면장애를 겪고 있다고 보고하지만, 야간 수면의 양과 질의 감소에 있어서는 결과가 엇갈린다[62]. 인구통계학적 선행요인과 촉발요인(연령 및 여성 증가, 치매유형), 의학적 위험요인(다중 동반질환, 폐쇄성수면무호흡증, 하지불안증후군)이 돌봄제공자의 수면장애에 기여하는 요인이 될 수 있다[63~65]. 그러나 점점 늘어나는 문헌에 따르면, 치매 돌봄제공자가 직면한 독특한 환경은 수면장애에 기여하며 이는 예를 들어, 이들의 심장질환 위험을 증가시킬 수 있는 생리적 결과를 초래한다[17, 19, 39, 60, 66, 67].

돌봄제공자의 만성적 스트레스 또한, 치매환자 돌봄제공자의 인지감퇴에 기여하는 요인으로 간주되어 왔다[54, 68~70]. 배우자 돌봄제공자에 대한 종적 연구[70]뿐만 아니라 Vitaliano와 동료들[69]에 의해 제안된 만성적 스트레스에 대한 이론적 모델은 돌봄제공자들의 인지장애나 치매 위험이 더 높다는 것을 시사한다. 이것은 심리사회적(예: 우울증, 외로움, 사회적 고립, 수면문제), 행동적(예: 운동, 식이요법), 생리적(예: 대사 증후군과 염증) 변수를 포함하는 여러 가지 매개요인들에 의해 영향을 받는 것으로 가정된다. 이러한 연구가 만약 확인되지 않는다면 돌봄제공자의 삶과 이들의 기능능력을 위태롭게 할 수 있는 변경 가능한 치매의 위험요인들을 고려하기 때문에 중요한 의미를 가진다. Campbell, Rowe 그리고 Marsiske는 치매 돌봄제공자의 스트레스가 돌봄제공자(이환률, 사망률)와 양자(치매환자의 행동증상과 돌봄제공자의 반응) 모두에게 영향을 미친다고 가정하여 스트레스 모델을 확장한다[71]. 일차적 스트레스 요인(간호 수혜자의 장애, 문제행동, 상실)과 이차적 스트레스 요인(가족갈등, 직장문제)에 대한 돌봄제공자의 평가와 적응은 이러한 결과를 초래하는 행동적 · 감정적 반응으로 나타난다.

스트레스 모델을 넘어서 Moving Beyond Stress Models

Piercy와 동료들[34]은 돌봄제공자의 정신건강에 영향을 미치는 다섯 가지의 뚜렷한 맥락을 포함하는 William[29]이 개발한 수정된 생태학적 맥락모델을 제안한다. 사회문화적 맥락에는 돌봄제공자의 성별, 결혼상태, 교육, 고용상태가 포함된다. 상황적 맥락은 간호 수혜자의 인지적, 기능적, 행동적 상태를 다룬다. 시간적 맥락은 돌봄제공이 "적기" 또는 "비적기" 경험인지를 판단하기 위해 돌봄제공자의 연령과 간호 수혜자와의 친척관계를 검토함으로써 돌봄제공자 역할의 타이밍을 조사한다. 대인관계적 맥락은 간호의 양자가 받는 공식 지원과 비공식 지원을 조사한다. 마지막으로 개인적 맥락은 돌봄제공자의 심리사회적 특성이나 정신건강에 영향을 미치는 이들의 개인적 상황을 포함한다.

이러한 분야의 연구의 다음 단계는 돌봄제공자의 건강과 관련된 '돌봄제공자 스트레스'의 개념을 푸는 것이다. 돌봄제공자가 높은 수준의 스트레스를 보고하는 것의 기저가 되는 하위 구성요소를 더 잘 이해하는 것은 중요할 것이다. 예를 들어, 두 개의 질적 연구의 결과는 돌봄제공자의 건강 변화에 영향을 미치는 수면부족의 역할을 밝힌다[21, 72]. 수면부족의 영향은 상당히 만연한데 이는 우울증상과 사회적 고립의 증가를 포함하여 에너지 상실, 기분변화와 같은 후속적 결과를 나타내는 것으로 밝혀졌다. 이러한 변화들은 건강증진 활동에 참여하고자 하는 욕구를 감소시키는 결과를 초래하게 된다. 돌봄제공자 스트레스의 구체적인 하위 구성요소가 밝혀진다면, 건강에 미치는 돌봄제공의 영향을 감소시키고자 하는 희망과 함께 더 많은 표적 중재가 계획될 수 있다.

돌봄제공자의 정신건강 개선에 중점을 둔 중재
Interventions Focused on Improving Caregivers' Psychologic Health

상담 Counseling

뉴욕대학 돌봄제공자 중재(NYUCI)에서 Mittelman과 동료들은 지지그룹과 즉석(위기 또는 과도기적) 상담이 추가된 구조화되고 개별화된 가족 상담이 알츠하이머병 환자의 배우자 돌봄제공자의 우울증상 감소에 지속적인 이점을 가져왔음을 보여주었다[73, 74]. NYUCI는 미네소타의 다중 프로그램에서 반복되었다[75]. 원래의 무작위 임상시험과 일관되게 이 프로그램에 대한 평가에서는 돌봄제공자들의 우울증과 고통이 감소하는 것으로 나타났다[76].

지역사회 환경의 어려움 중 일부는 돌봄제공자들이 총 6번의 상담을 완료하도록 해서 완전한 결과자료를 확보하는 것이다. 지역사회 환경에서 직면하는 어려움을 감안할 때, 연구자들은 제공자들을 위한 웹 기반 훈련이 돌봄제공자의 우울증 중재의 최대 이점을 실현하는 비용 효율적인 방법일 수 있다고 결론 내렸다[76].

문제해결요법(PST)은 특히 새로 진단받은 조기 치매환자의 돌봄제공자들의 우울증상을 감소시켰다[77]. 또한 PST는 돌봄제공자의 불안수치를 낮추고 부정적 문제 지향성을 감소시켰다.

역할관련 교육 프로그램 Role-Related Educational Programs

포괄적인 교육 프로그램은 돌봄제공자의 심리적 안녕, 자기 효능감, 준비능력의 향상을 입증해주었다[78]. Judge와 동료들은 교육 기술(돌봄제공자에게 사용된)과 인지재활훈련(치매환자에게 사용된)을 하나의 프로토콜로 결합하여 양자의 간호문제와 요구를 해결하였다[79]. 중재에 의해 처리된 주요 영역에는 치매 및 기억상실에 대한 교육, 효과적인 의사소통, 기억관리, 활동성 유지, 감정 및 행동 인식이 포함된다. 중재가 적용된 돌봄제공자들은 대조군과 비교했을 때, 우울증과 불안 증상들이 감소했으며, 낮은 정서적 건강 부담, 양자(dyadic)관계 부담, 역할 억류 및 수준 높은 돌봄제공 숙달성에 의해 나타났듯이 간호 관련 부담이 감소했다.

가족 돌봄제공자들을 교육시키기 위해 체계적이고 구조적이지만 개별적인 접근법을 제공하는 훈련된 지역사회 상담가를 활용한 것은 결과적으로 알츠하이머병 환자의 행동장애와 정신장애를 감소시켰다[80]. 중재의 초점은 문제를 모니터링하고 장애를 촉발시킬 가능성이 있는 사건을 규명하고 더욱 효과적인 대응을 개발하도록 돌봄제공자를 가르치는 것이었다. 이는 성공적으로 돌봄제공자의 삶의 질을 개선시켰고 치매 간호를 받는 환자의 문제행동에 대한 주관적인 부담과 대응 반응을 감소시켰다.

치매환자를 위한 돌봄제공자 중심의 중재는 대부분 선진국에서 설명되었다[81]. 인도 Goa의 두 자치구에 있는 지역사회에서 수행된 한 무작위 통제실험은 상담사와 정신과 의사가 감독하는 가정간호 자문의 효과를 검증했다[82]. 중재그룹의 돌봄제공자들은 지지그룹과 함께 환자의 정신적 안녕에 대한 지지를 포함하는 치매 정보를 제공받았다. 중재는 돌봄제공자의 정신건강과 지각된 부담을 현저하게 개선시켰으나 환자의 행동장애와 기능능력에서는 유의미한 감소가 관찰되지 않았다.

인지행동 요법 Cognitive Behavioral Therapy

인지행동 요법(CBT)은 구조적이고 시간 제한적인 문제중심적 심리치료법의 형태로 치매 돌봄제공자의 심리적 안녕을 향상시킨 "행동–지향적" 접근법이다. 예를 들어, CBT의 한 구성요소인 인지 재구성은 친척의 행동이나 자기 자신의 간호역할 수행에서 가족 돌봄제공자의 부적응적이고 자기 파괴적 혹은 고통스러운 인지에 초점을 둔다[83]. 코크란의 체계적 문헌고찰은 이러한 중재가 심리적 질병과 주관적인 스트레스를 감소시킬 수 있지만 대처나 부담에 대한 인식을 감소시키지는 못한다고 결론 내렸다[83]. CBT는 다양한 문화와 언어로 실행되었고 집단 중재로서의 효능도 입증되었다[87, 88].

집단지지 중재 Group Support Interventions

거의 30년동안, 연구자들은 돌봄제공자의 지지 집단이 돌봄제공자와 간호를 받는 사람 모두에게 미치는 영향을 조사하였다[89, 90]. 최근에 발행된 연구를 포함한 많은 연구에서[91] 돌봄제공자들은 이러한 집단이 도움이 되며 이에 대한 긍정적인 경험을 보고하지만, 돌봄제공자의 심리적 건강을 향상시킨다는 근거는 거의 없다. 최소한 돌봄제공자의 건강결과 측면에서 전반적인 효과의 부족은 대부분의 돌봄제공자들이 일반적으로 폭넓게 이용 가능한 이러한 집단에 참여하지 않는다는 사실로 인해 더 복잡해진다[92].

명상과 마음챙김 Meditation and Mindfulness

마음챙김 명상을 실천하는 치매 돌봄제공자들은 우울증과 부담 수준의 감소를 경험했다[93~96]. 또한, 가족 돌봄제공자들에 의한 요가 명상[98]을 포함한 일상적인 명상실천[97]은 우울증상 감소와 함께, 정신기능 및 인지기능이 개선되고 자기 효능감이 향상될 수 있다. 임상적 이점은 텔로머라이제의 활성 증가를 수반하는데, 이는 중재가 스트레스 유도 세포노화를 감소시킬 수 있음을 나타낸다[98]. 이와 유사하게, 무작위 통제실험에서 요가 명상은 전염증성 사이토카인의 전사를 역전시키고, 중대한 생활 스트레스 요인에 직면한 건강한 개인에서 이전에 관찰된 선천적 항바이러스 반응 유전자의 전사를 감소시키는 것으로 나타났다[99].

극성요법(PT)은 치매 돌봄제공자의 스트레스를 감소시키기 위해 검증된 또 다른 보완대체요법이다. 아메리칸 인디언과 알래스카 원주민 가족 돌봄제공자들에 대한 무작위 실험에서 PT는 실행가능하고 문화적으로 수용가능하며, 스트레스, 우울증, 통증을 감소시키고 활력과 일반적 건강에 대한 인식을 향상시키는 것으로 나타났다[100].

돌봄제공자의 신체적 건강개선에 중점을 둔 중재
Interventions Focused on Improving Caregivers' Physical Health

심리교육적 중재 Psychoeducational Interventions

독특한 심리교육적 중재는 돌봄제공자들의 건강위험을 조기에 감소시키는 것으로 전망된다. 6주간의 행동 활성화 중재인 유쾌한 이벤트 프로그램(Pleasant Event Program, PEP)은 돌봄제공자들의 심혈관 질환(CVD) 위험과 우울증상을 감소시키기 위해 고안되었다[101]. CVD 위험성은 interleukin-6 (IL-6)로 표시하는데 PEP 프로그램 참가자들은 통제집단에 비해 우울증과 IL-6의 감소를 보였다. 연구자들은 향후 연구가 다른 CVD 생물 표지자를 개선하기 위한 PEP의 효능을 조사하고 중재의 효과를 유지하려고 노력해야 한다고 권고하고 있다.

돌봄제공자의 수면을 개선하기 위한 중재 Interventions to Improve Caregiver Sleep

수면장애는 가족 돌봄제공자 집단에서 흔하고 복잡한 문제이다. 돌봄제공자들은 야간에 원치 않게 깨는 시간이 많은데, 이는 돌봄제공자들의 인지상태를 포함한[103] 전반적인 건강[102]뿐만 아니라 간호를 받는 환자의 안녕[102]에도 영향을 미친다. 수면부족은 응고 활동증가 및 내피기능장애, 혈장 IL-6 및 D-2합체 수준과 관련이 있어왔었다[14, 17, 104]. 이것은 돌봄제공 역할에 따른 수면장애가 특히 만성 스트레스를 겪고 있는 노인들에서 어떻게 심혈관 질환과 관련이 있을 수 있는지를 설명하는 가능성 있는 기전 중 하나이다. 뇌 전기자극의 단기사용 효과는 돌봄제공자들에서 검증되었는데 수면장애, 우울증, 또는 돌봄제공 평가를 개선시키지 않는 것으로 나타났다[105]. 치매가족 구성원들이 지역 병원의 휴식보호 서비스를 받는 동안 집에 남아 있던 돌봄제공자들의 수면장애가 개선되었다. 그럼에도 불구하고, 환자들에게 휴식보호 서비스 간호는 이미 장애가 있는 수면패턴을 악화시켰으며 이는 휴식보호 서비스 동안 환자들의 수면관리를 목표로 하는 설명이 필요함을 나타낸다[106]. 가정간호 환경에서 이완, 자극조절, 수면위생을 개인적인 목표설정과 결합시킨 5주간의 행동수면 중재 예비연구는 수면의 질을 개선시키고 우울증을 감소시키는 경향을 보여 향후 이에 대한 조사가 필요하다[107, 108].

야간감시시스템(NMS)이 사용되었을 때, 돌봄제공자들은 치매환자의 소재를 알려주는 신뢰할 수 있는 경보로 인해 "마음의 평화'"가 질적으로 향상되었다고 보고했다[72]. 일반적으로 돌봄제공자들은 향상된 수면의 질을 보고하는 반면에, 일부 돌봄제공자들은 시스템 경보 때문에 더 많이 깬다고 보고했다. 그러나 NMS에 의해 수면의 양적 측정이나 수면의 질은 개선되지 않았다[109]. 연구자들은 향후 연구가 간호 수혜자의 안전을 향상시키는 기술뿐만 아니라, 만성적인 불면증 패턴을 개선시키는 치료법을 모두 사용하는 복합적 중재를 조사해야 한다고 결론지었다.

운동 중재 Exercise Interventions

신체활동에 참여하는 것은 일반적으로 만성질환의 위험감소, 기능능력 향상, 기분 및 인지개선과 같은 긍정적인 건강상의 이점과 관련이 있다[110, 111]. 운동의 이점은 특히 돌봄제공자들과 관련이 있다[112]. 규칙적인 운동은 힘든 신체적 역할과제를 수행하는데 필요한 힘과 인내를 증가시킬 수 있고; 스트레스, 불안, 우울증을 감소시킨다. 또한 만성 스트레스에 대한 부정적인 생리반응(예: 심혈관, 면역, 스트레스 호르몬, 신경전달물질)을 방지하기 위해 개입하고, 자기효능감과 개인적 통제를 촉진할 수 있다. 그러나 연구에 따르면, 돌봄제공자들의 역할 관련 책임이 증가하고[113, 114] 돌봄제공 전 요인의 중요성[115] 때문에 돌봄제공자들이 운동할 시간과 기회가 감소한다. 가정 기반 신체활동 전화 중재는 전체적인 주간 신체활동 수준과 돌봄제공자의 자기 효능감, 수면의 질, 긍정적인 정서적 감정, 인지능력을 증가시켰다[116~120]. 그러나 활발한 신체활동에의 참여는 제한적이다. Farran과 동료들에 의해 확인된 장애요인에는 좋지 않은 기상상태, 돌봄제공 영역과 비돌봄제공 영역에서 무거운 책임감, 불안 및 우울증상과 같은 부정적 감정이 포함된다[119].

Hirano와 동료들은 중간 정도 강도의 가정 기반 운동 프로그램(12주간 주 3회)에 참여하는 돌봄제공자들에게 피드백을 제공하기 위해 만보계를 사용했다[120]. 참여자들은 부담이 감소되고 향상된 수면이 개선되었다고 보고했다. 만보계에 기록된 평균 걸음걸이는 통제집단에 비해 중재집단에서 현저하게 높았다. Yu와 Smartwood는 알츠하이머병에 걸린 노인과 이들의 가족 돌봄제공자 모두가 참여한 6개월간 중간 강도 유산소 운동 중재의 실행가능성과 영향에 대한 주관적 인식을 평가하였다[121]. 두 집단 모두 참여가 실행 가능하였고 사회적으로 보람이 있었다고 확인했지만 운동이 인지에 영향을 미쳤다고 생각하지 않았다. 돌봄제공자들은 운동이 자신의 스트레스를 감소시켰고 치매환자의 태도를 향상시켰다고 보고했다.

기술을 사용하는 중재 Interventions That Use Technology

최근 연구자들은 전화, 비디오, 인터넷, 모니터링 장치를 포함한 기술 기반 중재의 효과를 조사하였다.

개선된 돌봄제공자의 심리사회적 안녕은 전화로 이루어지는 지지집단[88, 122], 전화상담[129, 130], 가정과 상담세션의 결합[129, 130], 전화상담과 결합된 화상 회의[131], 전화 기반 운동 중재[117]를 포함한 다양한 기술 강화 전달방법으로 어느 정도 입증되었다.

인터넷은 돌봄제공자의 상태와 요구를 평가하기 위해 실행 가능한 메커니즘을 제공하고 비용이 저렴하고 편리하며 개별적으로 맞춤화된 심리사회적 프로그램을 제공한다[88, 132~134]. Blom과 동료들이 수행한 무작위 통제 연구에서 심리학자가 안내하는 인터넷 과정은 돌봄제공자 우울증 감소와 관련이 적었다[134]. 이와 유사하게 심리교육 프로그램은 사전-사후 평가에서 돌봄제공자의 부담과 우울증의 개선을 입증해 주었다[136]. 지지그룹은 돌봄제공 결과의 효과에 대한 예비 증거가 있는 화상 회의와 인터넷 포럼의 사용에 의해 지원그룹을 활성화되었다[91, 135, 137~139].

DVD로 제공되는 CBT 기술훈련 프로그램에 참여한 돌봄제공자들은 일반적인 교육 프로그램을 받는 돌봄제공자들보다 환자 행동이 스트레스를 덜 주며 덜 성가시게 느껴진다고 보고했다[140]. 학제간 팀 검토와 피드백을 위해 인터넷으로 업로드 되는 가정 내 비디오 모니터링을 사용한 예비 연구는 돌봄제공자의 부담을 줄일 수 있는 가능성을 보여준다[141]. 전문가들은 선행사건을 확인하고 돌봄제공자의 반응을 평가하기 위한 비디오 녹화의 가치를 보고했다. 돌봄제공자들은 향상된 의사소통과 행동관리, 사용의 용이성을 보고했다.

이러한 각 연구에서 개별적으로 발생하는 통계적으로 유의미한 결과에도 불구하고, 검증된 중재가 임상적으로 의미 있는 결과에 대한 적절한 근거가 있는지에 대한 우려가 있다[142~ 145]. 연구의 설계, 일반화 가능한 표본의 모집, 참가자 탈락 방지의 문제와 반복되는 결과의 부족은 돌봄제공 연구에 있어서 계속적으로 문제가 된다.

휴식보호 서비스와 돌봄제공 후 중재 Respite and Post Caregiving Interventions

휴식보호 서비스 Respite Services

휴식보호 서비스는 일반적으로 돌봄제공의 정서적, 심리적, 신체적 요구에서 벗어난 단기간의 개인적 시간과 공간으로 정의된다[146]. 휴식보호 서비스 중재에는 도우미(companion and sitting) 서비스, 24시간 제공되는 가정 간호, 성인주간서비스, 단기 거주/입원 간호가 포함된다. Mavall과 동료들[8]은 돌봄제공자 경험에 대한 성인주간서비스의 이점을 조사했는데, 중등도에서 중증 치매를 가진 환자의 돌봄제공자들이 성인주간서비스에 추가된 비공식적인 가정지원의 혜택을 받을 것이라고 결론지었다[147]. Zarit와 그 외 연구자들은 성인주간서비스를 이용하는 것이 돌봄제공자가 스트레스 요인에 대한 노출이 감소하고 성인주간서비스를 받았던 날에는 치매환자들의 행동과 수면이 향상되었음을 발견했다.

돌봄제공자들은 휴식보호 서비스를 더 나은 수면을 지원하는 중요한 대처 조력자라고 설명했지만[148], 체계적 문헌고찰에서는 휴식보호 서비스가 치매환자나 돌봄제공자들에게 미치는 어떠한 이점이나 부작용을 입증하지 못했다[149]. 이 문헌고찰의 저자들은 실질적인 이점의 부족보다는 이 분야에 대한 양질의 연구가 부족하다는 것을 인정하고 이 분야에 잘 설계된 시험을 요구했다.

돌봄제공 후 중재 Post-caregiving Interventions

Gaugler와 동료들은 치매환자가 요양원에서 간호를 받게 되는 전환기 동안 가족 돌봄제공자들의 반응을 조사했다[74]. 이들은 시설입소가 돌봄제공자의 부담과 우울증상을 감소시켰지만 상담이 강화되면 추가적인 장기적 이점이 제공된다는 것을 발견했다. 이러한 결과는 입소를 하게 되는 전환기 동안 알츠하이머병 환자의 돌봄제공자를 위한 강화된 상담의 이점에 대한 첫 임상적 근거를 제공한다.

치매를 앓던 친척의 사망에 대한 반응은 다면적이다. 치매 돌봄제공 후 사별은 돌봄제공의 만성적 긴장 완화와 관련이 있을 수 있다[150]. 그러나 Schulz와 동료들은 약 25%의 돌봄제공자들이 사망 후 1년 동안 우울한 상태를 나타내고, 돌봄제공 동안의 우울증이 사망 후 지속되는 우울증에 대한 가장 강한 예측변수임을 발견했다[151]. 안타깝게도, 이들의 증가된 슬픔 반응은 건강 전문가들에 의해 너무 흔히 간과된다[139].

치매환자의 배우자 돌봄제공자의 슬픔 증상을 대상으로 한 다중요소 중재인 “Easing the way”가 예비 실험되었다[152]. 중재는 참가자의 슬픔, 정신건강, 학습요구에 맞게 조정되고, 지지적인 슬픔 상담, 정서적 지원, 교육, 기술 구축, 지역사회 자원으로의 위탁을 포함한다. 중재집단에서의 슬픔, 우울증, 불안, 긍정적인 마음상태, 자기 효능감 측정에 대한 기준점에서 중재 완료까지 상당한 개선이 있었다. 또 다른 예비 연구는 (1) 지식, (2) 의사소통과 갈등 해결 기술, (3) 알츠하이머병을 가진 친척이 장기요양시설로 전환된 가족 돌봄제공자의 만성적 슬픔 관리 기술을 강조하는 12주 중재의 실행 가능성을 입증했다[153].

더 큰 규모로 NYUCI 연구팀이 무작위 통제실험에서 사별과 돌봄제공자 중재가 돌봄제공자의 우울증상에 미치는 공동효과를 조사했다[154]. 간호 수혜자의 사망으로 인해 실험군과 대조군 모두에서 우울증상이 감소되었다. 강화된 지지 중재는 대조군에 비해 사별 전후로 우울증상이 감소되었다. 사별 후 집단 차이는 그 전에 요양원 입소를 경험하지 않았던 배우자들의 돌봄제공자들에서 더 컸다. 이러한 돌봄제공자들은 사별 후 1년 이상 이러한 차이를 유지했다.

향후 방향 Future Directions

치매환자 돌봄제공자의 심리적 건강을 개선하고 신체적 건강을 개선하기 위한 목적으로 수많은 유형의 중재가 설계되고 검증되었다. 이러한 각 연구에서 개별적으로 발생하는 중요한 결과에도 불구하고, 검증된 중재가 임상적으로 의미 있다는 적절한 근거가 있는지에 대한 의

문이 있다[142~145]. 연구 설계, 일반화 가능한 표본의 모집, 참가자 탈락 방지의 문제 및 반복된 결과의 부족이 돌봄제공자 연구에서 계속 문제가 된다. 효과에 대한 초기 근거가 있는 중재를 확대하고, 특히 기술적 접근법을 사용해서 새로운 중재를 만들고, 돌봄제공자의 개별적 요구를 충족시키기 위해 이러한 중재를 개별화할 수 있는 많은 기회가 있다. 돌봄제공자의 생리적 건강을 향상시키는 효과적인 중재 측면에서 특히 상당한 격차가 존재한다.

모든 유형의 가족 친척들(관습법의 배우자들, 자녀들, 형제자매, 남녀 조카들)을 대표하는 히스패닉계 돌봄제공자들을 대상으로 한 NYUCI의 무작위 통제시험과 같이 다양한 인종집단에서 중재 연구를 반복할 필요가 있다[155]. Moore는 게이 돌봄제공자들이 보건의료제공자들로부터 편견과 무감각을 경험했으며, 치매가 있는 자신의 파트너를 간호하기 위해 보건의료 혜택과 직원 휴가를 사용하는데 어려움을 경험한다고 보고했다[156]. 그들의 분명한 요구는 임상실무와 프로그램 계획 모두에서 주의를 기울여 정당화해야 한다. 돌봄제공자 지원 영역에서 충분한 서비스를 받지 못하는 다른 대상에는 조기발병(young-onset) 치매환자[157]와 지적 장애 환자[158]의 돌봄제공자들, 치매가 있는 가족 구성원을 간호할 때 관계적 어려움을 겪는 가족들이 포함된다[159].

자금지원을 받는 전국 돌봄제공자 훈련 프로젝트인 NINR의 횡단적 자료(1995 ~1997년)에 수집된 자료에 따르면, 대부분의 돌봄제공자들은 지원단체에 참여하지 않았거나(73%) 휴식보호 서비스를 사용하지 않았으며(79%), 또한 사별 서비스에 참여하지도 않았다[92, 160]. 서비스를 이용하지 않은 돌봄제공자들 중 78%가 간호를 받는 환자들과 함께 거주했고 77%가 배우자들이었다. 사용자들과 비교한 비사용자들의 프로필에 따르면, 비사용자들은 훨씬 더 나이가 많았고, 우울증이 더 많았으며, 사회적 지원을 더 적게 받았다. 따라서 가장 취약한 돌봄제공자들의 복잡한 요구를 충족시키는 것을 포함하는 관련성 있고 효과적인 서비스와 프로그램을 개발하고 지속시키기 위해 돌봄제공자 지원의 활용은 계속해서 조사되어야 할 중요한 영역이다.

보다 성공적인 중재와 관련된 요인은 (1) 이러한 중재가 얼마나 개인의 요구에 맞게 만들어졌는지, (2) 장기적인 지원을 제공하는지, (3) 돌봄제공자의 신체적 건강뿐만 아니라 심리적 건강을 대상으로 하는 중재를 포함하는지 여부이다. 중개연구를 통해 돌봄제공자들에게 실제적이고, 접근가능하며, 비용 효과적인 서비스로 근거기반 중재를 전환해야 할 중대한 필요성이 있다[75, 76, 106, 144, 161~163]. 돌봄제공자들은 치매환자들에게 대부분의 간호를 제공하며, 이들의 간호는 치매환자를 간호하기 위한 보다 광범위한 계획에서 최우선 순위가 되어야 한다.

References

1. Alzheimer's Association. 2014 Alzheimer's disease facts and figures. Alzheimers Dement. 2014;10(2): e47–92. PubMed PMID: 24818261.
2. Brodaty H, Donkin M. Family caregivers of people with dementia. Dialogues Clin Neurosci. 2009;11(2):217–28. PubMed PMID: 19585957. Pubmed Central PMCID: 3181916.
3. Zarit S, Zarit J. Families under stress: interventions for caregivers of senile dementia patients. Psychother Theor Res Pract. 1982;19:461–71.
4. Bjorkhem K, Olsson A, Hallberg IR, Norberg A. Caregivers' experience of providing care for demented persons living at home. Scand J Prim Health Care. 1992;10(1):53–9. PubMed PMID: 1589665. Epub 1992/03/01.
5. Drinka TJ, Smith JC, Drinka PJ. Correlates of depression and burden for informal caregivers of patients in a geriatrics referral clinic. J Am Geriatr Soc. 1987;35(6):522–5. PubMed PMID: 3553288. Epub 1987/06/01.
6. Farran CJ, Keane-Hagerty E, Tatarowicz L, Scorza E. Dementia care-receiver needs and their impact on caregivers. Clin Nurs Res. 1993;2(1):86–97. PubMed PMID: 8453391. Epub 1993/02/01.
7. Knight BG, Lutzky SM, Macofsky-Urban F. A meta-analytic review of interventions for caregiver distress: recommendations for future research. Gerontologist. 1993;33(2):240–8.
8. Pruchno RA, Resch NL. Husbands and wives as caregivers: antecedents of depression and burden. Gerontologist. 1989;29(2):159–65.
9. Evans-Bergman BF. Alzheimer's and related disorders: loneliness, depression, and social support of spousal caregivers. J Gerontol Nurs. 1994;March: 6–16.
10. Gallagher D, Rose J, Rivera P, Lovett S, Thompson LW. Prevalence of depression in family caregivers. Gerontologist. 1989;29(4):449–56.
11. Gallagher-Thompson D, Brooks J, Bliwise D, Leader J, Yesavage J. The relations among caregiver stress, "sundowning" symptoms, and cognitive decline in Alzheimer's disease. J Am Geriatr Soc. 1992;40:807–10.
12. Fonareva I, Oken BS. Physiological and functional consequences of caregiving for relatives with dementia. Int Psychogeriatr. 2014;26(5):725–47. PubMed PMID: 24507463. Pubmed Central PMCID: PMC3975665. Epub 2014/02/11.
13. Norton MC, Smith KR, Ostbye T, Tschanz JT, Corcoran C, Schwartz S, et al. Greater risk of dementia when spouse has dementia? The Cache County study. J Am Geriatr Soc. 2010;58(5): 895–900. PubMed PMID: 20722820. Pubmed Central PMCID: 2945313.
14. Mausbach BT, Ancoli-Israel S, von Kanel R, Patterson TL, Aschbacher K, Mills PJ, et al. Sleep disturbance, norepinephrine, and D-dimer are all related in elderly caregivers of people with Alzheimer disease. Sleep. 2006;29(10):1347–52. PubMed PMID: 17068989. Epub 2006/10/31.
15. Mausbach BT, Aschbacher K, Mills PJ, Roepke SK, von Kanel R, Patterson TL, et al. A 5-year longitudinal study of the relationships between stress, coping, and immune cell beta(2)-adrenergic receptor sensitivity. Psychiatry Res. 2008;160(3):247–55. PubMed PMID: 18708265. Pubmed Central PMCID: PMC2567282. Epub 2008/08/19.
16. Mausbach BT, Dimsdale JE, Ziegler MG, Mills PJ, Ancoli-Israel S, Patterson TL, et al. Depressive symptoms predict norepinephrine response to a psychological stress or task in Alzheimer's caregivers. Psychosom Med. 2005;67(4):638–42. PubMed PMID: 16046380. Epub 2005/07/28.
17. von Kanel R, Ancoli-Israel S, Dimsdale JE, Mills PJ, Mausbach BT, Ziegler MG, et al. Sleep and biomarkers of atherosclerosis in elderly Alzheimer caregivers and controls. Gerontology. 2010;56(1): 41–50. PubMed PMID: 19955705. Pubmed Central PMCID: PMC2844340. Epub 2009/12/04.
18. von Kanel R, Dimsdale JE, Mills PJ, Ancoli-Israel S, Patterson TL, Mausbach BT, et al. Effect of Alzheimer caregiving stress and age on frailty markers interleukin-6, C-reactive protein, and D-dimer. J Gerontol A Biol Sci Med Sci. 2006;61(9):963–9. PubMed PMID: 16960028. Epub 2006/09/09.
19. von Kanel R, Mausbach BT, Dimsdale JE, Mills PJ, Patterson TL, Ancoli-Israel S, et al. Cardiometabolic effects in caregivers of nursing home placement and death of their spouse with Alzheimer's disease. J Am Geriatr Soc. 2011;59(11):2037–44. PubMed PMID: 22091921. Pubmed Central PMCID: PMC3384995. Epub 2011/11/19.
20. Mahoney DF, Jones RN, Coon DW, Mendelsohn AB, Gitlin LN, Ory M. The Caregiver Vigilance Scale: application and validation in the Resources for Enhancing Alzheimer's Caregiver Health (REACH) project. Am J Alzheimers Dis Other Demen. 2003;18(1):39–48. PubMed PMID: 12613133. Epub 2003/03/05.
21. Simpson C, Carter P. Dementia caregivers' lived experience of sleep. Clin Nurse Spec. 2013;27(6):298–306. PubMed PMID: 24107753. Epub 2013/10/11.
22. Zanetti O, Frisoni GB, Bianchetti A, Tamanza G, Cigoli V, Trabucchi M. Depressive symptoms of Alzheimer caregivers are mainly due to personal rather than patient factors. Int J Geriatr Psychiatry. 1998;13(6):358–67.
23. Covinsky KE, Eng C, Lui LY, Sands LP, Sehgal AR, Walter LC, et al. Reduced employment in caregivers of frail elders: impact of ethnicity, patient clinical characteristics, and caregiver characteristics. J Gerontol A Biol Sci Med Sci. 2001;56(11):M707–13. PubMed PMID: 11682579. Epub 2001/10/30.

24. Schulz R, O'Brien AT, Bookwala J, Fleissner K. Psychiatric and physical morbidity effects of dementia caregiving: prevalence, correlates, and causes. Gerontologist. 1995;35(6):771–91. PubMed PMID: 8557205.
25. Pinquart M, Sorensen S. Helping caregivers of persons with dementia: which interventions work and how large are their effects? Int Psychogeriatr. 2006;18(4):577–95. PubMed PMID: 16686964. Epub 2006/05/12.
26. Alspaugh ME, Stephens MA, Townsend AL, Zarit SH, Greene R. Longitudinal patterns of risk for depression in dementia caregivers: objective and subjective primary stress as predictors. Psychol Aging. 1999;14(1):34–43. PubMed PMID: 10224630.
27. Haley WE, West CA, Wadley VG, Ford GR, White FA, Barrett JJ, et al. Psychological, social, and health impact of caregiving: a comparison of black and white dementia family caregivers and noncaregivers. Psychol Aging. 1995;10(4):540–52. PubMed PMID: 8749581.
28. Abdollahpour I, Nedjat S, Noroozian M, Salimi Y, Majdzadeh R. Caregiver burden: the strongest predictor of self-rated health in caregivers of patients with dementia. J Geriatr Psychiatry Neurol. 2014;27(3):172–80. PubMed PMID: 24614200. Epub 2014/03/13.
29. Williams IC. Emotional health of black and white dementia caregivers: a contextual examination. J Gerontol B Psychol Sci Soc Sci. 2005;60(6):P287–P95. PubMed PMID: 16260702.
30. Li R, Cooper C, Bradley J, Shulman A, Livingston G. Coping strategies and psychological morbidity in family carers of people with dementia: a systematic review and meta-analysis. J Affect Disord. 2012;139(1):1–11. PubMed PMID: 21723617.
31. Clyburn LD, Stones MJ, Hadjistavropoulos T, Tuokko H. Predicting caregiver burden and depression in Alzheimer's disease. J Gerontol B Psychol Sci Soc Sci. 2000;55(1):S2–13. PubMed PMID: 10728125.
32. Wright MJ, Battista MA, Pate DS, Hierholzer R, Mogelof J, Howsepian AA. Domain-specific associations between burden and mood state in dementia caregivers. Clin Gerontol. 2010;33:237–47.
33. Schoenmakers B, Buntinx F, Delepeleire J. What is the role of the general practitioner towards the family caregiver of a community-dwelling demented relative? A systematic literature review. Scand J Prim Health Care. 2009;27(1):31–40. PubMed PMID: 19040191. Epub 2008/12/02.
34. Piercy KW, Fauth EB, Norton MC, Pfister R, Corcoran CD, Rabins PV, et al. Predictors of dementia caregiver depressive symptoms in a population: the Cache County dementia progression study. J Gerontol B Psychol Sci Soc Sci. 2013;68(6):921–6. PubMed PMID: 23241850. Pubmed Central PMCID: PMC3894110. Epub 2012/12/18.
35. Poulshock SW, Deimling GT. Families caring for elders in residence: issues in the measurement of burden. J Gerontol. 1984;39(2):230–9. PubMed PMID: 6699382.
36. Pearlin LI, Mullan JT, Semple SJ, Skaff MM. Caregiving and the stress process: an overview of concepts and their measures. Gerontologist. 1990;30(5):583–94. PubMed PMID: 2276631. Epub 1990/10/01.
37. Campbell P, Wright J, Oyebode J, Job D, Crome P, Bentham P, et al. Determinants of burden in those who care for someone with dementia. Int J Geriatr Psychiatry. 2008;23(10):1078–85. PubMed PMID: 18613247.
38. Hilgeman MM, Durkin DW, Sun F, DeCoster J, Allen RS, Gallagher-Thompson D, et al. Testing a theoretical model of the stress process in Alzheimer's caregivers with race as a moderator. Gerontologist. 2009;49(2):248–61. PubMed PMID: 19363019. Pubmed Central PMCID: 2721662.
39. Vitaliano PP, Scanlan JM, Zhang J, Savage MV, Hirsch IB, Siegler IC. A path model of chronic stress, the metabolic syndrome, and coronary heart disease. Psychosom Med. 2002;64(3):418–35. PubMed PMID: 12021416. Epub 2002/05/22.
40. Aschbacher K, Mills PJ, von Kanel R, Hong S, Mausbach BT, Roepke SK, et al. Effects of depressive and anxious symptoms on norepinephrine and platelet P-selectin responses to acute psychological stress among elderly caregivers. Brain Behav Immun. 2008;22(4):493–502. PubMed PMID: 18054198. Pubmed Central PMCID: PMC2442159. Epub 2007/12/07.
41. Aschbacher K, von Kanel R, Dimsdale JE, Patterson TL, Mills PJ, Mausbach BT, et al. Dementia severity of the care receiver predicts procoagulant response in Alzheimer caregivers. Am J Geriatr Psychiatry. 2006;14(8):694–703. PubMed PMID: 16861374. Epub 2006/07/25.
42. Aschbacher K, von Kanel R, Mills PJ, Hong S, Roepke SK, Mausbach BT, et al. Combination of caregiving stress and hormone replacement therapy is associated with prolonged platelet activation to acute stress among postmenopausal women. Psychosom Med. 2007;69(9):910–7. PubMed PMID: 17991824. Epub 2007/11/10.
43. Chattillion EA, Ceglowski J, Roepke SK, von Kanel R, Losada A, Mills PJ, et al. Pleasant events, activity restriction, and blood pressure in dementia caregivers. Health Psychol. 2013;32(7):793–801. PubMed PMID: 22888824. Pubmed Central PMCID: PMC3572271. Epub 2012/08/15.
44. Aschbacher K, Roepke SK, von Kanel R, Mills PJ, Mausbach BT, Patterson TL, et al. Persistent versus transient depressive symptoms in relation to platelet hyperactivation: a longitudinal analysis of dementia caregivers. J Affect Disord. 2009;116(1–2):80–7. PubMed PMID: 19131112. Pubmed Central PMCID: PMC2772124. Epub 2009/01/10.

45. Cacioppo JT, Burleson MH, Poehlmann KM, Malarkey WB, Kiecolt-Glaser JK, Berntson GG, et al. Autonomic and neuroendocrine responses to mild psychological stressors: effects of chronic stress on older women. Ann Behav Med. 2000;22(2):140–8. PubMed PMID: 10962707. Epub 2000/08/30.
46. Grant I, McKibbin CL, Taylor MJ, Mills P, Dimsdale J, Ziegler M, et al. In-home respite intervention reduces plasma epinephrine in stressed Alzheimer caregivers. Am J Geriatr Psychiatry. 2003;11(1): 62–72. PubMed PMID: 12527541. Epub 2003/01/16.
47. Irwin M, Brown M, Patterson T, Hauger R, Mascovich A, Grant I. Neuropeptide Y and natural killer cell activity: findings in depression and Alzheimer caregiver stress. FASEB J. 1991;5(15):3100–7. PubMed PMID: 1743441. Epub 1991/12/01.
48. Irwin M, Hauger R, Patterson TL, Semple S, Ziegler M, Grant I. Alzheimer caregiver stress: basal natural killer cell activity, pituitary-adrenal cortical function, and sympathetic tone. Ann Behav Med. 1997;19(2):83–90. PubMed PMID: 9603682. Epub 1997/04/01.
49. Mausbach BT, Chattillion E, Roepke SK, Ziegler MG, Milic M, von Kanel R, et al. A longitudinal analysis of the relations among stress, depressive symptoms, leisure satisfaction, and endothelial function in caregivers. Health Psychol. 2012;31(4):433–40. PubMed PMID: 22486550. Pubmed Central PMCID: PMC3393823. Epub 2012/04/11.
50. von Kanel R, Dimsdale JE, Patterson TL, Grant I. Association of negative life event stress with coagulation activity in elderly Alzheimer caregivers. Psychosom Med. 2003;65(1):145–50. PubMed PMID: 12554826. Epub 2003/01/30.
51. Gallagher-Thompson D, Shurgot GR, Rider K, Gray HL, McKibbin CL, Kraemer HC, et al. Ethnicity, stress, and cortisol function in Hispanic and non-Hispanic white women: a preliminary study of family dementia caregivers and noncaregivers. Am J Geriatr Psychiatry. 2006;14(4):334–42. PubMed PMID: 16582042. Epub 2006/04/04.
52. Clark MS, Bond MJ, Hecker JR. Environmental stress, psychological stress and allostatic load. Psychol Health Med. 2007;12(1):18–30. PubMed PMID: 17129930. Epub 2006/11/30.
53. Neri M, Bonati PA, Pinelli M, Borella P, Tolve I, Nigro N. Biological, psychological and clinical markers of caregiver's stress in impaired elderly with dementia and age-related disease. Arch Gerontol Geriatr. 2007;44 Suppl 1:289–94. PubMed PMID: 17317464. Epub 2007/02/24.
54. Oken BS, Fonareva I, Wahbeh H. Stress-related cognitive dysfunction in dementia caregivers. J Geriatr Psychiatry Neurol. 2011;24(4):191–8. PubMed PMID: 22228825. Pubmed Central PMCID: PMC3340013. Epub 2012/01/10.
55. Bauer ME, Vedhara K, Perks P, Wilcock GK, Lightman SL, Shanks N. Chronic stress in caregivers of dementia patients is associated with reduced lymphocyte sensitivity to glucocorticoids. J Neuroimmunol. 2000;103(1):84–92. PubMed PMID: 10674993. Epub 2000/02/16.
56. Bristow M, Cook R, Erzinclioglu S, Hodges J. Stress, distress and mucosal immunity in carers of a partner with fronto-temporal dementia. Aging Ment Health. 2008;12(5):595–604. PubMed PMID: 18855175. Epub 2008/10/16.
57. Redwine L, Mills PJ, Sada M, Dimsdale J, Patterson T, Grant I. Differential immune cell chemotaxis responses to acute psychological stress in Alzheimer caregivers compared to non-caregiver controls. Psychosom Med. 2004;66(5):770–5. PubMed PMID: 15385705. Epub 2004/09/24.
58. Thompson RL, Lewis SL, Murphy MR, Hale JM, Blackwell PH, Acton GJ, et al. Are there sex differences in emotional and biological responses in spousal caregivers of patients with Alzheimer's disease? Biol Res Nurs. 2004;5(4):319–30. PubMed PMID: 15068661. Epub 2004/04/08.
59. Mausbach BT, Patterson TL, Rabinowitz YG, Grant I, Schulz R. Depression and distress predict time to cardiovascular disease in dementia caregivers. Health Psychol. 2007;26(5):539–44. PubMed PMID: 17845105. Epub 2007/09/12.
60. Roepke SK, Allison M, Von Kanel R, Mausbach BT, Chattillion EA, Harmell AL, et al. Relationship between chronic stress and carotid intima-media thickness (IMT) in elderly Alzheimer's disease caregivers. Stress. 2012;15(2):121–9. PubMed PMID: 21790484. Pubmed Central PMCID: PMC3223262. Epub 2011/07/28.
61. Mausbach BT, Roepke SK, Ziegler MG, Milic M, von Kanel R, Dimsdale JE, et al. Association between chronic caregiving stress and impaired endothelial function in the elderly. J Am Coll Cardiol. 2010;55(23):2599–606. PubMed PMID: 20513601. Pubmed Central PMCID: PMC2892624. Epub 2010/06/02.
62. McCurry SM, Logsdon RG, Teri L, Vitiello MV. Sleep disturbances in caregivers of persons with dementia: contributing factors and treatment implications. Sleep Med Rev. 2007;11(2):143–53. PubMed PMID: 17287134.
63. McCurry SM, Vitiello MV, Gibbons LE, Logsdon RG, Teri L. Factors associated with caregiver reports of sleep disturbances in persons with dementia. Am J Geriatr Psychiatry. 2006;14(2):112–20. PubMed PMID: 16473975.
64. Creese J, Bedard M, Brazil K, Chambers L. Sleep disturbances in spousal caregivers of individuals with Alzheimer's disease. Int Psychogeriatr. 2008;20(1):149–61. PubMed PMID: 17466086.
65. Merrilees J, Hubbard E, Mastick J, Miller BL, Dowling GA. Sleep in persons with frontotemporal dementia and their family caregivers. Nurs Res. 2014;63(2):129–36. PubMed PMID: 24589648. Pubmed Central PMCID: PMC4151390. Epub 2014/03/05.

66. Mills PJ, Ancoli-Israel S, von Kanel R, Mausbach BT, Aschbacher K, Patterson TL, et al. Effects of gender and dementia severity on Alzheimer's disease caregivers' sleep and biomarkers of coagulation and inflammation. Brain Behav Immun. 2009;23(5):605–10. PubMed PMID: 18930805. Pubmed Central PMCID: PMC2757046. Epub 2008/10/22.
67. Moore RC, Harmell AL, Chattillion E, Ancoli-Israel S, Grant I, Mausbach BT. PEAR model and sleep outcomes in dementia caregivers: influence of activity restriction and pleasant events on sleep disturbances. Int Psychogeriatr. 2011;23(9):1462–9. PubMed PMID: 21429282. Pubmed Central PMCID: PMC3199377. Epub 2011/03/25.
68. Caswell LW, Vitaliano PP, Croyle KL, Scanlan JM, Zhang J, Daruwala A. Negative associations of chronic stress and cognitive performance in older adult spouse caregivers. Exp Aging Res. 2003;29(3):303–18. PubMed PMID: 12775440. Epub 2003/05/31.
69. Vitaliano PP, Murphy M, Young HM, Echeverria D, Borson S. Does caring for a spouse with dementia promote cognitive decline? A hypothesis and proposed mechanisms. J Am Geriatr Soc. 2011;59(5):900–8. PubMed PMID: 21568959. Epub 2011/05/17.
70. Norton MC, Piercy KW, Rabins PV, Green RC, Breitner JC, Ostbye T, et al. Caregiver-recipient closeness and symptom progression in Alzheimer disease. The Cache County Dementia Progression Study. J Gerontol B Psychol Sci Soc Sci. 2009;64(5):560–8. PubMed PMID: 19564210. Pubmed Central PMCID: 2728091. Epub 2009/07/01.
71. Campbell JL, Rowe MA, Marsiske M. Behavioral symptoms of dementia: a dyadic effect of caregivers' stress process? Res Gerontol Nurs. 2011;4(3):168–84. PubMed PMID: 20873693. Pubmed Central PMCID: PMC3140561. Epub 2010/09/30.
72. Spring HJ, Rowe MA, Kelly A. Improving caregivers' well-being by using technology to manage nighttime activity in persons with dementia. Res Gerontol Nurs. 2009;2(1):39–48. PubMed PMID: 20077992. Pubmed Central PMCID: PMC2946162. Epub 2010/01/19.
73. Mittelman MS, Roth DL, Coon DW, Haley WE. Sustained benefit of supportive intervention for depressive symptoms in caregivers of patients with Alzheimer's disease. Am J Psychiatry. 2004;161(5):850–6. PubMed PMID: 15121650. Epub 2004/05/04.
74. Gaugler JE, Roth DL, Haley WE, Mittelman MS. Can counseling and support reduce burden and depressive symptoms in caregivers of people with Alzheimer's disease during the transition to institutionalization? Results from the New York University caregiver intervention study. J Am Geriatr Soc. 2008;56(3):421–8. PubMed PMID: 18179495. Pubmed Central PMCID: 2700042. Epub 2008/01/09.
75. Long KH, Moriarty JP, Mittelman MS, Foldes SS. Estimating the potential cost savings from the New York University Caregiver Intervention in Minnesota. Health Affairs (Millwood). 2014; 33(4):596–604. PubMed PMID: 24711320. Epub 2014/04/09.
76. Mittelman MS, Bartels SJ. Translating research into practice: case study of a community-based dementia caregiver intervention. Health Affairs (Millwood). 2014;33(4):587–95. PubMed PMID: 24711319. Epub 2014/04/09.
77. Garand L, Rinaldo DE, Alberth MM, Delany J, Beasock SL, Lopez OL, et al. Effects of problem solving therapy on mental health outcomes in family caregivers of persons with a new diagnosis of mild cognitive impairment or early dementia: a randomized controlled trial. Am J Geriatr Psychiatry. 2014;22(8):771–81. PubMed PMID: 24119856. Pubmed Central PMCID: PMC4021000. Epub 2013/10/15.
78. Kuzu N, Beser N, Zencir M, Sahiner T, Nesrin E, Ahmet E, et al. Effects of a comprehensive educational program on quality of life and emotional issues of dementia patient caregivers. Geriatr Nurs. 2005;26(6):378–86. PubMed PMID: 16373183. Epub 2005/12/24.
79. Judge KS, Yarry SJ, Looman WJ, Bass DM. Improved strain and psychosocial outcomes for caregivers of individuals with dementia: findings from Project ANSWERS. Gerontologist. 2013; 53(2):280–92. PubMed PMID: 22899427. Epub 2012/08/18.
80. Teri L, McCurry SM, Logsdon R, Gibbons LE. Training community consultants to help family members improve dementia care: a randomized controlled trial. Gerontologist. 2005;45(6):802–11. PubMed PMID: 16326662.
81. Brodaty H, Green A, Koschera A. Meta-analysis of psychosocial interventions for caregivers of people with dementia. J Am Geriatr Soc. 2003;51(5):657–64. PubMed PMID: 12752841.
82. Dias A, Dewey ME, D'Souza J, Dhume R, Motghare DD, Shaji KS, et al. The effectiveness of a home care program for supporting caregivers of persons with dementia in developing countries: a randomised controlled trial from Goa, India. PLoS One. 2008;3(6), e2333. PubMed PMID: 18523642. Pubmed Central PMCID: PMC2396286. Epub 2008/06/05.
83. Vernooij-Dassen M, Draskovic I, McCleery J, Downs M. Cognitive reframing for carers of people with dementia. Cochrane Database Syst Rev. 2011;(11):CD005318. PubMed PMID: 22071821. Epub 2011/11/11
84. Leone D, Carragher N, Santalucia Y, Draper B, Thompson LW, Shanley C, et al. A pilot of an intervention delivered to Chinese- and Spanish-speaking carers of people with dementia in Australia. Am J

Alzheimers Dis Other Demen. 2014;29(1):32–7. PubMed PMID: 24085251. Epub 2013/10/03.
85. Fialho PP, Koenig AM, Santos MD, Barbosa MT, Caramelli P. Positive effects of a cognitive-behavioral intervention program for family caregivers of demented elderly. Arq Neuropsiquiatr. 2012;70(10):786–92. PubMed PMID: 23060105. Epub 2012/10/13.
86. Losada A, Marquez-Gonzalez M, Romero-Moreno R. Mechanisms of action of a psychological intervention for dementia caregivers: effects of behavioral activation and modification of dysfunctional thoughts. Int J Geriatr Psychiatry. 2011;26(11):1119–27. PubMed PMID: 21061414. Epub 2010/11/10.
87. Marquez-Gonzalez M, Losada A, Izal M, Perez-Rojo G, Montorio I. Modification of dysfunctional thoughts about caregiving in dementia family caregivers: description and outcomes of an intervention programme. Aging Ment Health. 2007;11(6):616–25. PubMed PMID: 18074249. Epub 2007/12/13.
88. Kwok T, Au A, Wong B, Ip I, Mak V, Ho F. Effectiveness of online cognitive behavioral therapy on family caregivers of people with dementia. Clin Interv Aging. 2014;9:631–6. PubMed PMID: 24748781. Pubmed Central PMCID: PMC3990366. Epub 2014/04/22.
89. Haley WE, Brown SL, Levine EG. Experimental evaluation of the effectiveness of group intervention for dementia caregivers. Gerontologist. 1987;27(3):376–82.
90. Zarit SH, Anthony CR, Boutselis M. Interventions with care givers of dementia patients: comparison of two approaches. Psychol Aging. 1987;2(3):225–32. PubMed PMID: 3268213. Epub 1987/09/01.
91. McKechnie V, Barker C, Stott J. The effectiveness of an Internet support forum for carers of people with dementia: a pre-post cohort study. J Med Internet Res. 2014;16(e68). PubMed PMID: 24583789. Pubmed Central PMCID: PMC3961748. Epub 2014/03/04.
92. Robinson KM, Buckwalter K, Reed D. Differences between dementia caregivers who are users and nonusers of community services. Public Health Nurs. 2013;30(6):501–10. PubMed PMID: 24579710. Epub 2014/03/04.
93. Hurley RV, Patterson TG, Cooley SJ. Meditation-based interventions for family caregivers of people with dementia: a review of the empirical literature. Aging Ment Health. 2014;18(3):281–8. PubMed PMID: 24093954. Epub 2013/10/08.
94. Khalsa DS. Mindfulness effects on caregiver stress: should we expect more? J Altern Complement Med. 2010;16(10):1025–6. PubMed PMID: 20954958. Epub 2010/10/20.
95. Mackenzie CS, Poulin PA. Living with the dying: using the wisdom of mindfulness to support caregivers of older adults with dementia. Int J Health Promot Educ. 2006;44(1):43–7.
96. Whitebird RR, Kreitzer M, Crain AL, Lewis BA, Hanson LR, Enstad CJ. Mindfulness-based stress reduction for family caregivers: a randomized controlled trial. Gerontologist. 2013;53(4):676–86. PubMed PMID: 23070934. Pubmed Central PMCID: PMC3709844. Epub 2012/10/17.
97. Waelde LC, Thompson L, Gallagher-Thompson D. A pilot study of a yoga and meditation intervention for dementia caregiver stress. J Clin Psychol. 2004;60(6):677–87. PubMed PMID: 15141399. Epub 2004/05/14. eng.
98. Lavretsky H, Epel ES, Siddarth P, Nazarian N, Cyr NS, Khalsa DS, et al. A pilot study of yogic meditation for family dementia caregivers with depressive symptoms: effects on mental health, cognition, and telomerase activity. Int J Geriatr Psychiatry. 2013;28(1):57–65. PubMed PMID: 22407663. Pubmed Central PMCID: PMC3423469. Epub 2012/03/13.
99. Black DS, Cole SW, Irwin MR, Breen E, St Cyr NM, Nazarian N, et al. Yogic meditation reverses NF-kappaB and IRF-related transcriptome dynamics in leukocytes of family dementia caregivers in a randomized controlled trial. Psychoneuroendocrinology. 2013;38(3):348–55. PubMed PMID: 22795617. Pubmed Central PMCID: PMC3494746. Epub 2012/07/17.
100. Korn L, Logsdon RG, Polissar NL, Gomez-Beloz A, Waters T, Ryser R. A randomized trial of a CAM therapy for stress reduction in American Indian and Alaskan Native family caregivers. Gerontologist. 2009;49(3):368–77. PubMed PMID: 19377083. Pubmed Central PMCID: PMC2682170. Epub 2009/04/21.
101. Moore RC, Chattillion EA, Ceglowski J, Ho J, von Kanel R, Mills PJ, et al. A randomized clinical trial of Behavioral Activation (BA) therapy for improving psychological and physical health in dementia caregivers: results of the Pleasant Events Program (PEP). Behav Res Ther. 2013;51(10):623–32. PubMed PMID: 23916631. Pubmed Central PMCID: PMC3774137. Epub 2013/08/07.
102. Kim H, Rose K. Sleep disturbances in family caregivers: an overview of the state of the science. Arch Psychiatr Nurs. 2011;25(6):456–68. PubMed PMID: 22114799.
103. Oken BS, Fonareva I, Haas M, Wahbeh H, Lane JB, Zajdel D, et al. Pilot controlled trial of mindfulness meditation and education for dementia caregivers. J Altern Complement Med. 2010;16(10):1031–8. PubMed PMID: 20929380. Pubmed Central PMCID: PMC3110802. Epub 2010/10/12.
104. von Kanel R, Dimsdale JE, Ancoli-Israel S, Mills PJ, Patterson TL, McKibbin CL, et al. Poor sleep is associated with higher plasma proinflammatory cytokine interleukin-6 and procoagulant marker fibrin D-dimer in older caregivers of people with Alzheimer's disease. J Am Geriatr Soc. 2006;54(3):431–7. PubMed PMID: 16551309. Epub 2006/03/23.
105. Rose KM, Taylor AG, Bourguignon C. Effects of cranial electrical stimulation on sleep disturbances,

depressive symptoms, and caregiving appraisal in spousal caregivers of persons with Alzheimer's disease. Appl Nurs Res. 2009;22(2):119–25. PubMed PMID: 19427574. Pubmed Central PMCID: PMC2713101. Epub 2009/05/12.

106. Widera E, Covinsky KE. Fulfilling our obligation to the caregiver: it's time for action: comment on "Translation of a dementia caregiver support program in a health care system–REACH VA". Arch Intern Med. 2011;171(4):359–60. PubMed PMID: 21357812. Epub 2011/03/02.

107. Simpson C, Carter PA. Pilot study of a brief behavioral sleep intervention for caregivers of individuals with dementia. Res Gerontol Nurs. 2010;3(1):19–29. PubMed PMID: 20128540. Epub 2010/02/05.

108. McCurry S, Logsdon R, Vitiello M, Teri L. Successful behavioral treatment for reported sleep problems in elderly caregivers of dementia patients: a controlled study. J Gerontol Psychol Sci. 1998; 53B(2):P122–9.

109. Rowe MA, Kairalla JA, McCrae CS. Sleep in dementia caregivers and the effect of a nighttime monitoring system. J Nurs Scholarsh. 2010;42(3):338–47. PubMed PMID: 20738745.

110. A new vision of aging: Helping older adults make healthier choices. Washington, DC: Center for the Advancement of Health, 2006 Contract No.: Issue Briefing No. 2.

111. The state of aging and health in America 2007. Whitehouse Station, NJ: Centers for Disease Control and Prevention and the Merck Company Foundation; 2007.

112. von Kanel R, Mausbach BT, Dimsdale JE, Mills PJ, Patterson TL, Ancoli-Israel S, et al. Regular physical activity moderates cardiometabolic risk in Alzheimer's caregivers. Med Sci Sports Exerc. 2011;43(1):181–9. PubMed PMID: 20473220. Pubmed Central PMCID: PMC3162319. Epub 2010/05/18.

113. Netz Y, Wu MJ, Becker BJ, Tenenbaum G. Physical activity and psychological well-being in advanced age: a meta-analysis of intervention studies. Psychol Aging. 2005;20(2):272–84. PubMed PMID: 16029091.

114. Lim K, Taylor L. Factors associated with physical activity among older people–a population-based study. Prev Med. 2005;40(1):33–40. PubMed PMID: 15530578.

115. Etkin CD, Prohaska TR, Connell CM, Edelman P, Hughes SL. Antecedents of physical activity among family caregivers. J Appl Gerontol. 2008;27(3):350–67. PubMed PMID: 25392600. Pubmed Central PMCID: 4226062.

116. Castro CM, King AC. Telephone-assisted counseling for physical activity. Exerc Sport Sci Rev. 2002;30(2):64–8. PubMed PMID: 11991539.

117. Connell CM, Janevic MR. Effects of a telephone-based exercise intervention for dementia caregiving wives: a randomized controlled trial. J Appl Gerontol. 2009;28(2):171–94. PubMed PMID: 21709757. Pubmed Central PMCID: PMC3121165. Epub 2009/04/01.

118. King AC, Baumann K, O'Sullivan P, Wilcox S, Castro C. Effects of moderate-intensity exercise on physiological, behavioral, and emotional responses to family caregiving: a randomized controlled trial. J Gerontol A Biol Sci Med Sci. 2002;57(1):M26–36. PubMed PMID: 11773209. Epub 2002/01/05.

119. Farran CJ, Staffileno BA, Gilley DW, McCann JJ, Yan L, Castro CM, et al. A lifestyle physical activity intervention for caregivers of persons with Alzheimer's disease. Am J Alzheimers Dis Other Demen. 2008;23(2):132–42. PubMed PMID: 18174315. Pubmed Central PMCID: PMC2758783. Epub 2008/01/05.

120. Hirano A, Suzuki Y, Kuzuya M, Onishi J, Ban N, Umegaki H. Influence of regular exercise on subjective sense of burden and physical symptoms in community-dwelling caregivers of dementia patients: a randomized controlled trial. Arch Gerontol Geriatr. 2011;53(2):e158–63. PubMed PMID: 20850878. Epub 2010/09/21.

121. Yu F, Swartwood RM. Feasibility and perception of the impact from aerobic exercise in older adults with Alzheimer's disease. Am J Alzheimers Dis Other Demen. 2012;27(6):397–405. PubMed PMID: 22871905. Epub 2012/08/09.

122. Bank AL, Arguelles S, Rubert M, Eisdorfer C, Czaja SJ. The value of telephone support groups among ethnically diverse caregivers of persons with dementia. Gerontologist. 2006;46(1):134–8. PubMed PMID: 16452294. Epub 2006/02/03.

123. Bormann J, Warren KA, Regalbuto L, Glaser D, Kelly A, Schnack J, et al. A spiritually based caregiver intervention with telephone delivery for family caregivers of veterans with dementia. Fam Community Health. 2009;32(4):345–53. PubMed PMID: 19752637. Epub 2009/09/16.

124. Tremont G, Davis JD, Bishop DS, Fortinsky RH. Telephone-delivered psychosocial intervention reduces burden in dementia caregivers. Dementia (London). 2008;7(4):503–20. PubMed PMID: 20228893. Pubmed Central PMCID: PMC2836858. Epub 2008/01/01.

125. van Mierlo LD, Meiland FJ, Droes RM. Dementelcoach: effect of telephone coaching on carers of community-dwelling people with dementia. Int Psychogeriatr. 2012;24(2):212–22. PubMed PMID: 21995966. Epub 2011/10/15.

126. Belle SH, Burgio L, Burns R, Coon D, Czaja SJ, Gallagher-Thompson D, et al. Enhancing the quality of life of dementia caregivers from different ethnic or racial groups: a randomized, controlled trial. Ann Intern Med. 2006;145(10):727–38. PubMed PMID: 17116917. Pubmed Central PMCID: PMC2585490. Epub 2006/11/23.

127. Glueckauf RL, Davis WS, Willis F, Sharma D, Gustafson DJ, Hayes J, et al. Telephone-based, cognitive-behavioral therapy for African American dementia caregivers with depression: initial findings.

Rehabil Psychol. 2012;57(2):124–39. PubMed PMID: 22686551. Epub 2012/06/13.
128. Martindale-Adams J, Nichols LO, Burns R, Graney MJ, Zuber J. A trial of dementia caregiver telephone support. Can J Nurs Res. 2013;45(4):30–48. PubMed PMID: 24617278. Epub 2014/03/13.
129. Burgio LD, Collins IB, Schmid B, Wharton T, McCallum D, Decoster J. Translating the REACH caregiver intervention for use by area agency on aging personnel: the REACH OUT program. Gerontologist. 2009;49(1):103–16. PubMed PMID: 19363008. Epub 2009/04/14.
130. Elliott AF, Burgio LD, Decoster J. Enhancing caregiver health: findings from the resources for enhancing Alzheimer's caregiver health II intervention. J Am Geriatr Soc. 2010;58(1):30–7. PubMed PMID: 20122038. Pubmed Central PMCID: PMC2819276. Epub 2010/02/04.
131. Gant JR, Steffen AM, Lauderdale SA. Comparative outcomes of two distance-based interventions for male caregivers of family members with dementia. Am J Alzheimers Dis Other Demen. 2007;22(2):120–8. PubMed PMID: 17545139. Epub 2007/06/05.
132. Gies C, Pierce L, Steiner V, van der Bijl J, Salvador D. Web-based psychosocial assessment for caregivers of persons with dementia: a feasibility study. Rehabil Nurs. 2014;39(2):102–9. PubMed PMID: 23703687. Epub 2013/05/25.
133. Hayden LJ, Glynn SM, Hahn TJ, Randall F, Randolph E. The use of Internet technology for psychoeducation and support with dementia caregivers. Psychol Serv. 2012;9(2):215–8. PubMed PMID: 22662739. Epub 2012/06/06.
134. Blom MM, Bosmans JE, Cuijpers P, Zarit SH, Pot AM. Effectiveness and cost-effectiveness of an internet intervention for family caregivers of people with dementia: design of a randomized controlled trial. BMC Psychiatry. 2013;13:17. PubMed PMID: 23305463. Pubmed Central PMCID: PMC3557221. Epub 2013/01/12.
135. Chiu T, Marziali E, Colantonio A, Carswell A, Gruneir M, Tang M, et al. Internet-based caregiver support for Chinese Canadians taking care of a family member with Alzheimer disease and related dementia. Can J Aging. 2009;28(4):323–36. PubMed PMID: 19925698. Epub 2009/11/21.
136. Finkel S, Czaja SJ, Schulz R, Martinovich Z, Harris C, Pezzuto D. E-care: a telecommunications technology intervention for family caregivers of dementia patients. Am J Geriatr Psychiatry. 2007;15(5):443–8. PubMed PMID: 17463195. Epub 2007/04/28.
137. Marziali E, Garcia LJ. Dementia caregivers' responses to 2 Internet-based intervention programs. Am J Alzheimers Dis Other Demen. 2011;26(1):36–43. PubMed PMID: 21282276. Epub 2011/02/02.
138. Beauchamp N, Irvine AB, Seeley J, Johnson B. Worksite-based internet multimedia program for family caregivers of persons with dementia. Gerontologist. 2005;45(6):793–801. PubMed PMID: 16326661. Epub 2005/12/06.
139. Sanders S, Marwit SJ, Meuser TM, Harrington P. Caregiver grief in end-stage dementia: using the Marwit and Meuser Caregiver Grief Inventory for assessment and intervention in social work practice. Soc Work Health Care. 2007;46(1):47–65. PubMed PMID: 18032156. Epub 2007/11/23.
140. Gallagher-Thompson D, Wang PC, Liu W, Cheung V, Peng R, China D, et al. Effectiveness of a psychoeducational skill training DVD program to reduce stress in Chinese American dementia caregivers: results of a preliminary study. Aging Ment Health. 2010;14(3):263–73. PubMed PMID: 20425645. Epub 2010/04/29.
141. Williams K, Arthur A, Niedens M, Moushey L, Hutfles L. In-home monitoring support for dementia caregivers: a feasibility study. Clin Nurs Res. 2013;22(2):139–50. PubMed PMID: 22997349. Pubmed Central PMCID: PMC3633651. Epub 2012/09/22.
142. Boots LM, de Vugt ME, van Knippenberg RJ, Kempen GI, Verhey FR. A systematic review of Internet-based supportive interventions for caregivers of patients with dementia. Int J Geriatr Psychiatry. 2014;29(4):331–44. PubMed PMID: 23963684. Epub 2013/08/22.
143. Godwin KM, Mills WL, Anderson JA, Kunik ME. Technology-driven interventions for caregivers of persons with dementia: a systematic review. Am J Alzheimers Dis Other Demen. 2013;28(3):216–22. PubMed PMID: 23528881. Epub 2013/03/27.
144. Zarit SH, Femia EE. A future for family care and dementia intervention research? Challenges and strategies. Aging Ment Health. 2008;12(1):5–13. PubMed PMID: 18297475.
145. Samia LW, Hepburn K, Nichols L. "Flying by the seat of our pants": what dementia family caregivers want in an advanced caregiver training program. Res Nurs Health. 2012;35(6):598–609. PubMed PMID: 22911130. Epub 2012/08/23.
146. Upton N, Reed V. Caregiver coping in dementing illness–implications for short-term respite care. Int J Psychiatr Nurs Res. 2005;10(3):1180–96. PubMed PMID: 15960246. Epub 2005/06/18.
147. Mavall L, Thorslund M. Does day care also provide care for the caregiver? Arch Gerontol Geriatr. 2007;45(2):137–50. PubMed PMID: 17129621. Epub 2006/11/30.
148. Lee D, Morgan K, Lindesay J. Effect of institutional respite care on the sleep of people with dementia and their primary caregivers. J Am Geriatr Soc. 2007;55(2):252–8. PubMed PMID: 17302663. Epub 2007/02/17.
149. Maayan N, Soares-Weiser K, Lee H. Respite care for people with dementia and their carers. Cochrane Database Syst Rev [Internet]. 2014;(1). Available from: http://onlinelibrary.wiley.com/doi/10.1002/14651858.CD004396.pub3/abstract

150. Schulz R, Mendelsohn AB, Haley WE, Mahoney D, Allen RS, Zhang S, et al. End-of-life care and the effects of bereavement on family caregivers of persons with dementia. N Engl J Med. 2003; 349(20):1936–42. PubMed PMID: 14614169. Epub 2003/11/14.
151. Schulz R, Belle SH, Czaja SJ, McGinnis KA, Stevens A, Zhang S. Long-term care placement of dementia patients and caregiver health and well-being. JAMA. 2004;292(8):961–7. PubMed PMID: 15328328. Epub 2004/08/26.
152. Ott CH, Kelber ST, Blaylock M. "Easing the way" for spouse caregivers of individuals with dementia: a pilot feasibility study of a grief intervention. Res Gerontol Nurs. 2010;3(2):89–99. PubMed PMID: 20415358. Epub 2010/04/27.
153. Paun O, Farran CJ. Chronic grief management for dementia caregivers in transition: intervention development and implementation. J Gerontol Nurs. 2011;37(12):28–35. PubMed PMID: 22084962. Pubmed Central PMCID: PMC3708697. Epub 2011/11/17.
154. Haley WE, Bergman EJ, Roth DL, McVie T, Gaugler JE, Mittelman MS. Long-term effects of bereavement and caregiver intervention on dementia caregiver depressive symptoms. Gerontologist. 2008;48(6):732–40. PubMed PMID: 19139247. Pubmed Central PMCID: PMC2846300. Epub 2009/01/14.
155. Luchsinger J, Mittelman M, Mejia M, Silver S, Lucero RJ, Ramirez M, et al. The Northern Manhattan Caregiver Intervention Project: A randomised trial testing the effectiveness of a dementia caregiver intervention in Hispanics in New York City. BMJ Open. 2012;2(5). PubMed PMID: 22983877. Pubmed Central PMCID: PMC3467593. Epub 2012/09/18.
156. Moore W. Lesbian and gay elders: connecting care providers through a telephone support group. J Gay Lesbian Soc Serv. 2002;14:23–41.
157. Arai A, Matsumoto T, Ikeda M. Do family caregivers perceive more difficulty when they look after patients with early onset dementia compared to those with late onset dementia. Int J Geriatr Psychiatry. 2007;22:1255–61.
158. Jubb D, Pollard N, Chaston D. Developing services for younger people with dementia. Nurs Times. 2003;99(22):34–5. PubMed PMID: 12808749.
159. Peisah C, Brodaty H, Quadrio C. Family conflict in dementia: prodigal sons and black sheep. Int J Geriatr Psychiatry. 2006;21(5):485–92. PubMed PMID: 16676295.
160. Bergman EJ, Haley WE, Small BJ. Who uses bereavement services? An examination of service use by bereaved dementia caregivers. Aging Ment Health. 2011;15(4):531–40. PubMed PMID: 21500020. Epub 2011/04/19.
161. Stevens AB, Lancer K, Smith ER, Allen L, McGhee R. Engaging communities in evidence-based interventions for dementia caregivers. Fam Community Health. 2009;32(1 Suppl):S83–92. PubMed PMID: 19065098. Epub 2008/12/23.
162. Joling KJ, van Hout HP, Scheltens P, Vernooij-Dassen M, van den Berg B, Bosmans J, et al. (Cost)-effectiveness of family meetings on indicated prevention of anxiety and depressive symptoms and disorders of primary family caregivers of patients with dementia: design of a randomized controlled trial. BMC Geriatr. 2008;8:2. PubMed PMID: 18208607. Pubmed Central PMCID: PMC2259355. Epub 2008/01/23.
163. Zarit S, Femia E. Behavioral and psychosocial interventions for family caregivers. Am J Nurs. 2008;108(9 Suppl):47–53. quiz PubMed PMID: 18797226. Epub 2008/09/23.

PART

4

치매 지속 간호

Dementia Continuing Care

CHAPTER
13

치매환자의 간호 전환
Transitions in Care for the Person with Dementia

Maire Boltz

서론 Introduction

전통적으로 노년학 및 건강 서비스 문헌에서 '전환'은 보건의료 환경에서 다른 환경으로 이전하는 것을 말한다[1, 2]. 따라서 간호의 전환은 환자들이 보건의료시스템의 다양한 구성요소들을 통해 이동할 때, 환자의 간호를 조정하는 것과 관련된 조치를 의미한다[3]. 전환 동안의 목표는 제공된 간호, 환자의 현재 상태, 후속 간호의 필요성을 소통하는 것이다. 임상 상태 및 치료계획에 대한 환자와 가족의 이해뿐만 아니라 이들의 선호와 관점 또한 의사소통되어야 한다[3, 4].

치매 노인들은 그렇지 않은 노인들보다 매년 일인당 요양시설, 병원 및 가정의료 이용이 더 많고 재배치 전환이 더 많다[5, 6]. 간호 전환 동안 치매환자들은 일반적으로 기능과 건강에 상당한 변화를 경험하며, 가족 돌봄제공자들은 증가된 스트레스와 부담을 경험한다[7~13]. 결과적으로, 전환을 협상하는 것은 치매환자와 가족들에게 특히 어려울 수 있다[9, 13~15]. 간호 환경의 전환과 관련된 이러한 인구의 취약성 증가 및 비용증가를 감안할 때, 의사와 보건의료관리자의 면밀한 주의가 요구된다. 이 장은 세 가지 간호환경(일차 간호, 병원, 장기요양간호) 내에서 치매환자 전환의 결과와 경험을 개선하기 위한 최선의 실무를 설명한다.

일차 간호: 전환을 위한 고려사항 Primary Care: Considerations for Transitions

치매를 적시에 발견하는 것(Gavind의 '치매의 발견' 장에 설명되어 있듯이)은 급성 문제와 기능 상실이 일어나기 전에 동반질환을 관리하는데 도움이 될 수 있는 지원을 제공하기 위해 중요하다[16]. 치매환자가 정식으로 진단을 받는 시점은 흔히 가족 돌봄제공자가 돌봄제공자 역할을 맡는 경우이다[17]. 돌봄제공자의 적극적인 참여와 함께 환자를 의사결정에 포함시키기 위해 모든 노력을 기울여야 한다. 돌봄제공자와의 파트너십은 질병의 징후를 포함한 환자의 임상적 · 기능적 상태의 변화를 감지하고 추가적인 서비스와 자원의 필요성을 확인하기 위해 필수적이다. 환자들은 가능하다면, 시간을 주로 함께 지내는 돌봄제공자와 함께 3~6개월마다 정기적으로 의사를 만나야 한다. 이를 통해 의사는 인지 및 기능장애, 약물에 대한 반응, 급성문제의 징후, 만성질환의 악화, 돌봄제공자 대처에 대한 모니터링이 가능하게 된다[18]. Healthy Aging Brain Care Monitor (HAB−C Monitor)는 환자의 인지적, 기능적, 행동적/기분 상태뿐만 아니라 돌봄제공자의 스트레스를 측정하는 임상적으로 실용적인 다차원적 도구이다. HAB−C Monitor는 돌봄제공자의 보고를 활용하며 높은 신뢰도와 타당도를 입증했다[19].

기능과 건강을 극대화하기 위해서는 신체적 활동, 좋은 영양상태, 수면 위생, 인지자극, 사회화가 요구된다[20, 21]. 보건의료 결정과 재정문제에 대한 사전 계획은 환자가 적극적으로 참여할 수 있는 치매의 초기단계에서 이상적으로 처리된다. 향후의 건강 결정을 위한 선호도를 준비하고 문서화하는 과정인 '사전 간호계획'은 간호 연속성 전반에 걸쳐 치료결정을 안내하는데 중요하다[17]. 그러나 미국의 사전 지시서(advance directive) 완료율은 치매환자들 사이에서조차도 계속 낮다. 예를 들어, 인지평가를 위한 사전 지시서가 없는 127명의 환자를 대상으로 한 연구에서 39%가 5년 뒤에도 여전히 이러한 지시서가 없음을 발견했다.

근거기반 일차 간호 모델 Evidence-Based Primary Care Models

치매환자만을 위해 고안된 것은 아니지만 학제간 간호모델은 환자결과가 개선되었음을 보여주었다. 협력간호모델(Collaborative Care Model, CCM), 유도간호모델(Guided Care Model, GCM), 노인평가와 간호를 위한 노인지원(Geriatric Resources for Assessment and Care of Elder, GRACE) 모델은 계속 거주(aging in place)를 장려하고 간호제공의 중단을 제한할 수 있는 잠재력을 제공한다.

협력간호모델(CCM)은 일차 진료 의사와 케어메니저의 역할을 하는 노인전문간호사가 이끄는 팀에 의해 제공되는 간호를 포함한다[23]. 신규 및 활동적인 환자의 간호를 검토하고 표준 프로토콜에 대한 이행을 감시하는 노인병전문의, 노인 정신전문의, 심리학자로 구성된 지원팀과의 주간 회의는 치료 계획과 평가를 강화한다. 돌봄제공자와 환자들은 의사소통 기술, 돌봄제공자 대처 기술, 법적 · 재정적 조언, 안내서와 비디오 테이프를 이용한 환자 운동지침, 알츠하이머병협회의 지역 지부에 의해 제공되는 돌봄제공자 가이드에 대한 교육을 받는다. 또한 케어메니저는 환자 연락을 위한 일정을 관리하고, 환자의 진행상황과 현재 치료를 추적하고, 환자와 돌봄제공자의 현재 임상 상태를 전체 간호팀과 의사소통을 위한 도구를 제공하는 웹

기반 종적(longitudinal) 추적 시스템에 의해 지원을 받는다. CCM에 참여하는 환자들은 현저하게 적은 치매의 행동 · 심리 증상을 보였으며, 돌봄제공자들은 우울증이 감소된 것으로 나타났다[23].

유도간호모델(GCM)은 의사/간호사 간호 조정 모델로, 일반적으로 장기간/무기한으로 실행된다[24]. 유도된 간호를 하는 간호사는 포괄적인 가정평가를 수행하고, 환자를 위한 근거기반 간호지침과 행동계획을 만든다. 모니터링과 자기관리 코칭을 매월 시행하고, 병원이나 다른 기관으로의 원활한 입원이나 퇴원을 돕고, 모든 제공자들에 의한 간호를 조정하고, 가족 돌봄제공자 교육/지원을 제공하고, 지역사회 기반 서비스에 대한 접근을 용이하게 한다.

유도된 간호[24, 25]뿐만 아니라 그 외의 간호사 조정 프로그램들[26]은 환자와 의사의 만족도뿐만 아니라 돌봄제공자 부담에 긍정적인 영향을 끼쳤고 비용절감 효과를 나타냈다.

노인평가와 간호를 위한 노인자원(GRACE)은 실무 기반 간호조정 모델이다[27]. GRACE는 장기/무기한으로 실행되며 일차 진료 의사와 협력하는 전문간호사 및 사회복지사를 필요로 한다. 이러한 팀은 가정 내 평가와 간호관리를 제공한다. 등록 시, GRACE 지원팀은 최초의 포괄적인 노인병 평가를 수행하기 위해 환자를 가정에서 만난다. 그 다음, 이 지원팀은 일반적인 노인성질환을 평가하고 관리하기 위한 GRACE 프로토콜의 활성화를 포함한 개별화된 간호계획을 세우기 위해 더 큰 GRACE 학제간 팀(노인전문의사, 약사, 물리치료사, 정신건강 사회복지사, 지역사회 기반 서비스 연락 담당자를 포함)을 만난다. GRACE는 매월 최소 한 번의 간호계획 검토를 위한 가정 내 방문과 한 번의 전화 또는 대면 접촉, 간호 조정, 모든 입원에 대한 입원 후 병원 퇴원 설계자와의 협력 및 가정방문을 제공한다. 이 중재는 병원비용의 감소로 인해 일차 간호를 받는 65세 이상의 고 위험, 저소득 노인들에게 비용중립적인 것으로 밝혀졌다[27].

치매환자의 입원 Hospitalization of the Person with Dementia

치매 노인들은 그렇지 않은 노인들보다 응급실을 방문하거나 입원할 가능성이 훨씬 더 높다[28, 29]. 치매가 없는 65세 이상 노인 3,019명의 참가자 표본 중 494명에서 치매가 발병했는데, Phelan과 동료들[30]은 그 발병 표본에서 치매가 발병한 노인들의 입원 비율을 그렇지 않은 노인들과 비교했다. 나이, 성별, 요양원 거주, 그 외 다른 잠재적인 교란요인들을 조정한 후, 치매 발병 이후의 평균 연간 입원 비율은 치매가 없는 노인들보다 2배 이상 높게 나타났다. 게다가 예방적인 외래간호가 병원입원 필요성을 예방할 수 있는 '외래간호 민감성 상태(ambulatory care-sensitive conditions, ACSCs)'에 대한 입원 비율은 공변인을 완전 조정한 후 치매환자에서 78% 더 높았다[30]. 세균성 폐렴, 울혈성 심부전, 요로감염, 탈수, 십이지장 궤양은 치매 환자에서 훨씬 더 흔했다. 마찬가지로 근거에 따르면, 요양원 거주자의 병원 이동(transfer)을 촉진하는 가장 흔한 상태(예: 폐렴)는 요양원 환경에서 동일한 효능으로 치료될 수 있으므로 이동은 잠재적으로 피할 수 있다[31~33].

인지장애가 없는 노인들과 비교할 때, 입원한 치매노인들은 섬망과 고통의 행동적 징후뿐만 아니라 욕창, 낙상, 영양문제, 기능감퇴, 재입원, 증가된 질병률/사망률을 경험할 가능성이 더 크다[34~38]. 의사소통 문제와 지속되는 섬망은 급성 후 재활을 어렵게 만들 수 있다[38]. 입원에 의한 추가적 스트레스와 환자의 증가된 기능적 의존성은 가족 돌봄제공자의 긴장을 악화시키고[9] 환자가 장기적인 거주를 위해 요양원으로 입원할 가능성을 높인다[39, 40]. 환자와 돌봄제공자 모두 입원으로 인한 위험이 증가되기 때문에 다음과 같은 조치를 취하는 것은 중요하다: (1) 가능하면 입원을 피하기 위한 조치, (2) 입원 가능성에 대해 환자와 가족을 준비시키기 위한 조치 (3) 환자가 입원하게 되면, 치료계획을 알려주고 기능적 회복을 촉진하여 재입원을 예방하기 위해 급성 후 환경에 효과적으로 협력하기 위한 조치

입원을 예방하기 위한 노력 Efforts to Prevent Hospitalization

불필요한 입원을 예방하기 위해서는 매일 24시간 기준의 정보를 가진 팀 구성원과 접촉기회를 갖는 것이 중요하다. 환자의 상태에 급성적인 변화가 있을 때, 잠재적인 응급상황에 대한 급성 간호 계획은 비상대기 제공자들(on-call providers)이 이용할 수 있어야 한다. 이상적으로 이러한 간호계획은 환자/돌봄제공자와의 공유된 의사결정을 반영하고 사전 지시서, 약물사용과 문제의 이력, 병원과 의료제공자의 선택에 대한 돌봄제공자의 바램들에 대한 정보를 포함한다. 표 13.1은 입원을 예방하고 기간을 단축하는 것에 대한 의료진을 위한 추가 정보를 제공한다[18, 41].

입원가능성에 대한 환자 및 가족 준비 Preparing Patients and Families for the Possibility of Hospitalization

알츠하이머병협회[41]는 돌봄제공자가 응급실 방문이나 예상하지 못한 입원에 준비할 것을 권장한다. 가족들은 사전에 응급 물품을 준비하도록 조언을 받을 수 있다. 여기에 포함되는 항목에는 현재 복용약물과 음식물 알레르기 목록, 사전 지시서와 보험정보 사본, 의료제공자의 이름과 전화번호, 책임이 있는 당사자가 서식을 작성하는 동안 환자와 응급실에서 지낼 수 있는 친구나 가족의 이름과 전화번호, 환자의 치매와 특별한 요구사항을 설명하는 노트, 보존할 수 있는 스낵, 갈아입을 옷, 주로 입는다면 여분의 일회용 팬티, 증상과 의사 또는 간호사의 지시와

표 13.1 입원을 예방하고 기간을 단축하기 위한 방법

최근까지의 예방접종을 유지한다.
자원과 휴식을 제공하기 위해 지역사회 자원을 마련한다.
돌봄제공자들로 하여금 지원 서비스를 활용하도록 장려한다; 돌봄제공자 부담을 모니터링한다.
돌봄제공자가 행동, 심리상태, 식욕, 수면에 있어서의 변화를 포함한 질병의 조짐을 즉각 보고하도록 교육한다.
가정 안전, 낙상예방, 약물의 안전한 사용에 대한 돌봄제공자의 이해를 평가한다.
가능하면, 입원환자가 아닌 외래환자를 대상으로 진단을 실시한다.
입원 후에 즉각적인 후속조치를 하도록 한다.
가능하면, 입원기간을 단축시키기 위해 입원 전에 진단검사를 실시한다.
환자가 입원하기 전에 상담원이 환자를 만나도록 주선한다.

정보를 적을 펜과 종이를 준비한다. 가족 돌봄제공자 보고서(그림 13.1)는 치매환자의 요구와 선호를 직원에게 알려주기 위해 사용될 수 있다[42].

가족과 친구는 환자가 가능한 한 신체적인 활동을 하도록 동기를 부여하고 인지자극을 제공하는데 중요한 역할을 한다[43]. 가족들은 상담을 통해 환자와 상호작용하는 병원직원에게 환자가 치매를 앓고 있음을 알리고, 혼동이 증가한다면 직원에게 보고할 것과 환자의 습관이나 식이요법, 또는 식사기호와 복용 중인 약물에 대한 정보를 제공하도록 상담해야 한다. 그 외 중요한 권고사항으로는 가능한 한 환자와 함께 있거나 가족/친구가 자신을 대신해서 있을 수 있도록(특히 아침에 깼을 때, 약물이 복용되고 시술이 시행될 때, 또는 의사의 방문이나 회진이 시행될 때) 주선하는 것이다. 침대 옆에 노트를 두는 것(환자가 읽을 수 있다면), 전화 통화, 익숙한 소리와 목소리를 녹음한 테이프는 가족이 함께 있지 않을 때, 의사소통 하고 불안을 완화하는 방법이다[41].

병원에서 가정으로 전환 Hospital to Home

일반적인 퇴원 기록에는 치매환자를 위한 특별한 전환 고려사항을 포함해야 한다. 환자의 안전, 기능적 회복, 후속조치 간호의 필요성, 돌봄제공자의 활용가능성과 역량을 강조해야 한다[3, 9, 43]. 표 13.2 퇴원기록 내용을 참조한다.

전환간호모델(Transitional Care Model, TCM)은 인지장애 환자를 포함하여[45] 좋지 않은 결과를 받을 위험성이 높은 노인들[44]에게 상급실무간호사(APNs)는 포괄적인 퇴원계획과 가정

가족 돌봄제공자 보고서

가족 구성원들은 이 서식을 사용하여 사랑하는 여러분의 가족이 평상시에 아프지 않거나 위기에 처하지 않을 때, 정상적인 상태가 어떠한지에 대한 정보를 직원들과 공유합니다. 가능하다면 이 정보를 작성하는데 환자가 많이 참여할 수 있도록 격려하십시오. 이 정보는 직원이 여러분 가족의 요구를 이해하고 제공하는데 도움이 될 것입니다.

이름: ______ 환자가 선호하는 이름: ______

거주지: ______ 혼자 또는 동거자와 거주 ______

환자가 혼란스러워(화가 나게) 합니까? 네 ____ 아니오 ____ 환자는 이러한 감정을 어떻게 나타냅니까? ______

무엇이 이러한 감정을 촉발합니까? ______ 무엇이 환자를 안정시킵니까? ______

일반적으로 환자가 대처하는데 도움을 주는 것은 무엇입니까(예: 종교, 음악, 특정 사람)? ______

환자가 즐기는 음료와 간단한 음식은 무엇입니까? ______

환자는 목사의 방문을 원합니까? 네 ____ 아니오 ____ 환자가 바라는 다른 종교/영적 활동은 무엇입니까? ______

환자가 취침 시 일상적으로 하는 일(예: 틀니 삽입/제거, 가족과의 통화, 기도 등)은 무엇입니까? ______

______

환자는 어떤 종류의 일을 했습니까? ______

환자의 관심분야나 취미는 무엇입니까? ______

그 외 환자를 돌보는 직원에게 하고 싶은 말은 무엇입니까? 강점/문제? ______

______

환자가 일반적으로 도움을 필요로 합니까?	항상	가끔	전혀 아님	모르겠음	세부사항
자신이 어디에 있는지 이해하는 것					
지시를 따르는 것					
자신이 필요한 것을 다른 사람에게 말하는 것					
통증이 있을 때 다른 사람에게 말하는 것					
보청기를 착용하는 것					
안경을 착용하는 것					
틀니를 사용하는 것					
화장실을 사용하는 것					
걷는 것					
침대 밖으로 나오는 것					
목욕, 양치 등					
옷 입는 것					
식사					

그 외 환자에 대해 직원이 알기를 원하는 것이 있습니까? ______

이 서식을 작성하는 사람의 이름과 관계 ______

그림 13.1 가족 돌봄제공자 보고서(저자 Maggie Murphy White의 허가).

출처: 이 도구는 Maggie Murphy-White, MA에 의해서 만들어졌음. 사용허가를 받음

후속조치를 제공한다. APN은 병원 내 평가, APN에 의한 가정방문, 이용 가능한 지속적인 전화지원, 병원과 일차 진료 제공자간의 의료관리 연속성(첫 후속 방문에 환자와 동행하는 APN에 의해 촉진됨)을 제공한다. 이러한 중재는 퇴원 후 평균 2개월 동안 제공된다. TCM은 환자

표 13.2 치매환자의 전환기록: 권장 항목

확인된 일차 돌봄제공자와 연락처 정보
입원사유, 제공된 치료, 치료에 대한 반응
환자/돌봄제공자에게 제공된 교육 및 이해가 입증됨
필요한 서비스와 자원(가정간호, 지역 고령화 서비스, 돌봄제공자 지원)
약물과 치료
후속 병원방문 예약
기저 기능, 현재 기능, 기능회복을 위한 계획
섬망 여부를 포함한 인지상태
고통의 행동 징후를 예방하고 다루기 위한 계획
사전 지시서(AD)

의 재입원을 감소시켰다. 또한 재입원한 환자들은 퇴원과 재입원 사이의 시간이 길었고 병원에서 보낸 일수가 일반적으로 예상보다 더 짧았다.

간호 전환 중재(Care Transitions Intervention, CTI)는 복잡한 간호요구를 가진 환자와 병원에서 가정으로의 전환을 지원하는 자기관리 기술을 배우는 가족 돌봄제공자들과 함께 진행하는 전환 코치(Transition Coach)에 의해 촉진되는 4주 프로그램이다[46]. 이러한 중재에는 병원방문 일회, 가정방문 일회, 전환코치의 후속 전화통화 3회가 포함된다. 전환코치는 환자를 위한 개인 건강기록을 작성하고 유지하는데 환자와 돌봄제공자를 지원하고, 적절한 질문과 답이 이루어지도록 코칭을 제공한다. 또한 환자와 가족은 약물 자가관리, 증가된 증상에 대한 인식, 이에 대응하는 방법에 대한 지침을 포함하는 자기관리 기술을 개발하는데 도움을 받는다. CTI는 병원 재입원율 감소에 효과를 입증했다[46].

급성기 환경 이후 협력 Collaboration with the Post-acute Setting

치매환자가 병원에서 요양원으로 전환하는 것은 장기간호든 단기간호든지 간에 어려움이 있다[47]. 또 다른 새롭고 낯선 환경은 불안을 증가시키고 인지를 저하시킬 수 있다[13]. 일반적으로 병원과 요양원간의 의사소통에 문제가 많아 실수와 부작용이 발생할 가능성이 있다[47~49]. 간호사들은 약물처방 관련 문제와 심리사회 이력의 부족, 현재 건강상태에 대한 부정확한 정보를 포함하여 병원 퇴원정보의 여러가지 부적절성에 대해 언급했다. 그 외 자주 보고되지는 않지만 중요한 임상 측면에는 인지력(섬망의 존재 여부 포함)과 신체기능, 특히 기저(baseline)기능 및 재활 가능성이 있다[49].

입원 시 고통의 행동 징후가 일반적이라는 점을 감안할 때, 잠재적인 스트레스 요인과 대처 메커니즘을 전달하는 최선의 방법을 이해하는 것은 안위와 기능을 촉진하고 향정신성 약물과 일반적인 부정적 결과에 대한 대안을 제공할 수 있다[51]. 연구에 따르면, 일반 직원들의 인식[51]과는 달리 가족 돌봄제공자들은 평가에 필요한 중요한 정보를 제공하고 개인 요구에 맞게 현실적이고 성취 가능한 간호계획을 세우는데 도움이 될 수 있다[9, 42, 43]. 가족 돌봄제공자 보고서(그림 13.1)는 환자의 기능, 선호도, 요구에 대한 정보를 제공하기 위해 사용될 수 있다.

생애 말기 입원 End of Life Hospitalization

일반적으로 영양 문제와 심각한 기능장애가 있는 말기 치매환자들에게는 완화 간호 평가가 고려되어야 한다. 그러나 좋지 않은 결과와 높은 사망률에도 불구하고[31, 55, 56] 생의 마지막 6개월 내에 치매환자의 병원 이송은 흔하게 나타난다[53, 54]. 미국에서는 적극적이고 생명을 유지하는 간호보다는 완화 간호가 말기 치매환자에게 제공되어야 한다는 공동의 합의에도 불구하고[17] 치매로 죽어가는 환자의 약 16%가 병원에서 사망한다[57]. 치매 진단으로는 등록할 수 없지만, 거식증, 체중감소, 저조한 기능상태를 가진 환자들이 소생가능성이 없는 진단이 있는 경우에는 호스피스 입원을 위한 기준에 충족할 것이다[58]. 완화 간호와 호스피스에 대한 논의는 Brody의 "치매 완화 간호"와 Powers의 "호스피스 치매 간호"를 각각 참조한다.

장기요양간호로의 전환 Transition to Long-term Care

치매환자 중 약 70%가 가정에서 가족의 돌봄을 받지만, 간호 요구의 기간과 강도로 인해 많은 가족들은 환자의 요구가 증가함에 따라 돌봄 수혜자를 위해 장기요양간호를 선택하게 된다[59]. 시설 간호를 받기로 한 결정은 가족 돌봄제공자들에게 가장 어려운 전환 중 하나이다[17]. Smith와 동료들[60]은 요양원 배치까지 걸리는 시간과 관련된 예상변수를 확인했다. 여기에는 총 교육기간(년 수), 치매발병 시 나이, 독신 상태, 발병 시 은퇴(retirement), 아파트나 관리되는 아파트(supervised apartment)에 거주하는 것, Charlson 동반질환 점수의 변화, 요구되는 일상지원 양의 변화가 포함된다.

Gaugler와 동료들에 의해 시행된 체계적 문헌고찰[61]은 치매환자의 요양원 입소의 가장 일관된 환자 관련 예측변수에는 알츠하이머병 진단, 인지장애의 심한 정도, 기본적인 일상생활활동에의 의존성, 행동증상, 우울증이 포함된다는 것을 발견했다. 요양원 배치를 예견했던 돌봄제공자 관련 특성에는 정서적 스트레스의 정도, 돌봄 수혜자를 입소시키고자 하는 욕구, 돌봄 책임에 "갇혀있는" 느낌이 포함되었다[61].

요양원 시설은 방, 식사, 24시간 감시, 건강 모니터링, 일상생활활동(ADLs) 지원, 전문 간호 서비스를 제공하는 연방정부에 의해 허가되고 규제되는 시설이다[59]. Zimmerman과 동료들[62]은 치매 환자의 비율이 높게는 80%가 될 수 있다고 보고한다. 또한 치매환자 대부분(90%)은 질병과정 중 어느 시점에 요양원을 이용하고[63, 64] 70%는 요양원에서 생애 말기 간호를 받는다[65].

역사적으로, 요양원은 치매환자들을 위한 일차 장기 요양시설이다[59]. 그러나 1990년대 이후로 비의료, 비의료적 간호, 숙박, 숙식, 24시간 감시, 일상생활 원조를 제공하기 위해 주 정부의 허가를 받은 거주간호시설/생활지원시설(RC/AL)의 수가 급증했다. RC/AL은 보호주택, 재가간호, 중간간호시설, 개인간호가정, 노인위탁간호, 생활지원, 공동간호, 그 외 다른 이름을 포함한 다양한 이름으로 주 정부에 의해 허가되고, 크기와 구조, 서비스가 다양하다[59]. 최근의 한 추정에 따르면, RC/AL 거주자의 45~67%가 치매가 있는 것으로 나타났다[62].

RC/AL 시설의 알츠하이머병(또는 치매) 특수 간호병동(SCUs)은 모든 요양원 병실의 5%를 차지하며 RC/AL 시설의 약 11%는 별도의 치매병동이나 부속건물 또는 층을 가지고 있다[66]. 요양원과 RC/AL에 거주하는 치매환자의 상당한 비율을 감안할 때, 이 두 시설의 대부분의 거주자들은 분명히 SCUs에 있지 않다[6].

장기요양시설 입원 결정 The Decision to Admit to Long-term Care

몇 가지 요인은 돌봄제공자의 치매환자를 위한 요양원 선택에 영향을 미칠 수 있다. 여기에는 시설의 지리적 위치, 평판, 외관, 의료를 포함한 서비스 이용 가능성, 재정적 요소(비용과/또는 보험 보장범위), 소비자 평가가 포함된다[59]. 가족의 역할은 의사결정에 영향을 미칠 수 있다. Huang과 동료들[67]이 대만에서 시행한 연구는 배치에 관한 가족 구성원의 의사결정 요인을 평가했다. 그 결과에 따르면, 가족 구성원의 배치 결정을 내릴 때, 배우자는 자신들의 생활 경험에 따라 시설을 선택했고, 자녀들은 의학적 치료의 편리성을 고려했으며, 손주는 시설에 대한 관련 정보를 수집하는 것을 선호했고, 그 외 친척들은 정부 부처의 소개에 근거하여 결정을 내리는 것을 선호했다[67]. 이 결과들은 예상 거주자의 요구와 선호도를 포함하여 가족들에게 포괄적인 정보를 제공하고 결정을 협상하는 것을 돕는 상담(consultation) 메커니즘의 필요성을 강조한다.

많은 소비자 가이드는 소비자가 자신의 가족 구성원에게 가장 적합한 장기요양시설을 선택하는 것을 돕기 위해 이용 가능하다. 그러나 이러한 가이드가 근거로부터 얻어진 것처럼 보이지 않고 일부는 특정 장기요양 제품에 재정적 이해관계가 있는 기관에 의해 개발되어 왔다[59]. 메디케어와 메디케이드 서비스 센터의 웹사이트는 가족이 요양원 선택을 돕기 위해 공개적으로 이용 가능한 정보를 제공하고 간호의 질에 대한 평가를 포함한다[68]. 또한 쌍방향 온라인 가이드인 알츠하이머병협회 CareFinder™은 소비자들이 양질의 간호를 인식하여 최선의 간호옵션을 선택하고 거주지 내의 질을 옹호하는 방법에 대한 교육을 제공한다[69].

장기요양간호에서의 인간중심 간호 접근
Person-Centered Care Approaches in Long-term Care

입원 및 이후의 적응 기간은 치매환자와 가족 돌봄제공자에게 어려운 시간일 수 있다. 입원은 고통, 우울증, 감퇴하는 인지, 허약함, 낙상의 증가된 행동적 징후와 관련이 있어 왔다[70]. 돌봄제공자들에게 죄책감, 우울증, 실패감, 지속되는 부담감뿐만 아니라 삶의 질 향상도 다양하게 보고되었다[70, 71]. Sury와 동료들[70]은 치매환자가 장기요양시설 결정에 자신의 의견을 반영하고 치매환자 및 가족 구성원을 위한 오리엔테이션 절차, 새로 입소하는 사람들을 위한 "버디(buddy)" 시스템을 반드시 갖추도록 권장한다.

마지막으로, 이들은 계획수립과 의사결정에 거주자들과 가족들을 적극적으로 참여시켜 치매환자의 개인적 요구와 선호도를 고려하는 인간중심 접근법[72]을 권장한다.

가족 구성원들은 정서적 유대감과 심리사회적 건강을 유지하는데 중요한 역할을 한다[72]. 이들은 정보, ADLs 지원, 간호의 연속성, 의사결정에 대한 발언권을 제공한다[73, 74]. 이들의 존재는 거주자의 심리적 · 심리사회적 안녕, 진단의 정확성, 간호제공을 개선시킨다[75].

장기요양간호 협력연구(Collaborative Studies of Long-term care, CS-LTC)의 치매 간호연구의 목표는 인간중심 간호를 반영하는 질적 차원들을 규명하는 것이었다. CS-LTC 연구에서 Zimmerman의 연구팀과 연락담당 패널은 치매가 있는 장기요양시설 거주자의 삶의 질을 측정하기 위해 다음과 같은 6개의 간호 영역을 확인했다: 우울증, 행동증상, 통증, 음식 및 수분섭취, 활동참여, 이동성[76]. 알츠하이머병협회의 생활지원 시설 및 요양원 거주자를 위한 근거기반 치매 간호 실무 권고사항에는 이러한 질적 차원들을 다루고 있다[77]. 표 13.3에 요약된 바와 같이, 알츠하이머병협회는 이러한 최상의 실무를 실행하기 위해서는 거주자와 가족들을 적극적으로 참여시키는 포괄적인 평가와 간호계획을 위한 실천을 권장한다.

장기요양시설 거주자의 전환 Transitions in the Long-term Care Resident

장기요양시설에 거주하는 치매환자들은 간호시설에서 계속적으로 전환을 경험하는 경우가 흔하다. 예를 들어, 이들은 가정에서 치매에 특화된 생활지원시설로 옮기고, 다시 생활지원시설

표 13.3 알츠하이머병협회의 양로원과 요양시설에 대한 치매 간호 권고사항

평가내용	
• 인지건강	• 의사결정 능력
• 신체건강	• 의사소통 능력
• 신체기능	• 개인적 배경
• 행동상태	• 문화적 선호
• 감각능력	• 영적 요구와 선호
평가과정	
• 평가는 직원의 교대근무마다 거주자의 기능이 변할 수 있다는 것을 인정해야 한다.	
• 평가는 그 대상자가 입원해 있거나 상태에 현저한 변화가 있을 시에는 규제에 의해 요구되는 대로 시행되어야 한다.	
• 평가 자료에 포함되는 것으로는 – 직접적인 거주자의 구두에 의한 정보와 가족으로부터의 구두 정보 – 의료기록 – 행동관찰 (선호사항을 전달하고 입증할 수 있는 행동)	
• 필요에 따라 상담을 포함한다.	
• 가장 최근의 사전 지시서 정보(예: 지속성 있는 건강관리 위임장이나 사망선택 유언)과 거주자의 바램이 존중될 수 있도록 보장하기 위해 완화 간호와 장례식 준비에 관한 거주자 선호에 관한 정보	
간호계획은	
• 거주자와 가족, 직접적인 간호 직원, 거주자와 상호작용하는 모든 직원을 포함할 필요가 있다.	
• 접근 가능해야 한다.	
• 현재의 것으로 유연해야 한다. 즉, 일상적인 거주자의 요구와 바램의 변화에 따라 조절한다.	
• 기능 중심적이어야 한다. 간호계획은 개인의 강점을 기반으로 해야 한다.	

에서 요양원으로 이동한 다음, 병원으로 이동한 후 아급성 병동으로 갔다가 다시 장기요양시설로 옮겨질 수 있다. 재배치의 궤적은 복합적이고 다양하며 반드시 선형적인 것은 아니다[7].

의학적, 기능적, 행동적 문제는 생활지원시설로부터의 전환과 관련이 있다. Kenny와 동료들[78]은 우울증 점수, 보행속도, 균형, 정신상태 점수가 전환과 상당한 관련이 있다는 것을 발견했으며, 다변량 분석에서는 균형수행이 전환을 예측했다. 이러한 결과는 거주자의 전환 요구를 잠재적으로 경감시키기 위해 생활지원시설로 입원 시 낙상위험에 주의를 해야 함을 시사한다. 이러한 결과와 일치하는 것으로, 치매에 특화된 두 개의 생활지원시설 공동체에 새로 입소

한 사람들에 대한 다학제간 노인 팀 평가는 낙상이 요양원으로 전환하는 주된 이유라는 것을 발견했다[79]. 이 팀은 낙상 예방에만 국한되지 않은 개별화된 중재를 개발했는데, 이러한 중재는 입원과 사망을 감소시키는 경향을 보였다.

또 다른 시설이나 병동으로의 이동은 혼돈과 불안을 증가시키고 낙상 위험을 증가시킨다[13]. 안전과 안위를 증진시키는 중재에는 가족 구성원, 자원봉사자, 배정된 직원들이 제공하는 정서적 지원과 밀접한 감시, 구조화된 활동에 참여, 환경의 개별화가 포함된다[77].

장기요양시설 치매환자의 입원 Hospitalization of the Long-term Resident with Dementia

입원은 장기요양시설 치매환자의 건강, 기능, 삶의 질을 급격하게 변화시킬 수 있다. 몇몇 연구에 따르면, 많은 요양원 거주자의 입원은 일반적으로 부적절하거나 피할 수 있으며, 병원 외부에서 치료될 수 있는 상태와 관련이 있다. 사회적 비용은 연간 40억 달러로 막대하다[80~82]. 중증 치매 요양원 거주자들의 입원 대부분은 감염에 의한 것으로, 감염이 요양원에서 치료 가능하다는 것을 고려할 때, 잠재적으로 피할 수 있었다[83]. Ouslander[84]는 다음과 같이 불필요한 입원에 기여하는 두 가지 요인을 확인했다: 국가 재정의 제약(요양원은 급성문제에 대한 간호를 제공하도록 장려되지 않는다)과 노인병학 및 근거기반 장기요양간호에 훈련된 보건의료 전문가의 부족.

건강보험개혁법(Affordable Care Act)은 요양원이 품질보증 및 성과개선 활동을 수행할 것을 의무화하고 있는데, 이는 불필요한 이동을 줄이는데 유용할 수 있다. 급성 간호 이동을 줄이기 위한 중재(Interventions to Reduce Acute Care Transfers, INTERACT)는 병원으로의 전환이 반드시 필요해지기 전에 질병을 확인하고 평가하고 관리하는 요양원의 능력을 제고하는 임상적 도구, 교육자원, 의사소통 전략 및 문서화 표준을 제공하는 프로그램이다[85]. INTERACT는 불필요한 입원을 줄이는 것으로 나타났다[86]. Rantz와 동료들[87]은 건강정보 기술 및 Missouri 요양원의 다학제간 팀과의 협력하는 전환코치와 함께 INTERACT의 사용을 구현했다. 그 결과, 입원이 감소했고 병원으로의 전환이 개선되었으며, 의사소통이 향상되었고 다중약물요법이 감소했다[87].

생애 말기 시 전환 Transitions at End of Life

11개의 INTERACT 모듈 중 하나는 병원간호와 관련된 위험이 이점보다 더 많을 수 있을 때, 생애 말기에 있는 거주자들에게는 입원 대신 편안한(comfort) 간호 계획을 지원하기 위한 자원을 제공하는 상급(advance) 간호계획을 다룬다[85]. 또한, Samala와 동료들[88]은 병원퇴원계획의 일부로 의사와 사례 관리자들은 중증 치매환자와 재활 가능성이 명확하지 않은 환자를 전문 간호시설이 아닌 장기요양시설로 전환하는 것을 장려해야 한다고 권고한다. 이들은 또한 호스피스 준비상태를 평가하기 위해 호스피스 입원기준과 사망위험 지수를 이용하여 치매 환자를 모니터링하는 절차를 평가할 것을 권장한다. 마지막으로, SNF 간호직원은 환자들이 호스피스로 완전히 전환될 때까지 기본적인 호스피스 간호를 제공하도록 훈련되어 있어야 한다[88]. 완화 간호와 호스피스에 대한 논의는 Brody의 "치매 완화 간호"와 Power의 "호스피스 치매간호"를 각각 참조한다.

결론과 향후 방향 Conclusion and Future Directions

지난 20년동안 치매환자에게 확대된 노인의 전환에 대한 개인적 · 사회적 비용에 대한 인식이 증가했다. 환자중심 중재, 질 향상 추진계획, 근거기반 전환모델의 출현은 간호의 질과 삶의 질이 향상될 것이라는 전망을 갖게 한다. 일부 사례에서는 이러한 접근법이 비용절감 효과를 입증하기도 한다. 그러나 치매환자에 대한 간호 전환 분야의 연구 격차는 여전히 존재한다. 다른 장에서 언급했듯이, 일반적으로 치매연구에 잘 나타나지 않았던 인구(특히 전환연구)에는 조기 발병 치매환자와 지적 장애인, 복잡하거나 어려운 관계를 가진 환자와 가족들이 포함된다[89~91]. 또한 다양한 인종집단에서 중재연구를 반복할 필요가 있다.

진단과정의 역할(타이밍과 제공자 역할 포함)과 그것이 건강 및 사회 서비스 이용에 미치는 영향은 면밀한 조사가 필요하다. 이러한 것에 대한 이해는 환자/돌봄제공자의 선호도를 반영하고 건강과 일상생활의 방해를 최소화하는데 도움이 되는 맞춤형 비용 효과 프로그램을 지원하는 간호경로 개발에 대한 지침을 제공할 것이다. 또한 종적 연구는 치매환자 간호의 전환에 대한 보다 완전한 이해를 제공할 것이다. 치매진단을 받은 환자를 추적하고 관리 자료와 연결된 연구는 치매의 자연발생적 이력 및 임상 진행이 경로에 어떠한 영향을 미치는지 결정하기 위해 임상 및 사회적 표지를 모두 통합한다[92].

또한 지역사회 기반 간호(성인주간간호, 가정건강, 장기요양 가정간호를 포함) 안팎으로의 전환 경험과 결과를 조사하는 연구는 특히 치매환자와 이들의 가족들과 연관이 있다. 효과적이고 국가 재정적 책임이 있는 제공자들간의 협력 모델에 대한 정보를 얻기 위해서는 이러한 연구의 결과가 필요하다.

References

1. Hersch G, Spencer J, Kapoor T. Adaptation by elders to new living arrangements following hospitalization: a qualitative, retrospective analysis. J Appl Gerontol. 2003;22:315–39.
2. Wilson S. The transition to nursing home life: A comparison of planned and unplanned admissions. J Adv Nurs. 1997;26:864–71.
3. Epstein-Lubow G, Fulton AT, Gardner R, Gravenstein S, Miller IW. Post-hospital transitions: special considerations for individuals with dementia. Med Health Rhode Island. 2010;93(4):125–7.
4. Bechtel C. If you build it, will they come? Designing truly patient-centered health care. Health Aff (Millwood). 2010;29(5):914–20.
5. Callahan CM, Arling G, Tu W, Rosenman MB, Counsell SR, Stump TE, et al. Transitions in care for older adults with and without dementia. J Am Geriatr Soc. 2012;60(5):813–20.
6. Aaltonen M, Rissanen P, Forma L, Raitanen J, Jylha M. The impact of dementia on care transitions during the last two years of life. Age Ageing. 2012;41(1): 52–7.
7. Mead LM, Eckert K, Zimmerman S, Schumacher JG. Sociocultural aspects of transitions from assisted living for residents with dementia. Geron. 2005;45(1): 115–23.
8. Shankar KN, Hirschman KB, Hanlon AL, Naylor MD. Burden in caregivers of cognitively impaired elderly adults at time of hospitalization: a cross-sectional analysis. J Am Geriatr Soc. 2014;62(2): 276–84.
9. Boltz M, Chippendale T, Resnick B, Galvin J. Anxiety in family caregivers of hospitalized persons with dementia: contributing factors and responses. Alzheimer Dis Assoc Disord. 2015 [Epub ahead of print].
10. Lander SM, Brazill AL, Ladrigan PM. Intrainstitutional relocation: Effects of residents' behavior and psychosocial functioning. J Gerontol Nurs. 1997;23(1): 35–41.
11. Rowles GD. Habituation and being in place. Occup Ther J Res. 2000;20 Suppl 1:52S–66.
12. Ryff CD, Essex MJ. The interpretation of life experience and well-being: the sample case of relocation. Psychol Aging. 1992;7:507–17.
13. Capezuti E, Boltz M, Renz S, Hoffman D, Norman RG. Nursing home involuntary relocation: clinical outcomes and perceptions of residents and families. J Am Med Dir Assoc. 2006;7:486–92.
14. Bredin K, Kitwood T. Decline in quality of life for patients with severe dementia following a ward merger. Int J Geriatr Psychiatry. 1995;10:967–73.
15. McAuslane L, Sperlinger D. The effects of relocation on elderly people with dementia and their nursing staff. Int J Geriatr Psychiatry. 1994;9:981–4.
16. Lyketsos CJ. Prevention of unnecessary hospitalization for patients with dementia. JAMA. 2012;307(2): 197–8.
17. Rose K, Palan Lopez R. Transitions in dementia care: theoretical support for nursing roles. Online J Issues Nurs. 2012;17(2):4.
18. Lazaroff A, Morishita L, Schoephoerster G, McCarthy T. Using dementia as the organizing principle when caring for patients with dementia and comorbidities. Minn Med. 2013;96(1):41–6.
19. Monahan PO, Boustani MA, Alder C, Galvin JE, Perkins AJ, Healey P, Chehresa A, Shepard P, Corby Bubp C, Frame A, Callahan C. Practical clinical tool to monitor dementia symptoms: the HABC-monitor. Clin Interv Aging. 2012;7:143–57.
20. Heyn P, Abreu BC, Ottenbacher KJ. The effects of exercise training on elderly persons with cognitive impairment and dementia: a meta-analysis. Arch Phys Med Rehabil. 2004;85(100):1694–704.
21. Gray GE. Nutrition and dementia. J Am Diet Assoc. 1989;89(12):1795–802.
22. Garand L, Dew MA, Lingler JH, DeKosky ST. Incidence and predictors of advance care planning among persons with cognitive impairment. Am J Geriatr Psychiatry. 2011;19(8):712.
23. Callahan CM, Boustani MA, Unverzagt FW, Austrom MG, Damush TM, Perkins AJ, et al. Effectiveness of collaborative care for older adults with Alzheimer's disease in primary care a randomized controlled trial. JAMA. 2006;295(18):2148–57.
24. Boyd CM, Reider L, Frey K, Scharfstein D, Leff B, Wolff J, et al. The effects of guided care on the perceived quality of health care for multi-morbid older persons: 18-month outcomes from a cluster and randomized controlled trial. J Gen Intern Med. 2010;25(3):235–42.
25. Wolff JL, Giovannetti ER, Boyd CM, Reider L, Palmer S, Scharfstein D, et al. Effects of guided care on family caregivers. Gerontologist. 2009;50(4):459–70.
26. Rantz MJ, Phillips L, Aud M, Popejoy L, Marek KD, Hicks LL, Zaniletti I, Miller SJ. Evaluation of aging in place model with home care services and registered nurse care coordination in senior housing. Nurs Outlook. 2011;59(1):37–46.
27. Counsell SR, Callahan CM, Clark DO, Tu W, Buttar AB, Stump TE, et al. Geriatric care management for low-income seniors: a randomized controlled trial. JAMA. 2007;298(22):2623–33.
28. Alzheimer's Association. 2015 Alzheimer's disease facts and figures. Alzheimer Dement. 2015;11(3): 332–384.
29. Feng Z, Coots LA, Kalaganova Y, Wiener JM. Hospital and ED use among medicare beneficiaries with dementia varies by setting and proximity to death. Health Aff. 2014;33(4):683.
30. Phelan EA, Borson S, Grothaus L, Balch S, Larson EB. Association of incident dementia with hospitalizations. JAMA. 2012;307:165–72.
31. Boockvar KS, Gruber-Baldini AL, Burton L, Zimmerman S, May C, Magaziner J. Outcomes of infection in nursing home residents with and without early hospital transfer. J Am Geriatr Soc. 2005; 53(4):590–6.

32. Kruse RL, Mehr DR, Boles KE, Lave JR, Binder EF, Madsen R, et al. Does hospitalization impact survival after lower respiratory infection in nursing home residents? Med Care. 2004;42(9):860.
33. Loeb M, Carusone SC, Goeree R, Walter SD, Brazil K, Krueger P, Marrie T. Effect of a clinical pathway to reduce hospitalizations in nursing home residents with pneumonia: a randomized controlled trial. JAMA. 2006;295(21):2503.
34. Zekry D, Herrmann FR, Grandjean R, et al. Demented versus non-demented very old inpatients: the same co-morbidities but poorer functional and nutritional status. Age Ageing. 2008;37:83–9.
35. Margiotta A, Bianchetti A, Ranieri P, Trabucchi M. Clinical characteristics and risk factors of delirium in demented and not demented elderly medical inpatients. J Nutr Health Aging. 2006;10(6):535–9.
36. Mecocci P, von Strauss E, Cherubini A, et al. Cognitive impairment is the major risk factor for development of geriatric syndromes during hospitalization: results from the GIFA study. Dement Geriatr Cogn Disord. 2005;20(4):262–9.
37. Watkin L, Blanchard MR, Tookman A, et al. Prospective cohort study of adverse events in older people admitted to the acute general hospital: risk factors and the impact of dementia. Int J Geriatr Psychiatry. 2012;1:76–82.
38. Fong TG, Jones RN, Shi P, et al. Delirium accelerates cognitive decline in Alzheimer disease. Neurology. 2009;72(18):1570–5.
39. Morycz RK. Caregiving strain and the desire to institutionalize family members with Alzheimer's disease. Res Aging. 1985;7:329–61.
40. Daiello LA, Gardner R, Epstein-Lubow G, Butterfield K, Gravenstein S. Association of dementia with early rehospitalization among medicare beneficiaries. Arch Gerontol Geriatr. 2014;59(1):162–8.
41. Hospitalization. Alzheimer's association website. http://www.alz.org/national/documents/topicsheet_hospitalization.pdf. Retrieved 23 Jan 2015.
42. Murphy-White M. Home to hospital. In: Boltz M, editor. Need to know: dementia transition series. https://s3.amazonaws.com/Resources2014/NeedToKnow+Dementia+Home+to+Hospital.pdf. Retrieved 23 Jan 2015.
43. Boltz M, Resnick B, Chippendale T, Galvin J. Testing a family-centered intervention to promote functional and cognitive recovery in hospitalized older adults. J Am Geriatr. 2014;62(12):2398–407.
44. Naylor MD, Brooten DA, Campbell RL, Maislin G, McCauley KM, Schwartz JS. Transitional care of older adults hospitalized with heart failure: a randomized, controlled trial. J Am Geriatr Soc. 2004;52(5):675–84.
45. Naylor MD, Stephens C, Bowles KH, Bixby MB. Cognitively impaired older adults: From hospital to home. A pilot study of these patients and their caregivers. Am J Nurs. 2005;105(2):40–9.
46. Coleman EA, Parry C, Chalmers S, Min SJ. The care
47. Cumbler E, Carter J, Kutner J. Failure at the transition of care: challenges in the discharge of the vulnerable elderly patient. J Hosp Med. 2008;3(4):349–52.
48. Popejoy LL, Galambos C, Vogelsmeier A. Hospital to nursing home transitions: perceptions of nursing home staff. J Nurs Care Qual. 2014;29(2):103–9.
49. King BJ, Gilmore-Bykovskyi AL, Roiland RA, Polnaszek BE, Bowers BJ, Kind AJ. The consequences of poor communication during transitions from hospital to skilled nursing facility: a qualitative study. J Am Geriatr Soc. 2013;61(7):1095–102.
50. Morriss RK, Rovner BW, German PS. Changes in behavior before and after nursing home admission. Int J Geriatr Psychiatry. 1994;9(12):965–73.
51. Howland RH. Risks and benefits of antipsychotic drugs in elderly patients with dementia. J Psychosoc Nurs Ment Health Serv. 2008;46(11):19–23.
52. Popejoy LL. Participation of older adults, families, and health care teams in hospital discharge destination decisions. Appl Nurs Res. 2011;24:256–62.
53. Lamberg J, Person CJ, Kiely DK, Mitchell SL. Decisions to hospitalize nursing home residents dying with advanced dementia. J Am Geriatr. 2005;53(8):1396–401.
54. Mitchell SL, Kiely DK, Hamel MB. Dying with advanced dementia in the nursing home. Arch Intern Med. 2004;164:321–6.
55. Sampson EL, Blanchard MR, Jones L, Tookman A, King M. Dementia in the acute hospital: prospective cohort study of prevalence and mortality. Br J Psychiatry. 2009;195(1):6.
56. Zekry D, Herrmann FR, Grandjean R, Vitale AM, De Pinho MF, Michel JP, et al. Does dementia predict adverse hospitalization outcomes? A prospective study in aged inpatients. Int J Geriatr Psychiatry. 2009;24(3):283–91.
57. Gruneir A, Miller SC, Feng Z, Intrator O, Mor V. Relationship between state medicaid policies, nursing home racial composition, and the risk of hospitalization for black and white residents. Health Serv Res. 2008;43(3):869–81.
58. Mehta Z, Giorgini K, Ellison N, Roth ME. Integrating palliative medicine with dementia care. Aging Well. 2012;5(2):18.
59. Zimmerman S, Anderson W, Brode S, et al. Comparison of characteristics of nursing homes and other residential long-term care settings for people with dementia [Internet]. Comparative effectiveness reviews, No. 79. Rockville, MD: Agency for Healthcare Research and Quality (US); 2012.
60. Smith GE, Kikmen E, O'Brien PC. Risk factors for nursing home placement in a population-based dementia cohort. J Am Geriatr. 2000;48:519–25.
61. Gaugler JE, Yu F, Krichbaum K, Wyman JF. Predictors of nursing home admission for persons with dementia. Med Care. 2009;47(2):191–8.
62. Zimmerman S, Sloane PD, Williams CS, et al. Residential care/assisted living staff may detect undiagnosed dementia using the minimum data set cognition scale. J Am Geriatr Soc. 2007;55(9):1349–55.

63. Zimmerman S, Sloane PD, Heck E, Maslow K, Schulz R. Dementia care and quality of life in assisted living and nursing homes. Gerontologist. 2005; 45(Special issue I):5–7.
64. Arrighi HM, Neumann PJ, Lieberburg IM, Townsend RJ. Lethality of Alzheimer disease and its impact on nursing home placement. Alzheimer Dis Assoc Disord. 2010;24(1):90.
65. Mitchell SL, Teno JM, Miller S, Mor V. A national study of the location of death for older persons with dementia. J Am Geriatr Soc. 2005;53(2):299–305.
66. National Center for Health Statistics. 2010 national survey of residential care facilities data dictionary: facility public-use file. Atlanta, GA: Centers for Disease Control and Prevention; 2010.
67. Huang YC, Chu CL, Ho CS, Lan SJ, Hsieh CH, Hsieh YP. Decision-making factors affecting different family members regarding the placement of relatives in long-term care facilities. BMC Health Serv Res. 2014;14:2.
68. Centers for Medicare and Medicaid Services. Nursing home compare. n.d. www.medicare.gov/NHCompare. Accessed 23 Jan 2015.
69. Alzheimer Association. Carefinder guidebook. http://www.alz.org/national/documents/brochure_carefinderguide.pdf
70. Sury L, Burns K, Brodaty H. Moving in: adjustment of people living with dementia going into a nursing home and their families. Int Psychogeriatr. 2013; 25(6):867–76.
71. Gaugler JE, Mittelman MS, Hepburn K, Newcomer R. Clinically significant changes in burden and depression among dementia caregivers following nursing home admission. BMC Med. 2010;8:85.
72. Yamamoto-Mitani N, Aneshensel CS, Levy-Storms L. Patterns of family visiting with institutionalized elders: the case of dementia. J Gerontol B Psychol Sci Soc Sci. 2002;57(4):S234–46.
73. Dempsey NP, Pruncho RA. The family's role in the nursing home: predictors of technical and non-technical assistance. J Gerontol Soc Work. 1994;21(1 and 2):127–46.
74. Hopp F. Patterns and predictors of formal and informal care among elderly persons living in board and care homes. Geron. 1999;39(2):167–76.
75. Janzen W. Long-term care for older adults. The role of the family. J Gerontol Nurs. 2001;27(2):36–43.
76. Maslow K, Heck E. Dementia care and quality of life in assisted living and nursing homes: perspectives of the Alzheimer's association. Geron. 2005;45 Suppl 1:8–10.
77. Alzheimer's Association. Dementia care practice recommendations for assisted living residences and nursing homes. Available at http://www.alz.org/national/documents/brochure_DCPRphases1n2.pdf
78. Kenny AM, Bellantonio S, Fortinsky RH, Dauser D, Kleppinger A, Robison J, Gruman C, Trella P, Walsh SJ. Factors associated with skilled nursing facility transfers in dementia-specific assisted living. Alzheimer Dis Assoc Disord. 2008;22(3):255–60.
79. Bellantonio S, Kenny AM, Fortinsky RH, Kleppinger A, Robison J, Gruman C, et al. Efficacy of a geriatrics team intervention for residents in dementia-specific assisted living facilities: effect on unanticipated transitions. J Am Geriatr Soc. 2008;56(3):523–8.
80. Mor V, Intrator O, Feng Z, Grabowski DC. The revolving door of rehospitalization from skilled nursing facilities. Health Aff (Millwood). 2010;29:57–64.
81. Saliba D, Kington R, Buchanan J, et al. Appropriateness of the decision to transfer nursing facility residents to hospital. J Am Geriatr Soc. 2000;48:154–63.
82. Ouslander JG, Lamb G, Perloe M, et al. Potentially avoidable hospitalizations of nursing home residents: frequency, causes, and costs. J Am Geriatr Soc. 2010;58:627–35.
83. Givens JL, Selby K, Goldfeld KS, Mitchell SL. Hospital transfers of nursing home residents with advanced dementia. J Am Geriatr Soc. 2012;60(5):905–9.
84. Ouslander JG, Berenson RA. Reducing unnecessary hospitalizations of nursing home residents. N Engl J Med. 2011;365:1165–7.
85. Ouslander JG, Lamb G, Tappen R, et al. Interventions to reduce hospitalizations from nursing homes: evaluation of the INTERACT II collaborative quality improvement project. J Am Geriatr Soc. 2011;59: 745–53.
86. Rantz M, Alexander G, Galambos C, Vogelsmeier A, Popejoy L, Flesner M, et al. Initiative to test a multidisciplinary model with advanced practice nurses to reduce avoidable hospitalizations among nursing facility residents. J Nurs Care Qual. 2013;29(1):1–8.
87. Fulton AT, Rhodes-Kropf J, Corcoran AM, Chau D, Castillo EH. Palliative care for patients with dementia in long-term care. Clin Geriatr Med. 2011;27(2):153–70.
88. Samala RV, Galindo DJ, Ciocon JO. Transitioning nursing home patients with dementia to hospice care: basics, benefits, and barriers. Ann Long-term Care. 2011;19(4):41–7.
89. Arai A, Matsumoto T, Ikeda M. Do family caregivers perceive more difficulty when they look after patients with early onset dementia compared to those with late onset dementia. Int J Geriatr Psychiatry. 2007;22: 1255–61.
90. Jubb D, Pollard N, Chaston D. Developing services for younger people with dementia. Nurs Times. 2003;99(22):34–5.
91. Peisah C, Brodaty H, Quadrio C. Family conflict in dementia: prodigal sons and black sheep. Int J Geriatr Psychiatry. 2006;21(5):485–92.
92. Runge C, Gilham J, Peut A. Transitions in care of people with dementia: a systematic review of the literature. http://www.healthinfonet.ecu.edu.au/key-resources/bibliography/?lid=20299 (2009). Accessed 23 Jan 2015.

CHAPTER 14

치매 완화 간호

Dementia Palliative Care

Abraham A. Brody

서론 Introduction

완화 간호는 *"중증 환자를 위한 전문화된 의료 간호"로 정의된다. 이것은 환자의 중증 질환의 증상과 스트레스를 완화시키는 것에 중점을 둔다. 목표는 환자와 가족 모두의 삶의 질을 향상시키는 것이다"*[1]. 완화 간호의 목표는 환자의 바램과 간호의 목표를 실제로 제공되는 간호와 일치시키는 전문적이고 전인적인 환자와 가족 중심의 간호를 제공하는 것이다. 이는 대부분의 치매가 치료 불가능한 말기의 생명을 제한하는 질병이기 때문에 완화 간호는 진단이 내려진 직후부터 치매환자(PWD)에게 제공되어져야 한다. 질환이 진행됨에 따라 완화 간호의 강도와 빈도는 비례적으로 증가할 것이며, 호스피스 간호("호스피스 치매 간호" 장을 참조)를 포함한 전문가의 완화 간호 서비스에 대한 요구는 필요해질 것이다. 이 장에서는 전문가(specialist) 대 비전문가(generalist) 완화 간호와 다른 곳에서 다루는 행동증상("치매 치료: 약물학적 접근법", "치매 치료: 비약물학적 접근법", "치매환자를 대상으로 하는 가정 기반 중재: 근거는 무엇이고 우리는 여기서 어디로 가는가?" 그리고 "돌봄제공자 안녕을 지원하기 위한 중재" 장을 참조) 이 외의 비전문가의 완화 간호 서비스를 제공하는 방법을 대해 논할 것이다.

전문가 대 비전문가의 완화 간호

Specialist Versus Generalist Palliative Care

고도로 훈련된 완화 간호 임상의인 전문가에 의해 제공되는 간호는 특히 좀 더 복잡한 사례에 매우 유용할 수 있다. 그러나 특히, 완화 간호가 이제 막 시작하기 시작한 외래환자와 비종양

환경에서는 완화 간호 전문가에 대한 접근성이 현재로서는 부족하다[2]. 따라서 양질의 완화 간호는 진단이 내려지는 순간부터 환자 개인의 일차 진료팀 및/또는 치매 간호 팀에 의해 치매환자(PWD)에게 제공될 수 있고 또는 제공되어야 한다.

New England Journal of Medicine의 Dr. Quill과 Abernathy는 비전문가 대 전문가와 이 부분에 대한 이론적 근거에 의해 제공될 수 있고 제공되어야 하는 간호를 차별화하기 위한 모델을 개발했다[3]. 접근성 외에 비전문가가 대부분의 완화 간호를 제공하는 가장 중요한 이유 중 하나는 새로운 임상팀을 혼합하여 도입하는 것과 대조적으로 일차 팀과 환자/가족 간에 이미 존재하는 치료적 관계가 있다는 것이다. 다양한 전문지식을 가진 일차 또는 치매 전문가 팀에 의해 다루어져야 하고 때로는 오늘날에도 다루어지는 완화 영역에는 건강관리에 관한 치매환자/가족의 가치와 믿음, 간호 목표, 상급간호계획, 예후, 고통스러운 증상 관리, 치매환자와 돌봄제공자들의 영적 · 심리사회적 요구를 제공하는 것이 있다. 이 모델에서 전문적인 완화 간호는 더욱 복잡하거나 다루기 힘든 증상, 가족 역학, 무가치함이 관련된 때에만 포함되어야 한다. 치매 간호 전문가들의 유의미한 행동 증상 관리에 관한 전문지식을 고려할 때, 다루기 힘든 행동 증상은 여전히 치매 간호전문가에 의해 가장 잘 처리될 수 있는 반면, 복잡한 통증과 오심 또는 호흡곤란과 같은 다른 증상들이 완화 전문가들에 의해 더 잘 다루어질 수 있다.

예후 Prognostication

안타깝게도 다른 많은 질환과 달리 치매는 단일 질환이 아니며 기대 수명은 개별적 치매형태 내에서도(예: 알츠하이머병, 혈관성 치매 등) 아주 다양하다. 일부 치매환자와 가족들은 종교적 믿음이나 개인적 신념으로 인해 예후에 관계없이 목표가 분명할 것이다(예: "안위에 중점을 두거나" "모든 것을 다 한다"). 그러나 대부분의 경우, 예후는 치매환자와 가족들이 상급간호계획을 수행하고 심지어 단기 의사결정을 내리는 것을 돕는데 매우 유용할 수 있다. 따라서 의사는 환자와 가족들이 자신의 간호에 관한 의사결정을 하는데 필요한 정보를 가질 수 있도록 질환이 어떻게 진행되는지에 대한 일정(timeline)과 계획(layout)을 제공하기 위해서 최선을 다할 책임이 있다.

표 14.1은 가장 흔한 형태의 치매에 대한 증상 발병에서 사망에 이르는 평균시간을 제공한다. 그러나 여러 연구에서 연령 증가, 남성, 기능 상태의 악화, 다양한 의학적 동반질환은 기대수명 감소와 유의미하게 관련이 있음이 발견되었다[4]. 따라서 치매환자 및 가족들과 함께 기대수명에 대해 논할 때에는 환자 개인의 전반적인 의학적 상태에 맞게 기대수명을 조정하고 이것이 평균수명이지만 개인이 이보다 훨씬 더 오래 또는 짧게 살 수 있다는 것을 분명하게 하

표 14.1 치매환자의 증상발병에서 사망에 이르는 평균 시간

치매유형	발병에서 사망에 이르는 시간
알츠하이머병	6.6년 [71]
혈관성 치매	3.0~4.3년 [72]
혼합형 치매	5.4년 [73]
루이소체 치매	4.4년 [74]
전측두엽 치매	
행동적 변이	9년
의미적 변이	12년
점진적 비달변성 실어증	9년
운동신경 질환	3년 [75]

는 것이 중요하다. 장기적인 치매의 기대수명을 위해 특별히 잘 검증되고 일반화된 계산기(calculators)가 없다는 것이 이를 더욱 어렵게 만든다. 요양원에 거주하는 중증 치매환자들의 경우, ADEPT 도구는 특이성은 좋으나 6개월 사망률 결정에 대한 민감도가 낮으며, 이 대상의 하위 집단에서 의사결정 과정의 일부로 사용될 수 있다[5]. 기억과 기능적 문제를 고려하지만 치매 특이적이지 않은 ePrognosis라고 불리는 부가적인 일반화된 도구는 치매환자와 가족들을 위한 예후를 구성하는 것을 돕는데 유용할 수 있지만, 이 도구 또한 민감도와 특이성이 중간 정도이다.

중대한 대화/가족회의 개최 Holding a Crucial Conversation/Family Meeting

치매환자 및 가족과 진단 및 예후 또는 질병 진행에 대한 논의는 매우 어렵고 심각한 불안을 유발할 수 있다. 따라서 이러한 정보를 검토할 때, 세심한 주의를 기울이고 천천히 진행하는 것이 매우 중요하다. 이 분야의 전문가들에 의해 개발된 임상교육 및 실행프로그램인 VitalTalk는 환자 및 가족들과 함께 예후를 논의하고 중대한 대화를 나누기 위한 일련의 최상의 실무를 만들었다[6]. 환자 및 가족들과 이러한 중대한 대화를 나누기 위해 이들이 강조하는 한 가지 도구는 머리글자 'SPIKES'를 사용한다(표 14.2)[7]. 초기 진단을 위해 환자와 가족을 방문하고/만날 때, 또는 그들의 질병에 대한 새롭고 중요한 정보를 제공할 때, 첫 단계인 환경(Setting)은 조용하고 사적인 장소를 찾고 휴지와 충분한 의자를 구비하고 환자에게 완전히 집중하

표 14.2 나쁜 소식을 전하기 위한 SPIKE 프로토콜

Setting(환경)	조용하고 사적인 장소, 환자와 가족에 집중한다.
Perception(인식)	환자/가족이 질병에 대해 알고/이해하고 있는 것이다.
Invitation(요청)	환자/가족이 정보를 전달받고/논하기 위해 선호하는 방식을 묻는다. 결과를 논하기 위해 허락을 구한다.
Knowledge(지식)	심각한 소식에 대해 논의하기 전에 경고를 한 후, 전문용어를 사용하지 않고 명확하고 직접적이며 간결한 방식으로 소식을 공유한다.
Empathy(공감)	이 시점에서 말을 멈추고 환자/가족이 이해하도록 기다린 후 공감을 표현한다. 그런 다음, 질문이 있다면 묻는다.
Summary(요약)	논의된 내용을 요약하고 환자/가족의 이해를 확실히 하기 위해 되풀이해서 말하도록 한다. 그런 다음, 후속 일정을 세우는 과정을 시작한다.

도록 준비하는 것(예: 무선호출기, 핸드폰 등의 전원을 끄는 것 등)이다. 개인적이든 팀의 일원으로 대화를 하든 상관없이, 방문을 할 때 무슨 말을 할지, 누구에 의한 만남인지, 그 만남의 목적이 무엇인지를 아는 것이 중요하다.

두 번째 단계인 인식(Perception)은 치매환자/가족이 무엇을 알고 있는지를 알아내는 것이다. "당신이 질병에 대해 이해하고 있는 것을 말해보세요"와 같은 탐색 질문을 사용하여 환자/가족의 질병에 대한 이해와 인식을 묻는 단계이다.

세 번째 단계인 요청(Invitation)는 (1) 치매환자/가족에게 검사 결과와 진단에 대해 계속해서 논의해도 되는지에 대해 물어보고, (2) 제공하려는 정보를 어떻게 논의하기를 선호하는지를(예: 일반적 사항 대 세부사항을 말하는 것, 그들이 대화를 함께 나누고 싶은 한 사람이 있는지) 물어보는 것이다.

네 번째 단계인 지식(Knowledge)은 결과를 제공하는 것이다. 이 경우, 의사/팀은 의학적 용어 사용을 최대한 피해야 한다. 진단/예후를 먼저 공유해야 하는 경우에는 의사/팀은 말을 멈추고 치매환자/가족이 그 소식에 적응하고 생각할 시간을 가지도록 해야 한다. 이러한 초기 소식을 전한 후 계속해서 말을 이어간다면, 치매환자/가족은 후에 전달된 어떠한 말도 귀에 들어오지 않을 것이다.

다섯 번째 단계인 공감(Empathy)은 참을성 있게 치매환자/가족을 기다린 다음, 방금 이들과 공유한 소식에 대해 공감하는 것이다. 이 시점에서 치매환자/가족이 정보를 이해하도록 기다리는 동안 잠시 침묵하는 것은 괜찮다. 이러한 순간을 공유한 다음, 질병에 대한 추가적인 상세정보를 제공할 수 있다.

여섯 번째 단계이자 마지막 단계인 요약(Summary)은 치매환자/가족에게 질병과 그 진행에 대해 이들이 알게 된 것/이해하는 것에 대해 묻는 단계이다. 이 시점에서 초기 치료가 시작되거나 질병과 치매환자/가족의 상태에 따라 후속 진료 예약 시, 치료 방법(있는 경우)과 치료 목표 및 상급간호계획(다음 부분 참조)에 대한 논의를 시작하고 싶다는 것을 공유하고자 할 수 있다. 전부는 아니지만 많은 치매환자/가족은 제공된 정보를 이해하고 자신들만의 탐구를 수행하거나 질문을 만들기 위해 시간이 필요할 것이므로, 질병이 긴박성이 허용되는 경우 이러한 주제들은 일반적으로 수일 내에 있는 다음 후속 회의를 위해 남겨두는 것이 가장 좋다.

상급간호계획 Advanced Care Planning

상급간호계획(ACP)은 간호와 관련하여 환자의 미래 요구와 바램에 대해 논의하는 과정이다. 특정 질병이나 상태에 대해 구체적일 필요는 없지만 많은 환자들은 추상적인 용어로 이러한 주제에 대해 논의하는 것을 어려워한다. 이것은 개인들 사이에서 죽음과 건강악화에 대해 얘기하는 것에 일반적으로 침묵하는 것과 일차 의료 제공자가 이러한 논의를 하는 것에 대한 제한적인 상환과 결부되기 때문에 젊을 때 혹은 질병 과정 초기에 상급간호계획 논의를 시작하는 사람은 거의 없다[8].

특히 치매는 시간이 지남에 따라 환자가 의사결정을 내릴 수 있는 능력을 상실하기 때문에 일차 진료 팀이 자신의 간호에 대한 치매환자의 바램을 이해하고 치매환자가 자신의 건강관리 대리인을 지정하여 이들과 자신의 바램에 대해 논하는 것은 중요하다. 이러한 방식은 치매환자가 쇠약해짐에 따라 희망하는 것에 대한 모호성이 적어지기 때문에 간호 목적에 대한 심각한 갈등이나 불일치가 있을 가능성이 적어진다.

진단 이후 처음 몇 차례 방문 동안 간호 팀은 간호계획을 개발하고 경증치매 관련 상급간호계획을 개발할 수 있는 의료서비스를 개발하기 위해 치매환자와 협력해야 하며[9, 10], 중등도 치매를 가지고도 아직 건강관리 대리인을 지정할 수 있다[11]. 그러나 이러한 과정은 좀 더 일찍 시작될수록 치매환자의 바램이 충족될 가능성이 커지고 초기 논의 시에 인지기능이 나쁠수록 치매환자가 적극적인 생명유지 치료를 선택할 가능성이 더 크다[12]. 마찬가지로 가족 구성원들은 치매환자들보다 더 적극적인 생명유지 치료를 선택할 가능성이 더 높다[11].

상급간호계획에 대한 논의에는 심폐소생술이나 삽관을 언제 수행해야 하는지, 요구될 의료중재 유형[예: 산소, 흡인, 항생제, 비침습성 기도 이중형 양압기(bipap)]과 이러한 것들이 언제 요구되는지, 치매환자가 병원에 가기를 원하는지, 어떠한 상태에서 그러한지, 질병이 진행됨에 따라 임종을 맞을 때, 환자가 어디에서 간호를 받길 원하는지(예: 가정, 생활지원시설,

요양원 등), 그리고 환자가 인공영양과 수분공급을 받길 원하는지, 만약 그렇다면 어떠한 경우에 그러한지가 포함된다(Box 14.1). 후자는 뉴욕과 같은 일부 주에서는 특히 중요한데, 이러한 주제에 대한 치매환자의 바램이 명확하게 진술되어 있지 않다면, 건강관리 대리인(health-care proxy)이 인공영양과 수분공급에 대한 결정을 내리는 것을 법은 허용하지 않는다.

진단 후 치매환자와 함께 일하는 임상 팀의 시간 중 일부는 상급간호계획을 세우고 치매환자와 가족이 필요한 법적 서류/사전 지시서를 구비하는 것을 완료하도록 돕는데 쓰여져야 한다(Box 14.2). 가장 간단한 서류는 건강관리 대리인이다. 모든 치매환자는 가능하면, 일차 대리인과 예비 대리인 모두를 포함한 건강관리 대리인이 있어야 한다. 일차 대리인과의 의사소통 문제가 자주 발생하므로 예비 대리인은 반드시 있어야 한다. 예를 들면, 치매환자의 배우자가 일차 대리인이지만 노쇠한 노인이어서 낙상으로 인해 고관절골절이 발생한다. 동시에, 치매환자에게 급성 사건이 발생하면 치료에 대한 결정을 내릴 수 있는 대리인이 필요하다. 일

Box 14.1
상급간호계획 논의의 주요 주제

- 건강관리 대리인 지정
- 심폐소생술 자격(입원환자와 외래환자)
- 간호의 적극성
- 입원
- 원하는 의료적 중재
- 인공영양과 수분공급
- 선호하는 거주환경

Box 14.2
사전 지시서의 유형

- 건강관리 대리인
- 사전 유언
- 입원 전 DNR
- 다섯 가지 소원
- 일부 주에서 MOLST 또는 MOST라고 불리는 생명유지 치료에 대한 의사 지시서(Physician Orders for Life Sustaining Treatment, POLST)

차 대리인이 연락이 되지 않거나 그 당시 결정을 내릴 능력이 없을 경우, 성인 자녀와 같은 예비 대리인이 결정을 내릴 수 있다. 또한 치매환자는 자신의 바램이나 초기 계획에 대해 논의할 때, 대리인과 원활하게 논의해야 한다. 이렇게 하면, 대리인이 치매환자의 바램을 따를 가능성이 더 높아지게 된다.

건강관리 대리인을 대신하여 작성될 수 있는 또 다른 유용한 서류는 생명유지 치료에 대한 의사 지시서 또는 POLST 양식(일부 주에서는 MOLST라고 불린다)이다[13]. 미국의 50개 주 중 45개 주에서 사용이 승인된[14] 이 양식에는 간호의 강도, 코드 상태, 인공영양 및 수분공급, 건강관리 대리인 지정에 대한 치매환자의 바램과 관련하여 모든 환경에 걸쳐 이전 가능한 법적으로 구속력 있는 의료 지시서와 건강관리 대리인 모두 포함된다. 또한 일부 주에는 추가적인 영역이 있다. 연구에 따르면, POLST 양식은 생전 유언(living will)이나 건강관리 대리인과 같은 다른 사전 지시서(AD)에 비해 매우 존중되고 준수된다[8, 15].

다른 형태의 사전 지시서가 유용할 수는 있지만 사례가 법정 싸움으로 끝나지 않는 한 따를 가능성이 훨씬 더 적다. 생전유언은 변호사와 함께 환자에 의해 작성되기 때문에 더 복잡하고 다양한 의료적 상황에서 해석하기 어려운 경우가 많다. 또 다른 양식인 다섯 가지 소원(Five Wishes)에는 전통적인 생전 유언 및 건강관리 대리인과 함께 사망 후 의식과 추모가 포함된다. 그 서류는 길고, 실질적인 법적 서류보다는 치매환자와 가족들을 위한 대화 안내서로 더 적합할 수 있다. 전반적으로 어떠한 양식의 서류를 사용하든지 상관없이 핵심은 치매환자 및 가족들과 상급간호계획에 대한 대화를 일찍 시작해서 이들의 바램을 결정하고 이것이 적절한 보건의료팀 구성원 및 가족구성원과 공유하고 치매환자의 능력이 상실되기 전에 문서화될 수 있도록 하는 것이 중요하다. 치매환자와의 대화는 치매환자의 건강상태가 악화됨에 따라 최대한 가능한 정도까지 상태의 변화와 함께 계속되어야 한다.

다약제 복용과 약물 중단 Polypharmacy and Discontinuation of Medications

치매환자의 상태가 진행됨에 따라 임상의는 치매환자가 받고 있는 치료를 계속해서 재평가할 필요가 있다. 특히 노인의학에서 가장 큰 관심사는 다약제 복용이다. 많은 약물은 노인들에게 큰 부작용을 초래할 수 있으며, 많은 노인들의 다약제 복용 경험은 이러한 문제를 더욱 악화시킨다. 임상의들은 기대수명과 함께 상대적 유해성과 이득을 고려할 필요가 있다. 치매환자가 쇠약해짐에 따라 제외되거나 감소될 가능성이 있는 약물 목록이 아래에 제시되어 있다(Box 14.3).

치매환자가 쇠약해짐에 따라 가장 쉽게 철회할 수 있는 약물 중 하나는 스타틴(statins)이

Box 14.3
중증 치매환자에서 잠재적으로 철회 가능한 약물

- 스타틴
- 비스포스포네이트
- 비타민과 보충제
- 혈압강하제
- 항혈당제
- 아세틸콜린분해효소 억제제
- 항정신병제
- 항경련제

다. 스타틴은 일반적으로 심혈관 질환에 상당한 효과가 있긴 하지만 심각한 근육통을 야기할 수 있어 중증 치매환자가 얻을 수 있는 이점이 아주 적기 때문에 최근에 급성 관상동맥 증후군이나 심혈관 사고가 없었다면 이 단계에서 약물을 중단하도록 권고되고 있다[16].

이와 유사하게, 비스포스포네이트(bisphosphonates)는 치매의 초기 단계에서는 복용을 유지해야 하지만 골다공증에 대한 효과를 얻기 위해 걸리는 시간을 감안하면 중증치매에서는 약물의 이점이 제한적이다[17]. 또한 일반적으로 노인의 경우 특히, 중증단계의 치매에서는 혈압(SBP<140 대 <160)과 당뇨병(HbA1c < 7% 대 8%)의 엄격한 통제가 인지 악화의 증가[19]와 같이 이점보다는 더 많은 문제와 부작용을 야기할 수 있으므로[18] 혈압강하제와 항혈당제를 줄이는 것을 고려해야 한다. 특히, 구강 섭취가 힘든 치매환자에서 metformin을 제외한 다른 항혈당제는 저혈당증을 야기할 수 있으며, metformin은 구강 섭취의 감소와 소화기 증상을 유발할 수 있다[20]. 마지막으로, 구강 섭취를 잘 하지 못하거나 INR 수치 변동이 심해 자주 조절이 필요한 치매환자는 권장량 이상 수준의 위험이 색전증 위험보다 더 클 수 있기 때문에 항응고제 치료를 중단하는 것이 적합할 수 있다[21].

조사해야 할 또 다른 종류의 약물은 항콜린제인데, 이 약물은 일반적으로 노인들에게 부적절하지만[22] 특히 치매환자에서는 혼동과 낙상을 증가시킬 수 있으므로 더 부적절하다. 이러한 약물은 가능한 모든 노인, 특히 치매환자들에서 줄여야 한다. 요실금에 사용되는 항경련제와 같은 일부 항콜린제는 노인들에게 처방되는 경우가 많다. 이러한 약물은 초기에 줄일 수 있다. 하지만 치매환자나 가족들이 기능적인 이유로 이러한 종류의 약물사용을 유지하자고 주장할 경우, 일단 치매환자에게 요실금이 생기게 되면 더 이상 이 약물을 유지할 이유가 없으므로 중단할 수 있다.

아세틸콜린분해효소 억제제(acetylcholinesterase inhibitors)와 메만틴(memantine)의 중단이 적합한지 결정하는 것은 더욱 어렵다. 도네페질(donepezil)과 갈란타민(galantamine)과 같은 아세틸콜린분해효소 억제제는 혈관성 치매와 루이소체 치매에 사용하는 것에 대한 근거가 있긴 하지만 경도에서 중등도의 알츠하이머병을 치료하기 위해 사용하는 것이 허용되고 있다. 이러한 종류의 약물이 일단 제거되면, 약물로부터의 어떠한 이점도 무효화되고 치매환자는 급속도로 쇠약해질 수 있다. 생애 말기에서 이 약물의 효능성이 제한적일 수는 있지만 현재 이러한 효과에 대한 연구가 존재하지 않는다. 치매의 말기단계에 소화기계통 질병이나 설사와 같은 증상이 있다면, 부작용과 비용 대비 약물의 알려지지 않은 이점을 비교하여 제거를 고려해야 한다. 이와 유사하게, 메만틴은 중등도에서 중증 단계 치매에 사용되지만 치매환자가 FAST 7C 단계 이상에 도달하게 되면 말기단계에서 이러한 약물의 사용에 대한 근거는 제한적이다. 그러나 이 약물의 중단에 대한 근거도 제한적이기 때문에 건강관리 대리인과 함께 중단의 장단점에 대해 논의해야 한다.

마지막으로, 치매환자의 행동 및 심리 증상에 대해 항정신병제를 사용하는 것의 이점을 여기서 논하지는 않지만(“치매의 치료: 약물학적 접근법” 참조), 이러한 약물을 중단할 때 부작용이 없는 경우가 많으며 기능상태와 인지상태를 개선시킨다는 근거가 있다[23]. 또한, 치매환자가 질병의 마지막 단계로 진입하여 더 이상 현저한 기능적 능력이나 인지 능력이 없는 경우, 비록 이러한 질병단계에서 항정신병제를 사용하여 이전의 환각이나 망상이 잘 통제되었다 하더라도 치매환자는 이러한 증상을 더 이상 나타내지 않을 수 있으며 항정신병제를 중단하는 검사를 고려해야 한다.

기능 감퇴 Functional Decline

치매환자들은 질병상태의 일부로 시간이 지남에 따라 신체기능이 심각하게 감소한다. 신체활동 프로그램, 아세틸콜린 분해효소 억제제 및 메만틴이 다양한 수준으로 이러한 감퇴를 늦출 수 있지만, 제공되는 치료와 관계없이 시간이 지남에 따라 치매환자는 현저한 기능적 쇠약을 나타낼 것이다. 가능한 한 오랫동안 기능을 최대화하기 위한 시도를 해야 하지만 (“치매환자를 대상으로 하는 가정 기반 중재; 근거는 무엇이고 우리는 여기에서 어디로 가는가?”, “치매환자 가족 돌봄제공자의 관점과 경험” 장을 참조), 어느 시점이 되면 대부분의 치매환자는 이러한 심각한 기능적 제한을 나타내고 일상생활활동(급식, 화장실 가기, 옷 입기, 몸단장, 용변억제, 목욕, 걷기)을 수행하지 못하게 될 것이다. 이러한 기능과 관련하여 가장 우려되는 완화 문제는 인공영양, 수분공급, 욕창 그리고 구축인데, 아래에서 더욱 상세하게 논의하겠다.

인공영양과 수분공급 Artificial Nutrition and Hydration

중증치매의 어느 시점에서 치매환자는 스스로 음식을 먹을 수 있는 능력을 상실할 것이다. 신체가 삼킴을 조절하는 메커니즘을 잊기 시작함에 따라 연하장애를 나타낼 수도 있다. 이와 연관된 두 가지 문제로 인해 치매환자에게 위관영양이 제안될 수 있다. 위관영양은 가족들에게 안면 타당도가 있는 것처럼 보이기 때문에 많은 가족들이 이러한 옵션을 이용한다. 가족들은 환자가 굶어서 사망하거나 심각한 목마름을 겪는 것을 염려하거나, 자신의 아픈 가족의 생명을 유지시키기 위해 "모든 것을 다 해야 한다"는 종교적 믿음이나 문화적 믿음을 가지고 있을 수 있다. 진단 후 상급간호계획을 세우는 동안 솔직한 논의를 통해 이러한 문제가 일찍 다루어지거나 예방될 수 있으면 좋겠지만 그렇지 않은 경우가 흔하다.

다양한 연구에서 치매환자를 대상으로 한 위관영양의 효능은 부족한 것으로 나타났으며[24], 실제로 위관영양을 하지 않는 환자와 비교할 때, 결과가 더 나쁘고 초조해 하며 생존율이 감소하는 것으로 나타났다[25, 26]. 오히려 환자가 완전히 90°로 똑바로 앉은 자세에서 숟가락으로 음식을 떠먹이는 것이 모든 환경에서 음식섭취를 유지하고 흡인을 예방하는데 효과적인 것으로 나타났다[27]. 손으로 음식을 공급함에도 불구하고 환자의 체중이 계속해서 줄어든다면, "아이스크림 식이요법"과 같은 고칼로리 음식이 도움이 될 수 있다.

손으로 음식을 먹이는 것의 가장 큰 한계점은 시간 소모가 많아서 식사 당 30분까지 걸릴 수 있다는 것이다. 따라서 많은 가족들은 치매환자의 요구나 바램이 아닌 간호환경의 자원 부족으로 인해 PEG 관을 삽입해야 한다는 압박감을 받을 수 있다. 그러나 치매환자가 쇠약해지기 전에 또는 비록 환자가 쇠약해졌지만 이것이 문제가 될 정도가 아니라면, 위관영양의 단점에 대해 알려주는 논의를 통해 시설의 압박 없이, 또는 환자가 어떠한 이유로 입원을 하는 경우 입원시설에서의 열악한 소화기내과 상담을 받지 않고 명확한 의사결정을 내릴 수 있다. 분명한 것은 위관영양은 대부분의 치매환자 상황에 적절하지 않으며, 미국 노인병학회는 위관영양의 사용에 반대하는 정책성명을 만들었다[28].

욕창 Pressure Ulcers

중증 치매환자들은 감소된 이동성과 영양공급, 실금으로 인한 증가된 피부 습기로 인해 욕창이 생길 위험이 크다. 욕창을 가능한 한 제한할 수 있는 간호를 제공하도록 돌봄제공자를 교육하는 것은 첫 번째로 중요하다. 여기에는 가능한 자주 배변을 시키거나 실금 팬티를 자주 갈아주면서 피부가 습하지 않게 수분흡수 파우더를 사용하여 이러한 가능성을 차단하는 것이 포함된다. 또한 돌봄제공자들은 위에서 논의된 것처럼 손으로 음식을 먹임으로써 영양공급을 유지시키기 위해 최선을 다해야 하며, 침대에서 나오지 못하는 환자들은 매 2시간마다 체위를 바꾸어 주고 뼈가 두드러진 신체부위가 서로 눌리거나 딱딱한 표면에 눌리지 않게 예방하는 방법에 대해 교육을 받아야 한다. 영양상태, 제한된 이동성, 습기로 인해 욕창의 위험이 높은 치매환자들에게 제공자는 병원침대를 주문할 수 있으며 특정 경우에는 각 보험회사의 기준에 따라 매트리스 덮개(overlay)나 전동 매트리스 덮개를 주문할 수 있다.

일단 욕창이 생겼을 때, 기저 원인인 영양문제와 습기문제를 해결하지 않는다면 치유하는 것이 상당히 어려울 수 있다. 욕창의 단계, 크기, 모양, 깊이, 조직손상에 적절한 드레싱을 처방하는 것 외에도 임상의는 욕창이 생긴 부위의 습기와 압력을 줄이기 위해 돌봄제공자와 협력해야 한다. 또한 임상의는 욕창 관련 통증을 평가하여 진통제를 처방하고 비약물학적 중재를 적절하게 수행해야 한다(아래의 통증 부분을 참조).

구축 Contractures

구축은 근육이나 관절이 짧아지는 것을 말한다. 다양한 구축이 생기는 병태생리학적 원인은 각각 다르며, 예방이 가능한 것도 있고 그렇지 않은 것도 있다. 그러나 중증치매에서 발견되는 가장 흔한 형태의 구축 중 하나는 예방이 가능한 고정 구축(fixed contracture)이다. 이러한 유형의 구축은 중증 치매환자의 기능감퇴로 인해 제한된 운동성에 의해 야기된다. 한 연구에 의하면, 비보행 치매환자의 75% 이상에서 구축이 발병한 것으로 나타났다[29]. 치매환자는 활동성이 제한된 부위가 퇴화하기 때문에 돌봄제공자들에게 팔 · 다리, 손가락 · 발가락 근육/관절이 움직일 수 있는 모든 범위에 대한 운동을 실시하도록 교육시키는 것은 중요하다. 지역사회 기반 환경에 거주하는 치매환자는 일차 돌봄제공자와 훈련을 수행하도록 가정 물리치료 상담이 요구될 수 있고, 요양원 환경에서는 ROM 운동을 수행하는 것이 구축 형성을 제한하는데 도움이 될 수 있다[30].

일단 구축이 형성되면, 움직이거나 자세를 바꿀 때 통증이 야기될 수 있으므로 환자의 통증에 대한 평가를 실시하고, 통증이 있다면 적절한 진통제가 제공되어야 한다. 또한 구축이 악화되는 것을 예방하기 위해 물리치료에 대한 상담이 있어야 한다. 일부 손 구축에서는 구축을 푸는 것을 돕기 위해 보톡스 주사가 시행될 수도 있다[31].

비행동적 증상 확인 및 관리
Identification and Management of Non-behavioral Symptoms

치매의 행동 · 심리 증상이 치매환자와 가족들을 괴롭히는 주된 치매증상이긴 하지만, 이러한 증상은 치매환자가 인지부족으로 인해 관련시킬 수 없는 다른 요구에 대한 징후인 경우가 많다. 이 책의 다른 장들은 치매의 행동 · 심리 증상의 확인 및 관리에 초점을 두는데 반해 ("호스피스 치매 간호", "치매 치료: 약물학적 접근법", "치매환자를 대상으로 하는 가정 기반 중재: 근거는 무엇이고 우리는 여기에서 어디로 가는가?" 그리고 "돌봄제공자 안녕을 지원하기 위한 중재"를 참조), 통증, 호흡곤란, 열, 소화기계통 질병과 같은 심각한 불편함을 초래할 수 있는 추가 증상은 치매환자에서 자주 나타난다. 이러한 증상들은 행동 · 심리 증상을 시작하거나 악화시킬 수 있는데, 이 장에서는 이것에 대해 논하도록 하겠다.

통증 Pain

통증은 치매환자에서 매우 흔하다. 지역사회와 요양원에 거주하는 인구에서 각각 80%와 75%가 통증을 경험한다[32, 33]. 또한 돌봄제공자 관련 통증은 일치가 제한된 것으로 알려져 왔으며[33], 돌봄제공자 자신의 통증에 의해 영향을 받는 것으로 나타났다[34]. 다른 사람의 주관적 경험을 평가하는 것의 어려움과 치매환자마다 통증 경험을 대체로 다르게 만드는 생리적 변화를 고려할 때, 특히 치매가 더욱 심해짐에 따라 이 인구에서 통증이 과소 보고되고 치료가 불충분하다는 것은 놀라운 일이 아니다[32, 36, 37].

치매환자의 통증을 평가할 때, 명심해야 할 몇 가지 요소가 있다. 첫째, 통증은 치매에 의해 야기되는 것이 아니지만 대부분의 노인들은 통증을 유발하는 다른 만성질환을 동시에 가지고 있다(Box 14.4). 따라서 치매환자의 통증을 평가할 때는 이들에게 잠재적으로 고통스러운 병태생리학적 상태가 있는지를 고려하는 것이 중요하다.

둘째, 많은 치매환자가 단기기억을 상실하기 때문에, 이들이 현재 통증을 겪고 있는 것이 아니라면 통증을 보고하는 능력이 감소한다. 따라서 치매환자의 통증은 쉬고 있을 때와 움직일 때 모두 평가하는 것이 중요하다. 움직임을 관찰할 때는 치매환자가 통증을 겪고 있다는 신

Box 14.4
노인에게 흔히 발견되는 잠재적으로 고통스러운 질병

- 류마티스나 골관절염
- 통풍
- 욕창
- 암
- 대상포진 후 신경통
- 요통
- 척추골절
- 당뇨병 신경병증

호가 될 수 있으므로 걷는 경우에는 걸음걸이를 지켜보고, 몸에 힘을 주거나 신체적 · 언어적 공격성, 신음이나 그 외 언어적 표현과 얼굴표정을 관찰하는 것이 중요하다.

셋째, 노인들이 불편한 감각을 언급하기 위해 항상 '통증'이라는 말을 사용하는 것은 아니기 때문에 치매환자의 통증에 대해 물을 때에는 다양한 서술어(descriptors)를 사용해야 한다(예: 둔한 느낌, 쓰림, 아픔, 관절염)[38].

넷째, 시간이 지남에 따라 신뢰성이 감소하기는 하지만 여전히 자가보고를 확보하는 것이 중요하다. 경미한 치매에서 중등도 치매를 가진 환자들은 여전히 얼굴 통증척도, 점수식 평정척도, 또는 구두기술 척도와 같은 표준척도를 사용해서 자가보고를 완료할 수 있다는 것은 연구를 통해 밝혀졌다[39]. 그러나 치매환자의 선호를 고려하기 위해 그리고 이들이 다른 척도에 비해 어느 한 척도를 완성할 수 있는 능력이 더 나을 수 있기 때문에 처음으로 환자와 함께 일을 할 때에는 한 가지 이상의 척도를 사용하는 것이 이로울 수 있다. 또한, 위에서 언급한 바와 같이 쉬고 있을 때와 움직일 때 모두 척도를 적용해야 한다. 중등도에서 중증 치매를 가진 환자라면 더 이상 자가보고를 할 수 없을 수 있으므로 통증을 평가하기 위해 자가보고와 함께 PAINAD[40]와 같은 관찰 통증척도를 사용해야 한다. 현재 사용 가능한 관찰 도구는 완벽한 것은 아니지만, 최소한 보다 지속적이고 객관적인 통증에 대한 평가/측정을 하기 위해 기준치와 시간에 따른 변화를 제공할 수 있다.

마지막으로, 통증이 일단 확인되면, 문제는 그 통증을 치료하는 방법이다. 치매환자에게는 가능한 낙상과 섬망을 증가시키는 마약성 진통제를 사용하지 않는 것이 가장 좋다[41, 42]. 그러나 치매환자의 통증이 심각해서 이러한 통증이 실제로 섬망과 낙상의 위험을 증가시킬 수 있기 때문에 어느 한쪽을 선택하는 것은 어렵다[42]. 또한 통증을 치료하면서 우울증, 수면장애, 피로, 불안과 같이 통증을 악화/심화시킬 수 있는 다른 증상들을 함께 치료하는 것이 중요한데, 그렇지 못할 경우에는 어떠한 최상의 통증 치료법을 사용하더라도 통증이 완전히 완화되지 않을 수 있다.

통증이 심각하거나 외상에 의한 것이 아니라면 대부분 통증에서 첫 단계는 하루 3g을 초과하지 않는 아세트아미노펜과 함께 비약물학적 중재를 혼합하여 수행해야 한다. 치매환자에게 필요한 통증 약물이 처방되지 않는 이유는 일반적으로 시설에 관계없이 환자들이 이러한 약물을 요청하지 않아 단순히 제공되지 않는 것이다[43]. 모든 환자에게 적절한 비약물학적 조치에는 음악요법, 열/냉 마사지, 영적 수행, 접촉요법과 치유접촉, 물리치료, 운동이 포함된다. 또한 다음과 같은 기법들이 경도에서 중등도 치매를 가진 환자들에게 적절할 수 있다; TENS 단위, 유도 심상요법, 이완요법, 침술, 척추지압요법, Reiki.

그러나 아세트아미노펜과 비약물학적 조치만으로는 치매환자의 통증을 치료하는데 충분하지 않은 경우가 흔하기 때문에 제공자는 저용량의 마약성 진통제 치료법을 시작할 필요가 있을 것이다[44]. 6시간 마다 2.5mg의 oxycodone이나 Percocet ½정을 복용하는 것으로 시작하는 것이 가장 좋다. Percocet이 사용된다면, 아세트아미노펜은 복용을 중단하거나 총량을 하루 3g 넘지 않도록 줄여야 한다. Hydrocodone과 같은 다른 혼합 제품은 변비에 걸릴 가능성이 더 크고 체내에서 대사되는데 추가적인 단계가 필요하기 때문에 이러한 인구집단에서는 좋은 선택사항이 아니다. 또한 tramadol (Ultram, Ultracet)과 propoxyphene (Darvocet, Darvon)은 이 인구집단에서 부작용이 높기 때문에 복용을 피해야 한다[22, 45]. 마약성 진통제는 필요 시 서서히 증량할 수 있다.

이 인구집단에서는 마약성 진통제 복용이 시작될 때마다 진정, 호흡기능 저하, 어지러움, 걸음걸이 불안정과 같은 약물의 부작용에 대해 주 돌봄제공자에게 교육을 항상 수행해야 하며 이러한 영향에 대해 환자를 감시할 필요가 있다. 또한 배변요법을 시작하고 배변일지를 작성해야 한다. 선호되는 배변요법에는 하루 17g의 폴리에틸린 글리콜이 포함된다. 그 외 옵션으로는 Senna 1~2 하루 두 번, lactulose 매일 15~30mL가 있다. Docusate sodium은 그 효능이 제한적이고 소화기 계통 장애/불편함을 유발할 수 있기 때문에 권장되지 않는다[46].

호흡곤란 Dyspnea

호흡곤란은 치매환자 중에서도 특히, 천식, 만성 폐쇄성폐질환, 또는 울혈성 심부전을 가진 환자들에게 심각한 문제가 될 수 있다. 이러한 인구집단에 특정되어 제한된 연구가 수행되었지만, 기저 질환을 계속해서 치료하고 이러한 질환치료에 내제된 복잡한 치료법을 고수하는 것이 가장 큰 관건이다. 이러한 환자들의 기저 질환이 악화됨에 따라 산소나 저용량의 마약성 진통제를 처방하는 것이 적절할 수 있으며, 생애 말기에는 고용량의 마약성 진통제가 적합할 수 있다[48]. 위에서 논의된 바와 같이, 마약성 진통제의 이점은 그것의 위험성과 비교해야 할 필요가 있으며, 마약성 진통제 복용이 시작된다면, 배변요법 및 엄격한 돌봄제공자 교육 또한 수행할 필요가 있다.

열 Fever

생의 마지막 3개월 동안 치매환자 약 1/3이 발열을 경험할 텐데[49], 이 중 대부분은 폐렴에 기인한 것이다. 일반적으로 중증 치매에서 폐렴의 사망률은 53%로 높을 수 있다[50]. 한 연구에 따르면, 입원환자에게 항생제를 사용한 적극적인 발열 치료는 중증 치매환자의 증상이나 생존율을 향상시키지 못했다[51]. 또 다른 연구는 이러한 인구집단에서는 마약성 진통제와 해열제 사용이 적극적인 치료보다 더 뛰어나다는 것을 발견했다[52]. 중증 치매를 제외하고는 대부분의 치매환자에서 항생제를 사용한 치료가 여전히 적절할 수 있지만, 이것은 환자나 이들의 대리인과 함께 사례별로 결정되어야 하며 질병의 궤적에서 가능한 한 일찍 상급간호계획에 대한 논의를 해야 하는 추가적 이유이다.

입원 방지 Avoidance of Hospitalization

일반적으로 치매환자에서 많은 입원은 예방될 수 있으며, 이것이 환자와 가족, 보건의료 시스템에 전반적으로 도움이 된다. 불행히도, 응급실과 병원은 일반적으로 치매환자에게 적절한 간호를 제공하기 위한 환경이 아니기 때문에, 이러한 환경에 입원하게 될 경우, 환자들은 더 나쁜 결과와 간호를 나타낸다[53~55]. 입원으로 이르게 되는 많은 상태들은 외래환자 기준으로 치료될 수 있는데, 시골지역에 사는 환자들은 필요한 외래환자 간호에 대한 접근성이 제한적일 수 있으므로 외래간호에 민감한 상태로 입원을 할 가능성이 더 높다[56].

가장 주요한 입원 원인 중 두 가지는 호흡기 감염과 요로 감염이다[57]. 많은 경우, 이러한 감염은 치매환자의 거주지나 외래환자 진료소에서 수행되는 진단을 통해 확인될 수 있으며 입원할 필요 없이 치료가 시행될 수 있다. 그러나 일반적으로 이러한 질병의 첫 징후가 섬망이어서 돌봄제공자가 공황상태에 빠지게 되므로 가족/돌봄제공자가 911에 전화를 걸어 응급실로 환자를 보내는 것이 더 쉬울 때가 종종 있다. 따라서 섬망의 징후 및 증상에 대한 이해를 돕기 위해 돌봄제공자에게 교육을 실시하는 것은 중요하다. 질병이 생기기 전에 일차 진료팀과 함께 가정이나 진료실 기반 진단 및 치료에 대한 계획을 적극적으로 수립해야 한다. 여기에는 가정 랩(lab) 및 진단 서비스, 약국, 가정 건강기관을 포함하여 사용가능한 지역사회 기반 자원을 조사하여 대응시간과 이용 가능성을 이해하는 것이 포함된다. 또한 연구에 따르면 일상 및 환경의 현저한 변화는 입원 위험을 증가시키므로 이러한 변화를 가능한 한 제한시키는 것도 중요하다[57].

입원의 또 다른 중요한 원인은 낙상/실신이다[57]. 낙상으로 입원하는 대부분의 환자들은 요양원으로 퇴원하고 지역사회로 다시는 돌아오지 못할 수 있다는 것이 더 큰 문제이다[58]. 따라서 낙상이나 낙상으로 인한 부상의 위험을 줄이기 위해 모든 노력을 기울여야 한다. 근거기반 실무는 다음과 같은 것을 가능한 한 많이 하는 것을 포함한다: 작업치료사로 하여금 가정 안전평가를 실시하도록 하고, 지속적인 신체운동 요법을 개발하고, 비타민 D가 부족할 경우 보충제를 섭취하도록 하고, 치매환자의 골다공증을 치료하고, 가능한 한 적절한 영양상태를 유지한다[59].

낙상이 예방 가능하지 않을 경우, 응급실 방문이 언제 필요한지가 문제가 된다. 심한 통증이나 이동성 변화, 머리 부상 또는 심각한 피부상처가 없다면, 진료소나 가정 기반 평가가 적절할 수 있다. 응급실 방문을 피하기 어려운 경우에는 응급실에서 바로 퇴원하는 것을 시도하거나 입원 후 가능한 한 일찍 퇴원하는 것이 섬망과 그 외 다른 의원성 부작용을 제한할 수 있다. 간호의 목표가 발병 시부터 더욱 분명하므로, 적극적으로 상급간호계획에 대한 논의를 일찍 하는 것도 입원 기간을 줄이고 상황에 따라 간호의 강도를 줄일 수 있다[60]. 자택 병원(hospital at home)이 행동장애와 가족 돌봄제공자의 스트레스를 감소시키기 때문에 이용 가능한 경우에 좋은 옵션이 될 수 있다[61].

돌봄제공자 부담, 스트레스, 소진 Caregivers Burden, Stress and Burnout

모든 완화 중재는 전인적 인간 뿐만 아니라 이들이 거주하는 시스템을 돌보기 위해 노력한다. 따라서 치매 환자를 평가하는 것만큼 중요한 것은 주 돌봄제공자를 평가하는 것이다. 돌봄제공자가 부담감을 느끼고 스트레스를 받거나 탈진한다면, 치매환자를 간호하는 이들의 능력이 감소하여 치매환자가 입소할 위험에 처하게 된다[62]. 돌봄제공과 돌봄제공자를 지원하기 위한 중재는 다른 장에서 논의된 반면("치매환자 가족 돌봄제공자의 경험과 관점"과 "돌봄제공자의 웰빙을 지원하기 위한 중재" 장을 참조), 완화의 관점을 통해 치매환자와 그들의 지지체계를 볼 때, (1) 돌봄제공자 부담 목록(Caregiver Burden Inventory)[63]이나 돌봄제공자 부담 지표[64]와 같은 표준도구를 사용해 돌봄제공자의 부담 스트레스와 소진을 평가하고, (2) PHQ-9[65]이나 노인 우울 척도(Geriatric Depression Scale)[66]를 사용하여 돌봄제공자의 우울증을 평가하고, (3) 이러한 기분을 일부 완화하고 발병하는 우울증을 적극적으로 치료하기 위한 옵션을 제공하는 것은 중요하다. 알츠하이머병협회, 돌봄제공자 지원 단체, 노인 주간건강프로그램, 일시적이거나 영구적인 시간제 또는 상근 유급 돌봄제공자(재정적 자원이 허용될 때), 휴식보호 서비스가 모두 고려되어야 한다. 또한 치매환자의 제공자는 돌봄제공자의 부담과 소진을 덜어주기 위해 치매환자가 가지고 있을 수 있는 행동 · 심리증상을 감소시키기 위해 노력해야 한다.

영적 지지 Spiritual Support

영적 지지는 치매환자와 돌봄제공자들이 최근에 조직적이거나 독립적인 영적 활동에 적극적으로 참여했는지 여부와 관계없이 이들에게 중요한 요소가 될 수 있다. 증가된 종교적 독실함은 인지감퇴의 지연 및 행동 · 심리 증상의 개선과 관련이 있다[67]. 또한 종교적 독실함이 질병에 대처하는 능력과 삶의 질 인식을 향상시킨다는 것으로 나타났다[68]. 이것은 치매환자의 가족 돌봄제공자에게도 유사한 영향을 미치며 스트레스를 감소시키고[69] 정신건강을 향상시킨다[70]. 따라서 임상의는 적절한 경우 영적 간호를 통합시키도록 노력하거나 최소한 치매환자와 가족에게 이를 제안해야 한다. 영적 간호는 기존의 관계를 통해서든 관례적 수행으로 되돌아가든, 목사가 있는 예배당이나 조직적인 종교모임을 통해 독립적으로 실천될 수 있다. 그러나 조직화된 종교모임의 일부가 되는 것의 한 가지 이점은 가정방문, 교구 간호사, 지원단체를 포함한 추가적인 지원이 치매환자 및 돌봄제공자 모두에게 제공될 수 있다는 것이다.

결론 Conclusion

완화 간호는 전문 간호일 뿐만 아니라 모든 치매환자 및 가족들을 위한 간호로 통합되어야 하는 전인적 모델이다. 치매환자가 진단을 받는 순간부터 상급간호계획, 증상관리, 기능감퇴 관리, 영적 간호, 지역사회 기반 치매환자에 특수한 요구에 대한 주의를 포함한 포괄적인 일반 전문가의 완화 간호를 제공함으로써, 이러한 취약 인구집단 및 이들의 가족을 돌보는 제공자들은 증상뿐만 아니라 돌봄제공자의 부담, 압박, 소진, 시설 입소와 입원을 줄일 수 있다.

References

1. Center to Advance Palliative Care. What is palliative care; 2012 [13 Aug 2014]. Available from: http://get-palliativecare.org/whatis/
2. Hughes MT, Smith TJ. The growth of palliative care in the United States. Annu Rev Public Health. 2014; 35:459–75.
3. Quill TE, Abernethy AP. Generalist plus specialist palliative care--creating a more sustainable model. N Engl J Med. 2013;368(13):1173–5.
4. Lee M, Chodosh J. Dementia and life expectancy: what do we know? J Am Med Dir Assoc. 2009;10(7): 466–71.
5. Mitchell SL, Miller SC, Teno JM, Kiely DK, Davis RB, Shaffer ML. Prediction of 6-month survival of nursing home residents with advanced dementia using ADEPT vs hospice eligibility guidelines. JAMA. 2010;304(17):1929–35.
6. Back AL, Arnold R, Edwards K, Tulsky J. Talking map for the family conference [14 Dec 2014]. Available from: http://vitaltalk.org/clinicians/
7. Baile WF, Buckman R, Lenzi R, Glober G, Beale EA, Kudelka AP. SPIKES-A six-step protocol for delivering bad news: application to the patient with cancer. Oncologist. 2000;5(4):302–11.
8. Covinsky K, Fuller J, Yaffe K, Johnston C, Hamel M, Lynn J, et al. Communication and decision-making in seriously ill patients: findings of the SUPPORT project. The study to understand prognoses and preferences for outcomes and risks of treatments. J Am Geriatr Soc. 2000;48 Suppl 5:S187–93.
9. Fazel S, Hope T, Jacoby R. Assessment of competence to complete advance directives: validation of a patient centred approach. BMJ. 1999;318(7182):493–7.
10. Gregory R, Roked F, Jones L, Patel A. Is the degree of cognitive impairment in patients with Alzheimer's disease related to their capacity to appoint an enduring power of attorney? Age Ageing. 2007;36(5): 527–31.
11. Mezey M, Teresi J, Ramsey G, Mitty E, Bobrowitz T. Decision-making capacity to execute a health care proxy: development and testing of guidelines. J Am Geriatr Soc. 2000;48(2):179–87.
12. Fazel S, Hope T, Jacoby R. Effect of cognitive impairment and premorbid intelligence on treatment preferences for life-sustaining medical therapy. Am J Psychiatry. 2000;157(6):1009–11.
13. Tolle SW, Tilden VP, Nelson CA, Dunn PM. A prospective study of the efficacy of the physician order form for life-sustaining treatment. J Am Geriatr Soc. 1998;46(9):1097–102.
14. The National POLST Paradigm. POLST programs in your state [16 Dec 2014]. Available from: http://www.polst.org/programs-in-your-state/
15. Hickman SE, Nelson CA, Moss AH, Tolle SW, Perrin NA, Hammes BJ. The consistency between treatments provided to nursing facility residents and orders on the physician orders for life-sustaining treatment form. J Am Geriatr Soc. 2011;59(11):2091–9.
16. Parsons C, Hughes CM, Passmore AP, Lapane KL. Withholding, discontinuing and withdrawing medications in dementia patients at the end of life: a neglected problem in the disadvantaged dying? Drugs Aging. 2010;27(6):435–49.
17. Bjorkman M, Sorva A, Risteli J, Tilvis R. Vitamin D supplementation has minor effects on parathyroid hormone and bone turnover markers in vitamin D-deficient bedridden older patients. Age Ageing. 2008;37(1):25–31.
18. Huang ES, Zhang Q, Gandra N, Chin MH, Meltzer DO. The effect of comorbid illness and functional status on the expected benefits of intensive glucose control in older patients with type 2 diabetes: a decision analysis. Ann Intern Med. 2008;149(1):11–9.
19. Nilsson SE, Read S, Berg S, Johansson B, Melander A, Lindblad U. Low systolic blood pressure is associated with impaired cognitive function in the oldest old: longitudinal observations in a population-based sample 80 years and older. Aging Clin Exp Res. 2007;19(1):41–7.
20. Makimattila S, Nikkila K, Yki-Jarvinen H. Causes of weight gain during insulin therapy with and without metformin in patients with Type II diabetes mellitus. Diabetologia. 1999;42(4):406–12.
21. Onder G, Landi F, Fusco D, Corsonello A, Tosato M, Battaglia M, et al. Recommendations to prescribe in complex older adults: results of the CRIteria to assess appropriate Medication use among Elderly complex patients (CRIME) project. Drugs Aging. 2014;31(1): 33–45.
22. American Geriatrics Society Beers Criteria Update Expert P. American Geriatrics Society updated Beers Criteria for potentially inappropriate medication use in older adults. J Am Geriatr Soc. 2012;60(4): 616–31.
23. Ballard C, Lana MM, Theodoulou M, Douglas S, McShane R, Jacoby R, et al. A randomised, blinded, placebo-controlled trial in dementia patients continuing or stopping neuroleptics (the DART-AD trial). PLoS Med. 2008;5(4):e76.
24. Finucane TE, Christmas C, Travis K. Tube feeding in patients with advanced dementia: a review of the evidence. JAMA. 1999;282(14):1365–70.
25. Mitchell SL, Kiely DK, Lipsitz LA. Does artificial enteral nutrition prolong the survival of institutionalized elders with chewing and swallowing problems? J Gerontol A Biol Sci Med Sci. 1998;53(3):M207–13.
26. Meier DE, Ahronheim JC, Morris J, Baskin-Lyons S, Morrison RS. High short-term mortality in hospitalized patients with advanced dementia: lack of benefit of tube feeding. Arch Intern Med. 2001;161(4):594–9.
27. DiBartolo MC. Careful hand feeding: a reasonable alternative to PEG tube placement in individuals with dementia. J Gerontol Nurs. 2006;32(5):25–33. quiz 4–5.
28. American Geriatrics Society Ethics C, Clinical P, Models of Care C. American Geriatrics Society feeding tubes in advanced dementia position statement. J Am Geriatr Soc. 2014;62(8):1590–3.

29. Souren LE, Franssen EH, Reisberg B. Contractures and loss of function in patients with Alzheimer's disease. J Am Geriatr Soc. 1995;43(6):650–5.
30. Frank C, Akeson WH, Woo SL, Amiel D, Coutts RD. Physiology and therapeutic value of passive joint motion. Clin Orthop Relat Res. 1984;185:113–25.
31. Urban M, Rutowski R, Urban J, Mazurek P, Kulinski S, Gosk J. Treatment of camptodactyly using injection of botulinum neurotoxin. Adv Clin Exp Med. 2014;23(3):399–402.
32. Husebo BS, Strand LI, Moe-Nilssen R, Borgehusebo S, Aarsland D, Ljunggren AE. Who suffers most? Dementia and pain in nursing home patients: a cross-sectional study. J Am Med Dir Assoc. 2008;9(6): 427–33.
33. Shega JW, Hougham GW, Stocking CB, Cox-Hayley D, Sachs GA. Pain in community-dwelling persons with dementia: frequency, intensity, and congruence between patient and caregiver report. J Pain Symptom Manage. 2004;28(6):585–92.
34. Orgeta V, Orrell M, Edwards RT, Hounsome B, Woods B, Team R. Self- and carer-rated pain in people with dementia: influences of pain in carers. J Pain Symptom Manage. 2014 Dec 24. pii: S0885-3924(14)00917-8. doi: 10.1016/j.jpainsymman.2014.10.014. [Epub ahead of print].
35. Rainero I, Vighetti S, Bergamasco B, Pinessi L, Benedetti F. Autonomic responses and pain perception in Alzheimer's disease. Eur J Pain. 2000;4(3): 267–74.
36. Fisher SE, Burgio LD, Thorn BE, Allen-Burge R, Gerstle J, Roth DL, et al. Pain assessment and management in cognitively impaired nursing home residents: association of certified nursing assistant pain report, Minimum Data Set pain report, and analgesic medication use. J Am Geriatr Soc. 2002;50(1): 152–6.
37. Cohen-Mansfield J. The adequacy of the minimum data set assessment of pain in cognitively impaired nursing home residents. J Pain Symptom Manage. 2004;27(4):343–51.
38. Herr KA, Garand L. Assessment and measurement of pain in older adults. Clin Geriatr Med. 2001;17(3):457–78. vi.
39. Pautex S, Herrmann F, Le Lous P, Fabjan M, Michel JP, Gold G. Feasibility and reliability of four pain self-assessment scales and correlation with an observational rating scale in hospitalized elderly demented patients. J Gerontol A Biol Sci Med Sci. 2005; 60(4):524–9.
40. Warden V, Hurley AC, Volicer L. Development and psychometric evaluation of the Pain Assessment in Advanced Dementia (PAINAD) scale. J Am Med Dir Assoc. 2003;4(1):9–15.
41. Kelly KD, Pickett W, Yiannakoulias N, Rowe BH, Schopflocher DP, Svenson L, et al. Medication use and falls in community-dwelling older persons. Age Ageing. 2003;32(5):503–9.
42. Clegg A, Young JB. Which medications to avoid in people at risk of delirium: a systematic review. Age Ageing. 2011;40(1):23–9.
43. Nygaard HA, Jarland M. Are nursing home patients with dementia diagnosis at increased risk for inadequate pain treatment? Int J Geriatr Psychiatry. 2005;20(8):730–7.
44. Buffum MD, Sands L, Miaskowski C, Brod M, Washburn A. A clinical trial of the effectiveness of regularly scheduled versus as-needed administration of acetaminophen in the management of discomfort in older adults with dementia. J Am Geriatr Soc. 2004;52(7):1093–7.
45. Won AB, Lapane KL, Vallow S, Schein J, Morris JN, Lipsitz LA. Persistent nonmalignant pain and analgesic prescribing patterns in elderly nursing home residents. J Am Geriatr Soc. 2004;52(6):867–74.
46. Tarumi Y, Wilson MP, Szafran O, Spooner GR. Randomized, double-blind, placebo-controlled trial of oral docusate in the management of constipation in hospice patients. J Pain Symptom Manage. 2013; 45(1):2–13.
47. Teno JM, Gozalo PL, Lee IC, Kuo S, Spence C, Connor SR, et al. Does hospice improve quality of care for persons dying from dementia? J Am Geriatr Soc. 2011;59(8):1531–6.
48. Hendriks SA, Smalbrugge M, Hertogh CM, van der Steen JT. Dying with dementia: symptoms, treatment, and quality of life in the last week of life. J Pain Symptom Manage. 2014;47(4):710–20.
49. Mitchell SL, Teno JM, Kiely DK, Shaffer ML, Jones RN, Prigerson HG, et al. The clinical course of advanced dementia. N Engl J Med. 2009;361(16): 1529–38.
50. Morrison RS, Siu AL. Survival in end-stage dementia following acute illness. JAMA. 2000;284(1): 47–52.
51. Hurley AC, Volicer BJ, Volicer L. Effect of fever-management strategy on the progression of dementia of the Alzheimer type. Alzheimer Dis Assoc Disord. 1996;10(1):5–10.
52. Hurley AC, Volicer B, Mahoney MA, Volicer L. Palliative fever management in Alzheimer patients. Quality plus fiscal responsibility. ANS Adv Nurs Sci. 1993;16(1):21–32.
53. Laditka JN, Laditka SB, Cornman CB. Evaluating hospital care for individuals with Alzheimer's disease using inpatient quality indicators. Am J Alzheimers Dis Other Dement. 2005;20(1):27–36.
54. Afzal N, Buhagiar K, Flood J, Cosgrave M. Quality of end-of-life care for dementia patients during acute hospital admission: a retrospective study in Ireland. Gen Hosp Psychiatry. 2010;32(2):141–6.
55. Clevenger CK, Chu TA, Yang Z, Hepburn KW. Clinical care of persons with dementia in the emergency department: a review of the literature and agenda for research. J Am Geriatr Soc. 2012;60(9):1742–8.
56. Thorpe JM, Van Houtven CH, Sleath BL, Thorpe CT. Rural-urban differences in preventable hospitalizations among community-dwelling veterans with dementia. J Rural Health. 2010;26(2):146–55.
57. Toot S, Devine M, Akporobaro A, Orrell M. Causes

of hospital admission for people with dementia: a systematic review and meta-analysis. J Am Med Dir Assoc. 2013;14(7):463–70.
58. Rowe MA, Fehrenbach N. Injuries sustained by community-dwelling individuals with dementia. Clin Nurs Res. 2004;13(2):98–110. discussion 1–6.
59. Gillespie LD, Robertson MC, Gillespie WJ, Lamb SE, Gates S, Cumming RG, et al. Interventions for preventing falls in older people living in the community. Cochrane Database Syst Rev. 2009;2:CD007146.
60. Brumley R, Enguidanos S, Jamison P, Seitz R, Morgenstern N, Saito S, et al. Increased satisfaction with care and lower costs: results of a randomized trial of in-home palliative care. J Am Geriatr Soc. 2007;55(7):993–1000.
61. Tibaldi V, Aimonino N, Ponzetto M, Stasi MF, Amati D, Raspo S, et al. A randomized controlled trial of a home hospital intervention for frail elderly demented patients: behavioral disturbances and caregiver's stress. Arch Gerontol Geriatr Suppl. 2004;9:431–6.
62. Hébert R, Dubois M-F, Wolfson C, Chambers L, Cohen C. Factors associated with long-term institutionalization of older people with dementia: data from the Canadian Study of Health and Aging. J Gerontol A Biol Sci Med Sci. 2001;56(11):M693–M9.
63. Novak M, Guest C. Application of a multidimensional caregiver burden inventory. Gerontologist. 1989;29(6):798–803.
64. Robinson BC. Validation of a caregiver strain index. J Gerontol. 1983;38(3):344–8.
65. Kroenke K, Spitzer RL, Williams JB. The PHQ-9: validity of a brief depression severity measure. J Gen Intern Med. 2001;16(9):606–13.
66. Dunn VK, Sacco WP. Psychometric evaluation of the geriatric depression scale and the zung self-rating depression scale using an elderly community sample. Psychol Aging. 1989;4(1):125–6.
67. Coin A, Perissinotto E, Najjar M, Girardi A, Inelmen EM, Enzi G, et al. Does religiosity protect against cognitive and behavioral decline in Alzheimer's dementia? Curr Alzheimer Res. 2010;7(5):445–52.
68. Katsuno T. Personal spirituality of persons with early-stage dementia: is it related to perceived quality of life? Dementia. 2003;2(3):315–35.
69. Marquez-Gonzalez M, Lopez J, Romero-Moreno R, Losada A. Anger, spiritual meaning and support from the religious community in dementia caregiving. J Relig Health. 2012;51(1):179–86.
70. Hebert RS, Dang Q, Schulz R. Religious beliefs and practices are associated with better mental health in family caregivers of patients with dementia: findings from the REACH study. Am J Geriatr Psychiatry. 2007;15(4):292–300.
71. Wolfson C, Wolfson DB, Asgharian M, M'Lan CE, Østbye T, Rockwood K, et al. A reevaluation of the duration of survival after the onset of dementia. N Engl J Med. 2001;344(15):1111–6.
72. Knopman DS, Rocca WA, Cha RH, Edland SD, Kokmen E. Survival study of vascular dementia in Rochester, Minnesota. Arch Neurol. 2003;60(1):85–90.
73. Fitzpatrick AL, Kuller LH, Lopez OL, Kawas CH, Jagust W. Survival following dementia onset: Alzheimer's disease and vascular dementia. J Neurol Sci. 2005;229–230:43–9.
74. Oesterhus R, Soennesyn H, Rongve A, Ballard C, Aarsland D, Vossius C. Long-term mortality in a cohort of home-dwelling elderly with mild Alzheimer's disease and Lewy body dementia. Dement Geriatr Cogn Disord. 2014;38(3–4):161–9.
75. Onyike CU, Diehl-Schmid J. The epidemiology of frontotemporal dementia. Int Rev Psychiatry. 2013;25(2):130–7.

CHAPTER 15

호스피스 치매 간호

Hospice Dementia Care

Richard E. Powers and Heather L. Herrington

서론 Introduction

치매환자를 위한 호스피스 간호는 대중들이 질환의 본질을 이해하고 임상의가 말기 치매의 예후를 평가하는 능력을 개선하고 자금 제공자들이 호스피스 간호에 대한 재정적 타당성을 이해함에 따라 서서히 발전하고 있다. 2009년 치매환자의 호스피스 서비스의 메디케어 이용률을 보면, 알츠하이머병 환자의 호스피스 입원이 6%, 알츠하이머병을 제외한 루이소체 치매와 같은 다른 치매환자의 모든 입원이 11% 증가했다. 1998년 67일이었던 알츠하이머병 환자의 호스피스 거주 기간은 2009년에는 106일로 확대되었다[1]. 비알츠하이머병 치매의 호스피스 거주기간도 증가하여 1998년 57일에서 2009년에는 92일로 증가하였다. 증가된 거주기간(LOS)은 메디케어 지출을 10배 증가시켜 치매환자 당 $184에서 $1,880로 증가하였다. 치매환자에게 서비스를 제공하는 호스피스 중개기관의 수는 1994년 제공자의 21%에서 2008년도 조사에서는 94%로 증가했다[2]. 미국에서 16,347개의 요양원을 대상으로 한 조사에 따르면, 호스피스를 이용한 치매환자 수가 2003년 26.5%에서 2007년에는 34.4%로 현저하게 증가했다[3]. 대부분의 치매환자들은 질병의 마지막 단계에서 복잡한 간호 요구가 있다. 호스피스 지출과 달리 생활보조 간호비용은 매 달 약 $3,600인 반면, 요양원 간호비용은 하루 약 $255이다. 어떤 환경에서든 치매에 대한 요양간호는 비용이 많이 들지만, 불필요한 병원입원을 피함으로써 생기는 잠재적 비용절감과 관련된 적당한 호스피스 간호비용은 호스피스 간호의 상대적인 가치를 나타낸다[1]. 영리목적의 호스피스 중개기관(agencies)들은 치매환자를 받을 가능성이 더 크다. 이러한 환자들은 흔히 "숙련된 기술에 대한 요구"가 낮고 거주기간이 더 길다[4].

노인에게서 발생하는 대부분의 치매는 치명적이다. 치매환자 사망의 대부분은 뇌 산소결핍증이나 외상에서 보이는 것과 같은 직접적인 뇌 손상으로 인한 사망과는 반대로, 신경학적 손상에 의해 야기되는 합병증으로 인한 것이다. 치매환자는 가정, 요양원, 생활지원시설, 병원, 또는 입원 호스피스 프로그램에서 사망할 수 있다. 호스피스 간호를 받는 많은 비치매 호스피스 환자들(40%)은 호스피스 간호를 받는 동안 몇 가지 인지장애 징후를 보인다[5]. 대부분의 치매는 임상적으로 역동적이고 시간이 지남에 따라 점진적으로 변하지만, 일부 유형의 치매는 Creutzfeldt-Jacob질환과 같은 질환에서 보여지는 것처럼 아주 빠르게 진행될 수 있다. 치매는 일반적으로 인지적, 행동적, 정신병적 징후를 야기하는데, 모두가 각기 다른 증상과 진행 속도를 보인다. 사람마다 다른 의학적 · 행동적 특성의 임상적 이질성으로 인해 호스피스 팀은 각 개별환자를 평가하고, 치료하고 간호 전략을 적응시키는데 특별히 어려울 수 있다. 이러한 장애에도 불구하고, 호스피스는 지속적으로 질병의 마지막 단계에 있는 치매환자 또는 암이나 심혈관 질환과 같은 다른 원인으로 죽어가는 치매환자들을 위한 계속적인 선택 전략이다. 이 장은 완화 간호가 끝나는 곳에서 시작해서 환자를 돌보는 호스피스 팀의 모든 구성원들과 가족돌봄제공자, 환자를 아주 잘 아는 헌신적인 보건의료 제공자들에게 지침(road map)을 제공한다. 2005년 "죽어가는 치매환자, 너무 큰 고통과 너무 적은 완화"라는 제목의 보고서에서 치매환자를 위한 생애 말기 간호에 관한 역사적인 관점은 임종 과정 동안의 심각한 고통을 나타낸다. 이 보고서는 사망 시 환자의 63%가 아주 큰 고통을 겪으며, 29.6%가 중간 수준의 고통을, 단 7%의 환자만이 낮은 수준의 고통을 겪는다고 발표했다[6]. 그 이후로, 학계 및 산업계의 지도자들은 치매 호스피스의 문제를 이해하고, 근거기반 실무를 구축하고, 업계 내에서 최상의 실무를 만들기 위한 시도를 해왔다. 이러한 노력은 계속 진행 중에 있다.

호스피스 치매환자의 개요 Profile of the Hospice Patient with Dementia

치매는 많은 생애 말기 연구가 수행되는 요양원에서 흔한 진단이다. 국가 연구에 따르면, 65세 이상 노인의 1/3이 자신의 생애 마지막 6개월 동안 메디케어 자금지원을 받는 요양원 간호를 받게 될 것이다[7]. 한 요양원 연구에서는 치매가 있는 요양원 거주자의 54.8%가 18개월의 기간 동안 사망했으며 거주자 중 최소 40.7%가 생애 마지막 3개월 동안 한 가지 이상의 견디기 힘든 중재를 받았다[8]. 가정 기반 간호나 생활지원시설에서는 이와 유사한 내용을 가진 이용 가능한 연구는 없다. 최근의 메디케어 자료에 따르면, 가정에서 사망하는 노인의 수는 늘고 병원에서 사망하는 노인들은 줄고 있지만 더 많은 노인들이 생애 마지막 6개월 동안 ICU 간호를 받는 것으로 나타냈다[9]. 대부분의 치매환자들은 생애 마지막 몇 개월을 요양원에서 보낸다. 요양원 결과 연구는 어느 정도의 연구 이점을 제공한다. 왜냐하면 환자들은 입원 시 Minimum

Data Set이라는 표준 평가를 받고 진료는 연방 규제에 의해 어느 정도 표준화되어 있기 때문이다. 그러나 요양원 결과 연구는 치매로 사망하는 지역사회 인구를 완전히 나타내지는 않는다. 예를 들어, 많은 생활지원시설 거주자들은 치매를 앓고 있다. 메디케이드와 메디케어 둘 다 "이중 자격"이 있는 생활지원 거주자들을 위한 호스피스 서비스에 대한 연구에 따르면 대부분(58%)이 치매를 앓고 있으며 호스피스 간호가 이러한 거주자들의 병원 입원 가능성이나 요양원으로의 전환 가능성을 줄일 수 있다고 밝혔다[10]. 생애 말기 간호에 대한 포괄적인 그림(picture)을 개발하는 것도 또 다른 진행 중인 작업이다.

치매는 신경퇴행성 장애의 유형에 따라 다양한 범위의 인지결손, 기능장애, 정신과적 증상 및 행동문제를 일으킬 수 있다. 예를 들어, 알츠하이머병의 인지증상은 일반적으로 시간에 따라 진행되지만, 외상 후 치매에서 결핍은 안정적일 수 있다. 치매환자를 위한 호스피스 간호의 중요한 원칙은 호스피스 팀이 진단보다는 그 사람을 치료하는 것이다. 다학제간 팀이 환자의 결핍과 능력에 대한 철저한 평가를 내릴 때까지 환자의 요구나 능력에 대해 어떠한 가정도 해서는 안 된다. 허약한 노인들은 청각이나 시각 장애와 같은 감각 결손을 포함한 다른 동반질환뿐만 아니라 실제 임상적 현실에서보다 환자에게 더 심각한 장애가 있다고 치료 팀이 오해하게 만들 수 있는 학문적 제약을 가지고 있다. 환자들은 결손보다는 능력에 의해 정의되어야 한다. 예를 들어, 말을 할 수 없지만 노래는 부를 수 있는 환자는 음악 프로그램이나 찬송가를 부르는 성가대가 유익할 수 있다. 간호의 모든 측면은 환자의 신경학적 · 정신과적 상태를 반드시 수용해야 한다. 예를 들어, 수용성 언어상실증이 있는 환자들은 시각적 신호와 상대방의 좋은 의도에 대해 안심시키기 위한 비언어적 의사소통이 필요하다. 마지막으로, 가족 상호작용은 돌봄제공자와 환자 사이의 독특한 관계에 민감해야 할 뿐만 아니라 질병과정이나 간호의 임상적 현실을 이해하지 못할 수 있는 장거리 돌봄제공자를 염두에 두어야 한다. 예를 들면, 돌봄제공자는 환자가 삼키거나 침대에서 몸을 돌리고 또는 옷을 갈아 입힐 때, 저항하지 않게 하는 방법에 대한 충고를 얻을 수 있는 유일한 자원일 수 있다. 일 년에 한 번 환자를 보는 장거리 돌봄제공자는 환자에게 나타나는 증상의 진행을 이해하지 못할 수 있다.

치매는 50대 중 · 후반에 사망하는 조기발병 환자에서부터 고령의 환자에 이르기까지 광범위한 연령대의 환자에게 고통을 줄 수 있다. 100세 이상의 노인들은 치매와 허약으로 진행될 가능성이 높다. 한 설문조사에서 지역사회에 거주하는 85세 이상 노인들은 입원 가능성도 높아 자신의 집에서 멀리 떨어진 곳에서 사망할 가능성(80%)이 매우 높다[11]. 조기발병 치매의 임종과정과 이들의 삶의 질을 유지하는데 있어서 호스피스의 역할에 대해 보고된 것은 거의 없다. 자신의 친구들이나 가족들보다 오래 산 고령의 노인과는 달리 조기발병 환자들은 흔히 질병과 상실로 인해 심각한 영향을 받은 젊은 가족들이다.

호스피스 치매 간호의 목표 Goals of Hospice Dementia Care

호스피스 치매 간호의 궁극적인 목표는 가능한 한 오랫동안 기능과 삶의 질을 지속시킨 다음, 환자가 자신이 선호하는 장소에서 편안하고 존엄하게 사망할 수 있게 하는 것이다. 일반 인구 집단에서 죽음의 질은 신체적, 심리적, 사회적, 영적, 존재론적 영역과 건강간호, 삶의 마감, 죽음 준비, 죽음 환경을 포함하는 7개의 광범위한 영역을 통합한다[12]. 이러한 영역 중 일부는 심리적, 존재론적 또는 인지적 죽음을 이미 경험한 중증 치매환자에게는 더 이상 적용되지 않을 수 있다. 치매의 죽음에 대한 전문지식을 가진 임상의와 연구자들은 호스피스 간호에 대한 전인적인 접근법에는 환자의 신체적, 심리적, 사회적, 정서적, 문화적 요구와 함께 돌봄제공자의 복지에 대한 관심이 포함되어야 한다는 것에 일반적으로 동의한다[13]. 인지적으로 온전한 노인들은 자신들의 미래의 삶에 대한 방향과 희망하는 죽음환경에 대한 의견을 가지고 있다. 건강한 사람 대 임종 환자들의 선택을 정의하는 것과 같은 연구 및 윤리적 문제는 노인들이 선호하는 죽음의 장소를 확인하는 연구를 복잡하게 만든다[14]. 서로 다른 문화를 가진 여러 국가를 대상으로 한 설문조사에 따르면, 일반 노인인구는 자신의 가정에서 사망하는 것을 선호한다[15]. 이러한 횡문화적 일관성은 자신의 가족, 애완동물, 친숙환 환경이 있는 집에 머무르기를 바라는 것이 일관적인 인간의 마음이라는 것을 시사한다. 호스피스 서비스는 이러한 바램을 지킬 것을 확약하고 환자들의 선호사항을 실행할 수 있다. 호스피스에 등록한 환자들은 자신들이 선택한 장소에서 죽을 가능성이 매우 더 높다[16].

치매에서 죽음과 적극적인 임종과정
Death and the Active Dying Process in Dementia

치매에서 죽음의 개념은 다른 질병보다 더 복잡하다. 왜냐하면 뇌가 서서히 죽어가는 동안 많은 환자들은 어느정도 신체적 또는 의학적 활력을 유지하기기 때문이다. 최근 국제적으로 합의된 죽음에 대한 조작적 정의에 따르면, "죽음은 의식과 모든 뇌간 기능의 능력이 영구히 상실되는 것"이다. 이러한 상태는 순환의 영구적인 중단이나 치명적인 뇌 손상으로 인해 야기될 수 있다. 죽음 결정의 맥락에서 '영구적'이라는 말은 자발적으로 재개될 수 없고 중재를 통해서도 회복될 수 없는 기능의 상실을 말한다"[17]. 일부 법원 판결이 뇌사와 실제 죽음의 관계를 모호하게 만들기는 했지만, 임상 및 윤리 전문가들은 뇌사를 죽음과 동의어로 정의하기로 합의했다[18]. 많은 중증 치매 환자들은 안정된 일반적인 건강상태를 유지하면서 다양한 양상의 인지결손을 보이기 때문에 이러한 정의에 완벽하게 들어맞지는 않는다. 치매환자가 가끔 자신의 기준치 이상의 기능을 하는 것처럼 보일 때 일어날 수 있는 임상적 변이를 근거로 영구적인 측면에 때로는 의문을 제기할 수 있다. 아무런 반응이 없던 환자가 어떤 경우에는 가족을 알아보는 것처럼 보일 수 있다. 치매에서 죽음의 정의는 뇌사와 관련된 경우가 많은데, 뇌 손상이 안정적인 상태로 유지되거나 시간이 지남에 따라 개선될 수 있는 혼수상태나 식물인간 상태와는 구분되어야 한다. 대부분의 치매는 시간이 지남에 따라 진행되고 지속적으로 뇌 기능을 감소시키는 신경퇴행성 장애이다. 말기 단계 치매의 임상적 특징에는 모든 고차원적인 인지기능의 상실이 포함되며 병리학적 특징으로는 뇌 용적이 1,400g에서 800g이나 900g으로 감소하는 것이다. 이러한 변화는 뇌간에서 자율신경계 중추의 생존에도 불구하고, 뇌사에서 기술된 변화와 유사하다(그림 15.1). 가족 구성원은 환자가 더 반응적으로 보이고 자신의 존재를 인식하는 것처럼 보이는 말기 단계에서 환자와 고립된 상호작용을 할 수 있다. 이러한 잠시의 행동변화는 환자가 "깨어날" 수 있다는 것을 암시하는 잠재적 인지능력으로 잘못 해석될 수 있다. 그러한 가족구성원의 희망을 불러일으킬 수 있고 비장한 조치를 포기하려는 결정에 대해 돌봄제공자가 의문을 가질 수 있다. 치매에 의해 야기되는 뇌 변화에 대한 사전 및 상호작용 교육은 환자가 비가역적 기능 상실여부에 대한 우려를 완화하는데 도움이 될 수 있다.

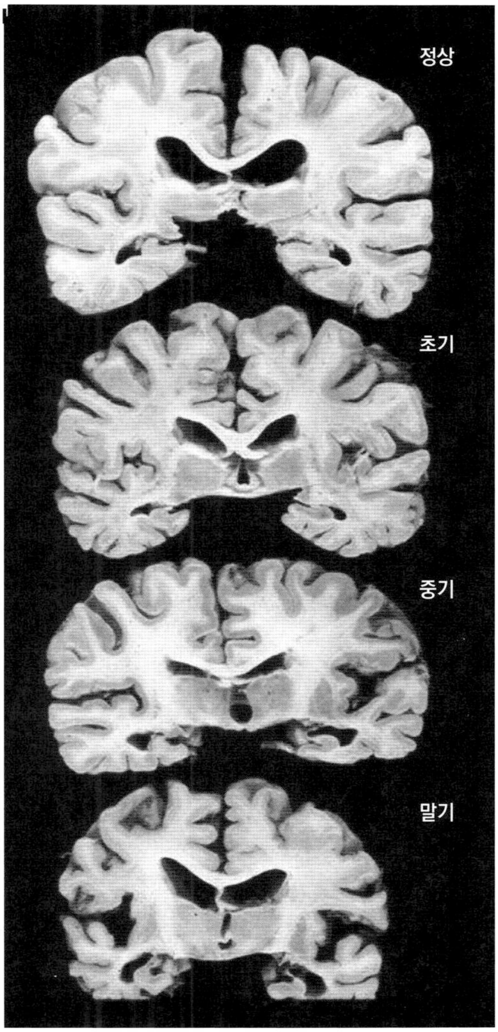

그림 15.1 **정상적인 뇌(맨 위)와 대조되는 동일 연령의 알츠하이머병 환자의 3개의 뇌 관상 단면.** 이 관상 단면은 알차하이머병의 초기, 중기, 말기에 존재하는 위축증과 뇌실확장증의 진행을 보여준다. 말기에 뇌는 8년 동안 알츠하이머병을 앓은 환자의 것인데 이 환자에게는 중증인 지장애가 있었다.

중증단계 치매환자의 죽음과정에는 마지막 30일 동안 폐렴이나 그 외 다른 감염과 같은 주요한 건강문제가 포함되는 경우가 많다. 치매로 급성 임종을 겪는 요양원 거주자들은 이동성

81%, 수면 63%, 통증 71%에 문제가 있다[19]. 가정에서 임종을 맞는 환자들은 마지막 2일 동안 쇠약 94%와 피로감 94%를 겪는 것으로 나타났다. 또한 이들은 생의 마지막 며칠 동안 식욕상실 86.4%, 호흡곤란 56.7%, 불안 61%, 통증 52.5%가 있다고 설명하였다[20]. 마지막 주에는 삼키는 문제와 통증이 흔한 증상으로, 26%에 이르는 환자에게서 욕창이 나타난다. 벨기에에서 시행된 이 연구에서는 거주자 21%에서 신체적 억제가 사용되었고 10%는 병원으로 추정되는 가정 이외의 장소에서 사망했다[21]. 생의 마지막 며칠 동안 간이정신상태 검사 점수 0으로 정의되는 매우 심각한 중증 치매환자에 대한 단일 기술 연구에 따르면, 대부분의 연구 대상자는 PAINAD 척도(63.9%)에서 통증이 없는 것으로 보고했다. 대부분이 조용히 사망했으며 8%만이 자신의 증상을 인지했다[22]. 탈수나 악액질(cachexia)로 사망한 중증 치매환자의 마지막 며칠에 대한 제한된 자료에 따르면, 적절하게 관리되는 임상적 환경에서는 환자의 고통이 심하지 않다는 것을 나타냈다[22]. 제한된 출판자료는 임종과정에 있는 치매환자들이 생애 마지막 30일 동안 심각한 고통을 경험하는데, 이러한 증상은 생의 마지막 며칠 동안 줄어들 수 있음을 보여주었다.

알츠하이머병 이외의 치매를 위한 호스피스 간호의 임상적 측면

Clinical Aspects of Hospice Care for Dementia Other Than Alzheimer's Disease

혈관성 치매, 알코올성 치매, 루이소체 치매, 전측두엽 치매는 노인에서 흔한 인지상실의 네 가지 원인이다. 이러한 치매의 임상적 특징은 이 책의 다른 장에서 논의된다. 알츠하이머병 이외의 말기 치매의 자연적 이력은 잘 정의되어 있지 않다. 알코올성 치매는 술을 끊은 환자에서 안정될 수 있지만 대부분의 치매들은 진행성이다. 생물 표지자는 이러한 치매의 기대수명이나 임상과정을 정의하는데 도움이 되지 않는다.

파킨슨병은 최대 1%의 노인을 괴롭히는 운동장애이다. 파킨슨병을 가진 많은 환자들은 노년에 인지증상을 나타내고 파킨슨병의 임상발병은 기대 생존율을 매년 약 5%까지 감소시킨다[23]. 운동장애를 가진 환자들은 우울증과 그 외 정신의학적 합병증을 보이는 경우가 흔하다. 파킨슨병과 치매가 있는 환자를 위한 호스피스 입원과정은 "말기 감퇴"의 원인으로 정신병적 우울증을 제외시켜야 한다. 파킨슨병 환자의 치료 저항성 우울증은 운동증상을 악화시킬 수 있는데, 전기충격요법(ECT)을 포함하는 적극적인 치료법이 이러한 변화를 되돌릴 수 있다. 파킨슨병 환자를 위한 생애 말기 간호는 추체외로 특징의 존재와 경직을 줄이고 이동성을 향상시키는 약리학의 복잡성으로 인해 복잡해진다. 파킨슨병 환자의 적절한 생애 말기 관리는 장 기능, 연하곤란, 불안, 통증, 졸림 증상을 개선시킬 수 있다[24]. 파킨슨병 환자에서 치매는 사망

3.3년 전에 발병하는 것으로 추정된다[25]. 생물 표지자는 파킨슨병 환자의 치매나 인지감소 속도를 예측할 수 없다. 일부 환자들에게는 심뇌 자극기를 이식할 수 있다. 운동기능을 지속시키는 약물을 줄이거나 중단하는 결정에는 신중한 고려와 주의 깊은 후속조치가 요구된다. 치료하는 신경 전문의가 유용한 조언을 제공할 수 있다. 완화 간호가 파킨슨병 환자에게 효과적인 것으로 나타났지만[24] 구체적으로 파킨슨병이나 루이소체 치매 환자를 위한 호스피스 간호에 대해 기록된 것은 거의 없다. 파킨슨병 환자의 가족 돌봄제공자는 다른 신경퇴행성 질환에서 보여질 수 있는 예견된 사별과 사후 사별 모두를 경험한다[26]. 향정신성 약물을 줄이거나 중단하려면 환각과 같은 고통스러운 증상의 재발에 대한 주의 깊은 모니터링을 해야 한다.

사망위험은 FTD가 가장 높으며, 그 다음으로 루이소체 치매, 혈관성 치매, 알츠하이머병이다. 프리온(prion)병은 2년 이하의 짧은 생존율을 가지는 것으로 알려져 있지만 다른 질환에 대한 유사한 통계는 이용 가능하지 않다[27]. 세 가지 주요 치매인 AD, VAD, DLB는 연구자들에 의해 미묘한 차이가 제기되긴 했지만 임상적으로 식별 가능한 차이가 있는 말기 기능감퇴를 유발하지 않는다[28].

치매환자와 그 가족들에게 제공하는 호스피스 프로그램의 기본 요건

Basic Requirements for a Hospice Program to Serve Persons with Dementia and Their Families

치매환자를 위한 호스피스 서비스는 환자의 집, 생활지원시설, 요양원 환자의 방, 또는 입원 호스피스 프로그램을 포함한 많은 다른 장소에서 제공될 수 있다. 호스피스 이용 결정은 급성 입원 후 환자를 위한 퇴원 계획의 일부 또는 돌봄제공자와 일차 간호제공자 간의 대화의 일부에서 나올 수 있다. 각각의 장소는 환자, 돌봄제공자, 제공자팀에게 고유한 일련의 어려움을 줄 수 있다. 모든 호스피스 환경에서 효과적인 치매 간호의 기본적인 특징이 표 15.1에 설명되어 있다.

환자와 가족의 바램을 정의하기 Defining Patient and Family Wishes

훌륭한 호스피스 간호는 만성질환의 전 과정 동안 환자 및 가족 돌봄제공자와 대화를 하는 박식한 의사나 전문간호사와 함께 시작된다. 암 환자나 다른 질병으로 사망하는 환자들에게 제공되는 호스피스와는 달리 치매환자를 위한 호스피스 간호는 환자와 가족의 의학적 · 신경정신과적 요구 모두를 충족시키는 두 가지 뚜렷한 기술을 요구한다[13]. 좋은 계획을 세우기 위해 가족과 임상의는 환자가 자신의 생애 마지막 날들을 어떻게 보내길 원하는지에 대한 정보를 구하고 환자는 이러한 지침을 제공할 수 있는 능력을 보유해야 한다. 임상팀은 환자가 규정하

표 15.1 호스피스 환경 전반의 효과적인 치매 간호의 특징

환자와 가족의 바램을 정의한다.
통합적인 학제간 팀을 운영한다.
팀의 전 구성원의 호스피스 기술과 인지적 · 신경정신의학적 질환에 대한 지식과 실무 능력을 보장한다.
환자의 안위와 안녕에 대한 요구에 맞춰서 간호를 조정한다.
개별 환자의 인지적, 정신 의학적, 행동적 요구를 이해한다.
개별 환자에 맞는 치료 목표와 간호 계획을 세운다.
환자를 불안하게 만드는 간호 전환을 피한다.
환자의 안위와 존엄을 최대화한다.
현지 돌봄제공자 및 장거리 돌봄제공자와 효과적으로 의사소통 한다.
사망 전 · 후 단계 동안 돌봄제공자의 슬픔에 대해 다룬다.

는 이러한 목표를 달성하기 위해 노력해야 한다("치매환자의 가족 돌봄제공자의 경험과 관점" 장을 참조). 돌봄제공자들은 환자가 이런 결정을 내릴 준비가 되어 있지 않다는 두려움으로 인해 환자와 이렇게 어렵고 복잡한 논의를 하는 것을 흔히 피한다. 가족들은 적극적인 의학적 중재가 요구되는 치명적인 건강문제와 같은 응급상황이 일어날 때까지 계속해서 이러한 주제를 피하는 경우가 많다. 치매 간호를 위한 상급계획에는 보통 중증 질환에서 예상되는 합병증에 대한 제한적인 정보를 가지고 있을 수 있는 일차 간호 제공자(primary care provider, PCP)와의 복잡한 논의를 필요로 한다. PCP는 종종 PEG 관과 같은 효과가 없는 적극적인 중재를 향후 사용하는 것의 잠재적인 위험에 대한 제한적인 이해를 가지고 있어서 그러한 조언이 안락사에 대한 암묵적인 지지를 암시할 수 있다는 우려가 있다. 많은 의사들(33%)은 시간부족을 주요 문제로 보고한다. 가족 요인들이 상급간호계획을 시작하는 것에 대한 가족의 태도에 영향을 미친다[29].

모든 환자에서 예상되는 임상과정을 예견하는 것은 어렵지만 대부분의 가족들은 심박 박동기 삽입, 투석, 인공 영양, 입원 및 사망 장소와 같은 생명을 유지하기 위한 적극적인 조치에 대한 문제들을 다룰 것이다. 또한 많은 환자들은 묻힐 장소나 장례식 유형과 같은 죽음 준비에 대한 분명한 생각을 가지고 있다. 개인의 자연사(natural history)는 신경퇴행성 질환의 유형, 환자의 나이, 합병증, 환자와 돌봄제공자의 심리사회적 자원, 질환에 대한 가족의 이해와 호스피스 간호의 본질에 대한 가족의 이해에 의해 영향을 받을 수 있다. 중증 치매에 대한 간호의 질에서 인종적 차이는 존재한다. 백인이 아닌 환자의 경우는 위관영양, 입원, 사전 지시서 부

재의 위험이 현저히 높다[30].

지역의 의학적 실무와 신념 또한 간호의 일부 측면이나 가족에게 제안되는 권고사항에 영향을 미칠 수 있다. 예를 들면, 미국에서는 생애 말기 호스피스의 사용 대 급성 병원 입원에 대한 지역적 차이가 존재한다. 메디케어 지출에 대한 설문조사에 따르면, 미국 남동부 환자들은 다른 지역 거주자들보다 호스피스를 이용할 가능성이 적다[31]. 이러한 차이는 의료 제공자 태도의 지역적 차이성 또는 가족 돌봄제공자가 안위(comfort) 간호보다는 비장한 조치를 취하도록 압력을 가하는 지역 간의 문화적 쟁점의 결과로 인해 발생할 수 있다. 환자가 경도인지장애나 중등도 치매를 가진 개인과 같이 자신의 의견을 제공할 수 있는 능력을 여전히 가지고 있는 동안 가족은 생애 말기 문제에 대해 고려하고 환자의 지침을 구하도록 격려해야 한다. 이는 나중에 환자의 바램에 근거해서 가족이 적극적이거나 비장한 간호를 제한할 때 부담을 줄일 수 있다. 마찬가지로 이것은 장거리 돌봄제공자가 비위기 환경에서 간호 계획에 참여할 수 있는 기회를 제공한다[30].

말기 치매환자를 위한 상급간호계획에 대한 연구는 돌봄제공자의 바램과 치료 팀의 의견이 환자가 표현한 방향에 반해 훨씬 더 큰 역할을 할 수 있다고 제시한다[32]. 고령의 나이, 남성, 병원이나 요양원 침대의 이용 가능성, 호스피스 등록은 일반적인 노인 인구에서 생애 말기 결과에 영향을 미칠 수 있다[33]. 자신의 집에서 임종을 맞이하고자 하는 환자의 바램은 간호 요구가 가정 서비스의 수용력과 돌봄제공자의 자원을 초과하는 경우가 있다면 불가능할 수 있다. 재정적 문제로 인해 치매환자는 요양원 입소가 필요하거나 또는 돌봐줄 가족이 없어 혼자 살 수 있다. 팀은 환자의 바램을 이해하고 이러한 영향을 존중하려고 노력해야 하지만, 어떤 경우에는 이러한 바램이 현재 상황에서 현실적이지 않을 수 있다. 예를 들어, 환자가 질환의 임종 단계에 접어들 시점에서 돌봄제공자가 사망한다면, 남아있는 가족이 선택할 수 있는 옵션이 제한적일 수 있다. 팀은 특정한 장애물이 존재하지 않는다면, 가족의 바램을 지키기 위해서 최선을 다해야 한다.

호스피스 학제간 팀 The Hospice Interdisciplinary Team

다양한 범위의 전문가들이 치매환자를 위한 호스피스 간호에 참여할 수 있다. 이러한 팀에는 간호사, 의사, 직접간호 제공자, 전문간호사, 영양사, 사회복지사, 목사, 레크레이션 요법사, 언어병리학자, 노인 변호사, 가장 중요한 가족 돌봄제공자가 포함될 수 있다. 환자 개개인이 이러한 모든 사람들의 도움을 필요로 하는 것은 아니지만, 팀의 각 구성원은 환자와 가족 모두의 삶의 질을 향상시킬 수 있는 고유한 기술을 가지고 있다. 팀 구성원들은 일반적인 치매 유형의 모든 단계에서 기본적인 신경정신의학에 관한 지식과 기술의 숙련도를 달성해야만 한다. 직접적인 실제 간호 제공자들은 환자의 인지적 결함뿐만 아니라 이러한 임상 문제의 행동 결과에 대해서도 이해해야 한다. 약물학적 중재보다는 행동적 중재가 항상 선호되므로 환자와 접촉하는 모든 직원들은 정상적 뇌 기능, 뇌 손상의 행동적 징후, 고함지르기, 때리기, 저항하기, 식사거부와 같은 문제를 줄이기 위한 행동 전략을 이해해야 한다. 치매의 자연사(natural history)에 대해 가족 돌봄제공자를 교육하는 것은 호스피스 간호의 중요한 구성요소이다. 한 연구에서 응답 가족의 28%가 요양원에 거주하는 자신의 가족에게 치매가 있다는 것을 인지하지 못했는데, 이 집단에서 약 1/5의 거주자가 중증 치매가 있었다. 오랫동안 요양원에 거주하는 환자는 치매가 "정상적"인 노화의 일부라고 믿는 가족에 의해 이러한 질환을 인식하지 못하고 지나쳐버릴 가능성이 더 크다[34]. 이러한 인식 부족은 환자를 위한 간호 계획을 돕고 사전 지시서를 세우는 가족의 능력에 영향을 미칠 수 있다. 장거리 돌봄제공자들에 대해서는 연구되지 않았지만 논리적으로 봤을 때, 요양원에 거주하는 환자와 멀리 떨어져서 함께 시간을 거의 보내지 않는 돌봄제공자는 이들의 장애수준에 대해 거의 알지 못할 것이다. 가족의 지식 또한 환자의 결과에 영향을 미칠 수 있다. 치매를 치명적인 질병으로 인식하는 가족들은 환자가 임종과정 동안에 더 높은 수준의 안위를 느끼게 된다. 요양원 거주자의 많은 가족 돌봄제공자들(43%)은 치매를 치명적인 질병으로 인식한 반면에, 일부 가족들(28%)은 이에 대해 알지 못했다[35]. 이러한 자연사에 대한 기본적인 지식이 환자의 결과를 향상시키고 돌봄제공자의 고통을 감소시킬 수 있다.

호스피스 팀의 지식과 역량 Knowledge and Competency of the Hospice Team

교육은 질병의 모든 단계에서 치매환자의 간호와 삶의 질을 향상시키는 팀을 구성하는데 중요한 도구이다. 치매를 관리하기 위한 최상의 실무에 대한 전문가 간 교육과 보급은 환자 중심 간호를 향상시킬 수 있다. 기존의 교육 프로그램이나 이용 가능한 교육 프로그램의 보급은 모든 전문가들에게 강력히 권장된다[36]. 교육의 가치는 모든 직원들이 치매의 기본적인 임상특징과 자연사, 관리전략을 이해하도록 보장하는 것이다. 돌봄제공자나 그 외 관련 가족 구성원들에게 전달되는 일관된 메시지와 치료 철학은 가족의 혼동을 막고 가족의 신뢰를 향상시킬 수 있다. 직접 간호 호스피스 근로자의 치매 지식 수준에 대해서는 자세히 연구되지 않았다. 환자가 신체적으로 건강해 보이지만 팀은 말기 질환에 대해 논의하고 있기 때문에 치매의 임상적 징후는 직접 간호 근로자에게 혼란스러울 수 있다. 삼킴 운동장애(swallowing dyspraxia)가 있는 환자는 베어 물고 뱉을 수는 있지만 씹지 못할 수 있다. 직원은 PEG 관이 흡인을 막지 못한다는 것을 이해하지 못할 수 있다. 모든 팀 구성원은 신경퇴행성질환에 의해 야기되는 뇌 병리와 팀에 의해 사용되는 호스피스 관리전략의 논리를 이해해야만 한다.

호스피스에서 치매환자의 '좋은 죽음'을 정의하기 위한 질 측정[12]은 환자가 경험하는 의사소통 결핍에 의해 제한될 수 있다. 그러나 이용 가능한 연구에 의하면, 일반적인 호스피스 간호에서 사용되는 질 측정은 치매환자를 위한 간호에도 적용될 수 있다[37]. 전국 가정 호스피스 간호 설문조사(National Home and Hospice Care Survey) 자료에 따르면, 치매환자는 치매가 아닌 경우에 비해 나이가 더 많고, 배우자가 없는 경우가 더 많았으며, 요양원에서 간호를 받을 가능성이 높았는데, 이 중 24%만이 사적(private) 환경에서 간호를 받았다. 치매환자는 위관영양을 할 가능성이 높았지만 확인된 통증에 대한 호소는 적었다. 일부(14%)는 2단계 이상의 욕창을 가지고 있었다. 일부 치매환자(24%)는 지난 7일 동안 항생제를 복용했다. 대부분(88%)이 DNR 지시가 있었다. 상급간호계획의 존재는 호스피스 간호의 질 척도로서 역할을 하는 경우가 많다. 환자가 더 나은 정서적 안녕을 가질 가능성은 특히, DNR 지시가 작성될 때 사전 지시서를 작성한 환자에서 세 배 더 높았다[38]. 기본적인 질 측정은 상급간호계획의 사용, 환자에게 지장을 주는 간호 전환의 방지, 통증 및 고통관리, 치매에 적절한 행동중재 사용, 다중약물요법의 감소, 전 과정을 통틀어서 돌봄제공자를 지원할 수 있는 능력을 평가한다. 평균적인 호스피스 기관에 대한 예상 결과는 기본적인 호스피스 서비스 "dementia-proof"를 점검하는 것이다[13].

환경적인 일관성을 유지하고 환자에게 지장을 주는 간호 전환을 피하는 것이 임종을 맞은 치매환자의 삶의 질을 향상시킬 수 있다. 환자에게 지장을 주는 간호 전환의 수는 간호의 질에 대한 일반적인 기준이다. 국가 동향 자료에 의하면, 많은 노인들 특히, 치매 노인들은 급성 간호 시설로 전환할 (사망 전) 가능성이 상당히 높은 것으로 나타난 요양원에서 자신의 생애 마지막 몇 달을 보낸다. 미국에서는 병원에서 사망한 요양원 거주자의 수가 1990년 16%에서 2001년 25%로 꾸준히 증가했는데, 베이비 붐 세대들이 사망하기 시작함에 따라 2020년에는 40%가 될 것으로 예상된다[39]. 이와 유사한 현상은 인구의 그령화로 인해 독일과 캐나다와 같은 다른 서구의 의료 시스템에서 나타난다. 사망 4개월 전에 중환자실에 입원한 중증 치매를 가진 요양원 거주자의 수가 2000년 6.1%에서 2007년 9.5%로 증가했다. 이러한 수는 몬타나에서 0.8%인데 비해 콜럼비아 특별구에서는 22%로, 현저한 지역적 차이가 나타났다[40]. 미국 남부 지방의 거주자들은 위관영양 사용, 중환자실 입원, 4단계 욕창, 늦은 호스피스 시작과 같이 문제가 많은 변화를 겪을 가능성이 더 높다[41]. 선진 보건의료 시스템을 갖춘 다른 나라에서는 국가적 추세가 병원이 아닌 호스피스 간호로 이동하고 있다[42].

가족들은 일반적으로 "최상의" 제공자를 찾기 원하고 호스피스 제공자들은 일반적으로 자신들의 뛰어난 서비스를 지원하는 확립된 질 측정을 보여주고자 한다. 치매로 사망하는 사람이나 치매로 임종을 맞는 사람들에 대한 호스피스 간호의 구체적인 기준은 존재하지 않는다.

미국에서는 치매 간호에 대한 확실한 전문지식을 가진 호스피스 프로그램의 수에 대한 문서가 존재하지 않으며, 이러한 기관들은 우수한 프로그램을 가지고 있다 하더라도 이러한 전문지식을 문서화할 수 있는 방법이 없다. 임종을 맞은 치매환자를 관리하기 위해 가족 돌봄제공자들과 위탁을 의뢰하는 의사들은 호스피스 기관의 능력을 판단할 수 있는 방법이 제한적일 수 있다. 전국 호스피스 · 완화 간호 기관이 최상의 실무에 대한 자료를 출판했으나 메디케어와 메디케이드 서비스 센터가 요양원을 위해 수립한 일반적인 호스피스 및 구체적인 치매 간호에 대한 자료와 유사한 포괄적인 평가 시스템은 없다.

호스피스 서비스의 위탁과 자격 관리

Managing Referrals and Eligibility for Hospice Services

호스피스 위탁은 종종 일차 진료 제공자인 의사의 의뢰 지시를 필요로 한다. 많은 일차 진료 제공자들은 치매 간호를 좌절감을 주는 것으로 보기 때문에 치매진단이 누락되거나 미뤄질 수 있다. 사전 바램에 대한 논의가 환자와 가족들 모두에게 도움이 된다는 사실에도 불구하고, 이러한 논의에 참여하는 의사에 대한 보상이 제대로 이루어지지 않을 수 있다[43]. 인간 중심 간호를 발전시키기 위해서는 임상의와 보건의료 시스템에 의한 교육과 헌신이 요구되지만 이러한 정책과 자원은 거의 존재하지 않는다[44]. 최근 추세에 따르면, 더 많은 임상의들은 가족 돌봄제공자들에게 호스피스 간호를 제안하고 있지만, 미시간 주에서 실시된 최근의 연구는 중증 치매로 임종을 맞이하는 가정간호 환자의 10.7%와 요양원 거주자의 5.7%가 호스피스 서비스를 받기 위해 위탁되었음을 보여주었다[45]. 설문조사에 참여한 기관들은 생존 예측 문제, 알츠하이머병과 그 외 치매의 말기 특성에 관한 이해 부족, 해당 문제에 대한 메디케어 규정의 불확실성과 같은 여러 가지 위탁의 장애요인들을 지속적으로 확인했다.

치매진단을 위한 호스피스 자격을 결정하는 것은 가족과 보건의료 전문가들의 주된 관심사이다. FAST 척도는 인정된 단계별 임상적 도구이나 일차 간호제공자는 서비스를 요청하고 환자가 6개월 이하의 기대수명을 가진 말기질환이 있는지 확인해야 한다[46]. FAST에는 7개의 주요 단계와 일상생활활동(ADL) 및 의사소통을 평가하는 16개의 하위 단계가 있다. 6단계는 많은 ADL 장애를 정량화한다. 7단계는 다음과 같은 기준을 포함한다: 언어구사능력은 5개의 단어로 제한되며, 이해 가능한 어휘가 모두 상실되고, 걸어 다닐 수 없고, 혼자 힘으로 앉지 못하며, 웃을 수 없고, 머리의 움직임을 통제할 수 없다. 호스피스 기관에 대한 의료 책임자도 예후를 확인하지만, 일차 간호 제공자가 중요한 첫 단계이다. 치매환자가 6개월 혹은 1주일 이내에 사망할지에 대한 예측은 많은 어려움과 한계를 가진다[47]. 마지막 단계에서의 심각한 건강문제는 6개월 생존 가능성을 감소시킬 수 있는데, 질병이 없는 노인의 6개월 이내 사망률이 13%일 때 폐렴 환자는 53%, 고관절골절이 있는 환자의 6개월 이내 사망률이 55%일 때 그렇지 않은 노인은 12%이다[48]. 치매환자의 기대 생존률은 치매의 유형, 관련 의학적 이환율, 기능수준, 현재 간호환경, 가족의 바램을 포함한 다양한 임상적 요인에 의해 영향을 받을 수 있다. 연구에 따르면, FAST의 7개 기준을 충족하는 대부분(77%)의 환자들은 6개월 이내에 사망했으며 대부분(71%)의 생존자들은 계속해서 메디케어의 호스피스 간호 기준을 충족시켰다. 평균 생존률의 범위는 3.1개월에서 4.2개월이었다[49]. Minimum Data Set(MDS)과 같은 예측을 위해 사용되는 다른 간단한 도구들도 유사한 예측치를 보여 주었다[50].

한 연구는 연구도구를 사용하여 수 년간에 걸쳐 최대 95%의 정확성을 가지고 죽음을 예측할 수 있지만, 그 알고리즘이 복잡하여 많으면 14개의 공변인을 포함하는 것으로 나타났다[51]. 공통된 특징에는 성별, 기능적 능력, 행동적 특징이나 정신의학적 특징이 포함된다. 중증 치매 예후 도구인 ADEPT는 메디케어 · 메디케이드 서비스 센터가 사용하는 기존의 기준보다 더 나은 정확성을 가지고 요양원 거주자의 6개월 생존율을 예측하기 위해 MDS 12개 항목의 자료를 사용한다[52]. FAST와 같이 간단한 도구는 제한된 예측치를 가지며, 간이정신상태 검사와 같은 인지 검사는 예측치가 떨어진다. 호스피스로의 입원지연은 환자에 대한 이점을 감소시킬 수 있지만, 치매환자의 임박한 죽음(imminent death)를 예측하는 것은 어렵다. 기능평가나 MMSE 점수 감소에 근거한 과거의 급격한 감퇴는 미래의 급격한 감퇴를 어느 정도 시사하지만, 치매의 어떠한 단계에서도 구체적인 임상적 특징을 전혀 예측하지 못한다. 표준화된 검사는 폐질환과 같은 특정 질병에서 1주 사망률을 예측할 수 있지만 암이나 치매와 같은 질병에 사용 가능한 도구는 정확성이 떨어진다[53].

치매 예후의 불확실성은 의사들이 가족과의 문제를 제기하는 것을 피하는 주된 이유인데, 궁극적인 결정은 환자와 가족에게 달려있기 때문이다. 호스피스나 완화 간호에 대해 돌봄제공자와 논의하기 위한 촉발점은 각 개인의 임상적 특징과 심리사회적 특징에 따라 다르다. 주제는 임상의와 가족간의 대화가 완료되기 전에 몇 차례에 걸쳐 접근할 필요가 있다. 증가된 의존성, 감소된 전반적 인지기능, 최소한 한 개 이상의 신경정신의학적 증상의 존재가 이러한 논의를 시작할 필요성을 시사하지만 예측하지는 않는다[54]. 호스피스 생존율을 예측하는 것은 어려울 수 있다. 일반 호스피스 수혜자 13,479명을 검토한 결과, 14%가 임상적 기준을 충족하지 못해서 퇴원했으며, 4분의 1이 5일 이내로 등록되었다[55]. 호스피스를 받는 24,111명의 치매환자에 대한 연구에 따르면, 이 중 5%는 환자의 상태가 안정화되거나 호전되어서 더 이상 기준을 충족하지 못했기 때문에 생존상태로 퇴원한 것으로 나타났다. 생존해서 퇴원한 환자들 중 75.5%는 1년 뒤에도 여전히 생존해 있었다. 사망한 환자들의 중간 기대수명은 거의 6개월이었다[2]. 암과 같은 다른 질병을 가진 환자들에 비해 치매 환자들은 6개월 한계를 초과할 가능성이 더 크다. 의료 혜택은 메디케어 혜택의 Part A에 해당되며 두 번의 90일 인증 기간과 그 뒤 60일의 재인증 기간이 포함된다. 이러한 환자들의 재인증을 위해서는 2011년에 메디케어 · 메디케이드 서비스 센터에서 발급한 지침에 따라 대면 평가가 요구될 가능성이 더 높다[56].

말기 치매의 병리생물학 Pathobiology of Late Stage Dementia

뇌 영상, 베타 아밀로이드 또는 타우의 뇌척수액 수치와 같은 분자 표지자, APOE 유형과 같은 유전적 표지자가 현재 치매의 진단 정확성을 높이기 위해 사용된다. 이러한 보조 검사들은 치매 발병 위험이나 경도인지장애의 치매로의 전환 가능성을 예측하는데 도움이 될 수 있다[57]. 그러나 중간단계에서 말기단계로의 진행 속도를 예측하기 위한 생물 표지자의 사용은 훨씬 덜 발달되어 있어서 임상의는 단계와 기대수명을 추정하기 위해 자신들의 임상적 판단에 의존해야만 한다. 기대 수명을 예측하는데 있어서 생물 표지자의 부정확성은 중증 치매의 뇌 병리 맥락에서 이해될 수 있다.

일반적인 치매의 임상적 형태에 대한 현미경 및 분자 신경병리학은 각각 다르다. 알츠하이머병은 노인성 반점, 신경원섬유 엉킴, 신경세포 상실과 시냅스 고갈을 포함하여 최소한 네 가지 유형의 뇌 병리를 유발한다. 미시적 손상과 임상적 단계 또는 사망에 대한 근접성간의 상관관계는 미약하다. 아밀로이드가 플라크 또는 혈관 내에 축적될 수 있으나 뇌 아밀로이드의 양은 질병의 단계나 후기 단계의 진행속도를 예측하지 못한다[58]. 백질 손상이 일차나 이차 사건으로 일어날 수 있지만 백질 용적의 손실에 대한 추정이 진행속도나 사망 근접성을 예측하는 것으로 보이지는 않는다.

두부손상이나 뇌의 산소부족과 같은 명백한 손상에 기인한 심각한 신경학적 손상을 입은 사람에 대한 뇌사의 임상적 정의는 출판된 문헌에서 광범위하게 논의되어 왔다. 발작, 경직, 또는 혼수상태와 같은 구체적인 신경학적 결과는 치매환자에서 임박한 죽음을 예측하지 못한다. EEG의 전기적 무반응이나 감소된 뇌 혈류가 임박한 죽음을 예측한다는 어떠한 증거도 없다. 가장 일반적인 치매는 더 높은 피질의 연합피질을 손상시키는 반면에, 일차 운동이나 감각 피질뿐만 아니라 자율신경 구동을 관리하는 뇌간 중추는 손상시키지 않는다. 이러한 패턴의 손상은 인지기능은 손상시키면서 호흡기관과 심혈관의 제어는 상대적으로 손상시키지 않는다. 마찬가지로, 소리가 나는 쪽으로 돌거나 위치를 바꾸는 동안 신음하는 것과 같은 비자발적인 행동은 주변환경에 대한 어떠한 형태의 인지적 지각을 암시하거나 확인하지 않는다.

치매의 사후 병리학적 이질성은 말기치매에서 보이는 임상적 특징의 범위를 반영한다. 대부분의 일반적인 뇌 병리는 정점(plateau)에 이르지 않지만 오히려 질병의 진행은 위축증과 뇌실 확장증을 더 많이 유발한다(그림 15.2). 혈관성 치매는 인지상실이나 치매의 심각도를 예측하기 위한 혈관성 병리의 합의된 양이나 위치가 없다. 체내 뇌영상이나 사후 뇌 부검을 사용해서 혈관성 질환에 의해 야기된 뇌 손상의 용량을 측정하기 위한 양적 방법론은 고혈압성 뇌 백질증과 같은 일반적인 유형의 미묘한 질병을 포착하지 못할 수 있다. 혈관 손상은 혼합치매에 있어서 흔한 이차적 병리이다. 루이소체 치매는 시누클레인(synuclein)을 포함하는 피질성 루이소체에 의해 정의되며, 알코올성 치매는 비특이적인 혼합된 병리를 포함한다. 지역사회의 치매환자 표본에서 가장 흔한 병리적 발견은 혼합 치매라고 일컫는 두 개 이상의 병리가 존재한다. 이러한 임상병리적 이질성은 생물 표지자나 뇌영상이 기대 수명이나 손상의 강도를 예견할 가능성을 감소시킨다. 젊은 환자에서 치매의 병리적 원인은 더욱 이질적이며 알코올성 치매, 외상성 뇌 손상, 다발경화증, HIV 감염과 그 외 원인을 포함한다.

알츠하이머병 이외의 말기단계 치매의 신경병리
The Neuropathology of Late Stage Dementia Other Than Alzheimer's Disease

알츠하이머병 이외의 중증단계 치매의 육안적 소견에는 심각한 위축증과 뇌실 확장증이 포함된다. FTD와 같은 일부 뇌에는 심각한 국소 위축증이 있을 수 있고 혈관성 치매에는 광범위한 경색증이 포함될 수 있으나 많은 경우에 알츠하이머병과 구분되지 않는다. 중증단계 파킨슨병의 신경병리에는 시누클라인과 타우에 기반한 병리가 모두 포함될 수 있다. 이용 가능한 말기

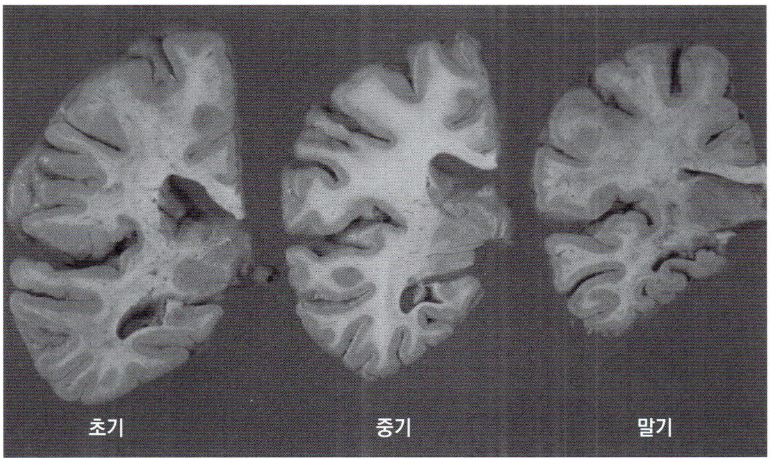

그림 15.2 초기, 중기, 말기 단계의 알츠하이머병을 가진 세 명 환자의 관상 반구 대조. 내측 측두엽 구조의 용적 상실로 인해 야기된 측뇌실 하위 돌기의 진행성 확장과 함께, 측두엽의 진행성 위축증이 있다.

단계 임상병리적 연구에 따르면, 말기단계 질환에서 피질성 루이소체와 비정상 신경염이 뇌의 문측(rostral) 영역에 존재한다. 문측 병리의 심각도는 치매의 심각도와 관련이 있었지만[25, 59], 신경원섬유 엉킴과 같은 알츠하이머병의 병리가 일부 환자에 많이 나타났다. 말기단계 혈관성 치매와 FTD의 신경병리는 정의되지 않았는데, 중증단계 FTD 환자들은 일반적으로 픽체(Pick bodies)뿐만 아니라 신경세포 손실 및 신경아교증과 같은 높은 밀도의 타우 기반 병리를 나타낸다. 백질의 손실은 모든 중증단계 치매에서 설명되지만 그것의 신경병리는 정의되지 않았다.

능력과 역량의 임상병리적 상관관계

Clinicopathological Correlates of Capacity and Competency

호스피스 간호와 관련된 많은 결정들은 가족이나 환자가 사전동의하는 능력이나 가족이 환자의 바램을 정확하게 예측할 수 있는 능력에 달려있다. 인지장애, 중증 정신질환, 신경정신의학적 합병증, 중증 감각장애는 사전동의하는 능력에 영향을 미칠 수 있다. 다양한 유형의 치매는 전측두엽 치매와 같이 질병의 초기 판단과 관련된 영역을 선별적으로 손상시킬 수 있다. 우울증이나 정신병과 같은 정신의학적 합병증의 발생 또한 판단기능을 손상시킬 수 있다. 사전 지시서가 있거나 대리인 지정을 한 환자들은 자신들의 지시대로 간호를 받을 가능성이 크고 병원에서 사망할 가능성이 낮다[60]. 그러나 많은 수의 내과의사들이 생명구제 중재를 보류하거나 철회하고자 하는 환자의 지시 이행을 꺼린다는 설문조사 결과가 보여주듯이, 분명하게 규정된 바램조차도 의사들에 의해 무시될 수 있다[61]. 대리인들은 의사결정 상황의 12~22% 에서 실수를 하고 11~16%에서 명확하지 않을 수 있다[62]. 최상의 선택은 환자가 사전 동의를 하고, 지시를 시행할 가족에게 의사결정을 설명할 수 있는 능력을 보유하고 있을 때 바램을 정의하는 것이다.

동의(consent)의 정확한 신경해부학은 알려져 있지 않다. 동의 및 능력에 대한 인지과업은 다양한 뇌 영역과 돌출(saliency) 모드 및 디폴트 모드 시스템을 포함하는 네트워크와 관련되는 것이 틀림없다. 중증 치매의 신경병리는 뇌의 안쪽 측두부와 측면 측두부에 대한 심각한 손상뿐만 아니라 전두엽의 위축증도 포함할 수 있다. 능력의 기능적 신경해부학을 정의하고 이러한 기능 상실의 위험과 상관관계가 있는 생물 표지자를 개발하고자 시도한 과학자가 거의 없었기 때문에 능력의 신경생물학에 대해 알려진 것은 없다. 능력은 환자가 자신의 의사결정 결과에 대한 구술정보나 서면정보를 이해하는 능력이 있음을 요구하고 또한, 대화와 사실을 기억함으로써 이러한 결정을 반영할 수 있는 능력을 가지는 것을 요구한다. 환자는 자신의 가치와 믿음 체계의 맥락에서 이러한 결정의 이점과 결과를 비교해야만 한다. 이러한 어려운 문제를 고려하고자 하는 충분한 동기가 환자에게 있어야 한다.

중등도나 중증 알츠하이머병 환자는 일반적으로 해마와 측면 측두부 피질에 심각한 손상을 가지고 있다(그림 15.2). 새로운 정보를 확보하고 보유하기 위해서는 온전한 해마가 필요하다. 측면 측두엽 피질의 손상은 청각과 관련된 피질에서 가장 심한데, 일차 청각 피질을 포함하는 횡측두회는 상대적으로 손상이 적다. 이러한 환자들은 들을 수는 있지만 이해하거나 해석하지는 못할 수 있다. 전두엽과 안와 전두 피질은 복잡한 의사결정과 위험 이점 평가와 관련이 있다. 도덕적 판단에 대한 기능적 영상 연구는 두 개의 구별된 경로를 보여준다. "내가 문제를 어떻게 인식하는가"라는 일인칭 판단은 "그가 무엇을 하고 있는가"라는 삼인칭 판단과 구별된다. 예비 연구는 일인칭 의사결정이 내측 전두엽 피질을 활성화시키는 반면에, 삼인칭 의사결정은 해마와 시각 피질을 활성화시킨다고 제시한다[64].

알츠하이머병과 루이소체 치매에서는 일반적으로 전두엽이 손상되어 있다. FTD는 특히 질병 초기에 구체적으로 이러한 뇌 영역을 손상시켜 성격변화와 판단장애를 일으킨다. 알코올성 치매 환자들은 전두엽에 손상이 있는 경우가 많다. 뇌진탕 후 치매가 있는 환자들은 안와 전두 피질에 심각한 손상이 있을 수 있다. 전방 대상회, 측두엽극, 전두 두정 접합부와 섬 피질과 같은 디폴트 모드 시스템과 돌출 네트워크는 알츠하이머병, 루이소체 치매, FTD에서 손상된다[65]. 이러한 시스템은 위험 이점과 맥락적 정보가 처리되는 통찰력과 "도덕적 추론"에 중요하다. 이러한 시스템은 삶의 선택에 대한 정보를 처리하고, 이러한 선택에 대해 고찰하고, 또한 결정의 도덕적 가치를 가늠하는 것을 돕는다[66]. 이러한 시스템의 기능장애는 인간의 계속적인 코카인 사용과 같은 통찰력 장애로 규명된다. 요약하면, 대부분의 일반적인 치매는 결정을 심사숙고하고 사전 동의를 제공하는데 사용되는 뇌 영역에 손상을 일으킨다. 대부분의 일반적인 치매와 관련된 다발성 손상은 정보를 확보, 기억, 처리하는 뇌 영역뿐만 아니라 정보에 대해서 숙고하여 내재화된 도덕적 기준에 비추어 비교하는 뇌 영역에도 영향을 미친다.

호스피스 간호에서 치매환자 관리

Management of the Patient with Dementia in Hospice Care

호스피스 팀은 치매환자의 의학적 문제에 대한 관리를 할 수 있으며, 또한 팀은 일차 간호 제공자나 요양원 의사와 같은 다른 의사들과 함께 협력할 수 있다. 약물관리, 영양공급, 수분공급, 통증 관리, 폐렴과 같은 일반적인 생애 말기 의학적 문제로 인한 입원 결정과 같은 특정한 일반적 임상문제가 발생한다.

입원 피하기 Avoiding Hospitalization

다양한 의학적 질병을 가진 개인은 입원을 할 가능성이 높으며, 이들은 더 급속히 악화될 수 있다[67]. 병원은 비교적 건강한 사람이라도 아주 위험에 처할 수 있다. 노인, 특히 치매 노인들에게 이러한 상황은 훨씬 더 심각하다. 병원은 낯선 환경이며, 일반적인 수면 각성 주기를 고수하지 못하는 것과 같은 일상적 패턴의 변화는 특히 환자에게 지장을 줄 수 있는데, 이는 섬망의 위험을 높인다. 약물이 자주 바뀌고 새로운 '독(poisons)'이 추가되는데, 이는 항콜린제, 진정제, 또는 다른 메커니즘을 통해 인지를 악화시킬 수 있다. 환자들은 절차를 대기하는 동안에 보통 '금식(NPO)'을 하게 되는데, 이로 인해 영양상태가 더욱 악화되고; 이러한 절차와 관련된 마취나 진정제는 인지를 악화시킬 수 있다. 낙상에 대한 두려움으로 환자들은 자주 침상안정을 취하도록 조치되는데, 강요된 침상안정은 환자를 허약하게 만들어 오히려 낙상 위험을 증가시킬 뿐이다. 침상안정은 또한, 심부정맥 혈전증, 폐색전, 욕창, 요로감염 등을 유발할 수 있는 방광 도뇨관의 설치와 관련이 있을 수 있다. 요양원에서 병원으로 입원하는 대부분의 요양원 거주자들은 감염되고(59%), 응급실 방문의 대부분은 PEG 관 문제(43%)로 인한 것이다[68].

치매환자의 병원 경험은 인지적으로 온전한 환자들의 경험보다 더 어려운 경우가 많다[69]. 병원 환경은 노인 급성기간호(Acute Care for Elderly, ACE) 병동과 같이 전문화된 프로그램 환경을 제외하고는 치매에 친화적이지 못하다. 치매환자의 부정적인 병원 경험은 치매환자가 입원을 위해 오래 기다려야 하는 입원부터 시작될 수 있다. 이러한 부정적인 경험은 환자가 두려움, 과잉자극, 극심한 목마름과 통증을 경험하는 입원병동까지 확대될 수 있다. 간호 환경의 물리적 구조, 직원들의 철학적 접근, 질적 조치는 치매환자의 요구에 초점을 두고 있지 않다. 이러한 현실은 돌봄제공자와 의사소통하는 것이 중요한데, 이는 진료 수준과 강도를 결정하고 각 입원에 대한 위험 이점 비율을 측정하기 때문이다.

이러한 본질적인 문제 때문에, 치매가 악화되고 있는 환자의 이득보다 입원에 대한 부담이 더 큰 시기를 알기 어렵다. 생애 말기에는 입원의 위험이 이점보다 큰 경우가 더 많지만, 치료는 항상 환자의 예후와 간호 목표에 따라 이루어져야 한다. 최근에 진단받은 전이성 폐암 때문에 호스피스 간호를 받게 된 경미한 치매환자는 호스피스 과정이 꽤 길어질 수 있다. 이 환자가 초기에 낙상으로 고관절 골절로 고통받는다면, 입원과 골절의 치료는 환자가 수술과 회복/재활 과정을 견딜 만큼 건강하다면 최상의 조치과정이 될 수 있다. 치매가 더 진행된 환자의 경우, 다른 의학적 문제에 대한 치료가 감염에 대한 항생제든, 탈수 치료를 위한 정맥주사 또는 체적 과부화에 대한 이뇨제이든지 간에, 다른 곳으로 옮기지 않고 거주하고 있는 곳에서 치료를 받는 것이 더 적절하다. 이와 대조적으로, 많은 중증치매 환자들은 생애 말기에 부적절하게 입원하기 때문에, 가족과 돌봄제공자와 함께 사전에 '입원포기(DNH)' 옵션에 대해 반드시 의논해야 한다.

생의 말기에 입원을 포기하기로 한 결정은 요양원에 입소하고 난 후 일어나는 경우가 많다. 임종을 맞은 대부분의 환자에서 입원의 가치에 대한 근거가 부족하긴 하지만, 요양원 환자의 대부분은 입원 포기 지시서를 가지고 있지 않다. 환자에게 지장을 주는 간호 전환을 줄이기 위한 DNH 지시서 활용은 지리학적 영역마다 다른데, 중증 치매가 있는 요양원 거주자에 대한 2000년도 연구에 근거하면, Oklahoma에서는 그 활용도가 0.7%이고 Rhode Island는 25.9%였다. 중증장애를 가진 노인이나 지정된 대리인이 있는 노인들이 DNH 지시서가 있을 가능성이 가장 높았다[8]. 사전 지시서는 도움이 되지 않는 입원을 피하는 데 중요하다. 가족 돌봄제공자에 대한 설문조사에 따르면, 가족 구성원들은 그들의 사랑하는 사람에게 사전 지시서 존재를 과대평가한다. 교육수준이 높고, 나이가 많으며, 최근에 건강상태에 중대한 변화를 겪은 사람들과 생활지원시설 거주자들은 자신들의 바램에 대한 적절한 문서를 가지고 있을 가능성이 더 높다[70]. 요양원 거주자에 대한 한 유럽의 연구에서는 19.5%의 환자가 생애 마지막 몇 개월 내에 병원에 입원했으며 4.6%는 중환자실로 갔다[40]. 이 중 어떠한 입원도 환자의 요청에 의해 일어나지 않았으며, 37%는 생명연장이나 치료적 중재를 구하는 가족의 요청에 따라 일어났다[71]. 말기단계 치매환자의 입원에 관한 비용 효과 연구에 따르면, 메디케어 비용이 $5,972 늘어난 것에 비해 질 보정 생존률은 3.7일인데, 이러한 결과는 이러한 치료결정의 낮은 효율성을 보여준다[72]. 생애 마지막 30일 내의 중증치매가 있는 요양원 거주자의 중환자실 입원에 대한 2000년에서 2007년 사이의 메디케어 자료 비교에 의하면, 중환자실 활용이 증가하였고, Montana 0.82%에서부터 Columbia 특별구 22%에 이르기까지 지역적인 차이가 있었다. 병원에 입원한 치매환자들은 비치매 노인들에 비해 입원기간 동안 장기부전과 패혈증 발병 위험이 현저히 높았다[73].

병원 입원은 다양한 이유로 임종과정 동안 일어날 수 있다. 노인 치매환자들은 급성간호를 위한 입원 가능성이 증가할 수 있는 고혈압, 당뇨병, 파킨슨병, 울혈성 심부전과 같은 다양한 의학적 질병을 가지고 있을 가능성이 크다[74]. 치매환자에 대한 사후 연구는 사망한 환자의 공통적인 건강문제를 규정했는데, 사망원인에는 폐렴 63%, 심혈관 질환 16.3%, 폐 질환 20.9%, 최근 또는 오래된 심근경색의 근거가 18.6%이다[75].

치매가 없는 유사 집단과 비교할 때, 치매가 있는 노인환자의 사망원인에 대한 사후 연구는 폐렴(28% 대 45%)과 심혈관 질환(31% 대 46%)이 주요 원인으로 확인되었다. 폐 색전증(17.3%)이 일부 보고서에서 확인되었지만[77] 이용 가능한 연구에 따르면, 치매로 사망하는 환자에서 쉽게 회복이 가능한 질병의 비율이 낮게 나타났다. 사후 연구에서 나타난 치료 가능한 질병의 낮은 빈도나 누락된 진단은 생애 말기 입원으로 간단한 의학적 문제를 확인하고 가역적이지 않는다는 것을 시사한다.

생명유지 의학적 치료에 관한 결정 Decisions Regarding Life-Sustaining Medical Treatment

가족, 환자, 임상의는 투석, 수술, 기계적 인공호흡, 심박동기, 이식된 제세동기와 같은 최후의 건강조치를 사용하는 타당성에 대한 어려운 결정에 직면할 수 있다. 치매환자와 그 외 말기질환 환자에 대한 치료는 항상 환자의 예후와 간호 목표에 따라 이루어져야 한다. 질병 과정 초기동안 치매환자가 투석, 수술, 또는 제세동기 이식과 같은 적극적인 생명유지 치료를 받겠다고 선택했을 수 있지만, 이러한 치료는 환자의 질병 단계가 진행됨에 따라 적절치 않게 된다. 임상의와 가족은 투석과 같은 생명유지 치료를 계속하거나 환자의 상태가 악화되어 결국에 사망할 것임을 이해하고 치료를 중단하는 결정에 자주 직면한다. 투석과 같은 치료는 복잡하고 치매환자에게 고통스럽기 때문에 팀은 환자의 안위를 보장하기 위해 이러한 치료조치를 중단하는 것을 고려해야 한다.

투석을 시작하는 말기 신장질환을 가진 치매환자는 치매가 진행됨에 따라 (법률) 대리인(POA) 및 건강관리 대리인(HCP)과 함께 언제 투석을 중단하길 원하는지에 대해 논의하기를 바란다. 다양한 치매단계에서 의사결정을 유도하는 것을 돕기 위해 구체적인 시나리오를 설명하는 것은 상급간호계획에 도움이 될 수 있다. 예를 들면, 투석을 시작하는 말기 신장질환이 있는 치매환자는 자신이 의사결정 능력을 상실한 후에 투석을 계속하는 것이 용인될 수 있다고 생각할 수 있지만, 이 환자가 자신이 가족을 알아보지 못한다면 투석을 중단하길 원한다고 말 할 수 있다. 2009년 한 연구에 따르면, 노인들은 말기 치매환자를 묘사하는 비디오를 시청한 후 안위를 간호의 목표로 선택할 가능성이 더 크다는 것을 발견했다[78].

제기될 수 있는 또 다른 문제는 치매환자에게 수술을 수행할지의 여부이다. 진단이나 예후에 관계없이, 수술에서 생존하여 회복되고 나중에 그로 인한 이득을 조금이라도 얻을 것으로 예상되지 않는 환자를 수술하는 것은 아주 신중하게 고려해야 한다. 이것은 특히 자신들이 어떠한 잠재적인 이점을 가지게 될 것인지를 이해하지 못하는 중증 치매환자들에게 해당된다. 이상적으로, 중증 치매가 있는 호스피스 환자에게 수행되는 유일한 수술은 생애 말기 환자의 삶의 질을 현저하게 개선시킬 것으로 생각되는 완화 절차가 될 것이다.

중증 치매가 없는 호스피스 환자에 대한 기계적 인공호흡기와 심박동기의 사용은 이러한 "완화" 범주에 해당되지 않는다. 기계적 인공호흡은 주의 깊은 진정제 투여와 마취를 요구하는데, 이것이 생애 말기 환자가 자신의 가족들과 상호작용하고 의사 소통하는 능력을 제한할 것이기 때문이다. 비록 환자가 깨어있다고 하더라도 진정제와 마취 약물은 이미 약한 인지를 악화시킬 수 있다. 만약 중증 치매환자에게 기계적 인공호흡이 필요하다면, 치료 시작에 관한 논의에는 예상되는 치료기간과 치료가 성공적이지 않을 경우에 이를 중단하는 계획을 항상 포함해야 한다. 응급삽관의 경우, 그 이후에 이러한 논의를 하게 되는데 이 경우에는 기계적 인공호흡 '시간 시험(time trial)'에 대한 합리적인 논의가 적절하다.

표준 심박동기가 임종을 맞은 환자에게 죽음을 현저하게 연장시키거나 삶의 질에 영향을 미칠 가능성은 없지만, 삽입 가능한 심장 제세동기(ICD)와 같이 진보된 장치는 확실히 생애 말기에 부작용을 일으킬 수 있다. 다른 생명유지 치료와 마찬가지로, 치료를 시작하는 것에 관한 논의에는 치료가 중단되어야 하는 상황에 대한 논의가 포함되어야 한다. 불행히도, 이러한 부분의 논의가 부족하거나 아예 시행되지 않는 경우가 많다[79]. 이러한 장치들이 더욱 일반화됨에 따라 환자와 가족에게 이러한 장치를 하고 있는지, 그렇다면 아직 작동하는지에 대해 묻는 것은 중요하다. 호스피스에 등록한 환자에게 작동중인 ICD가 삽입되어 있다면, 이러한 장치가 사전에 비활성화되지 않는 경우에는 생애 말기에 쇼크의 가능성이 있다는 것에 대한 상담이 환자(또는 환자가 의사결정 능력이 없다면, 가족)에게 이루어져야 한다[80].

다시 말하자면, 환자의 예후와 간호 목표는 논의에서 언급되어야 하며, 질병 진행단계에서 다양한 시나리오에 대한 논의는 환자/가족이 어느 시점에 장치를 중단하는 것이 적절한지를 알 수 있게 도와줄 수 있다. 계획이 된 상황이라면 장치를 삽입한 심장전문의나 전기 생리학자가 참여할 수 있지만, 그렇지 않다면 호스피스 주치의가 장치 제조사 대표와 장치의 비활성에 대해 상의해야 한다. 응급 상황에서는 ICD 위에 설치된 심장장치 자석은 장치가 충격을 전달하는 것을 방해할 수 있다. 자석은 반드시 제자리에 그대로 두어야 한다. 만약 제거된다면, ICD가 충격을 전달할 수 있을 것이다[81].

영양 문제 Nutritional Issues

영양실조는 중증치매 환자에 흔한 문제이다[82].

식욕은 많은 다양한 질환이나 질병으로 인한 임종의 자연사 일부로서, 생애 말이 가까워지면 감소하며, 치매도 예외는 아니다. 식사 중단은 생애 마지막 주에 일반적으로 나타난다. 질병 초기에도 치매환자들은 규칙적인 식사시간에 식사하는 것을 잊어버리고 불쾌한 허기짐을 느끼고 나서야 식사를 하게 될 수 있다. 질병이 진행됨에 따라 치매 환자들은 스스로 식사하는 방법을 잊어버릴 수 있으며, 연하기전 조정장애를 가질 수 있다. 연하능력의 어려움은 치매 노인들에게 흔하며, 환자의 13~57%가 연하장애를 가진 것으로 추정된다[83]. 부실한 치아상태, 건조한 구강과 인두점막, 식도역류가 연하문제의 원인이 될 수 있다. 코크란 문헌고찰[84]은 중증 치매환자에 대한 장관 위관영양의 생존 이점을 발견하지 못했으며, 미국 노인의학 학회는 억제법의 사용을 초래하는 초조 위험의 증가, 욕창위험과 그 외 위관영양과 관련된 합병증 위험의 증가와 같은 많은 이유 때문에 위루(흔히 PEG로 불림)를 통한 인공적인 영양보다 주의깊게 손으로 음식을 공급하는 방법을 지지하는 성명서[85]를 출간했다. 손으로 음식을 공급하는 것의 이점에는 음식의 맛을 즐기는 것과 식사를 도와주는 다른 사람과의 사회적 상호작용이 증가하는 것이 포함된다. 미국 경구 · 장관 영양 학회는 장관 요법이 영양실조 환자에서 절대적인 것은 아니며 비위관 영양의 사용은 피해야 한다고 결론 내렸다.

불행히도, 이러한 정보에도 불구하고 중증 치매환자들은 위관영양을 받는 경우가 많다. 의료화된 우리 사회에서는 음식을 삼킬 수 없거나 삼키지 못할 환자에게 위관영양 관을 삽입하는 것은 거의 반사적인 행동일 수 있다. 치매환자가 먹지 않는다면 "굶어서 사망할 것"이라는 생각은 우리 대부분에게 매우 어려운 주제이다. 대부분의 문화에서는 음식을 나누는 것이 돌봄과 사랑의 표현이다. 먹는다는 것은 매우 자연스럽기 때문에 먹지 않으면 부자연스러워 보일 수 있다. 또한 직원의 수가 제한적인 요양원에서는 특히, 더 이상 삼키지 못하는 환자를 위관영양을 위해 병원으로 보내는 것은 여러 재정적인 인센티브가 있을 수 있다(환자가 병원에 있으면, 요양원 직원들이 시간을 절약할 수 있고 하루에 여러 번 환자에게 손으로 음식을 먹일 필요가 없으므로 시간이 줄어들고, 요양원은 급성 후 입원기간에 더 많은 비용을 청구할 수 있다).

돌봄제공자, 가족, 호스피스 직원은 위관을 통한 인공 영양의 위험성과 이점의 부족을 이해하기 위해 교육을 받는 것이 도움이 된다. 위관영양관을 통한 "강제 급식"에 대한 부정적인 결과로 "굶주림"에 대한 사고를 반박하고, 세심하게 손으로 음식을 공급하는 것의 이점을 강조하고, 치매의 자연이력에 대해 설명하는 것은 이러한 민감한 문제를 둘러싼 불안을 완화시키는데 도움이 될 수 있다. 호스피스 치매환자에 대한 PEG 관의 삽입은 거의 지시되지 않으며 이점이 거의 없고 때로는 해롭다. 빠지거나 막힌 관의 재삽입에 관해서는 가족과 심도 있게 논의해야 한다. 응급실이나 병원으로 갈 가능성을 고려한다면 더욱 그러하다. 울혈이나 구토와 같은 특정 이유로 인해 위관영양식의 중단이 지시될 수 있다. 팀은 환자의 표현된 바램이나 이러한 생명유지를 금지하는 사전 지시서의 존재여부에 관계없이 삽입되었던 관을 제거하는 것을 고려해야 한다.

감염 치료 Treatment of Infections

다른 적극적인 생명유지 치료에 비하면 상대적으로 해롭지 않지만, 항균요법은 종종 치매환자의 생애 말기에 논의의 주제가 된다. 폐렴 및 요로감염과 같은 감염은 이러한 인구집단에서 자주 재발한다. 항생제를 사용한 치료는 이러한 환자를 사망의 순간에서 일시적으로 구할 수 있지만, 이들이 하루 더 살 수 있게 만들 뿐이다. 급성 질병 후 회복, 그리고 다시 재발하는 급성 질병의 주기는 환자와 가족들에게 똑같이 스트레스를 준다. 항생제 치료는 수반되는 모든 위험을 가진 입원과 관련이 있을 뿐만 아니라, 항생제 관련 설사/대장염, 약물 부작용, 신부전, 다중 약물 내성이 있는 유기체의 발생, 부위 문제, 고나트륨혈증, 또는 액체로 인한 용적과부하와 같은 항생제 자체의 부작용과 관련이 있다. 폐렴을 치료받은 치매환자의 절반이 6개월 안에 사망했고 대부분인 92%가 병원에서 사망함으로써[86] 대부분의 임종 환자에게 원하지 않은 결과를 초래했다. 항생제는 중증 치매 폐렴환자의 증상관리에 도움이 될까? 2010년 한 연구에서는 중증치매와 폐렴이 있는 환자의 안위에 미치는 항생제의 효과를 평가했다[87]. 이 연구에 따르면, 항생제는 중증 치매 폐렴환자의 생존을 연장시키기는 하지만, 전반적인 안위는 개선되지 않는다. 다시 말하지만, 의사결정은 환자의 예후와 간호 목표에 따라 이루어져야 하므로, 경구 항생제는 생존연장을 중요시하는 사람에 있어서는 고려되어야 하는 반면에, 안위에만 초점을 두는 생애 말기 사람들은 이러한 치료를 선택하지 않을 수 있다.

약물관리 Medication Management

질병이 진행된 환자들에서 특히, 새로운 증상이 나타나거나 간호가 한 장소에서 다른 장소로 이동하게 될 때, 약물이 추가되거나 변동되는 경우가 많다. 복용하는 약물의 전체 수가 늘어나면 약물-약물 또는 약물-질병과의 상호작용의 위험이 증가하게 된다. 호스피스 환자들에게 일반적으로 처방되는 많은 약물이 항콜린제, 진정제 또는 그 외 다른 메커니즘을 통해 인지를 악화시킬 수 있다[88]. 이러한 약물들의 효과는 치매 환자에서 증폭되는 경우가 많다. 그 결과 중증 치매환자들은 이점이 확실하지 않은 여러 약물을 복용하게 되는데, 이러한 약물 중 일부는 이들의 삶의 질에 부정적인 영향을 미칠 수 있다. 최근의 한 연구는 요양원에 거주하는 중증 치매환자의 절반 이상에서 최소한 한 가지 이상의 이점이 불분명한 약물이 처방된 것을 발견했다[89].

약물은 모든 환자에서 면밀히 평가되어야 하지만 특히, 치매와 같은 진행된 질병을 가진 환자들은 잠재적으로 해로운 부작용을 평가하기 위해 세심한 약물 평가가 필요하다. 명백하게 해로운 약물은 반드시 중단되어야 한다. 그 이점이 불명확한 약물들은 면밀히 조사해서 위험이 이점보다 크다면 중단되어야 한다. 물론, 분명한 이점이 있는 약물은 환자가 이러한 약물을 견딜 의향이 있고 그럴 능력이 된다면 계속 복용할 수 있다. Beers 기준은 치매환자를 포함한 노인에게 잠재적으로 부적합한 약물사용을 확인하기 위한 유용한 도구를 제공한다[90]. 모든 향정신성 약물은 알프라졸람(alprazolam)과 같이 견딜 수 없는 금단 증후군을 유발하거나 활동성 경련 환자에서 항경련제와 같이 용납될 수 없는 다른 합병증을 유발할 수 있는 약물들을 제외하고는 약물 투여로 야기될 수 있는 스트레스를 줄이기 위해 죽음에 임박한 환자에서 중단될 수 있다.

통증관리 Pain Management

치매환자에게 통증관리는 매우 중요하다. 중증 단계 치매환자의 주요 문제는 비언어적 통증 행동에 세심한 주의를 기울일 필요가 있다는 것이다. 치매환자는 통증에 대한 전형적인 표현이나 보고가 없을 수 있다. 통증의 국소화, 언어적 표현(articulation), 정서적 처리는 주로 뇌의 피질 차원에서 통제되는데, 말기 단계 치매에서는 이 영역에 광범위한 손상이 있다. 대뇌변연계 신경병리의 심각도를 고려할 때, 통증의 정서적 요소가 치매에서 감소될 수 있지만 통증의 시상 처리는 아직 불분명하다. 환자들은 자극에 대한 민감도가 증가하는 통각 과민증뿐만 아니라 유해하지 않은 자극에 대해 고통스럽게 반응하는 무해자극 통증을 겪을 수 있다[91]. 중증 단계 치매에서 진통제에 대한 기대와 위약효과는 감소되거나 없어질 수 있다. 위약효과의 상실이 암시하는 것은 전두엽 피질에서의 메커니즘을 통한 이점을 기대할 수 있는 사람들과 같은 수준의 통증완화를 달성하기 위해서는 환자들에게 더 높은 복용량이 필요하다는 것이다[92]. 그러나 이러한 환자들은 약물의 부작용에 매우 취약할 수 있다. 고관절 골절이 있는 치매환자는 수술 전 · 후 기간 동안 더 적은 양인, 표준 복용량의 3분의 1 용량의 마약성진통제를 투여받는다. 혈관성 치매나 복합성 알츠하이머병-혈관성 치매 환자들은 통증관리 문제에 더 취약할 수 있으나 그 외 일반적인 유형의 치매에 대해 임상의가 참조할 수 있는 자료는 거의 없다[92]. 통증이 치료되지 않는 경우가 흔한데 이는 치매환자에게는 아주 고통스러울 수 있으며, 섬망을 유발하거나 행동장애를 악화시킬 수 있다. 전형적인 통증 행동이나 통증에 대한 보고를 하지 않는 경우가 많은 치매환자의 통증에 대한 비언어적 표현에 세심한 주의를 기울일 필요가 있다. 치매환자의 통증에 대한 비언어적 표현을 평가하기 위해 사용 가능한 다양한 임상도구가 있으나 어느 도구가 가장 좋은지에 대한 명확한 합의가 없다[91]. 통증에 대한 자신의 경험을 적절하게 소통할 수 없는 골절이나 다른 통증을 수반하는 손상을 가진 환자의 경우, 자세를 바꾸거나 목욕을 시키기 전 또는 상처의 괴사조직 제거나 드레싱을 교체하기 위해 통증에 대한 약물을 미리 투여하는 것은 특히 중요하다. 효과적인 통증관리는 직원, 가족, 약물 처방자 간의 명확한 의사소통이 필요하다.

경도-중등도 통증에 대한 초기 치료는 아세트아미노펜과 같은 비마약성 진통제로 시작할 수 있다; 이러한 약물들은 필요에 따라 포함될 수 있다. 24시간 동안 복용량이 총 3,000mg이 넘지 않도록 제한함으로써 잠재적인 아세트아미노펜에 의한 독성을 피한다. 저용량의 NSAIDS을 아주 짧은 기간 동안 복용하는 것은 괜찮지만 이러한 약물을 복용할 경우 위장 과민성과 출혈, 신장기능 악화, 심부전증 악화의 위험성이 있다는 것을 인지하는 것은 중요하다. 이러한 약물이나 저용량의 다른 보조 진통제를 사용해서 통증이 통제되지 않는다면, 단시간에 작용하는 모르핀이나 옥시코돈(oxycodone)과 같은 저용량의 마약성 유사 진통제를 필요 시 경구로 매 3~4시간 마다 2.5mg에서 5mg 추가하는 것이 합리적이다. 중증 치매환자들은 통증을 일관적으로 보고하지 않을 수 있기 때문에 주기적으로 (매 1~2시간 마다) 통증을 평가하고 치료하는 것이 중요하다. 지속적인 통증이 예상된다면 제안을 거절할 수 있다. "깨어있는 동안 진정을 위해 보류"라는 투약 일정이 가장 적절할 수 있다. 단기 작용 약물을 적절한 진통에 필요한 만큼 천천히 적정하고 부작용을 면밀하게 감시한다. 마약성 진통제를 복용하는 거의 모든 환자들에게는 변비약이 필요하기 때문에 마약성 진통제 복용을 시작하는 시기에 반드시 변비약을 처방하도록 한다. 가정에서 관리되는 환자들에게는 가족에 대한 교육과 돌봄제공자와 호스피스 팀 간의 효과적인 의사소통이 중요하다. 요양원에 거주하는 환자들은 직원의 평가와 보고에 달려있다. 호스피스 팀은 요양원 직원들의 환자와의 친밀도와 이들의 통증 행동에 대한 감시 능력을 결정할 필요가 있다. 직원들은 많은 비통증 행동에 대해 약물을 투여하지 않고 이를 견딜 필요가 있다. 진통제는 "문제" 환자를 진정시키기보다는 고통을 감소시켜야 한다.

치매환자는 환자가 더 급격하게 심신쇠약 상태에 도달하게 되는 다른 질병과는 달리, 사망 전 수 년 동안 거동하지 못 할 수 있다. 이러한 환자들은 영양학적으로 고갈되고 욕창 위험에 처하게 된다. 세심하고 정기적인 체위변경, 적절한 피부관리, 관절운동이 없다면 욕창과 구축이 발생할 것이다. 치매환자의 간호에 관한 지식이 있는 물리치료사에 의한 관절운동에 대한 교육은 가족과 그 외 돌봄제공자들에게 유익할 것이다. 중증 치매를 가진 호스피스 환자에 대한 상처치료는 일반적으로 다른 인구집단과 현저한 차이가 있지는 않지만, 적절한 간호 목표와 일치하는 안위에 초점을 두는 것은 모든 중증단계 질병을 가진 환자들에게 일차적 관심사이다.

치매의 신경정신의학적 합병증과 행동 징후에 대한 관리
Management of Neuropsychiatric Complications and Behavioral Manifestations of Dementia

치매의 정신 및 행동 징후는 경도인지장애부터 중증단계 치매에 이르기까지 모든 임상적 단계와 모든 치매의 원인에 있어서 흔하게 나타난다. 이러한 증상들은 정신적, 행동적 또는 둘 다 일 수 있다. 증상은 일반적으로 서서히 나타나며 종종 질병 과정에서 자연스럽게 완화될 뿐만 아니라, 매일 또는 매주 변동한다. 중증 치매가 있는 호스피스 자격이 있는 요양원의 거주자들에게 가장 흔한 신경정신과적 합병증은 초조나 공격성(50.4%), 우울증(45%), 위축/기면

(43.1%)이다[93]. 치매 마지막 단계 동안의 행동 및 정신과적 합병증은 알츠하이머병, 혈관성 치매, 루이소체 치매 등과 같은 근원적인 신경병리와 함께 나타날 수 있다. 루이소체 질환에서의 시각적 망상이나 FTD에서의 성격변화와 같이 초기 단계 치매에서 흔한 질병 특정 행동 특성은 치매 말기 단계에서는 더 이상 나타나지 않는다(치매의 행동적 징후는 "치매의 치료: 비약물학적 접근법"에서 광범위하게 논의된다). 치매환자들 중 마지막 90일 동안 입원 정신과 치료를 받으며, 가정이나(1.6%) 요양원 간호의 일부(7.1%)로서 호스피스 서비스에 위탁되는 환자는 거의 없었다[94]. 병원으로 전환된 많은(43%) 치매환자들은 공격성(57%), 수면장애(42%) 또는 불안(35%)를 포함한 신경정신과적 증상을 보인다.

과도한 약물은 중증단계 치매에 흔한데, 요양원 거주자 중 53%가 이점이 불확실한 약물을 최소 한 개 이상 복용하고 있다[89]. 다약제 복용은 중증 치매를 가진 요양원 거주자들의 사망률 증가와 관련이 있다[95]. 연구에 따르면, 중증 치매 거주자들을 위한 심리사회적 간호가 개선되면 신경이완제의 사용이 42%에서 23%로 감소될 수 있다[96]. 대부분(85%)의 호스피스 자격이 있는 요양원 거주자들은 치매와 관련된 신경정신과적 증상을 보인다[93]. 치매의 "마지막 단계"에 있는 대부분(70%)의 환자들은 임상적으로 관련있는 신경정신과적 증상이 있었고 대부분(87%) 여러 증상이 있었다[97]. 치매와 정신병이 있는 요양원 거주자들은 사고로 인한 부상, 거식증, 감염, 체중변화, 죽음과 같은 부작용을 겪을 위험에 처해 있기 때문에 직원들에게 있어 문제가 된다[98]. 정신병적 증상들은 가속화된 인지감소, 기관 입소, 높은 사망률과 관련이 있으며 이는 정신병 환자를 생애 말기 서비스 사용 가능성이 큰 집단에 놓이게 할 수 있다[99].

신경정신과적 증상과 행동문제에 대한 관리전략은 비약물학적 중재를 강조해야 한다. 의사들은 행동관리를 사용할 가능성이 더 높은 심리학자들이나 전문간호사들과 달리 약물을 사용할 가능성이 더 높다[100]. 간호 계획은 목표(target)행동, 행동적 접근법, 치료를 정의해야만 하고, 중재에 앞서 가능한 원인을 확인하기 위한 평가가 있어야 한다. 예를 들면, 비명을 지르는 것은 통증, 배고픔, 목마름, 축축함, 자세, 용변 요구, 지루함, 두려움의 표현일 수 있다. 행동중재는 진정제를 피하고 환자가 가족과 상호작용할 수 있게 하므로, 팀은 PRN 약물을 사용하기 전에 이러한 원인에 대해 고려해야 한다.

집에서 요양원으로 이동하는 환자와 같은 전환 환자는 치매 단계와 상관없이 새로운 환경에 적응하기 위해 며칠에서 몇 주가 필요할 수 있다. 이러한 적응 기간 동안에 향정신성 약물은 수시로 요구될 수 있지만 일상적으로 투약하는 약물의 시작 결정은 환자가 자신의 새로운 환경에 익숙해지고 난 후에 해야 한다. 예를 들면, 환자가 병원에서 가정으로 퇴원하거나 요양원으로 옮긴 후에 처음 며칠 동안 싸울 수 있지만, 직원이 비언어적 방법을 통해 의사소통하는 법을 배우고 환자가 요양원의 소리와 냄새에 익숙해지면 싸움을 멈출 것이다.

신경정신과적 문제에 대한 관리는 각 증상에 대한 적절한 평가와 함께 시작된다. 가족 돌봄제공자는 문제의 본질, 행동의 원인 및 행동을 줄이거나 행동의 기능적 결과를 피하는 방법에 대한 상세한 정보를 아는 경우가 많다. 심각한 인지 결손에도 불구하고 치매환자는 종종 일정을 계획한다. 예를 들면, 오후보다는 아침에 목욕할 때 환자가 힘들어 할 수 있다. 특정 음식에 대한 선호가 일반적이며 호스피스 환자들은 영양 함량이 최적인지에 상관없이 자신이 먹고 싶어하는 음식이 제공될 수 있다. 가족 돌봄제공자나 직접간호 직원은 이러한 미묘한 차이에 익숙하기 때문에 이들이 제공하는 정보가 행동을 진단하는데 아주 유용하다. 정신과적 증상과 행동증상은 시간이 지남에 따라 역동적인데, 섬망과 같은 증상들은 수개월 내에 완화될 수 있다. 종종 임상의는 위험한 증상들이 재발하고 어떤 약물이 환자의 안전에 중요했었는지 팀이 모를 것이라는 두려움 때문에 여러 향정신성 약물을 동시에 중단하는 것을 꺼린다.

섬망. 섬망의 행동 징후를 관리하기 위해 처방된 약물들은 섬망의 원인이 제거되었다면 신속히 중단될 수 있다. 예를 들어, 요로감염의 결과로 공격적이었던 새로 입원한 호스피스 환자에게 항정신병 약물은 감염이 해결된 후 중단될 수 있다. ICU에서 전환된 환자들은 극심한 환경적 · 감각적 자극으로 인해 공격적이었을 수 있으나 가정환경이나 입원 호스피스 병동의 고요함은 초조를 감소시키기에 충분할 수 있다. 죽음에 가까운 심각한 치매가 있는 호스피스 환자들은 각성을 향상시키고 알약이나 액체를 삼킬 필요성을 줄이기 위해 여러 가지 약물을 신속하게 중단할 수 있다. 이러한 환자들은 일반적으로 움직일 수 없고 거의 반응이 없다. 일부 기능이 온전하고 몇 주 또는 몇 개월의 생존이 예상되는 환자들은 안위와 행동 안정성을 보장하기 위해 약물감소를 위해 더 체계적인 접근법이 요구된다.

우울증. 우울증은 중기에서 말기 단계의 치매(56%)에서 흔한 질병이긴 하지만, 심각한 의사소통 장애가 있는 중증 단계의 질병에서 우울증은 힘든 것으로 인식될 수 있다[101]. 우울증은 치매가 있는 요양원 거주자들에게 흔하다[102]. 우울증에 대한 DSM 기준이 중증치매환자에게 타당한 것으로 입증되지 않아 임상의는 임상적 판단에 근거해서 진단해야만 한다. 이전에 우울증이 있었던 환자에서 초조나 고통과 같은 증상은 우울증의 재발을 의미할 수 있다. 대부분의 중증 단계 치매환자들은 기분과 같은 복잡한 내적 감정을 인식하고 보고하는 능력이 부족하다. 격렬한 정서적 분출은 우울증, 두려움, 불안, 그 외 다양한 정서적 스트레스 요인으로 인해 야기될 수 있다. 과거 기분장애 병력은 우울증 재발의 가능성을 증가시킨다. 말을 하는 환자들이 괴로워할 때 "난 차라리 죽는 게 나아"와 같은 걱정스러운 말을 가끔 할 수 있는데, 이러한 말은 자살에 대한 우려를 일으킬 수 있다. 자살경향성은 노인들의 열악한 건강과 관련이 있는데, 과거에 우울증이 있었던 노인들과 기능장애가 있는 노인들에게 특히 그러하다[103]. 자살에 대한 생각을 표현하는 사람은 누구라도 우울증과 안전에 대한 평가를 받아야 하지만 치매는 노인들에게 자살경향성의 주요한 위험요인으로 확인되지 않고 있다[104, 105]. 많은 치매환자들이 우울증 진단을 받고 호스피스에 입원할 것이며 일부는 이러한 프로그램에 입원한 후 우울증 증상을 나타낼 것이다. 두 가지 이상의 항우울제뿐만 아니라 2세대 항정신병 약물과 같은 기분 안정제를 포함하여 우울증에 대한 다중약물요법을 이미 받고 있는 환자도 있을 것이다.

기분 안정제의 중단이나 감소, 또는 지속에 대한 결정은 개인의 임상적 상황에 달려있다. 기대수명이 아주 짧은 환자들은 복용하는 약물의 수를 줄이기 위해 급속하게 복용량을 감소시킬 수 있다. 벤라팍신(venlafaxine)과 같은 항우울제는 혈압의 불안정성을 피하기 위해 여러 주에 걸쳐 용량을 줄여야 한다. SSRI 약물과 같은 그 외 약물들은 중단 증후군을 피하기 위해 감소되어져야 한다.

호스피스에서 치매환자에게 항우울제를 시작할 때는 이러한 약물 사용에 대한 위험/이점을 고려할 필요가 있다. 임상의는 추가되는 약물의 부담과 잠재적인 부작용에 대비하여 2~6주 안에 나타날 것으로 예상되는 증상의 호전을 비교해야 한다. 중증 치매환자에서 항우울제 치료의 효능은 알려져 있지 않다. 일반적인 주요 부작용에는 소화기 증상, QTc 간격의 연장, 저나트륨혈증이 있다. 부프로피온(bupropion)은 이미 발작 위험이 있는 환자의 발작 역치를 낮출 위험이 있으며 혈관성 두통을 악화시킬 수도 있다[106]. 벤라팍신(Venlafaxine)은 혈압을 높일 수 있다. 양극성 환자의 항우울제 치료는 추가적인 행동문제와 함께 조증 에피소드를 유발할 수 있다.

우울증에 대한 보조 치료에는 두 가지 항우울제를 처방하거나 한 가지 항우울제와 함께 퀘티아핀(quetiapine)과 같은 2세대 항정신병 약물이나 라모트리진(lamotrigine)과 같은 항경련제를 처방하는 것이 있다. 다약제 복용은 중증 우울증이나 치료 거부 우울증을 가진 환자들에게 특히 흔하다. 치매환자에서 두 가지 항우울제 사용이나 치료적 복용량을 초과하는 약물 사용을 뒷받침하는 자료는 없다. 노인 환자들은 약물 부작용에 더 민감하며 약물-약물 상호작용이 발생할 위험이 더 크다. 하루 80mg의 플루옥세틴(fluoxetine)과 같이 고용량의 약물을 복용하는 환자들은 비록 우울증 증상이 생길지라도 그 복용량을 노인 정상범위로 줄이는 것이 도움이 될 수 있다. 아미트리프탈린(amitriptyline)과 같이 오래된 항우울증제는 소변 정체와 혼돈이 생길 가능성이 있기 때문에 조심해서 사용되어야 한다. 선택적 세라토닌 재흡수 억제제와 노르에피네프린 · 세라토닌 재흡수 억제제는 노인환자와 치매환자들에게 선택할 수 있는 약물들이다. 둘로섹틴(duloxetine)은 기분과 신경성 통증을 개선하지만 치매환자에서 이 약물에 대한 자료는 제한적이다. 미르타자핀(mirtazapine)을 자기 전 7.5mg과 같은 저용량을 복용하면 수면을 돕고 식욕을 높이는 반면에, 고용량은 항우울제와 같은 효과를 낸다.

불안. 불안 증상은 중기에서 말기단계 치매에서 흔하다(42%)[101]. 중증단계 치매에서의 불안 치료는 정확한 진단과 환자의 임상적 상태와 일치하는 치료적 종점을 필요로 한다. 일반적으로 비언어적인 중증단계의 치매환자들에서 불안과 행동의 확립된 상관관계는 존재하지 않는다. 통증, 갈증, 직장 압박, 두려움은 불안처럼 보이는 초조, 불안정, 고통을 유발할 수 있다. 중증단계 환자의 불안의 유병률은 알려져 있지 않다. 발병 전 공황장애나 범불안장애를 가진 환자들은 질병의 말기단계까지 계속해서 증상이 있을 수 있다. 외상 후 스트레스 장애를 가진 재향군인들은 치매와 함께 일부 증상이 재발될 수 있다. 치매의 불안 치료에는 SSRI 치료법과 벤조디아제핀(benzodiazepine)이 포함될 수 있다. 치매환자에 대한 벤조디아제핀의 사용은 많은 위험 있다. 중독이 주된 관심사는 아니지만, 섬망, 탈억제, 연하곤란, 낙상이 잠재적인 문제이다. 부스피론(buspirone)과 같은 그 외 세라토닌성 약제들은 불안장애가 있는 치매환자에게 효과가 나타나지 않았다[105].

말을 하는 경도-중등도 치매환자들은 불안이나 공황의 전형적인 증상들을 보고할 수 있다. 말을 하는 환자의 불안은 설트랄린(sertraline)과 같은 SSRI나 미르타자핀(mirtazapine)과 같은 NSRI로 치료될 수 있다. 시작 용량은 25mg의 설트랄린과 같이 낮아야 하며 주의깊은 적정(titration)은 증상의 완화와 부작용 감시를 목표로 해야 한다[1C7]. 아주 낮은 로라제팜(lorazepam) 복용량은 예를 들면, 필요에 따라 매 6시간마다 25mg이 심각하게 고통스런 불안에 사용될 수 있다. 클로나제팜(clonazepam)과 같이 반감기가 긴 벤조디아제핀은 주의해서 사용해야 한다. 알프라졸람(alprazolam)은 주사제가 없으며 빠른 의존성의 위험이 높기 때문에 치매환자에서 피해야 한다.

정신병적 증상. 환각이나 망상은 중기에서 말기단계 치매에서 흔하며, 요양원 거주자 22%에서 발생한다[101, 102]. 치매에서 정신병적 증상은 사망률 증가, 급속한 기능감퇴, 기관입소 위험의 증가로 규정되는 나쁜 결과와 관련이 있다[99]. 정신병적 증상은 우울증, 치매, 또는 섬망에 의해 야기될 수 있으며 다양한 환각이나 망상이 혼합된 증상들이 포함되지만 말기단계 치매에 특징적인 증상은 없다. 촉각 환각은 흔하지 않으며 섬망을 암시한다. 중증단계의 환자들은 일반적으로 목소리를 듣는 것과 같은 복잡한 내적 사건을 설명할 수 있는 능력이 부족하므로 임상의들은 약물의 효능을 판단하기 위해 이러한 증상 및 행동적 종점에 대한 행동적 실마리 단서에 의존할 필요가 있을 수 있다. 환자가 괴로워하지 않거나 부정적인 행동반응이나 위험한 행동을 보이지 않는다면, 정신병적 증상이 존재한다고 해서 치료가 필요한 것은 아니다. 예를 들면, 돌봄제공자에 대한 망상을 가지고 있지만 돌봄제공자의 지시를 잘 따르는 환자가 있는 반면, 돌봄제공자에 대한 두려움으로 공격적인 망상 환자가 있을 수 있다. 치매에서 항정신병 약물의 사용은 죽음, 뇌졸중, DVT와 그 외 심각한 건강문제의 위험이 높아질 수 있다는 우려로 인해 논란이 많다[108]. 모든 항정신병 약물로 인한 신경계 합병증에는 지연성 운동이상증, 근육긴장 이상반응, 약물 유도 파킨슨병 외 여러 가지가 있다. 할로페리돌(haloperidol)과 같은 오래된 약물과 리스페리돈(risperidone)과 같은 최근의 약물 모두 말기단계 치매환자의 신경정신과적 증상의 치료에 잠재적인 역할을 한다. 할로페리돌과 같이 오래된 약물들은 도파민 수용체에 대한 친화도가 더 높고 파킨슨병을 더 많이 유발할 수 있지만 이러한 약물들은 안전하고 효과적이며 액상을 포함한 다양한 조제물질로 이용 가능하다. 리스페리돈과 같이 최근의 약물들은 용성 정제(sol-tabs)와 그 외 다른 제제로 투여할 수 있다. 두 가지 약물 모두 진정 효과가 있을 수 있어 노인들에게 흔히 처방되는 마약류나 다른 약물에 의해 야기되는 진정효과를 증가시킬 수 있다. 할돌 데카노에이트(haldol decanoate)와 같은 지속성 용성정제는 중증단계 치매환자에서 피해야 하며 정신분열증과 같은 기존의 정신질환으로 주사를 맞고 있었던 환자들은 주사를 중단할 수 있다. 항정신병 약물의 복용량은 각 개인에게 치료적인 투약 한도를 정의하기 위해 서서히 적정해야 한다. 예를 들어, 임상의는 진정제 수준을 결정하기 위해 0.5mg 할로페리돌이나 0.25mg 리스페리돈으로 시작하고 난 후 최소 유효 용량으로 서서히 적정할 수 있다. 급성 초조는 1~2mg 범위의 IM 할로페리돌로 관리될 수 있다. 주사 가능한 올란자핀(olanzapine)이나 지프라시돈(ziprasidone)과 같은 최근의 약물은 비싸며 중증단계 치매에 대한 좋은 출간자료는 없다[105].

호스피스 환자에게 나타나는 행동이나 정신과적 증상의 유형과 빈도는 치매의 중증도, 치매 유형, 관련 의료문제, 환경적 신호, 그리고 호스피스 서비스를 시작할 때 환자에게 이미 처방되었던 약물에 달려있다. 호스피스 간호의 목표는 환자의 안위를 유지하고 돌봄제공자와 환자의 안전을 보장하면서 향정신성 약물의 수와 용량을 줄이는 것이다.

말기단계 치매에서 고통(distress)의 행동 징후. 많은 말기단계 치매환자들은 요양원 거주자이며 이러한 환자들은 정신과적 합병증과는 구별되는 행동 징후를 흔히 나타낸다. 행동관리는 이 책의 다른 장에서 논의된다("치매의 치료: 비약물학적 접근법"을 참조). 28개 연구의 메타분석에 따르면, 치매 거주자의 82%가 한 개 이상의 신경정신과적 문제나 행동 문제가 있는 것으로 나타났다. 공격성 빈도의 평균 범위는 모든 거주자의 32%였다. 질병의 말기단계에 있는 거주자들은 발성(vocalitation) 44%, 움켜잡기 33%, 침 뱉기 15%, 때리기 13%, 소리치기뿐만 아니라 중간 정도의 무관심과 초조를 나타냈다[97]. 이러한 행동문제에 대한 관리는 환자의 인지 결핍과 과거의 행동 패턴을 검토하는 것으로 시작된다. 굶주림, 갈증, 통증, 두려움, 지루함, 외로움과 같은 일반적인 인간의 기본적 요구가 이러한 행동의 빈도를 증가시킬 수 있다. 예를 들면, 피부관리를 하는 동안 싸우는 환자는 자세를 바꿈으로 인해 통증을 느끼거나 탈의를 하는 것에 대한 두려움을 가지고 있을 수 있다. 직원들은 진통제나 말로 환자를 안심을 시키고 가능한 한 환자의 몸이 노출되지 않도록 유지시킴으로써 이러한 증상들을 많이 해결할 수 있다. 가족돌봄제공자는 행동의 원인과 행동의 빈도를 줄일 수 있는 최상의 행동 접근법에 대해 설명할 수 있다. "움켜잡기"와 같은 일부 행동들은 파악반응과 같은 전두엽 유리징후를 야기하는 전두엽 손상으로 인해 발생할 수 있다. 침 뱉기는 씹기나 삼킴 운동장애로 인해서 야기될 수 있다. 약물은 환자가 행동적 중재에 실패하고 위험한 행위를 하지 않는다면 보류되어져야 한다.

중증단계 치매에서 향정신성 약물 중단 또는 용량 감소

Discontinuation or Dose Reduction of Psychotropic Medications in Advanced Stage Dementia

환자가 향정신성 목적으로 사용되는 다양한 향정신성 약물과 다양한 비정신의학적 약물을 복용하는 호스피스에 입원할 수 있다. 다중약물요법은 중증치매가 있는 요양원 거주자의 절반 이상에서 사용되며, 과도한 다중약물요법은 이러한 거주자 중 10~20% 존재한다[109]. 예를 들면, 디펜히드라민(diphenhydramine)은 수면제로 흔히 사용될 수 있는데 Beers 기준에 따르면 이러한 약물은 장기요양간호에는 "잠재적으로 부적합한" 것으로 표기되어 있다[90]. 팀은 용량 감소의 위험을 결정하기 위해 각 약물에 대한 적응증과 표적 증상을 정립해야 한다. 예를 들어, SSRI는 우울증이나 과민성에 처방될 수 있다. 용량 감소나 중단은 특정 분류의 약물의 효능과 치매환자에서 이러한 약물의 잠재적 부작용에 대한 동료의 문헌검토에 의해 안내될 수 있다. 콜린에스테라아제 억제제, 항정신병제, 항우울제, 수면제, 벤조디아제핀, 기분 안정제, 그 외의 약물들의 효능에 대한 상당한 자료가 존재한다. 분류 내 또는 분류 간 다중약물요법을 지원하는 자료가 거의 없는데도 일부 환자는 다중약물요법을 받는다[110]. 호스피스 기관에서 근무하는 약사와 의료감독은 독성 위험이 가장 큰 약물을 세심하게 검토하고 정신과적 증상이나 행동증상을 치료하는 모든 약물을 검토하기 위해 거꾸로 작업해야 한다.

대부분 중증단계의 환자들은 향정신성 약물을 줄이거나 중단할 수 있지만 경미하거나 중등도의 치매환자들은 새로운 행동문제에 대처하기 위해 치료를 계속하거나 약물을 조정이 필요할 수 있다. 치매의 마지막 단계에 처방되는 향정신성 약물의 효능은 알려져 있지 않다. 합리적인 전략은 효능에 대한 자료가 가장 적은 약물을 가장 먼저 중지한 다음, 더 이상 필요하지 않을 수 있는 근거기반 약물을 줄이는 것이다. 예를 들면, 벤조디아제핀은 중단하지만 콜린에스테라아제 억제제는 계속 복용하는 것. 항콜린성 독성이 현저한 약물들은 합당하다면 빨리 중단해야 한다. 항간질성 약물이 행동증상을 감소시키는 효능이 있다는 것을 뒷받침하는 자료는 거의 없다. 발프로산(valproic acid)과 라모트리진(lamotrigine)과 같은 약물은 상당한 진정효과를 나타낼 수 있다. 항간질성 약물의 중단은 전반적인 진정효과를 감소시킬 수 있으나 동일한 연령대의 일반적인 사람들보다 치매환자에서 발작은 더 흔하게 나타난다. 발작이나 행동에 처방된 항간질성 약물은 서서히 줄일 수 있으나 새로 발병하는 발작을 감지하기 위해 환자들을 모니터링해야 한다[106].

벤조디아제핀은 말기단계 치매환자의 행동문제에 대한 지속적인 치료에 효과적이지 않으며, 환자를 단순히 진정시킬 뿐이다. 로라제팜과 같은 약물은 단기간의 진정효과를 얻기 위해서 투약될 수 있다. 요양원 환경에서 이러한 약물의 장기 처방은 연방정부의 규제와 조사기준에 의해 엄격하게 통제된다. 기존의 불안장애가 있는 일부 환자들은 고용량의 벤조디아제핀을 장기적으로 복용하는 치료법을 받고 있을 수 있다. 디아제팜(diazepam)이나 클로나제팜(clonazepam)과 같이 반감기가 긴 약물은 특히, 탈수증세가 있는 환자에서 시간에 지남에 따라 약물이 축적이 될 수 있다[105]. 로라제팜이나 알프라졸람(alprazolam)과 같이 반감기가 더 짧은 벤조디아제핀은 갑자기 중단될 경우, 심각한 금단 증후군을 유발할 수 있다. 알프라졸람은 복잡한 금단상태를 만들 수 있는 잠재성이 있으므로 주의할 필요가 있다. 정신과적 진단에 대한 안정적인 장기 요법을 받고 있는 환자들은 벤조디아제핀을 불안이나 공황에 대한 증상을 조절할 수 있는 최저 용량으로 아주 서서히 역 적정해야 한다. 치매로 인한 행동문제를 조절하기 위해 이러한 약물을 복용하는 환자들은 용량을 더 빠르게 감소시킬 수 있다. 고용량의 알프라졸람을 복용하는 환자들은 약물을 계속 복용하거나 아니면 아주 서서히 점진적으로 약물을 감소시키는 과정을 거쳐야만 한다. 벤조디아제핀을 수면제로서 만성적으로 사용하는 것은 근거에 의해 뒷받침되지 않으며, 이러한 약물은 부작용을 일으킬 뿐만 아니라 중단되지 않을 경우에는 불면증을 재발시킨다. 졸피뎀(zolpidem)과 같은 수면제는 벤조디아제핀과 항정신병 약물과 같은 다른 약물들에 의해 발생하는 진정효과의 부담을 가중시킨다. 이러한 분류의 약물은 주의해서 사용해야 하며 관리전략의 약물 간소화 단계에서 조기에 중단해야 한다. 치매를 앓는 임종 환자에게 벤조디아제핀 치료법은 매우 조심스럽게 시작해야 한다. 이러한 약물은 인지적으로 온전한 임종 환자의 고통, 불안, 호흡곤란에 일상적으로 사용되지만, 이러한 약물의 처방이나 응급약물 키트의 포함하는 것은 세심한 감시와 가족 교육을 필요로 한다.

임종 환자는 항우울제를 서서히 줄일 수 있다. 반동효과를 피하기 위해 갑작스러운 중단은 권장되지 않는다. 과거에 우울증 치료를 받은 환자들은 우울증 재발을 암시하는 행동 징후가 있는지 모니터링해야 한다. 용량 감소는 어느 정도의 각성 수준에 있는 환자들은 몇 주 내에 그리고 둔감한 환자들은 더 빨리 이루어질 수 있다. 항우울제는 치매환자의 초조에 도움이 될 수 있으며 약물 중단으로 몇 주에 걸쳐 증상이 다시 나타날 수 있다[107].

항정신병 약물은 환자의 각성수준, 삼킴 능력, 지속되는 정신과적 증상이나 행동증상에 근거하여 서서히 감소시켜야 한다[111]. 항정신병 약물은 마취(마약)제(narcotics)와 상승작용을 할 수 있어 과도한 진정효과뿐만 아니라 삼킴 문제를 일으킬 수 있다. 그러나 자료에 따르면 항정신병 약물은 말기단계 치매에서 선택적인 정신과적 증상과 행동증상에 유익할 수 있다[110]. 호스피스 간호를 막 시작하는 일부(20%) 치매환자들은 콜린에스테라아제 억제제를 복용하고 있다. 임상의는 가족들에게 중단을 권고하지만 돌봄제공자들은 치료를 중단하는 것을 망설일 수 있다[16]. 도네페질(donepezil)은 증상 발현 후 기대수명에 유익한 영향을 미칠 수 있는데, 기대수명이 치료를 받으면 7.9년인데 반해 치료를 받지 않으면 5.3년이라는 연구 보고가 있지만 치료 중단이 죽음을 앞당긴다는 근거는 없다[112]. 콜린에스테라아제 치료법은 중증 치매환자의 행동증상을 줄이는데 도움이 될 수 있다. 용량을 서서히 줄이는 것은 증상 재발을 피하기 위해 가장 안전한 접근법이다. 도네페질과 메만틴(memantine) 모두 지속적인 치료법으로 인한 이점이 있는 것으로 나타났다[113, 114]. 루이소체 치매나 파킨슨병이 있는 환자가 복용하는 콜린에스테라아제 억제제를 급하게 중단하면, 환각증상이 갑작스럽게 증가하고 인지기능이 감소할 수 있다[115]. 용량 감소에 실패한 환자들은 손실을 만회할 수 있는지 결정하기 위해 최소한 2달 동안 약물을 다시 복용해야 한다.

NMDA 길항제인 메만틴은 질병의 말기 단계에서 진행이 늦어진다면 콜린에스테라아제 억제제와 함께 사용될 때 알츠하이머병에 유리할 수 있다[113, 114]. 메만틴은 2~4주에 걸쳐 서서히 감소되거나 급속도로 상태가 나빠지는 임종 환자에서 빠르게 중단될 수 있다. 급속도로 상태가 나빠지는 임종 환자에서 콜린에스테라아제 억제제와 메만틴은 중단되어야 한다. 임상의는 기대수명이 몇 개월 정도로 긴 환자에 대해서는 용량 감축을 적용해야 한다.

행동 및 정신과적 증상에 대한 최적의 호스피스 간호는 행동 중재를 먼저 사용해서 치료하는 것이다. 향정신성 약물은 가능하다면 줄이거나 제거되어야 한다. 행동관리를 거부하는 특정 증상들에 대해서는 새로운 향정신성 약물을 시작해야 한다. 환자와 돌봄제공자의 삶의 질에 미치는 영향은 약물이 제공하는 이점과 비교해서 측정해야 한다. 많은 향정신성 약물을 복용하면 진정작용, 가족에 대한 반응 감소, 음식의 구강섭취 감소가 발생할 수 있다. 저용량의 반감기가 짧은 약물이 바람직하다.

치매환자를 위한 가정 호스피스 관리

Home Hospice Management for the Patient with Dementia

다양한 문화적 배경을 가진 노인들은 자신의 가정에서 임종을 맞이하는 것을 선택한다. 연구에 따르면, 노인의 2분의 1에서 4분의 3은 본인에게 말기질환이 생길 경우 가정간호 받는 것을 최상의 옵션으로 꼽는다[14, 15]. 치매환자를 위한 가정 호스피스 간호에 중요한 요소로는 (1)

가정 내 돌봄제공자의 이용 가능성, (2) 치매 간호에 대한 전문기술과 지식, (3) 직원과 돌봄제공자간의 의사소통, (4) 합병증과 정신과적 문제를 가진 가정에 거주하는 치매환자의 요구를 수용하는 관리기관의 절차가 있다. 치매로 임종하는 환자에 대한 가정 간호는 말기 암을 간호하는 것과 여러 차원에서 다르다. 팀은 가족 돌봄제공자들이 겪는 행동 및 장기 스트레스에 대한 요구를 다루어야 한다.

가정 호스피스 기관의 조직적 구조는 유연할 필요가 있고 가정에서 치매로 임종을 맞이하는 환자들을 수용할 수 있는 능력이 필요하다. 가입 과정에는 환자의 인지적 · 정신적 요구를 파악할 수 있는 충분한 정보가 포함되어야 한다. 환자가 연하장애가 있거나 공격적 행동을 보이는지에 대한 중요한 정보를 소통하는 것은 환자를 치료하는데 중요하다. 인쇄된 자료에는 치매환자에 대한 정보를 포함해야 한다. 모든 비상대기(on-call) 간호사들은 행동적 지원이 필요한 증상을 가정 응급키트의 약물을 필요로 하는 증상과 구분할 수 있어야 한다. 사망 시 가족을 돕거나 사망 후 기간 동안 도움을 주는 목사나 다른 전문가들은 돌봄제공자와 가족의 고유한 치매-관련 문제들을 이해할 필요가 있다. 호스피스의 임상 리더십은 확실한 진단이 필요한 환자에 대한 부검을 확보하는데 익숙해야 한다. 전형적인 알츠하이머병 병력을 가진 노인들은 부검을 받는 경우가 드물지만, 60세 이하의 젊은 환자들은 사후 검사의 대상이 될 수 있다. 조기 발병 알츠하이머병과 전측두엽 치매는 향후 세대들의 위험 평가에 영향을 줄 수 있는 유전적 요소를 가지고 있다. 일반적으로 장의사들은 치매로 임종을 맞는 환자들에게 서비스를 제공하는 것을 불편해하지 않지만, 프라이온병(prion disease)은 이들에게 독특한 문제에 직면할 수 있다. 대부분의 장의사들은 프라이온병에 익숙하지만 이러한 환자들의 시체에 방부처리 하는 것을 꺼려한다. 가족들은 장례식의 지연을 피하기 위해 사망 전에 이러한 서비스를 제공하는 업체를 확인할 필요가 있다.

치매가 두 번째로 많은 호스피스 위탁 수를 차지하지만(17.7%), 암이 여전히 가장 흔한 질병이며 가장 큰 관심을 끈다(34.6%)[88]. 로라제팜, 모르핀, 아트로핀, 할로페리돌이 가장 흔하게 처방되는 다섯 가지 약물이다. 치매환자에게 이러한 약물들은 만성적인 기준이 아니라, 증상 완화를 위해 처방되는 경우가 더 많았다. 가정에서 흔히 사용되는 약물 목록의 상위 순위에 속하는 모르핀, 로라제팜, 할로페리돌이 들어있는 가정 응급키트는 모든 사례 중 최대 3분의 2에서 활용된다[116]. 가정 호스피스 간호사들은 이러한 키트가 사례의 절반에서 사용되었고 응급실 방문을 예방하는데 도움이 되었다고 보고한다. 키트의 가격은 50달러를 넘지 않는다. 가족들은 약물을 사용하는데 도움이 필요할 수 있는데, 모든 환자에서 가정 호스피스 가족 돌봄제공자들의 22%가 호스피스 팀으로부터 공식적인 지원을 받았다고 보고한 반면, 31%는 의학적 훈련을 받은 친구와 같은 비공식적인 지원을 받았다고 보고했다[117]. 치매환자에게 벤조디아제핀 투약은 항콜린성 부작용이 있는 약물처럼 섬망을 유발할 수 있다. 팀은 섬망으로 인한 새로운 행동문제를 피하기 위해 이러한 약물의 사용을 모니터링해야 한다. 할로페리돌은 정신병이 있거나 심한 초조증상이 있는 치매환자에게 효과적인 오래된 1세대 항정신병 약물이다. 할로페리돌은 로라제팜이나 모르핀과 같이 응급키트에 있는 다른 약물들과 함께 투약될 때, 진정작용을 나타낸다. 환자의 약물에 대한 내성이 결정될 때까지 초기에는 감소된 용량을 권장한다.

비언어적 환자들에게 통증, 정신적 고통, 오심 및 그 외 일반적인 증상에 대한 약물을 투약하는 것은 복잡하다. 숙련된 가족 돌봄제공자는 갈증, 통증, 축축함, 또는 고통을 나타내는 행동을 인식할 수 있지만 경험이 부족한 돌봄제공자나 유급 건강관리 제공자는 이러한 지식이 부족할 수 있다. 연구에 따르면, 많은 돌봄제공자(40%)들은 가정 환경에서 약물 투약을 위한 추가적인 지원이 없다고 보고했다. 가정에 거주하며 소수민족이나 낮은 사회 · 경제적 배경을 가진 돌봄제공자는 가정 지원이 부족할 가능성이 더 크다[118].

훌륭한 가정 간호는 치매에 대한 지식이 있는 직원이 가정 내 직접 간호 직원들과 규칙적이고 신뢰할 수 있는 방식으로 의사소통하고 행동 접근법을 최적화하기 위해 돌봄제공자의 지식을 활용한다.

임종을 맞은 치매환자를 위한 가정환경의 적응은 다른 모든 사망 원인이 되는 질병의 적응과 유사하다. 보통 환자의 안위를 위해 병원 침대, 산소, 흡인기, 그 외 장치를 포함하는 일반적인 기구가 요구된다. 가족 돌봄제공자에 대한 훈련은 통증 행동 해석, 발성, 오인 등과 같은 문제에 대한 환자의 요구에 달려있다. 억제법은 어떠한 환경에서도 좋지 못한 선택이다. 탈진이나 건강문제를 피하기 위해 다른 가족 구성원에게 도움을 요청하도록 돌봄제공자를 격려하는 것이 필요하다.

돌봄제공자들에 대한 지원과 협력 Supporting and Working with Caregivers

돌봄제공자의 스트레스와 소진은 이 책의 다른 장에서 논의되지만("치매환자의 가족 돌봄제공자의 경험과 관점"을 참조), 대부분의 말기단계 환자의 돌봄제공자들은 5년 이상 돌봄제공에 종사했으며 건강문제가 있을 수 있다. 돌봄제공자의 네트워크에는 다른 가족 구성원, 친구, 유급 직원이 포함될 수 있다. 환자에게 직접적인 서비스를 제공할 모든 사람들은 환자의 간호에 대한 기여를 최대화하기 위해 치매 및 임종과정에 대한 기본적인 지식이 필요하다. 일부 장거리 가족 구성원이나 관계가 끊긴 가족 구성원이 방문하거나 처음으로 팀과 상호작용을 할 수 있는데, 이 때 오해나 돌봄제공자의 지식부족은 장거리 친인척과 돌봄제공자 가족, 그리고 호스피스 팀 간의 논의가 스트레스를 줄 수 있는 상황을 유발할 수 있다. 호스피스 간호의 질은 가족과 호스피스 전문가들 간의 관계의 강도, 돌봄에 대한 가족들의 정서적 헌신, 임종과 죽음에 대해 생각하는 가족들의 능력과 관련이 있었다[119]. 생애 말기에 건강관리 팀으로부터의 지원 부족은 돌봄제공자들의 일관된 우려이다[120].

치매로 인해 환자는 일반적으로 돌봄제공자의 허약이 증가할 수 있는 오래 질질 끄는 과정 속에서 죽게 된다. 치매 돌봄 제공은 사망 시점이 되면, 일차 돌봄제공자의 인지 상실 위험을 높이고 허약이 악화될 확률이 40.5% 이상 증가할 수 있다[121]. 호스피스를 선택하는 많은 돌봄제공자들은 일부 개인의 스트레스를 감소시킬 수 있는 심리교육 중재를 받지 않았을 수 있다[122]. 이러한 돌봄제공자들은 호스피스 간호 단계에서 호스피스 간호를 받을 수 있는 의료 시스템을 찾는데 어려움을 겪고, 복잡하고 어려운 시스템으로 인해 "폭발 직전의 상황에 도달하고", 환자의 죽음을 반기게 되는 다양한 문제로 인해 어려움을 겪는 것으로 나타났다[123]. 호스피스 팀은 돌봄제공자의 건강과 환자에 대한 돌봄제공자의 부담을 살펴봄으로써 돌봄제공자의 고통 정도를 평가할 수 있다. 돌봄제공자의 정신적 · 신체적 건강은 임종과정의 영향, 사별의 특성, 환자의 사망 후 회복의 질을 예측하는데 도움이 될 수 있다. 돌봄제공자나 돌봄제공자 가족은 모두 고유하며 임종과정 동안에 그들을 돕기 위한 전략은 이러한 고유한 특성들을 수용해야만 한다[124].

가족 돌봄제공자는 일반적으로 질병이 진행되는 과정동안 신체적, 심리적, 사회적, 재정적 스트레스를 겪으며[125], 돌봄제공자는 임박한 환자의 죽음을 슬픔과 안도감(relief)이 뒤섞인 감정으로 바라볼 수 있다. 돌봄제공자들은 돌봄을 제공하는 동안 높은 수준의 우울증상을 보였지만 이러한 우울증은 환자 사망 후 3개월 내에 감소했다. 대부분(72%)은 사망이 자신들에게 안도감을 준다고 보고했지만 더 많은 돌봄제공자들(92%)은 사망이 환자에게 안도감을 준다고 믿었다[124]. 돌봄제공자의 부담을 증가시키는 위험 요인에는 여성, 낮은 사회경제적 위치, 돌봄을 받는 환자와의 동거, 주 당 더 많은 돌봄 시간, 우울증, 사회적 고립, 재정적 어려움, 돌봄제공자로서 역할을 하는데 있어서 선택의 부족이 포함된다[126]. 환자의 생애 말기에 돌봄제공자의 압박감은 환자에게 더 많은 행동문제, 더 높은 수준의 기능적 요구가 있고 돌봄제공자가 임상 팀으로부터의 지원이 부족하다고 인식하는 상황에서 증가된다[120]. 치매환자를 돕는 약물학적 중재와 심리사회적 중재는 돌봄제공자의 부담을 줄일 수 있다. 부담을 조금만 줄여도 돌봄제공자의 증상을 개선시킬 수 있다. 돌봄제공자에게 미치는 누적된 영향은 호스피스 환자의 증상 심각도와 이러한 증상을 경감시키려는 치료 팀의 노력을 반영한다. 환자를 호스피스 간호로 전환시키는 것은 완화 간호의 목표를 충족시켰던 이전의 간호 계획에 대한 검토와/또는 변화를 요구한다. 어떤 경우에는 호스피스로의 입원이 가족을 위한 계획을 세우는 첫 번째 노력일 수 있다. 간호 계획이나 간호의 목표는 일차와 이차 돌봄제공자를 확인하고, 환자와 돌봄제공자의 선호도를 모든 간호 계획에 통합하고, 돌봄제공자에게 교육과 기술을 제공하며, 마지막으로 시간에 따라 조정되어야 한다.

호스피스 팀은 가까운 가족에게 정보와 지침을 제공하고 장거리 친척이나 친구에게는 교육자료를 제공함으로써 이러한 과정을 가장 잘 도울 수 있다. "중증 치매에서 안위 간호에 관한 가족 설명서"와 같은 간단한 정보 설명서의 가치를 조사하는 연구에 따르면, 거의 대부분의 사람들(94%)이 이러한 자료가 과정의 후기가 아닌 초기에 도움이 되고 가장 필요하다고 생각했다. 가족들이 환자에 관한 전문가이므로 직원들은 이들이 알고 있는 것에 대해 명심하고 존중해야 한다. 가족 구성원들은 대부분 보건의료 전문가가 아니므로 비전문적인 형태의 정보를 필요로 한다. 가족과 상호작용을 하는 간호사와 다른 직원들은 적절한 용어를 사용하여 대화할 필요가 있으며 직원들은 이러한 질병의 본질에 대해 일관적이고 정확한 메시지를 전달해야 한다.

호스피스 팀의 구성원들은 가족이 겪는 스트레스를 관리할 준비가 되어 있어야 하며 이러한 스트레스를 환기시킬 수 있는 방법을 최일선(front line) 팀 구성원들에게 전달해야 한다. 직원들은 화가 났거나 요구가 많고 만족시키기 어려운 것으로 인식되는 가족을 다룰 때, 인내심 있고 사려 깊은 접근법을 사용해야 한다. 고령의 가족 구성원들은 인지적으로 장애가 있을 수 있으므로 자주 상기시켜줄 필요가 있다. 외부인이 자신의 집에 거의 온 적이 없는 노인들에게 가정 서비스는 거슬리고 불안하게 만든다고 생각할 수 있다. 사법당국은 노인들이 착취 당하는 것을 예방하기 위해 모르는 외부인을 경계하도록 격려하므로 모르는 낯선 사람들이 자신의 집에 있는 것을 노인들이 불안해할 수 있다. 호스피스 팀은 돌봄제공자의 피로와 스트레스를 확인하는 것으로 시작하는 공감적이고 주의 깊은 접근법을 사용해서 문제를 다룰 수 있다. 팀 구성원들은 가족의 성취에 중점을 두고 돌봄제공자들에게 가족 구성원이 제공한 지원을 상기시켜야 한다. 일부 가족 구성원들은 요양원과 같은 제도적 도움이나 가정 호스피스와 같은 "외부의 도움"을 필요로 하는 것을 실패로 여길 수 있다. 팀의 리더는 가족에 의해 표현되는 모든 걱정에 귀를 기울이고 이러한 문제들을 차분하고 공감적인 방식으로 다루어야 한다. 개인적인 몸 단장의 작은 부분이나 방안에 물건을 배치하는 것과 같은 중요하지 않은 문제에 대한 돌봄제공자들의 극심한 정서적 반응은 돌봄제공자의 고통을 나타낼 수 있다. 돌봄제공자의 요청을 다루는 모든 직접 간호 근로자들이나 사무실 직원들은 돌봄제공자의 스트레스를 이해하고 치료적 방식으로 의사 소통할 수 있는 능력을 발휘해야 한다.

의사들도 임종 과정 동안 돌봄제공자의 스트레스를 관리하는데 중요한 역할을 할 수 있다. 의사들은 가족과의 의사 소통을 촉진하고, 적절하다면 가정 간호를 지원하고, 상급 간호계획을 용이하게 하고, 가족에 대한 공감을 나타내고, 임종과정 동안과 사망 후 사별을 인식할 수 있다[127]. 의사들은 때로 생애 말기 상황에 대해 힘들어할 수 있는데, 이는 논의가 스트레스를 주고 시간소모가 많으며 이에 대한 비용보상이 되지 않는 경우가 많기 때문이다.

치매의 유형과 특징은 돌봄제공자의 대처에 영향을 줄 수 있다. 가족성 조기 발병 AD, FTD, 헌팅턴병과 같은 젊어서 발병하는(younger onset) 치매는 환자의 배우자와 자녀들에게 모두 영향을 미친다. 기괴한 행동을 보일 수 있는 젊은 환자의 배우자나 자녀는 가족에게 당혹감과 사회적 불편함을 야기할 수 있다. 이것은 나중에 죄책감과 회환으로 이어질 수 있다. 이러한 행동은 가족을 친구와 신앙 공동체로부터 소외시킬 수 있다[128]. 조기 발병 치매의 가족, 특히, 자녀들은 시간이 지남에 따라 상담과 지원이 필요할 수 있다.

호스피스 서비스는 가정이나 독립적인 주거에서 요양원 환경으로 옮겨지면서 시작될 수 있다. 일부 돌봄제공자들은 요양원으로 전환 후 스트레스–관련 증상이 개선되는 것을 경험하는 반면, 일부는 계속해서 우울증과 부담감을 경험한다. 특히, 행동증상이 더 크거나 극심한 기능적 요구를 가진 환자의 돌봄제공자가 그러하다[129]. 사전 지시서에 관해 논의하고, 환자의 안위를 돕는 문제를 탐색하고, 치매에 대한 전문적인 이해를 표현하고, 위관영양을 피하는 것과 같은 간단한 중재는 전환동안 이러한 스트레스를 줄이는데 도움을 줄 수 있다[130]. 치매로 임종을 맞는 환자를 돕는 것에 대한 돌봄제공자의 관점을 기술하는 이용 가능한 출판 자료는 제한적이다. 공통된 주제는 죽음에 대한 "가족의 믿음과 이들의 치료 선택"에 중점을 두었다[119]. 이러한 관점들은 다음과 같은 공통된 주제를 공유하는 것처럼 보인다: (1) 전문가들과의 관계가 간호의 질에 핵심요소이다. (2) 돌봄은 신체적 · 정서적 부담이 크다. (3) 죽음을 고려하는 돌봄제공자의 능력은 의사결정에서 중요한 요인이다.

가족 돌봄제공자들이 겪는 사별 문제 관리
Managing Bereavement Issues Experienced by Family Caregivers

수년간 치매환자를 지원함으로써 생기는 돌봄제공자의 슬픔 반응은 복잡하고 길어질 수 있다. 수년간의 돌봄 제공에도 불구하고, 많은 돌봄제공자들(23%)은 죽음에 대한 준비가 되어 있지 않다고 보고한다[131]. 많은 돌봄제공자들은 예상되는 슬픔뿐만 아니라 사망 후 슬픔도 경험한다. 환자와 돌봄제공자 모두에게 슬픔 과정은 진단이나 증상에 대한 인지 시점에 시작될 수 있다.

예상되는 슬픔은 살아남은 사람의 상실을 애도하는 것이지만 심리적 쇠퇴의 근거를 나타낸다. 예상되는 슬픔은 경도인지장애(MCI)나 치매 환자의 가족 돌봄제공자들에게 일어날 수 있는데, 환자와 함께 거주하는 돌봄제공자들이 특히 그러하다. "환자를 그리워하는" MCI 환자 가족들에게는 다양한 주제가 존재하는 반면에, 치매환자의 돌봄제공자들은 기능 상실을 애도한다[132]. 예상되는 슬픔은 돌봄제공자의 47~71%에서 예측될 수 있으며 복잡한 슬픔은 사망 후 돌봄제공자들의 20%에서 나타날 수 있다[133, 134]. 복잡한 슬픔은 더 많은 상실 전 우울증이 있고, 중증 장애를 가진 환자를 돌보고, 돌봄 제공의 긍정적인 면을 더 많이 경험하는 돌봄제공자들에게 더 자주 일어날 수 있다. 심리사회적 지원 활동에 참여하는 돌봄제공자들은 복잡한 슬픔을 경험할 가능성이 더 적었다[134]. 복잡한 슬픔에 대한 치료에는 정신과 전문의에게 위탁하는 것이 포함될 수 있다.

역학 연구가 제한적이긴 하지만, 슬픔은 질병의 모든 단계에서 돌봄제공자들에게 흔하다는 의견의 일치가 있다. 마지막에 많은 돌봄제공자들(23%)은 사랑하는 가족의 죽음에 대해 준비가 되어 있지 않다고 보고하는데 이러한 사람들은 상실 후 우울증과 불안을 겪을 위험이 높다[131]. 예상되는 슬픔이 사망 후 슬픔의 강도를 감소시키는 것으로 나타나지 않았다[135]. 환자에게 일상적인 지원을 제공했던 돌봄제공자들은 임종 과정 동안에 증가할 수 있는 우울증과 불안 증상의 위험이 높은 것으로 보이지만 많은 돌봄제공자들은 1년 후에는 상당한 회복력을 보이고 기준점으로 돌아간다.

사망 후 도움을 필요로 했던 사람들 중 많은 사람들이 가족 지지집단(65%) 또는 개인 상담(53.3%)을 이용했다. 어떤 경우에는 돌봄제공자였던 배우자가 결혼의 한계로 독신으로서의 생활방식을 재개하고, 일부 돌봄제공자들은 배우자의 존재에도 불구하고 비어 있는 동반자 관계를 채우기 위해 새로운 친밀관계를 가질 수 있다. 환자와 돌봄제공자는 환자가 인지능력을 상실함에 따라 문제를 해결할 수 있는 기회를 가지지 못할 수 있다. 환자와 성인 자녀들은 자신의 삶을 돌아보고 오래된 갈등을 해결할 수 있는 개인과 흔히 발생하는 회상이나 토의에 참여하거나 회고할 능력이 없을 수 있다.

사별 지원 Bereavement Support

사망 전이나 후의 사별 상담은 호스피스 간호의 중요한 요소가 될 수 있다. 알츠하이머병은 심리적인 사별 서비스에 대한 필요성을 증가시키는 질환으로 확인되었다. 돌봄제공자들은 환자의 사망 후 우울증에 걸릴 위험성이 높으며, 사망 후 연구에 따르면 호스피스를 이용하는 치매 돌봄제공자들은 환자에게 적극적인 의료 조치를 취한 돌봄제공자들보다 우울증을 덜 겪는다[136].

환자의 고통 인식을 포함하여 임종과정 동안 돌봄제공자의 경험은 사망 후 정신질환의 이환율에 영향을 미칠 수 있다. 돌봄제공자들은 질식(choking)과 통증이 특히 고통스럽다고 보고한다. 특히 이러한 증상들은 호스피스 간호 동안 치료의 대상이 된다[68]. 슬픔은 심장질환과 같은 다른 만성질환에서보다 치매에서 더 흔한데, 이는 많은 치매 돌봄제공자들이 사별 증상을 겪는 것으로 보고되는 것의 두배이다. 일부 돌봄제공자들은 사망 후 1년이 지난 후에도 계속 슬픔에 잠겨 있을 수 있는데, 복잡한 슬픔이 신체적 · 정신적 건강 결과에 미치는 역효과를 고려한다면 임상의는 방심하지 말고 이러한 증상을 감지하기 위해 노력해야 한다[133]. 복잡한 슬픔을겪는 환자들은 끊임없이 "사망한 사람을 그리워하는" 감정을 강하게 보인다. 일부는 사망한 환자가 여전히 집에 있는 것 같은 느낌이 든다고 말하거나 사망한 환자의 목소리가 들린다고 보고하는 돌봄제공자도 있다. 이것이 정신과적 특성을 내포하지는 않지만 이러한 증상에 대해 정신건강 전문가의 평가를 받을 필요는 있다[137]. 예방적 항우울증 치료법은 슬픔에 잠긴 돌봄제공자들에게는 적합하지 않으며, 임상의는 노인의 불안이나 불면증을 치료하기 위해 벤조디아제핀을 사용하는 것을 피해야 한다. 자살경향성은 사별한 돌봄제공자들에서 증가하지 않았으나, 우울증이 있는 쇠약한 노인들은 항상 자해의 위험성이 높은데, 만성적 통증이 있거나 약물남용을 하는 경우에는 특히 그러하다. 슬픔 상담, 슬픔 지원단체, 지속적인 치매 지원단체 참여, 그 외의 심리적 중재는 돌봄제공자들에게 바람직하다. 슬픔 상담사는 치매와 돌봄 제공에 대해 잘 알아야 한다. 돌봄제공자들은 만성적인 돌봄제공자 역할로 인해 수면주기가 파괴될 수 있는데, 임상의는 수면을 위해 벤조디아제핀을 사용하는 것을 피해야 하며 수면위생과 같은 행동적 중재와 낮잠을 피하고 규칙적인 활동을 재개하도록 제안해야 한다.

돌봄을 제공하는 가족은 수 년동안 신앙 공동체의 지원을 잃었을 수 있다. 환자가 더 이상 예배에 참여할 수 없고 가족이 참여하기 위해 휴식보호 지원을 찾을 수 없을 때, 이러한 가족은 자신들의 교회와 단절될 수 있다. 예배 동안 보육은 신앙 공동체에 자주 있지만 노인주간보호는 흔하지 않다. 환자가 교회에 대한 기억과 의사소통 능력을 잃어감에 따라 목사가 가정방문을 계속하지 않을 수 있다. 특히 시골 지역에서는 영적 단절이 고통스럽고 스트레스를 줄 수 있다.

치매 돌봄제공자의 슬픔을 치료하는 치료사나 목사는 치매와 돌봄제공의 영향에 대해 이해해야 한다. 우울증은 사망 후 단계에서 흔하므로 목사들은 돌봄제공자가 슬픔에서 우울증으로 전환된 징후에 대해 경계해야 한다. 치매환자를 위한 호스피스 간호에서 사제나 목사의 역할은 다른 질병을 가진 환자를 위한 역할과 다를 수 있다. 환자들은 기능적 문제나 행동문제로 인해 더 이상 규칙적으로 교회에 참석하지 못할 수 있다. 목사들은 때로 치매환자와 괴로워하는 돌봄제공자를 감당하기 힘들어할 수 있다. 신앙 공동체가 인지장애를 가진 사람들의 요구를 수용하기 위한 노력을 하지 않는 환경에서 가족들은 신앙 공동체로부터 버림받은 기분이 들 수 있다.

목사와 신앙 공동체는 가족과 환자에게 정서적 · 영적 지원을 줄 수 있다. 목사의 역할은 신앙적 믿음체계에 의해 구속되기보다는 정신 대 정신의 관계에 의해 구속된다. 목사-환자 관계의 많은 요소들은 치매에서 이용 가능하지 않는 반면, 존재나 함께하는 여정에 중점을 두는 것과 같은 다른 것들은 가능하다[138]. 영적 지원이 모든 말기질환 환자들에게 잘 활용되지 않을 수는 있지만 영적 간호는 인지적으로 온전한 사람들에게 모든 차원에서 유익할 수 있다. 목사들이 치매의 복잡한 신경정신적 징후에 대해 이해하지 못하고 반응이 없어 보이는 이러한 환자들과 시간을 보내는 것을 불편해 할 수 있다. 이러한 환자들을 보살피는 것이 보람없어 보일 수 있지만 성직자들은 자신들이 쉽게 겉으로 보이지 않는 영적 결속을 만들고 있다는 것을 알아야 한다. 치매환자에 대한 성직자들의 관심은 환자를 돌보는 직원들에게 강력한 메시지를 전달한다. 성직자의 관심은 환자의 인간으로서의 가치를 입증할 수 있다. 성직자들은 영적 독서나 영적 음악표현과 같은 활동에 자신들이 참여하는 것이 환자들에게 감동을 줄 수 있으며, 더 중요하게는 그것이 환자의 인간성을 직원들에게 확인하는 것임을 알아야 한다. 영적인 관점에서 보면, 뇌, 정신, 영혼의 구분이 중요하다. 가능한 교육 모델은 영적 음악감상의 개념화이다. 강력한 찬송가가 뇌의 청각 피질에 의해 들릴 것이다. 정신은 이러한 정보를 처리해서 음악을 맥락 속에서 이해하지만 영혼은 신경과학에 의해 쉽게 규정될 수 없는 방식으로 감동을 받는다. 치매환자의 뇌와 정신에는 현저한 결핍이 있을 수 있지만 영혼의 상태에 대해서는 알려진 것이 없기 때문에 사망 시점까지는 온전한 것으로 간주되어야 한다는 것을 성직자들은 알아야 한다.

치매환자의 사별 관리 Managing Bereavement in Patients with Dementia

치매환자는 기능 및 독립성의 상실에 대해 슬퍼할 수 있는데, 특히 진행성 비유창성 실어증에서 의사소통 능력과 같은 선택적 기능에 장애가 있는 경우에 특히 그러하다. 상실감과 두려움은 환자가 통찰력을 상실할 때까지 계속될 수 있다. 환자의 슬픔이 말기단계 치매환자에서 흔하지 않지만 초기단계 치매환자와 암 같은 다른 치명적인 질병을 가진 환자들은 이들의 인지능력에 맞는 애도 서비스를 필요로 한다. 암이 있는 경증 또는 중등도의 치매환자는 자신들에게 중대한 질병이 있다는 것과 최소한 한 번은 그들에게 예후를 알려주기 위한 사전 논의를 할 자격이 있다는 것을 이해할 수 있다. 기억상실로 인해 즉시 잊혀지는 자신의 증상에 대해 반복되는 설명은 환자에게 극심한 정서적 반응을 야기할 수 있으며 이들의 간호에 도움이 되지 않을 수 있다[139]. 임상의는 어떠한 환자의 질문에도 정직하게 답해야 하지만(예: 저에게 심각한 병이 있나요?-네, 그렇습니다), 의료팀은 다른 주제나 삶의 질을 지속시키는 활동으로 넘어가야 한다. 예를 들면, 적절한 대답은 아마도, "네, 당신에게는 심각한 질병이 있지만 오늘은 당신의 손자들이 오니까 좋은 하루가 될 겁니다."

경증 단계에서 중등도 단계의 치매환자들은 자신의 질병과정 동안 돌봄제공자나 성인 자녀의 죽음과 같은 다른 상실을 경험할 수 있다. 어떤 경우에 환자들은 사망한 가족이나 친구에 대해 묻는다. 치매환자들은 최근의 상실에 대해 알 자격이 있으나 환자의 직접적인 질문에 대해 답하는 것이 아니라면 이러한 주제에 대해 다시 말할 필요는 없다. 상실에 대한 반복된 상기가 잊혀지면서 환자들은 상기될 때마다 새로운 일처럼 슬픔을 재경험할 수 있다. 환자의 고통을 피하기 위해 주제의 전환과 환기가 사용될 수 있다. 치료 팀은 환자에게 이러한 상실을 알리지 말 것을 가족이 요구할 때, 어려움을 경험한다. 대리 의사결정자로 후견인이 있는 것이 아니라면 치료 팀은 가족들과 환자에게 이러한 정보를 알리는 것에 대한 윤리적 문제에 대해 논의할 수 있다. 능력이 손상된 환자들에게 정보를 알리는 것과 알리지 않는 것의 장점에 대한 구체적인 규칙이나 지침은 없다. 치매 노인들의 슬픔에 대한 연구에 따르면, 일부 환자들은 상실에 관한 정보를 처리할 수 있는 반면, 일부는 혼동이나 당혹감을 보일 수 있다. 환자들은 죽은 사람을 찾고 정서적 분출에 의해 반응할 수 있는데 안위의 요구는 수개월간 지속될 수 있다[139]. 안심시키는 것과 행동중재는 가장 중요한 치료이며 직원들은 향정신성 약물을 피해야 한다. 환자들은 "나도 죽었으면 좋겠다"와 같은 걱정스러운 말을 할 수 있다. 이러한 말이 자살 경향성을 반영하지 않을 수도 있다. 그러나 이러한 말이 반복된다면 정신과적 평가가 필요하다. 치매환자에서 정상적인 슬픔과 병리적 슬픔을 구분하는 구체적인 지침이 없기 때문에 임상의는 환자의 과거 정신병력, 증상의 심각도, 실제 사건의 지속기간, 행동 영향에 근거해서 자신이 가진 최선의 판단을 이용해야 한다.

치매환자가 장례식에 참석할 수 있는지에 대한 결정은 복잡하다. 환자의 참석이 가족들에게 위안이 될 수 있지만 일부 환자들은 감정과 자극에 의해 압도될 수 있다. 장례식에 참석할지에 대한 결정은 사례별로 이루어져야 한다. 중증 치매환자들은 이러한 행사를 거의 이해하지 못하며 환경적 스트레스 요인에 의해 충격 받을 수 있다. 경증 치매환자들은 이러한 행사에 참석할 수 있으나 이들의 요구에 대한 상세한 지식이 있는 사람들의 지속적인 참석이 필요하며, 환자가 고통을 겪는 경우를 대비하여 팀은 행동문제를 관리할 수 있는 전략이 필요하다. 예를 들면, 환자가 평정심을 잃을 것 같다는 걱정이 든다면, 가족들은 안정을 되찾는 것을 도울 수 있는 조용한 장소를 확인하고 언제든지 시설로 돌아갈 수 있도록 운전기사를 대기시켜 놓을 수 있다. 운전하는 동안의 안전을 보장하기 위해 두 명의 돌봄제공자들이 이동 가능한 환자를 동행해야 한다.

인지 결손이 있는 특별한 호스피스 인구집단 관리

Management of Special Hospice Populations with Cognitive Deficits

호스피스 간호에 인지장애 및 특유의 행동 문제가 있는 특별한 인구집단에는 심각한 정신질환과 지적 장애가 있는 노인들이 포함된다. 정신과적 진단으로서의 치매를 제외하고, 50만 명이 넘는 정신질환 환자들이 미국의 요양원에 거주하는 것으로 나타났다[140]. 요양원에 입소하는 대부분(89%)의 거주자들은 몇 가지 정신과적 진단을 가지고 있는데, 89%가 우울증이 있고 5.6%가 정신분열증, 5.2%가 양극성 장애를 가지고 있다. 일반 노인인구와 비교하면, 두 집단 모두 노화와 함께 노화 관련 치매에 걸릴 위험이 높으며, 향정신성 약물을 복용할 가능성이 크고, 환자의 증상과 고통을 유발하는 인지되지 않은 건강문제를 가지고 있을 가능성이 더 크다[140]. 중증 정신질환이 있는 환자나 약물남용을 하는 중년은 노년에 치매에 걸릴 위험이 높다[141].

다른 노인들에 비해 인지감소의 위험이 더 큰 정신분열증이나 양극성 장애가 있는 환자를 위한 호스피스 간호에 대해 기록된 것은 거의 없다[142]. 심각한 정신질환이 있는 환자의 전반적인 기대수명은 일반 인구집단보다 10~20년 더 짧다. 많은 환자들은 건강관리에 대한 접근성이 제한되고 치료되지 않거나 제대로 치료받지 못한 건강 문제를 가지고 있다. 정신분열증은 뇌의 전두엽과 측두엽에 모두 영향을 미치는 신경발달 장애이며 정신과적 증상은 많은 환자들에게 평생 지속된다. 노년기의 지속적인 항정신병 치료의 필요성은 사례별로 결정되어야 한다. 환각과 망상은 정신분열증 환자에게 매우 고통스러울 수 있다. 정신병 증상의 징후에 미치는 치매의 영향은 사람마다 다르지만 일부 치매환자는 정신병 증상이 악화될 수 있다. 정신분열증이 있는 노인 환자들은 항정신병 약물로 인한 부작용이 생길 위험이 더 높고 높은 수준의 허약으로 인해 저용량의 항정신병 약물 사용이 반드시 필요하다[43].

인지증상은 심각한 정신질환이 있는 호스피스 환자에서 자주 간과되므로 직원들은 이러한 환자들의 인지를 적절한 도구를 사용해서 평가하는데 특히 주의해야 한다. 정신질환이 있는 환자에 대한 표준화된 인지 선별검사 도구는 거의 없지만, Folstein 간이정신상태 검사(MMSE)는 간단하며 이러한 인구집단에 타당하다[105]. 과거의 증상에 대한 인정으로 병원 입원이나 항정신병 약물의 용량 증가를 초래할 수 있기 때문에 노인 환자들이 자발적으로 정보를 제공하지 않을 수 있으므로, 입원 시 정신상태 검사를 실시해서 환각과 망상을 확인해야만 한다. 정신분열증과 무관심과 같은 더 심각한 부정적 증상이 있는 환자들은 인지증상이 있을 가능성이 더 크다[144]. 정신질환, 인식되지 않은 인지결손과 인식되지 않은 연령 관련 감각결핍의 결합은 환자가 섬망을 일으킬 가능성을 높인다. 이러한 환자들은 행동문제에 의한 징후로서 스트레스나 질병과 함께 재발할 수 있는 소리 없는 정신병 증상이 있을 수 있다. 많은 정신분열증 환자들은 자신의 가족들과 제한적인 관계를 가지고 있으므로 대리 의사결정은 주된 도전이 될 수 있다.

양극성 장애나 정신병적 우울증이 있는 치매환자들은 호스피스 팀에게 독특한 도전을 제기할 수 있다. 인지장애가 있는 허약한 노인 환자들은 불안정한 조증이나 우울증뿐만 아니라 자신들의 질병의 결과로서 불안정해지는 증상이 있을 수 있다. 환자들은 호스피스 팀에게 걱정을 줄 수 있는 자살과 같은 문제에 대해 논하려는 경향이 있다. 일부 환자들은 기준으로부터 적대적이거나 위협적으로 보일 수 있다. 기분장애와 인지장애가 있는 환자의 기분 안정제 투여를 중단하는 것은 정신병 전문의의 도움을 받아 수행해야 한다. 기분을 안정시키기 위해 사용되는 2세대 항정신병 약물인 리튬(lithium)과 같은 특정 약물과 발프로산(valproic acid)과 같은 항경련제는 체계적으로 그 복용량을 서서히 감소시킬 수 있다. 리튬은 노인에서 매우 좁은 치료범위를 가지기 때문에 혈청 리튬 수치를 올릴 수 있는 NSAIDs과 같은 다른 약물과의 약물 대 약물 상호작용을 피하기 위해 주의가 필요하다. 감소된 구강 섭취와 탈수는 리튬 수치를 올릴 수 있다. 기분 안정제는 임종을 맞은 환자에서 첫 단계로 줄일 수 있으며, 그 다음으로 섬망을 유발할 가능성이 적은 또 다른 기분 안정제인 항정신병 약물을 줄인다. 정신병적 우울증이 있는 환자는 신체망상이 생길 수가 있는데, 이 경우에 환자들은 자신들이 삼킬 수 없다고 확신하거나 음식에 대해 편집증적으로 변해 먹는 것을 중단한다. 망상과 관련된 정신적 고통을 줄이고 임종과정 동안 최적의 영양상태를 유지시키기 위해 이러한 환자들에게 항정신병 약물은 적합하다. 심한 우울증은 긴장증(catatonia)이나 치매와 유사한 인지증상을 유발할 수 있으므로 심한 우울증 환자들은 암이나 말기단계 심부전과 같은 다른 치명적인 질병이 존재하지 않는다면 적극적인 치료를 받아야만 한다.

자살경향성은 치매환자와 정신질환이 있는 환자 모두에게 주된 문제이다. 치매환자는 다른 만성질환이 있는 노인환자들에 비해 질병의 어느 시점에서도 자살 위험이 높다는 근거는 없다. 환자가 특히, 우울증이 있다면 죽음에 대한 생각을 표현할 수 있다. 치매환자가 자살에 대한 생각을 표현하기 시작하는 경우, 노인환자에 대한 전문지식이 있는 정신과 전문의와 상담해야 한다. 치매의 어떤 단계에 있어서든 환자들은 눈물을 흘리거나 큰 슬픔에 빠질 수 있으며 격렬한 일시적 감정을 겪는 동안에는 자해에 대한 생각을 표현할 수 있다. 예를 들면, 심한 혼란을 겪는 노인은 “내 가족이 나를 여기에 두고 갔으니 차라리 난 죽는 편이 나아”라고 말하고서는 2시간이 지난 후에는 성직자와 유쾌한 대화를 나누고 있을 수 있다.

지적 장애가 있는 환자들은 50년 전에 비해 더 오래 살기 때문에 이러한 인구집단이 치매에 걸릴 위험이 높다. 모든 원인으로 인한 사망률이 지적 장애 환자에서는 거의 3배가 증가했다[145]. 다운 증후군이나 허약성 X 증후군이 있는 환자와 같은 일부 집단은 치매 및 노화와 관련된 돌봄제공자 부담의 위험이 높다[146]. 대부분의 지적 장애 환자들은 IQ가 60 이상인 경미한 범위에 있지만 치매는 모든 IQ를 망라하는 집단에서 일어날 수 있다. SLUMS나 MMSE와 같이 흔히 사용되는 도구들이 이러한 집단에서는 효과가 없다. 환자들은 치매의 징후로서 이전에 습득한 기능을 상실하게 된다. 예를 들어, 경미한 지적 장애가 있는 노인이 지난 40년 동안 배뇨를 관리를 해왔지만 더 이상 스스로 화장실에서 볼일을 볼 수 없게 되었는데 그 환자는 기능 상실에 대한 어떠한 의학적 설명이 없다. 지적 장애가 있는 많은 환자들은 고령의 부모에 의해 관리되는데, 돌봄제공자의 상실은 중년에 돌봄을 받는 환자에서 치매처럼 보이는 사별이나 우울증을 유발할 수 있다. 지적 장애 환자들은 일반적인 인구집단에 비해 심각한 정신질환 위험이 높으며 중등도에서 중증 장애가 있는 환자들은 자해와 같이 특정 행동을 할 수 있다. 치매 환자를 돌보는데 유익한 많은 임상 기술 또한 지적 장애 환자를 돌보는데 유용하다. 돌봄제공자의 상실, 신체적 건강문제, 새로운 집이나 거주 프로그램으로의 재배치, 그 외 다양한 범위의 스트레스 요인들은 머리를 때리거나 무는 것과 같은 행동을 유발할 수 있다. 호스피스 팀은 이러한 새로운 행동을 평가하고 적절한 치료를 하기 위해 발달행동 전문가와 상담을 해야 한다[147].

허약은 지적 장애가 있는 모든 노인에서 흔하다. 50~65세인 환자의 11%와 65세 이상의 18%가 허약하다. 허약의 위험요인에는 다운 증후군, 치매, 운동장애, 낮은 기준의 지적 기능이 포함된다[148]. 지적 장애 환자에서 조기사망은 증가되고 이러한 증가된 사망률은 건강관리 문제와 관련이 있다[149, 150]. 지적 장애가 있는 환자에서 말기질환에 대한 결정에는 전이성 암종과 같은 분명한 원인이나 환자의 감퇴 원인을 확인하기 위한 철저한 평가 문서가 포함되어야 한다. 대부분의 지적 장애 환자들은 노화가 가속화되지 않으며 조기에 자연스럽게 사망하지 않는다.

호스피스 서비스에 대한 접근성은 지적 장애가 있고 허약한 일종 노인 환자에게 제한적일 수 있다. New Jersey에서 실시된 대규모 설문조사에 따르면, 소수의 그룹 홈(22%)과 발달센터 60%가 호스피스 서비스를 잘 안다고 보고했다[147].

치매환자의 호스피스 간호에 대한 윤리적 문제

Ethical Challenges for Hospice Care in Persons with Dementia

치매는 사회와 건강관리를 위한 법적 · 윤리적 구축에 독특한 도전을 제기한다. 치매는 환자와 돌봄제공자 모두에게 무자비하고 돈이 많이 들며 사기를 꺾는 질환일 수 있다. 환자들은 자신의 가족에게 짐이 되는 것을 바라지 않으며 정신적 능력을 잃은 채 살고 싶어하지 않을 것이다. 인간성이 감소되고 치료가 의학적으로 가능하지 않다는 것을 의미할 만큼 인지상실이 진행된 시기를 정의하는 지침은 존재하지 않는다[151].

조력 사망은 많은 이유로 인해 여전히 논란의 여지가 있다. 유럽 완화 간호협회의 지침에 의하면, 조력 사망에는 자발적인 안락사와 의사에 의한 조력 자살 모두가 포함된다. 의사들은 의사에 의한 조력자살이 더 편할 수 있는데, 의사는 약물만 제공할 뿐이고 환자가 자발적으로 치사량의 약물을 복용하기 때문이다. 안락사는 조금 더 적극적인 의사의 역할이 요구된다. (일부) 유럽 국가들은 치매 환자가 인지적으로 온전할 때 선택한 것이라면, 이들에게 조력자살을 선택할 권리를 부여한다[152]. 환자가 조력자살을 선택하는데 있어서 다음과 같은 요인들이 있다: (1) 치매로 인한 고통, 의존성과 자아상실, (2) 통증과 고통의 잠재성, (3) 존엄하고 양질의 죽음을 맞이하고자 하는 바램, (4) 자기결정권을 행사하고자 하는 바램. 조력자살에 관한 여러 가지 우려에는: (1) 재정적 압박이나 사회적 압박으로부터의 보호 필요, (2) 도덕적 · 종교적 반대, (3) 수 년 전에 조력자살을 이용하고자 한 결정을 더 이상 환자가 선택하지 못할 수 있을 가능성이 있다. 우울증은 돌봄제공자와 환자 모두에게 흔하다. 의사 결정자의 정신건강 상태는 진정으로 정보에 입각한 의사결정을 할 수 있는 능력에 영향을 미칠 수 있다.

환자와 가족을 대상으로 한 설문조사는 연구 표본에 근거한 태도의 차이가 아주 크다는 것을 보여준다. 환자의 14~65%와 돌봄제공자의 15~77%가 조력자살을 고려할지도 모른다[153]. 두 집단의 태도는 나이, 성별, 신념 배경에 의해 영향을 받았다. 인지장애가 더 크지만 통찰력은 보유하고 있는 사람들이 이러한 선택에 대한 접근성에 더 호의적인 태도를 보였다. 보건의료 전문가들은 여러 이유로 인해 모든 형태의 조력 사망에 일반적으로 반대하며, 이러한 태도는 가까운 장래에 바뀌지 않을 것이다. 이처럼 의료계는 치매환자에 대한 의료적 무용의 구체적인 기준을 세우지 않을 것이며, 중증 치매환자들에 대한 적극적인 간호는 계속될 것이다.

References

1. Alzheimer's Association. Alzheimer's disease facts and figures. Alzheimers Dement. 2014;10(2):e47–92.
2. Johnson KS, Elbert-Avila K, Kuchibhatla M, Tulsky JA. Characteristics and outcomes of hospice enrollees with dementia discharged alive. J Am Geriatr Soc. 2012;60(9):1638–44.
3. Li Q, Zheng NT, Temkin-Greener H. Quality of end-of-life care of long-term nursing home residents with and without dementia. J Am Geriatr Soc. 2013;61(7):1066–73.
4. Wachterman MW, Marcantonio ER, Davis RB, McCarthy EP. Association of hospice agency profit status with patient diagnosis, location of care, and length of stay. JAMA. 2011;305(5):472–9.
5. Irwin SA, Zurhellen CH, Diamond LC, Dunn LB, Palmer BW, Jeste DV, Twamley EW. Unrecognised cognitive impairment in hospice patients: a pilot study. Palliat Med. 2008;22(7):842–7.
6. Aminoff BZ, Adunsky A. Their last 6 months: suffering and survival of end-stage dementia patients. Age Ageing. 2006;35(6):597–601.
7. Aragon K, Covinsky K, Miao Y, Boscardin WJ, Flint L, Smith AK. Use of the Medicare posthospitalization skilled nursing benefit in the last 6 months of life. Arch Intern Med. 2012;172(20):1573–9.
8. Mitchell SL, Teno JM, Intrator O, Feng Z, Mor V. Decisions to forgo hospitalization in advanced dementia: a nationwide study. J Am Geriatr Soc. 2007;55(3):432–8.
9. Teno JM, Gozalo PL, Bynum JP, Leland NE, Miller SC, Morden NE, Scupp T, Goodman DC, Mor V. Change in end-of-life care for Medicare beneficiaries: site of death, place of care, and health care transitions in 2000, 2005, and 2009. JAMA. 2013; 303(5):470–7.
10. Dobbs D, Meng H, Hyer K, Volicer L. The influence of hospice use on nursing home and hospital use in assisted living among dual-eligible enrollees. J Am Med Dir Assoc. 2012;13(2):189.e9–13.
11. Perrels AJ, Fleming J, Zhao J, Barclay S, Farquhar M, Buiting HM, Brayne C, Collaboration Cambridge City over-75s Cohort Study. Place of death and end-of-life transitions experienced by very old people with differing cognitive status: retrospective analysis of a prospective population-based cohort aged 85 and over. Palliat Med. 2014;28(3):220–33.
12. Hales S, Zimmermann C, Rodin G. The quality of dying and death. Arch Intern Med. 2008;168(9): 912–8.
13. Lawrence V, Samsi K, Murray J, Harari D, Banerjee S. Dying well with dementia: qualitative examination of end-of-life care. Br J Psychiatry. 2011;199(5): 417–22.
14. Kulkarni P, Kulkarni P, Anavkar V, Ghooi R. Preference of the place of death among people of Pune. Indian J Palliat Care. 2014;20(2):101–6.
15. Fukui S, Yoshiuchi K, Fujita J, Sawai M, Watanabe M. Japanese people's preference for place of end-of-life care and death: a population-based nationwide survey. J Pain Symptom Manag. 2011;42(6):882–92.
16. Shega JW, Hougham GW, Stocking CB, Cox-Hayley D, Sachs GA. Patients dying with dementia: experience at the end of life and impact of hospice care. J Pain Symptom Manag. 2008;35(5):499–507.
17. Shemie SD, Hornby L, Baker A, Teitelbaum J, Torrance S, Young K, Capron AM, Bernat JL, Noel L, The International Guidelines for Determination of Death Phase 1 Participants, in Collaboration with the World Health Organization. International guideline development for the determination of death. Intensive Care Med. 2014;40(6):788–97.
18. Burkle CM, Sharp RR, Wijdicks EF. Why brain death is considered death and why there should be no confusion. Neurology. 2014;83(16):1464–9.
19. Koppitz A, Bosshard G, Schuster DH, Hediger H, Imhof L. Type and course of symptoms demonstrated in the terminal and dying phases by people with dementia in nursing homes. Z Gerontol Geriatr. 2015;48(2):176–83.
20. Pinzon LC, Claus M, Perrar KM, Zepf KI, Letzel S, Weber M. Dying with dementia: symptom burden, quality of care, and place of death. Dtsch Arztebl Int. 2013;110(12):195–202.
21. Vandervoort A, Houttekier D, Vander Stichele R, van der Steen JT, Van den Block L. Quality of dying in nursing home residents dying with dementia: does advanced care planning matter? A nationwide post-mortem study. PLoS One. 2014;9(3):e91130.
22. Klapwijk MS, Caljouw MA, van Soest-Poortvliet MC, van der Steen JT, Achterberg WP. Symptoms and treatment when death is expected in dementia patients in long-term care facilities. BMC Geriatr. 2014;14:99.
23. Macleod AD, Taylor KS, Counsell CE. Mortality in Parkinson's disease: a systematic review and meta-analysis. Mov Disord. 2014;29(13):1615–22.
24. Miyasaki JM, Long J, Mancini D, Moro E, Fox SH, Lang AE, Marras C, Chen R, Strafella A, Arshinoff R, Ghoche R, Hui J. Palliative care for advanced Parkinson disease: an interdisciplinary clinic and new scale, the ESAS-PD. Parkinsonism Relat Disord. 2012;18 Suppl 3:S6–9.
25. Kempster PA, O'Sullivan SS, Holton JL, Revesz T, Lees AJ. Relationships between age and late progression of Parkinson's disease: a clinico-pathological study. Brain. 2010;133(Pt 6):1755–62.
26. Carter JH, Lyons KS, Lindauer A, Malcom J. Pre-death grief in Parkinson's caregivers: a pilot survey-based study. Parkinsonism Relat Disord. 2012;18 Suppl 3:S15–8.
27. Garcia-Ptacek S, Farahmand B, Kareholt I, Religa D, Cuadrado ML, Eriksdotter M. Mortality risk after dementia diagnosis by dementia type and underlying factors: a cohort of 15,209 patients based on the Swedish Dementia Registry. J Alzheimers Dis. 2014;41(2):467–77.

28. Gill DP, Hubbard RA, Koepsell TD, Borrie MJ, Petrella RJ, Knopman DS, Kukull WA. Differences in rate of functional decline across three dementia types. Alzheimers Dement. 2013;9(5 Suppl):S63–71.
29. van der Steen JT, van Soest-Poortvliet MC, Hallie-Heierman M, Onwuteaka-Philipsen BD, Deliens L, de Boer ME, Van den Block L, van Uden N, Hertogh CM, de Vet HC. Factors associated with initiation of advance care planning in dementia: a systematic review. J Alzheimers Dis. 2014;40(3):743–57.
30. Mitchell SL, Black BS, Ersek M, Hanson LC, Miller SC, Sachs GA, Teno JM, Morrison RS. Advanced dementia: state of the art and priorities for the next decade. Ann Intern Med. 2012;156(1 Pt 1):45–51.
31. Teno JM, Gozalo PL, Lee IC, Kuo S, Spence C, Connor SR, Casarett DJ. Does hospice improve quality of care for persons dying from dementia? J Am Geriatr Soc. 2011;59(8):1531–6.
32. Robinson L, Dickinson C, Rousseau N, Beyer F, Clark A, Hughes J, Howel D, Exley C. A systematic review of the effectiveness of advance care planning interventions for people with cognitive impairment and dementia. Age Ageing. 2012;41(2):263–9.
33. Badrakalimuthu V, Barclay S. Do people with dementia die at their preferred location of death? A systematic literature review and narrative synthesis. Age Ageing. 2014;43(1):13–9.
34. Penders YW, Albers G, Deliens L, Vander Stichele R, Van den Block L, Euro Impact on behalf of. Awareness of dementia by family carers of nursing home residents dying with dementia: a post-death study. Palliat Med. 2015;29(1):38-47.
35. van der Steen JT, Onwuteaka-Philipsen BD, Knol DL, Ribbe MW, Deliens L. Caregivers' understanding of dementia predicts patients' comfort at death: a prospective observational study. BMC Med. 2013;11:105.
36. Brody AA, Galvin JE. A review of interprofessional dissemination and education interventions for recognizing and managing dementia. Gerontol Geriatr Educ. 2013;34(3):225–56.
37. Albrecht JS, Gruber-Baldini AL, Fromme EK, McGregor JC, Lee DS, Furuno JP. Quality of hospice care for individuals with dementia. J Am Geriatr Soc. 2013;61(7):1060–5.
38. Vandervoort A, Houttekier D, Van den Block L, van der Steen JT, Vander Stichele R, Deliens L. Advance care planning and physician orders in nursing home residents with dementia: a nationwide retrospective study among professional caregivers and relatives. J Pain Symptom Manag. 2014;47(2):245–56.
39. Temkin-Greener H, Zheng NT, Xing J, Mukamel DB. Site of death among nursing home residents in the united states: changing patterns, 2003-2007. J Am Med Dir Assoc. 2013;14(10):741–8.
40. Fulton AT, Gozalo P, Mitchell SL, Mor V, Teno JM. Intensive care utilization among nursing home residents with advanced cognitive and severe functional impairment. J Palliat Med. 2014;17(3):313–7.
41. Gozalo P, Teno JM, Mitchell SL, Skinner J, Bynum J, Tyler D, Mor V. End-of-life transitions among nursing home residents with cognitive issues. N Engl J Med. 2011;365(13):1212–21.
42. Sleeman KE, Ho YK, Verne J, Gao W, Higginson IJ, GUIDE Care Project. Reversal of English trend towards hospital death in dementia: a population-based study of place of death and associated individual and regional factors, 2001-2010. BMC Neurol. 2014;14:59.
43. Poppe M, Burleigh S, Banerjee S. Qualitative evaluation of advanced care planning in early dementia (ACP-ED). PLoS One. 2013;8(4):e60412.
44. Edwards R, Voss S. Education about dementia in primary care: is person-centredness the key? Dementia. 2014;13(1):111–9.
45. McCarty CE, Volicer L. Hospice access for individuals with dementia. Am J Alzheimers Dis Other Demen. 2009;24(6):476–85.
46. Jayes RL, Arnold RM, Fromme EK. Does this dementia patient meet the prognosis eligibility requirements for hospice enrollment? J Pain Symptom Manag. 2012;44(5):750–6.
47. Brown MA, Sampson EL, Jones L, Barron AM. Prognostic indicators of 6-month mortality in elderly people with advanced dementia: a systematic review. Palliat Med. 2013;27(5):389–400.
48. Morrison RS, Siu AL. Survival in end-stage dementia following acute illness. JAMA. 2000;284(1):47–52.
49. Modi S, Moore C, Shah K, Organization National Hospice. Which late-stage Alzheimer's patients should be referred for hospice care? J Fam Pract. 2005;54(11):984–6.
50. Coleman AM. End-of-life issues in caring for patients with dementia: the case for palliative care in management of terminal dementia. Am J Hosp Palliat Care. 2012;29(1):9–12.
51. Razlighi QR, Stallard E, Brandt J, Blacker D, Albert M, Scarmeas N, Kinosian B, Yashin AI, Stern Y. A new algorithm for predicting time to disease endpoints in Alzheimer's disease patients. J Alzheimers Dis. 2014;38(3):661–8.
52. Mitchell SL, Miller SC, Teno JM, Kiely DK, Davis RB, Shaffer ML. Prediction of 6-month survival of nursing home residents with advanced dementia using adept vs hospice eligibility guidelines. JAMA. 2010;304(17):1929–35.
53. Casarett DJ, Farrington S, Craig T, Slattery J, Harrold J, Oldanie B, Roy J, Biehl R, Teno J. The art versus science of predicting prognosis: can a prognostic index predict short-term mortality better than experienced nurses do? J Palliat Med. 2012;15(6):703–8.
54. Kaffashian S, Dugravot A, Elbaz A, Shipley MJ, Sabia S, Kivimaki M, Singh-Manoux A. Predicting cognitive decline: a dementia risk score vs. the Framingham vascular risk scores. Neurology. 2013;80(14):1300–6.
55. Huskamp HA, Stevenson DG, Grabowski DC, Brennan E, Keating NL. Long and short hospice

stays among nursing home residents at the end of life. J Palliat Med. 2010;13(8):957–64.
56. Rothenberg LR, Doberman D, Simon LE, Gryczynski J, Cordts G. Patients surviving six months in hospice care: who are they? J Palliat Med. 2014;17(8):899–905.
57. Toledo JB, Weiner MW, Wolk DA, Da X, Chen K, Arnold SE, Jagust W, Jack C, Reiman EM, Davatzikos C, Shaw LM, Trojanowski JQ, Initiative Alzheimer's Disease Neuroimaging. Neuronal injury biomarkers and prognosis in ADNI subjects with normal cognition. Acta Neuropathol Commun. 2014;2:26.
58. Andrade-Moraes CH, Oliveira-Pinto AV, Castro-Fonseca E, da Silva CG, Guimaraes DM, Szczupak D, Parente-Bruno DR, Carvalho LR, Polichiso L, Gomes BV, Oliveira LM, Rodriguez RD, Leite RE, Ferretti-Rebustini RE, Jacob-Filho W, Pasqualucci CA, Grinberg LT, Lent R. Cell number changes in Alzheimer's disease relate to dementia, not to plaques and tangles. Brain. 2013;136(Pt 12): 3738–52.
59. Irwin DJ, White MT, Toledo JB, Xie SX, Robinson JL, Van Deerlin V, Lee VM, Leverenz JB, Montine TJ, Duda JE, Hurtig HI, Trojanowski JQ. Neuropathologic substrates of Parkinson's disease dementia. Ann Neurol. 2012;72(4):587–98.
60. Silveira MJ, Kim SY, Langa KM. Advance directives and outcomes of surrogate decision making before death. N Engl J Med. 2010;362(13):1211–8.
61. Farber NJ, Simpson P, Salam T, Collier VU, Weiner J, Boyer EG. Physicians' decisions to withhold and withdraw life-sustaining treatment. Arch Intern Med. 2006;166(5):560–4.
62. Moorman SM, Carr D. Spouses' effectiveness as end-of-life health care surrogates: accuracy, uncertainty, and errors of overtreatment or undertreatment. Gerontologist. 2008;48(6):811–9.
63. Shalowitz DI, Garrett-Mayer E, Wendler D. The accuracy of surrogate decision makers: a systematic review. Arch Intern Med. 2006;166(5):493–7.
64. Avram M, Hennig-Fast K, Bao Y, Poppel E, Reiser M, Blautzik J, Giordano J, Gutyrchik E. Neural correlates of moral judgments in first- and third-person perspectives: implications for neuroethics and beyond. BMC Neurosci. 2014;15:39.
65. Sevinc G, Spreng RN. Contextual and perceptual brain processes underlying moral cognition: a quantitative meta-analysis of moral reasoning and moral emotions. PLoS One. 2014;9(2):e87427.
66. Moeller SJ, Konova AB, Parvaz MA, Tomasi D, Lane RD, Fort C, Goldstein RZ. Functional, structural, and emotional correlates of impaired insight in cocaine addiction. JAMA Psychiatry. 2014;71(1): 61–70.
67. Melis RJ, Marengoni A, Rizzuto D, Teerenstra S, Kivipelto M, Angleman SB, Fratiglioni L. The influence of multimorbidity on clinical progression of dementia in a population-based cohort. PLoS One. 2013;8(12), e84014.
68. Givens JL, Selby K, Goldfeld KS, Mitchell SL. Hospital transfers among nursing home residents with advanced dementia. J Am Geriatr Soc. 2012;60(5):905–9.
69. Dewing J, Dijk S. What is the current state of care for older people with dementia in general hospitals? A literature review. Dementia. 2014.
70. Hirschman KB, Abbott KM, Hanlon AL, Prvu Bettger J, Naylor MD. What factors are associated with having an advance directive among older adults who are new to long term care services? J Am Med Dir Assoc. 2012;13(1):82.e7–11.
71. Houttekier D, Vandervoort A, Van den Block L, van der Steen JT, Vander Stichele R, Deliens L. Hospitalizations of nursing home residents with dementia in the last month of life: results from a nationwide survey. Palliat Med. 2014;28(9):1110–7.
72. Goldfeld KS, Hamel MB, Mitchell SL. The cost-effectiveness of the decision to hospitalize nursing home residents with advanced dementia. J Pain Symptom Manag. 2013;46(5):640–51.
73. Shen HN, Lu CL, Li CY. Dementia increases the risks of acute organ dysfunction, severe sepsis and mortality in hospitalized older patients: a national population-based study. PLoS One. 2012;7(8): e42751.
74. Poblador-Plou B, Calderon-Larranaga A, Marta-Moreno J, Hancco-Saavedra J, Sicras-Mainar A, Soljak M, Prados-Torres A. Comorbidity of dementia: a cross-sectional study of primary care older patients. BMC Psychiatry. 2014;14:84.
75. Magaki S, Yong WH, Khanlou N, Tung S, Vinters HV. Comorbidity in dementia: update of an ongoing autopsy study. J Am Geriatr Soc. 2014;62(9): 1722–8.
76. Attems J, Konig C, Huber M, Lintner F, Jellinger KA. Cause of death in demented and non-demented elderly inpatients; an autopsy study of 308 cases. J Alzheimers Dis. 2005;8(1):57–62.
77. Fu C, Chute DJ, Farag ES, Garakian J, Cummings JL, Vinters HV. Comorbidity in dementia: an autopsy study. Arch Pathol Lab Med. 2004;128(1):32–8.
78. Volandes AE, Paasche-Orlow MK, Barry MJ, Gillick MR, Minaker KL, Chang Y, Cook EF, Abbo ED, El-Jawahri A, Mitchell SL. Video decision support tool for advance care planning in dementia: randomised controlled trial. BMJ. 2009;338:b2159.
79. Buchhalter LC, Ottenberg AL, Webster TL, Swetz KM, Hayes DL, Mueller PS. Features and outcomes of patients who underwent cardiac device deactivation. JAMA Intern Med. 2014;174(1):80–5.
80. Thanavaro JL. ICD deactivation: review of literature and clinical recommendations. Clin Nurs Res. 2013;22(1):36–50.
81. Goldstein N, Carlson M, Livote E, Kutner JS. Brief communication: management of implantable cardioverter-defibrillators in hospice: a nationwide survey. Ann Intern Med. 2010;152(5):296–9.
82. Pivi GA, Bertolucci PH, Schultz RR. Nutrition in severe dementia. Curr Gerontol Geriatr Res.

2012;2012:983056.
83. Alagiakrishnan K, Bhanji RA, Kurian M. Evaluation and management of oropharyngeal dysphagia in different types of dementia: a systematic review. Arch Gerontol Geriatr. 2013;56(1):1–9.
84. Sampson EL, White N, Leurent B, Scott S, Lord K, Round J, Jones L. Behavioural and psychiatric symptoms in people with dementia admitted to the acute hospital: prospective cohort study. Br J Psychiatry. 2014;205(3):189–96.
85. American Geriatrics Society Ethics Committee, Practice Clinical and Committee Models of Care. American Geriatrics Society feeding tubes in advanced dementia position statement. J Am Geriatr Soc. 2014;62(8):1590–3.
86. Rozzini R, Sleiman I, Ranhoff A, Maggi S, Trabucchi M. Decision making in elderly patients with severe dementia and pneumonia. Int J Geriatr Psychiatry. 2010;25(3):325–6.
87. Givens JL, Jones RN, Shaffer ML, Kiely DK, Mitchell SL. Survival and comfort after treatment of pneumonia in advanced dementia. Arch Intern Med. 2010;170(13):1102–7.
88. Sera L, McPherson ML, Holmes HM. Commonly prescribed medications in a population of hospice patients. Am J Hosp Palliat Care. 2014;31(2):126–31.
89. Tjia J, Briesacher BA, Peterson D, Liu Q, Andrade SE, Mitchell SL. Use of medications of questionable benefit in advanced dementia. JAMA Intern Med. 2014;174:1763–71.
90. Fick DM, Cooper JW, Wade WE, Waller JL, Maclean JR, Beers MH. Updating the beers criteria for potentially inappropriate medication use in older adults: results of a US Consensus Panel of experts. Arch Intern Med. 2003;163(22):2716–24.
91. Corbett A, Husebo B, Malcangio M, Staniland A, Cohen-Mansfield J, Aarsland D, Ballard C. Assessment and treatment of pain in people with dementia. Nat Rev Neurol. 2012;8(5):264–74.
92. Achterberg WP, Pieper MJ, van Dalen-Kok AH, de Waal MW, Husebo BS, Lautenbacher S, Kunz M, Scherder EJ, Corbett A. Pain management in patients with dementia. Clin Interv Aging. 2013;8:1471–82.
93. Kverno KS, Black BS, Blass DM, Geiger-Brown J, Rabins PV. Neuropsychiatric symptom patterns in hospice-eligible nursing home residents with advanced dementia. J Am Med Dir Assoc. 2008;9(7):509–15.
94. Epstein-Lubow G, Fulton AT, Marino LJ, Teno J. Hospice referral after inpatient psychiatric treatment of individuals with advanced dementia from a nursing home. Am J Hosp Palliat Care. 2014. doi:10.1177/1049909114531160.
95. Onder G, Liperoti R, Foebel A, Fialova D, Topinkova E, van der Roest HG, Gindin J, Cruz-Jentoft AJ, Fini M, Gambassi G, Bernabei R, Shelter Project. Polypharmacy and mortality among nursing home residents with advanced cognitive impairment: results from the Shelter Study. J Am Med Dir Assoc. 2013;14(6):450.e7–12.
96. Fossey J, Ballard C, Juszczak E, James I, Alder N, Jacoby R, Howard R. Effect of enhanced psychosocial care on antipsychotic use in nursing home residents with severe dementia: cluster randomised trial. BMJ. 2006;332(7544):756–61.
97. Koopmans RT, van der Molen M, Raats M, Ettema TP. Neuropsychiatric symptoms and quality of life in patients in the final phase of dementia. Int J Geriatr Psychiatry. 2009;24(1):25–32.
98. Oliveria SA, Liperoti R, Italien GL, Pugner K, Safferman A, Carson W, Lapane K. Adverse events among nursing home residents with Alzheimer's disease and psychosis. Pharmacoepidemiol Drug Saf. 2006;15:763–74.
99. Scarmeas N, Brandt J, Albert M, Hadjigeorgiou G, Papadimitriou A, Dubois B, Sarazin M, Devanand D, Honig L, Marder K, Bell K, Wegesin D, Blacker D, Stern Y. Delusions and hallucinations are associated with worse outcome in Alzheimer disease. Arch Neurol. 2005;62(10):1601–8.
100. Cohen-Mansfield J, Jensen B, Resnick B, Norris M. Knowledge of and attitudes toward nonpharmacological interventions for treatment of behavior symptoms associated with dementia: a comparison of physicians, psychologists, and nurse practitioners. Gerontologist. 2012;52(1):34–45.
101. Hart DJ, Craig D, Compton SA, Critchlow S, Kerrigan BM, McIlroy SP, Passmore AP. A retrospective study of the behavioural and psychological symptoms of mid and late phase Alzheimer's disease. Int J Geriatr Psychiatry. 2003;18(11):1037–42.
102. Selbaek G, Engedal K, Bergh S. The prevalence and course of neuropsychiatric symptoms in nursing home patients with dementia: a systematic review. J Am Med Dir Assoc. 2013;14(3):161–9.
103. Conwell Y, Duberstein PR, Hirsch JK, Conner KR, Eberly S, Caine ED. Health status and suicide in the second half of life. Int J Geriatr Psychiatry. 2010;25(4):371–9.
104. Chan J, Draper B, Banerjee S. Deliberate self-harm in older adults: a review of the literature from 1995 to 2004. Int J Geriatr Psychiatry. 1995;22(8):720–32.
105. Coffey CE, Cummings JL. The American Psychiatric Publishing textbook of geriatric neuropsychiatry. 3rd ed. Arlington: American Psychiatric Publishing; 2011.
106. Imfeld P, Bodmer M, Schuerch M, Jick SS, Meier CR. Seizures in patients with Alzheimer's disease or vascular dementia: a population-based nested case-control analysis. Epilepsia. 2013;54(4):700–7.
107. Seitz DP, Adunuri N, Gill SS, Gruneir A, Herrmann N, Rochon P. Antidepressants for agitation and psychosis in dementia. Cochrane Database Syst Rev. 2011;(2):CD008191.
108. O'Brien J. Antipsychotics for people with dementia. BMJ. 2008;337:64–5.
109. Vetrano DL, Tosato M, Colloca G, Topinkova E, Fialova D, Gindin J, van der Roest HG, Landi F,

Liperoti R, Bernabei R, Onder G. Polypharmacy in nursing home residents with sever cognitive impairment: results from the SHELTER Study. Alzheimers Dement. 2013;9:587–93.

110. Wang J, Yu JT, Wang HF, Meng XF, Wang C, Tan CC, Tan L. Pharmacological treatment of neuropsychiatric symptoms in Alzheimer's disease: a systematic review and meta-analysis. J Neurol Neurosurg Psychiatry. 2015;86(1):101–9.
111. Declercq T, Petrovic M, Azermai M, Vander Stichele R, De Sutter AI, van Driel ML, Christiaens T. Withdrawal versus continuation of chronic antipsychotic drugs for behavioural and psychological symptoms in older people with dementia. Cochrane Database Syst Rev. 2013;3, CD007726.
112. Meguro K, Kasai M, Akanuma K, Meguro M, Ishii H, Yamaguchi S. Donepezil and life expectancy in Alzheimer's disease: a retrospective analysis in the Tajiri project. BMC Neurol. 2014;14:83.
113. Howard R, McShane R, Lindesay J, Ritchie C, Baldwin A, Barber R, Burns A, Dening T, Findlay D, Holmes C, Hughes A, Jacoby R, Jones R, Jones R, McKeith I, Macharouthu A, O'Brien J, Passmore P, Sheehan B, Juszczak E, Katona C, Hills R, Knapp M, Ballard C, Brown R, Banerjee S, Onions C, Griffin M, Adams J, Gray R, Johnson T, Bentham P, Phillips P. Donepezil and memantine for moderate-to-severe Alzheimer's disease. N Engl J Med. 2012;366(10):893–903.
114. Wilkinson D, Wirth Y, Goebel C. Memantine in patients with moderate to severe Alzheimer's disease: meta-analyses using realistic definitions of response. Dement Geriatr Cogn Disord. 2014;37(1–2):71–85.
115. Minett TS, Thomas A, Wilkinson LM, Daniel SL, Sanders J, Richardson J, Littlewood E, Myint P, Newby J, McKeith IG. What happens when donepezil is suddenly withdrawn? An open label trial in dementia with Lewy bodies and Parkinson's disease with dementia. Int J Geriatr Psychiatry. 2003;18(11):988–93.
116. Leigh AEK, Burgio L, Williams BR, Kvale E, Bailey FA. Hospice emergency kit for veterans: a pilot study. J Palliat Med. 2013;16(4):356–61.
117. Bishop MF, Stephens L, Goodrich M, Byock I. Medication kits for managing symptomatic emergencies in the home: a survey of common hospice practice. J Palliat Med. 2009;12(1):37–44.
118. Joyce BT, Berman R, Lau DT. Formal and informal support of family caregivers managing medications for patients who receive end-of-life care at home: a cross-sectional survey of caregivers. Palliat Med. 2014;28(9):1146–55.
119. Davies N, Maio L, Rait G, Iliffe S. Quality end-of-life care for dementia: what have family carers told us so far? A narrative synthesis. Palliat Med. 2014;28(7):919–30.
120. Diwan S, Hougham GW, Sachs GA. Strain experienced by caregivers of dementia patients receiving palliative care: findings from the palliative excellence in Alzheimer care efforts (PEACE) program. J Palliat Med. 2004;7(6):797–807.
121. Dassel KB, Carr DC. Does dementia caregiving accelerate Frailty? Findings from the Health and Retirement Study. Gerontologist. 2014.
122. Beinart N, Weinman J, Wade D, Brady R. Caregiver burden and psychoeducational interventions in Alzheimer's disease: a review. Dement Geriatr Cogn Dis Extra. 2012;2(1):638–48.
123. Lewis LF. Caregivers' experiences seeking hospice care for loved ones with dementia. Qual Health Res. 2014;24(9):1221–31.
124. Schulz R, Mendelsohn AB, Haley WE, Mahoney D, Allen RS, Zhang S, Thompson L, Belle SH, Resources for Enhancing Alzheimer's Caregiver Health Investigators. End-of-life care and the effects of bereavement on family caregivers of persons with dementia. N Engl J Med. 2003;349(20):1936–42.
125. Thompson GN, Roger K. Understanding the needs of family caregivers of older adults dying with dementia. Palliat Support Care. 2014;12(3):223–31.
126. Adelman RD, Tmanova LL, Delgado D, Dion S, Lachs MS. Caregiver burden: a clinical review. JAMA. 2014;311(10):1052–60.
127. Rabow MW, Hauser JM, Adams J. Supporting family caregivers at the end of life: "they don't know what they don't know". JAMA. 2004;291(4):483–91.
128. Massimo L, Evans LK, Benner P. Caring for loved ones with frontotemporal degeneration: the lived experiences of spouses. Geriatr Nurs. 2013;34(4):302–6.
129. Gaugler JE, Mittelman MS, Hepburn K, Newcomer R. Clinically significant changes in burden and depression among dementia caregivers following nursing home admission. BMC Med. 2010;8:85.
130. Engel SE, Kiely DK, Mitchell SL. Satisfaction with end-of-life care for nursing home residents with advanced dementia. J Am Geriatr Soc. 2006;54(10):1567–72.
131. Hebert RS, Dang Q, Schulz R. Preparedness for the death of a loved one and mental health in bereaved caregivers of patients with dementia: findings from the reach study. J Palliat Med. 2006;9(3):683–93.
132. Garand L, Lingler JH, Deardorf KE, DeKosky ST, Schulz R, Reynolds 3rd CF, Dew MA. Anticipatory grief in new family caregivers of persons with mild cognitive impairment and dementia. Alzheimer Dis Assoc Disord. 2012;26(2):159–65.
133. Chan D, Livingston G, Jones L, Sampson EL. Grief reactions in dementia carers: a systematic review. Int J Geriatr Psychiatry. 2013;28(1):1–17.
134. Schulz R, Boerner K, Shear K, Zhang S, Gitlin LN. Predictors of complicated grief among dementia caregivers: a prospective study of bereavement. Am J Geriatr Psychiatry. 2006;14(8):650–8.
135. Peacock SC. The experience of providing end-of-life care to a relative with advanced dementia: an integrative literature review. Palliat Support Care. 2013;11(2):155–68.
136. Irwin SA, Mausbach BT, Koo D, Fairman N, Roepke-Buehler SK, Chattillion EA, Dimsdale JE, Patterson

TL, Ancoli-Israel S, Mills PJ, von Kanel R, Ziegler MG, Grant I. Association between hospice care and psychological outcomes in Alzheimer's spousal caregivers. J Palliat Med. 2013;16(11):1450–4.
137. Simon NM. Treating complicated grief. JAMA. 2013;310(4):416–23.
138. Edwards A, Pang N, Shiu V, Chan C. The understanding of spirituality and the potential role of spiritual care in end-of-life and palliative care: a meta-study of qualitative research. Palliat Med. 2010;24(8):753–70.
139. Johansson AK, Grimby A. Anticipatory grief among close relatives of patients in hospice and palliative wards. Am J Hosp Palliat Care. 2012;29(2):134–8.
140. Aschbrenner KA, Cai S, Grabowski DC, Bartels SJ, Mor V. Medical comorbidity and functional status among adults with major mental illness newly admitted to nursing homes. Psychiatr Serv. 2011;62(9):1098–100.
141. Zilkens RR, Bruce DG, Duke J, Spilsbury K, Semmens JB. Severe psychiatric disorders in mid-life and risk of dementia in late-life (age 65-84 years): a population based case-control study. Curr Alzheimer Res. 2014;11(7):681–93.
142. Vohringer PA, Barroilhet SA, Amerio A, Reale ML, Alvear K, Vergne D, Ghaemi SN. Cognitive impairment in bipolar disorder and schizophrenia: a systematic review. Front Psychiatry. 2013;4:87.
143. Jeste DV, Maglione JE. Treating older adults with schizophrenia: challenges and opportunities. Schizophr Bull. 2013;39(5):966–8.
144. Lewandowski KE, Cohen BM, Keshavan MS, Ongur D. Relationship of neurocognitive deficits to diagnosis and symptoms across affective and non-affective psychoses. Schizophr Res. 2011;133(1–3): 212–7.
145. Chesney E, Goodwin GM, Fazel S. Risks of all-cause and suicide mortality in mental disorders: a meta-review. World Psychiatry. 2014;13(2):153–60.
146. Iosif AM, Sciolla AF, Brahmbhatt K, Seritan AL. Caregiver burden in fragile X families. Curr Psychiatry Rev. 2013;9(1).
147. Stein GL. Providing palliative care to people with intellectual disabilities: services, staff knowledge, and challenges. J Palliat Med. 2008;11(9):1241–8.
148. Evenhuis HM, Hermans H, Hilgenkamp TI, Bastiaanse LP, Echteld MA. Frailty and disability in older adults with intellectual disabilities: results from the healthy ageing and intellectual disability study. J Am Geriatr Soc. 2012;60(5):934–8.
149. Heslop P, Blair PS, Fleming P, Hoghton M, Marriott A, Russ L. The confidential inquiry into premature deaths of people with intellectual disabilities in the UK: a population-based study. Lancet. 2014; 383(9920):889–95.
150. Tyrer F, McGrother C. Cause-specific mortality and death certificate reporting in adults with moderate to profound intellectual disability. J Intellect Disabil Res. 2009;53(11):898–904.
151. Congedo M, Causarano RI, Alberti F, Bonito V, Borghi L, Colombi L, Defanti CA, Marcello N, Porteri C, Pucci E, Tarquini D, Tettamanti M, Tiezzi A, Tiraboschi P, Gasparini M, Bioethics and Neurology Palliative Care in Neurology Study Group of Italian Society of Neurology. Ethical issues in end of life treatments for patients with dementia. Eur J Neurol. 2010;17(6):774–9.
152. Hendry M, Pasterfield D, Lewis R, Carter B, Hodgson D, Wilkinson C. Why do we want the right to die? A systematic review of the international literature on the views of patients, carers and the public on assisted dying. Palliat Med. 2013;27(1): 13–26.
153. Tomlinson E, Stott J. Assisted dying in dementia: a systematic review of the international literature on the attitudes of health professionals, patients, carers and the public, and the factors associated with these. Int J Geriatr Psychiatry. 2015;30(1):10–20.

CHAPTER

16

치매 간호 정책의 과제

Challenges in Dementia Care Policy

Jane Tilly and Kate Gordon

서론 Introduction

치매는 알츠하이머병과 같은 뇌질환을 묘사하는 단어로, 시간이 지남에 따라 의사소통, 사고, 행동 또는 신체기능의 문제 증가로 인해 타인에게 더욱 의존하게 된다. 우리는 치매에 걸리는 것을 두려워하고, 치매가 발병한 사랑하는 사람을 간호하고 또는 치매로 인한 장애를 가진 사람과 상호작용하는 것을 두려워한다. 치매 증상뿐만 아니라 치매 진행은 우리 모두와 우리가 의존하는 서비스 체계에 깊은 영향을 미친다. 건강 모델 및 지역사회 간호 체계는 프로그램 서비스에 대한 자격요건과 이러한 서비스를 관리하는 방법에서부터 보장에 이르는 정책 및 실무를 통해 치매의 특수성을 인식한다. 치매 간호 정책의 과제에는 프로그램의 정책과 실무가 이러한 취약 인구와 그들의 가족 돌봄제공자의 요구를 만족시키도록 보장하는 것을 포함한다.

치매의 정확한 진단은 중요하다. 일부 연구자들은 치매환자 중 약 절반만이 실제로 진단을 받는 것으로 추정한다[1]. 또한 치매의 몇 가지 원인은 가역적이고 치매와 유사한 다른 질병도 있다. 예를 들면, 정상압 수두증은 과도한 체액을 배액하는 뇌의 션트로 해결될 수 있다[2]. 우울증, 갑상선 질환, 비타민 결핍, 과도한 알코올 섭취, 뇌종양 등과 같은 다른 질병의 증상들이 치매와 유사할 수 있다. 특정 약물과 약물 상호작용의 효과도 그럴 수 있다. 예를 들면, 일반의 약품인 수면 보조제와 항히스타민제는 기억력과 인지 손상을 입힐 수 있다[3]. 의사소통에 영향을 미치는 청력문제가 있는 사람들조차도 부정확한 치매진단을 받을 수 있다. 정확한 진단을 통해 의사는 치매와 가역적이거나 치매와 유사한 질병들을 효과적으로 치료할 수 있다.

개인이 치매에 대한 정확한 진단을 받으면, 환자나 돌봄제공자는 재정관리에 대한 준비뿐만 아니라 향후 건강과 지역사회 간호에 대한 계획을 세우기 시작해야 한다. 진단이 질환 후반에 이루어진 경우, 치매환자는 건강과 지역사회 간호에 대한 자신의 선택을 이해하고 자신들의 바램을 의사소통하기 어려운 지점까지 떨어질 수 있다.

치매환자들은 일반적으로 일상생활에서 가족과 친구의 도움에 의존한다. 이러한 돌봄제공자들은 재정관리에서부터 식사, 목욕, 옷 입기와 같은 가장 사적인 일까지 도움을 제공한다. 돌봄제공자들은 질병에 걸린 사람에 대한 사랑이나 의무감으로 인해 돈을 받지 않고 도와준다. 결국, 치매환자를 돌보는 요구는 돌봄제공자가 혼자 관리할 수 있는 것보다 더 많을 수 있다. 그렇게 되면, 치매환자와 가족들은 가정과 지역사회, 또는 기관의 유급 근로자에게 의존한다. 돌봄제공자들은 사랑하는 사람의 질환과 질병의 진행, 증상을 다루는 방법에 대한 교육이 필요하다. 치매환자를 돕거나 이들과 상호작용하는 근로자들은 이러한 환자 및 그 돌봄제공자들을 확인하고, 질병이 어떻게 진행되는지를 이해해야 하며, 이들과 적절하게 의사 소통할 수 있어야 한다. 돌봄제공자들과 근로자들은 신체적 · 정서적으로 부담이 큰 치매환자에게 간호를 제공할 때, 자신의 건강을 간호하는 방법에 대해 이해할 필요가 있다.

치매정책은 연구 우선순위에서부터 치매 친화적 지역사회에 이르기까지 많은 문제를 고려할 필요가 있다. 치매 예방, 치료, 또는 안정화를 대상으로 하는 연구는 중요하다. 예를 들어, 예방이 중요한 이유는 치매에 걸리지 않는 사람들은 치매로 인한 독립성의 저하를 겪지 않을 것이며, 이들의 돌봄제공자들도 사랑하는 사람이 대처하도록 돕는데 스트레스를 경험하지 않을 것이기 때문이다. 우리가 치매의 효과적인 예방이나 치료를 기다리는 동안, 많은 사람들이 정확한 진단 유무와 상관없이 치매를 앓고 있기 때문에 치매가 있는 사람이 누구인지, 어떤 유형의 치매가 있는지 알아내는 것은 치매환자들이 좋은 치료를 받을 수 있도록 하는데 필수적이다. 질병이 진행됨에 따라 환자의 건강에 대한 관리와 장기요양 서비스 및 지원이 더욱 복잡해지므로 돌봄제공자와 서비스 제공자 간의 팀워크와 이들에 대한 교육이 요구된다. 마지막으로 어떤 대상들은 치매에 걸리고 이로 인한 특별한 요구가 있을 가능성이 더 높다.

치매정책에 대한 논의를 위해서는 치매 환자와 이들의 돌봄제공자, 근로자, 공공 및 민간 프로그램에 미치는 영향에 대한 완전한 이해가 필요하다. 우리는 그 영향에 대해 먼저 분석 하고 나서 정책의 시사점에 대해 알아보도록 하겠다.

치매의 영향 The Impact of Dementia

치매환자와 이들의 돌봄제공자의 수는 미국과 전 세계의 치매 간호의 비용과 마찬가지로 크게 증가하고 있다. 치매환자 수에 대한 가장 정확한 추정은 알츠하이머병 환자에 대한 연구에서 찾을 수 있다. 약 5백만 명의 미국인이 알츠하이머병에 걸릴 수 있다. 1999년부터 2001년까지 65세 이상 약 3백만 명에서[4] 2014년 약 5백 2십만 명으로 추정된다[5]. 나이는 치매의 주요한 위험요인이기 때문에 미국 인구가 증가함에 따라 치매환자의 수가 증가할 것으로 보인다. 다운 증후군 환자를 포함해 65세 이전에 치매에 걸리는 사람들도 있다.

2013년에 전 세계적으로 연구자들은 60세 이상 4천 4백 4십만 명이 치매에 걸린 것으로 추정했다. 치매에 대한 현재 치료법에 변화가 없다고 가정할 경우, 2030년에는 그 수가 7천 5백 6십만에 달할 것으로 예상했다[6]. 대부분의 국가에서 60세 이상 노인의 치매 유병률은 5~7%에 이른다[6]. 시간이 지남에 따라 저소득 및 중간소득 국가에서 세계적인 치매인구의 비율은 2013년 62%에서 2050년에는 71%로 증가할 것이다[6]. 이는 이들 국가에서 인구증가와 고령화 때문이다. 미국에서 치매환자에 대한 돌봄제공자의 수의 추정은 다양하다. 알츠하이머병협회는 최소 1,500만 명의 사람들이 미국에서 치매환자들을 위한 무급 간호를 제공하고 있다고 추정했다[1]. 2011년 65세 이상의 메디케어 수혜자에 대한 국민건강 · 고령화 동향 조사(National Health and Aging Trends Survey of Medicare)분석에 따르면, 5백 8십만 명의 돌봄제공자들이 치매일 가능성이 있는 사람들을 간호하고 있었다[7]. 치매환자의 돌봄제공자 수는 인구의 고령화와 함께 증가할 것이다.

치매환자와 이들의 돌봄제공자들은 시간이 지남에 따라 일상생활과 재정, 의료서비스, 사회 생활의 관리를 더욱 더 어렵게 만드는 질병과 대하게 된다. 행동증상이나 신체적 증상은 결국 많은 치매환자들로 하여금 가정이나 노인주간센터, 또는 요양원에서 간호를 받기 위한 비용을 지불하게 될 수 있다. 치매 말기 단계에서 환자들은 어떤 식으로든 의사소통이 어려워지고, 가족들을 알아보지 못하고, 24시간 간호를 필요로 하게 된다.

치매가 진행됨에 따라 돌봄제공자들은 감독 및 개인 간호와 같은 더 많은 서비스와 지원을 제공하기 때문에 더 많은 스트레스를 경험한다[8]. 치매환자를 돌보는 것은 이 질병이 능력과 행동에 미치는 방식 때문에 특히 어렵다. 치매환자의 돌봄제공자들은 다른 질병을 가진 환자들의 돌봄제공자들보다 모든 일상 활동을 도울 가능성이 더 높다[8]. 또한 치매환자의 돌봄제공자들이 가장 부담이 되는 일상 활동(침대에서 나오기, 목욕하기, 화장실 사용하기, 식사하기)을 도울 가능성이 더 크다. 이로 인한 부담은 많은 돌봄제공자들로 하여금 높은 수준의 스트레스를 받고, 우울해지고 재정 걱정을 하게 만든다[9~11].

만약 치매환자가 혼자 산다면, 이들의 삶과 돌봄제공자의 삶은 훨씬 더 복잡하다. 연구자들은 중등도의 치매를 가진 71세 이상 미국 노인들 중 25%와 중증 치매를 가진 노인의 17%가 혼자 사는 것으로 추정하고 있다[12]. 혼자 사는 치매환자들은 사회적으로 고립되어 있고 많은 시간을 혼자 있기 때문에 자기 무시, 정서적 · 신체적 학대, 재정 착취에 특히 취약하다. 인지장애가 있는 노인들은 학대와 착취의 위험이 더 높아 이로 인해 이들의 건강에 부정적인 영향을 준다[11]. 또한 미국에 기반을 둔 두 개의 연구에 따르면, 혼자 사는 치매환자들은 혼자 살지 않는 치매환자들보다 평균적으로 더 일찍 요양원에 입소하는 것으로 나타났다[10, 14].

의료 · 장기요양 서비스와 지원의 이용

Use of Medical and Long Term Services and Supports

치매가 없는 사람들에 비해 치매 환자들은 심장질환, 당뇨병, 관절염과 같은 다른 만성질환이 있을 가능성이 더 크다[15, 16]. 치매환자들은 질환의 초기단계에 복잡한 과업을 관리하는데 어려움을 겪고 치매가 진행됨에 따라 그 정도가 심해지기 때문에, 인지문제는 이러한 다른 질환의 관라에 어려움을 초래할 수 있다[17, 18]. 치매증상과 관리 부진은 훨씬 더 많은 건강관리 서비스의 이용과 같은 결과를 초래할 수 있다. 예를 들면, 치매환자들이 평균적으로 다른 노인들보다 병원 거주가 세 배 더 많으며 이들의 메디케어 지출은 평균 지출의 세 배이다[15]. 인지장애 환자와 이들의 돌봄제공자가 의료환경에서 가정으로 이동하는 것을 돕는 간호에 대한 최근의 논증을 보면 일반적인 간호보다 이들의 요구를 더 잘 충족시키는 것처럼 보인다[19].

장기요양 서비스와 지원(LTSS)이 필요한 많은 사람들은 인지문제를 가지고 있는데, 이는 주로 치매로 인한 것이다. 미국에서는 요양원과 같은 시설에 살지 않고 최소한 한 가지 이상의 일상활동에 제한이 있는 노인 중 15%는 인지장애가 있으며, 이러한 비율은 장애의 심각도와 함께 증가한다[20]. 이러한 장애를 가진 환자들은 LTSS를 사용하는 사람들 중 큰 비율을 차지하며 이들 중 많은 사람들이 치매진단을 받았다. 미국에서는 메디케어나 메디케이드를 통해 자금이 지원되는 가정 건강간호를 받는 모든 연령대의 사람들 중 약 24%는 중등도에서 중증의 인지장애가 있다[21]. 마찬가지로 메디케이드 면제 프로그램을 통해 가정 및 지역사회 기반 서비스를 받는 메디케어와 메디케이드 자격요건이 되는 사람들 중 3분의 1 이상은 알츠하이머병이나 기타 치매를 가지고 있다[22]. 미국의 요양원 거주자 중 40% 이상이 치매진단을 받았으며 대부분 알츠하이머병으로 인한 결과이며[4], 이러한 비율은 메디케어와 메디케이드 모두 자격요건이 되는 요양원 거주자들에서 더 높다. 시설에 거주하는 치매환자의 비율은 가족과 간호 시스템의 구조에 따라 전 세계적으로 다양하다.

환자 수가 많은 만큼 치매는 많은 비용이 드는 질환이다. 연구자들은 가족 돌봄제공자의 간호 비용이 어떻게 계산되는지에 따라 미국의 70세 이상 치매노인을 간호하는데 2010년 1,590억 달러에서 2,150억 달러의 비용이 들었다고 추정한다[23]. 비용은 여러 원인들 중 지원과 서비스, 돌봄제공자의 유급직장의 상실로 인해 발생한다. 70세 미만의 치매환자가 이러한 계산에 포함된다면, 비용이 훨씬 더 높을 것이다. 2010년에 모든 연령의 치매환자를 간호하는 데 드는 비용에 대한 전 세계적인 추정금액은 6,100억 달러였다[24].

치매가 치매환자와 이들의 돌봄제공자들에게 미치는 영향은 효과적인 공공정책의 필요성을 강조한다. 치매의 추정되는 경제적 영향도 그러하다. 인구가 급속도로 고령화되고 있는 개발도상국의 경우, 치매와 관련된 미래가 특히 어렵지만 전 세계적으로 모든 국가들이 비슷한 문제에 직면해 있다.

치매정책과 계획 Dementia Policy and Planning

1980년대 초기 이후 주 정부와 연방정부는 "알츠하이머병 계획" 개발 및 실행을 통해 치매환자와 돌봄제공자들의 특수한 요구를 인식했다. 이러한 계획은 알츠하이머병 환자와 돌봄제공자들에게 영향을 미치는 알츠하이머병 범위에 관한 대중 인식에 대한 반응으로 시작되었다. 미국에서는 1980년대에 23개의 계획이 통과되었고 1990년대에는 2개의 계획이 추가로 통과되었다. 이러한 계획들은 대부분 실행되지 않고 방치되어 있다[25]. 그러나 일부 주들은 배우자 중 한 명이 메디케이드 자격요건이 되었을 때, 나머지 한 명의 배우자의 빈곤화와 치매환자들을 위한 서비스의 조정과 같은 한정된 문제를 해결했다.

2000년대 중반을 기점으로 옹호자들은 새로운 물결의 주 정부 계획을 성공적으로 추진하여 2014년에는 36개 주 계획에 콜롬비아 특별구가 참여했으며, 더 많은 주에서 진행 중이다[26]. 이러한 계획의 정책 권고사항은 16개의 범주로 나뉜다. 가장 자주 언급되는 것은 간호관리, 근로자 훈련과 간호의 질, 돌봄제공자 지원, 알츠하이머병에 대한 대중의 인식이다. 서비스에 대해 논할 때, 최근의 계획은 시설이 아닌 지역사회 서비스를 주로 다룬다. 이러한 계획의 실행은 돌봄제공자 지원, 간호관리, 근로자 훈련에 중점을 둔다. 또한 미국의 많은 주가 질병통제 및 예방센터(CDC)가 후원하는 행동 위험요인 감시체계(Behavioral Risk Factor Surveillance)의 인지장애 요소를 실행했는데, 이는 이러한 유형의 장애를 보고하는 인구 비율을 추정하기 위함이다. 이는 주 정부에 인지장애가 그들의 거주자들에게 어떠한 영향을 미치는지에 관한 정보를 제공하고, 이러한 정보는 목적을 계획하는데 아주 유용할 수 있다.

2000년도 말에 미국의 옹호자들은 2012년과 2011년에 법으로 만들어진 국가 알츠하이머병 프로젝트 법(National Alzheimer's Project Act)을 추진하기 시작했다. 다른 조항 중 이 법은 국가적 계획수립을 요구했다. 미국 보건복지부 장관(HHS)이 알츠하이머병 연구, 간호, 서비스를 다루기 위한 국가 계획을 주도한다. 매년 업데이트되는 미국의 계획에는 치매환자와 그 가족들, 돌봄제공자들의 특정 요구 사항을 해결하기 위해 연방기관, 주 정부, 지역사회가 사용할 수 있는 조치를 포함한다. 이 계획에는 다음과 같은 다섯 가지 목표가 있다:

1. 2025년까지 알츠하이머병을 예방하고 효과적으로 치료한다.
2. 간호의 질과 효율성을 극대화한다.
3. 알츠하이머병 환자와 그 가족들을 위한 지원을 확대한다.
4. 대중의 인식과 참여를 높인다.
5. 진행상황을 추적하고 향상을 추진한다.

다른 국가들은 자신들만의 계획을 세워서 실행하고 있다. 국제 알츠하이머병협회(Alzheimer's Disease International)에 따르면, 대부분 유럽국가인 15개 국가는 현재 알츠하이머병을 다루기 위한 정부차원의 계획을 가지고 있다[27]. 비유럽 국가로는 이스라엘, 대한민국, 미국이 있다. 호주, 캐나다, 스위스, 미국은 주 정부나 지방 차원의 알츠하이머병 계획을 가지고 있다. 코스타리카, 쿠바, 멕시코는 2014년에 계획을 발표했다.

유럽연합이 프랑스의 주도로 2008년도의 주된 공중보건 과제로 알츠하이머병을 다루고 국제적인 계획과 국가적인 계획을 세우기 위한 공동작업을 시작했다. 2013년에는 영국이 알츠하이머병을 다루기 위한 또 다른 국제적 노력을 주도한 결과, 연구, 건강 및 지역사회 간호에 대한 협력적인 개발작업을 촉진하기 위해 G7 국가들(캐나다, 프랑스, 독일, 이탈리아, 일본, 영국, 미국)은 여러 차례 국제적인 모임을 가졌다.

가장 최근의 국가 정부차원의 알츠하이머병 계획은 주의가 필요한 여러 가지 정책 문제를 발표했다.

- 치매의 효과적인 치료 연구에 대한 자금지원
- 치매에 대한 대중의 인식 제고 및 이러한 질환과 관련된 낙인의 감소
- 치매 가능성이 있는 사람들에 대한 확인과 정확한 진단의 필요성
- 건강 및 지역사회 간호에 대한 효과적인 관리와 가족 돌봄제공자에 대한 지원 확대
- 치매환자와 돌봄제공자의 요구를 충족시킬 수 있는 양질의 서비스 제공

앞으로 남은 이 장을 안내하기 위해 우리는 이러한 정책문제를 이용하여 치매환자 및 이들의 돌봄제공자들과 상호작용하고 서비스를 제공하는 사람들이 어떻게 이들을 지원할 수 있는지 즉, 치매에 유능할 수 있는지에 대해 논하겠다. 우리는 치매 역량 모델 체계(dementia capable system)가 국가 및 주 정부의 계획이 제기하는 문제들을 어떻게 해결할 것인지에 대해 논의한다. 우리는 미국과 다른 나라들의 치매 역량에 대한 사례를 제공한다. 우선, 치매 역량이 치매환자와 그 가족들, 지역사회, 주 정부, 국가에서 중요한 이유를 설명하도록 하겠다.

치매 역량의 중요성 Importance Dementia-Capability

많은 사람들이 치매에 걸릴 위험이 있거나 이미 치매와 함께 살아가고 있다. 이들은 혼자 또는 가족과 함께 살며 많은 공공 및 민간 서비스를 이용한다. 치매환자들은 자신의 가족과 신앙 공동체, 식료품 가게, 은행뿐만 아니라, 건강, 지역사회, 시설 간호에 의존한다. 치매가 길고 느리게 진행됨에 따라 환자와 돌봄제공자의 요구는 시간이 지남에 따라 더 극심해진다.

치매 역량을 갖고자 하는 서비스 체계는 치매 역량 서비스체계 모델의 주요한 부분을 지원하는 정책 채택을 고려할 수 있다. 모텔체계의 주요 측면에 대한 아래의 목록은 두 가지 정보(치매 관련 연구와 치매 프로그램 경험 평가)에서 비롯된다. 치매 역량 체계모델은:

1. 대중에게 치매와 관련된 위험 요인, 치매를 유발하는 질환, 인지문제의 지표, 증상 관리, 근거기반 지원 프로그램, 연구 참여 기회에 대해 교육시킨다.
2. 치매 가능성이 있는 사람들을 규명하고 시의적절하고 정확한 진단을 받고 회복 가능한 치매 원인과 치매와 유사한 질병을 제외시키기 위해 의사의 진료를 받도록 권고한다.
3. 프로그램 자격요건과 자원 배정이 인지장애의 영향을 고려하는지 확인한다.
4. 직원이 치매환자 및 그 돌봄제공자들과 효과적으로 의사소통하고 아래와 같은 서비스를 제공하는지 확인한다:
    - 환자와 가족 중심 서비스
    - 서비스에 대한 자기 주도성 제공
    - 문화적으로 적절한 서비스
5. 가능한 치매를 확인하고 치매 증상과 적절한 의사소통 및 서비스에 대해 이해하도록 직원들을 교육시킨다.
6. 제공자들이 치매환자와 돌봄제공자들에게 얼마나 효과적으로 서비스를 제공하는지를 측정하는 질 보장 시스템을 시행한다.
7. 치매 역량의 주요 측면을 통합하는 치매 친화적인 지역사회 개발을 장려한다.

치매 역량 체계모델의 주요 측면

Key Aspects of Model Dementia-Capable Systems

아래에서는 다양한 공공 및 민간기관이 자신들의 사명, 업무 및 지역사회에 적용되는 모델 체계의 이러한 측면을 개발하는 방법에 대해 자세히 설명한다. 이러한 측면은 논의를 하기 위한 목적이며 기관이나 지역사회의 개별적 상황에 따라 조정할 수 있다.

대중 교육 Educate the Public

알츠하이머병을 예방하는 방법은 아무도 모르지만 국가와 주정부, 지역사회는 이들의 삶에 영향을 미칠 수 있는 도움을 줄 연구결과와 기회에 대해 대중들을 교육하는 역할을 했다. 여기에는 네 가지 일반적인 교육 범주가 있으며 미국의 자료는 각각 무료로 이용 가능하다.

a) 일반 대중들은 치매와 관련된 위험요인들에 대해 알 필요가 있다. 위험요인에는 고혈압과 흡연과 같은 심장건강과 관련된 많은 요인들뿐만 아니라 수면장애와 식습관이 포함된다. 신체적 운동과 사회적 · 정신적 참여는 뇌 건강을 촉진할 수 있다. HHS의 뇌 건강 자료는 뇌 건강과 관련된 근거에 기반한 최신의 정보와 자료를 제공한다. 주 정부와 지역사회는 이러한 자료를 이용해서 자신의 뇌 건강을 촉진시킬 수 있는 방법에 대해 사람들을 교육시킬 수 있다. http://www.acl.gov/Get_Help/BrainHealth/Index.aspx에서 이용할 수 있는 뇌 건강 자료는 소비자 자료, 발표자료, 교육자 안내서, 자신의 생활방식을 바꾸고자 하는 사람들이 참고할 수 있는 자료의 목록이 있다. 다른 국가들도 정부나 국가 옹호 단체를 통해 교육적 노력이 진행 중이다. 그 예로는 http://www.nhs.uk/Conditions/dementia-guide/Pages/dementia-prevention.aspx에서 이용 가능한 영국의 국가 건강 서비스 치매 안내서(National Health Services Dementia Guide)와 http://www.yourbrainmatters.org.au/에서 이용할 수 있는 알츠하이머의 호주의 뇌 문제 프로그램(Alzheimer's Australia's *Your Brain Matters Program*)이 있다.
b) 치매환자와 가족, 제공자들은 치매의 신체적, 인지적, 정서적, 행동적 증상에 대해 알 필요가 있다. 치매가 진행됨에 따라 가족들은 사랑하는 가족에게 많은 어려운 증상이 있음을 알게 된다. 증상에 대처하는 방법에 대한 소비자 친화적인 정보는 알츠하이머병 교육 및 위탁 센터의 웹사이트인 http://www.nia.nih.gov/alzheimers에서 찾을 수 있다. 이 웹사이트는 소비자와 전문가들을 위한 폭넓은 범위의 치매문제에 대한 근거기반의 최신 정보를 제공한다. 또한 HHS의 지역사회 생활을 위한 관리(administrative living for community, ACL)는 치매에 대한 질문이 있고 조언이 필요한 사람들을 위해 알츠하이머병협회의 24시간 콜 센터를 지원한다. 국립 알츠하이머병 콜센터의 전화번호는 1.800.272.3900번이다.
c) 치매환자에게 서비스를 제공하는 직원들은 "혁신을 영향으로 바꾸는 것: 가정과 지역사회에서 알츠하이머병 환자와 그 돌봄제공자들을 지원하기 위한 근거기반 중재"라는 백서를 참고하여 치매환자와 돌봄제공자들에게 서비스를 제공하기 위한 근거기반 프로그램에 대해 알아볼 수 있다. 이러한 백서 및 관련 웨비나(webina)는 초기단계의 치매환자, 가족 돌봄제공자, 이들을 위한 건강과 장기적인 서비스를 조정하고 지원하는 사람들

을 돕는 성공적인 중재를 설명한다. 이러한 자료들은 http://www.aoa.acl.gov/AoA_Programs/HPW/Alz_Grants/index.aspx에서 이용할 수 있다.

d) 대중은 연구에 참여할 수 있는 기회에 대해 알 필요가 있다. 미국 국립노화연구소(NIA)는 다양한 치매주제에 대한 연구를 수행하는 알츠하이머병 연구 및 교육 센터를 후원한다. 이러한 센터에 접속하고 연구에 참여할 수 있는 기회는 http://www.nia.nih.gov/alzheimers에서 가능하다. 또 다른 자원은 http://www.alz.org/research/clinical_trials/find_clinical_ trials_trialmatch.asp?type=alzchptfooter에서 찾을 수 있는 알츠하이머병협회의 TrialMatch이다. 이 웹사이트는 국립건강연구소(National Institute of Health)와 같은 공개적으로 이용 가능한 출처에서 나온 연구에 참여할 수 있는 기회, 전국의 다양한 연구시설과 실험 장소에 대한 목록을 제공한다.

치매 가능성이 있는 사람 식별 Identify People with Possible Dementia

기관과 건강관리 제공자들이 이러한 질병을 가진 사람들을 식별하지 못한다면, 치매환자와 돌봄제공자들에게 적절한 서비스를 제공하지 못할 것이다. 개인이나 돌봄제공자들은 기억문제, 재정관리 문제 또는 의학적 관리나 행동변화를 논의하기 위해 프로그램이나 서비스 제공자에게 연락할 수 있다. 기관의 직원과 건강관리 제공자들은 이러한 사람이 인지장애의 징후를 보이는지 여부를 인식하고 정확한 진단을 위해 이들을 의뢰하는 것을 배울 수 있다.

미국의 지역 기관들은 치매가 있을 수 있는 사람들을 식별하기 위한 여러 가지 유형의 전략을 채택했다. 이러한 기관들은 Aging and Disability Resource Center (ADRC) 및 Area Agencies and Aging (AAA)이라고 한다. 이 기관들은 미국의 장애인들이 도움을 자주 요청하는 기관이다. 이러한 전략에는 다음 내용이 포함된다:

a) 정보수집과 평가양식에는 치매에 관련된 특정 질문이 포함된다. Minnesota 주는 이러한 유형의 질문을 평가양식에 추가한다[28]. Missouri 주에서 AAA 직원들은 치매를 선별하고 문제가 있어 보이는 사람들을 알츠하이머병협회에 위탁하기 위해 AD-8 평가를 사용한다(Meachum-Cain, 노화 프로그램 전문가, 미주리 보건 및 노인서비스, 개인적 의사소통, 2011년 6월 15일). 워싱턴 주의 AAA는 신뢰할만한 선별검사와 평가를 제공하고, 고위험 돌봄제공자를 식별하고, 이용 가능한 자원의 도움이 가장 필요로 하는 이들에게 가는 것을 보장하고, 서비스가 돌봄제공자들에게 측정 가능한 차이를 만드는지를 결정하기 위해 가족 돌봄제공자 지원 프로그램에서 TCARE 도구를 사용한다[29].

b) 지방 기관의 직원들은 전화상담 및 그 외 다른 상호작용에서 인지장애의 가능성과 다양한 인종집단들이 치매를 어떻게 생각하는지를 인식하기 위한 훈련을 받는다[30].

c) 기관들은 인지장애의 가능성이 있는 사람들이 전문적인 평가를 받을 수 있도록 위탁하기 위한 과정을 만든다.
d) 기관들은 치매에 전문화된 조직들과 협력한다. 예를 들면, 지방에 있는 알츠하이머병 협회의 지부 직원들은 위스콘신의 Racine에서 한 달에 하루를 보내면서 ADRC 직원들에 대한 훈련을 제공하고 전화로 문의하는 고객과 직접 방문하는 고객들에게 정보와 위탁을 제공한다. (K.Scheel, 프로그램 감독, 알츠하이머병협회, 남동쪽 W1 지부, 개인적 의사소통, 2011년 10월 4일).

치매에 관한 걱정이 있는 사람들에게 서비스를 제공하려면 의사와 그 외 의료진들은 다음과 같은 웹사이트에서 찾을 수 있는 치매의 가능한 징후들을 이해해야 한다. http://www.nia.nih.gov/research/dn/alzheimers-diagnostic-guidelines. 필요하다면, 의료진들은 환자의 인지를 평가하거나 적절한 평가를 위해 위탁해야만 한다. 미국 NIA는 인지문제를 확인하기 위해 이용할 수 있는 간단한 선별검사 도구의 검색 가능한 데이터베이스를 제공하고 http://www.nia.nih.gov/research/cognitive-instrument에서 이용할 수 있다. 또한 알츠하이머병협회는 일차 진료에서 사용할 수 있는 선별검사 도구를 추천해주는데, 이 자료는 www.alz.org/documents_custom/jalz_1528.pdf에서 이용 가능하다.

평가를 통해 인지문제가 있는 것으로 나타나면, 원인을 찾는 것이 중요하다. 치매의 몇 가지 원인들은 가역적일 수 있으며 일부 다른 질환들이 치매와 유사할 수 잇다. 또한 알츠하이머병이 치매의 60~80%를 차지하지만, 파킨슨병, 루이소체 치매, 전측두엽 치매와 같은 치매를 유발하는 다른 질환들도 있다. HHS는 의료진에게 Medscape를 통해 이 주제에 관한 무료 교육 프로그램을 제공하는데, 프로그램을 이수한 사람들에게는 계속적인 교육을 제공한다. 이 프로그램은 초기 알츠하이머병의 사례 문제(Case challenges in Early Alzheimer's Disease)라고 불리는데, www.medscape.com에서 무료로 등록한 후에 이용 가능하다. 세계보건기구는 특히, 저소득 및 중간소득 국가에서 치매를 포함한 장애로 고통 받는 사람들에 대한 간호 부족을 해결하기 위해 비전문적인 건강 환경에서의 정신질환, 신경질환, 약물 사용 장애에 대한 정신건강 격차 해소 프로그램 중재 지침(Mental Health Gap Action Programme Intervention Guide)을 발간했다. 이 중재 지침은 http://whqlibdoc.who.int/publications/2010/9789241548069_eng.pdf?ua=1에서 이용할 수 있으며, 치매에 대한 평가 및 관리 안내서가 포함되어 있다.

적절한 자격 기준과 자원할당 보장
Ensure Appropriate Eligibility Criteria and Resource Allocation

가정과 지역사회 서비스를 제공하는 대부분의 공공 프로그램은 누가 이러한 서비스를 받을 수 있는지를 결정하기 위한 기준을 가지고 있다. 일상활동을 수행할 수 있는 개인의 능력을 근거로 한 자격 기준을 갖춘 프로그램은 인지를 고려하지 않는 경우가 있다. 치매환자들은 신체적으로는 일상활동을 수행할 수 있으나 여전히 이러한 일들을 완수하기 위해서는 촉구가 필요하다. 그리고 대부분의 치매환자가 경험하는 행동증상들은 자신이나 타인들에게 위험이 되지 않도록 감독이 필요하다는 것을 의미할 수 있다.

2006년 6개 주에서 실시된 메디케이드 요양원 간호 수준 기준을 조사한 결과에 따르면, 일부 주에서는 서비스 시간이 신체장애를 가지고 있는 사람들에게서만 초과됨에도 불구하고 촉구보다는 "직접적인" 도움을 더 많이 강조했다[31]. 또한 주 정부의 자격 기준에는 행동증상이나 판단력 부족으로 인한 감독의 필요성을 포함하지 않는 경우도 종종 있다. 치매환자의 요구를 정확하게 측정하는 메디케이드 자격요건 기준은 정부지원의 가정과 지역사회 서비스에 대한 동등한 접근성을 촉진시킬 수 있다.

인지능력을 측정하는 것은 개인의 신체적 일상활동 수행능력을 측정하는 것보다 더 어렵고 덜 표준화되어 있다. 인지장애 측정법에는 수 십 가지가 있다. 연구에 따르면, 가장 폭넓게 사용되는 측정법 중 하나인 간이정신상태검사(MMSE)는 장애나 치매환자의 요구와 관계없는 점수를 가지고 있다[32]. 주 정부가 사용하는 한 가지 접근법은 장애를 가진 사람이 일상활동을 수행할 때, 촉구나 감독이 필요한지를 인식하는 것이다. 예를 들면, 버지니아 주 보건부의 면허자격교부청(Office of Licensure and Certification)은 일상생활활동을 진단하는 지침을 가지고 있다. 이 지침은 at: http://www.vdh.state.va.us/OLC/Laws/documents/HomeCare/ADLs%20 for%20HCOs.pdf에서 찾을 수 있다.

치매 역량 서비스 체계모델은 치매환자가 (1) 신체장애를 가진 사람들보다 더 많고 다양한 서비스를 이용하고, (2) 지역사회에 머물기 위해 자신의 돌봄제공자에게 의존하는지를 인식한다. 건강과 은퇴생활을 이용한 연구에 따르면, 일상활동에 도움이 필요한 인지장애가 있는 노인들이 신체적 장애만 가진 사람들보다 두 배 더 많은 시간의 유급 간호를 사용한 것으로 나타났다[20]. 치매환자들은 행동증상 및 기억증상으로 인해 지속적인 감독과 특별한 서비스를 필요로 하는 경우가 많다. 일부 주에서는 이러한 요구를 수용했다. 예를 들면, 테네시 주의 한 프로그램은 노인주간센터와 협력 할 경우, 휴식보호 서비스가 이용 가능하기 때문에 돌봄제공자가 훈련에 참석할 수 있는 것으로 나타났다[33]. 메사추세츠의 가정 간호 프로그램 직원들은 알츠하이머병 및 이와 관련된 질병을 가진 환자들에게 특별한 가치가 있는 네 가지 서비스를 확인했

다: 알츠하이머병 주간 간호, 지지적 가정 간호 보조(Supportive Home Care Aides), 재활 치료, 작업치료(J. Quirk, 가정 및 지역사회 기반 프로그램 감독, 메사추세츠 노인문제 사무국, 개인적 의사소통, 2011년 8월 11일).

효과적인 의사소통 및 환자 · 가족 중심 서비스 보장
Ensure Effective Communication and Person and Family-Centered Services

모델 체계는 정보, 환자-중심 계획 및 서비스에 대한 자기주도 기회를 제공하며 문화적 차이를 다룬다. 서비스 및 지원에 대한 정보는 치매환자와 돌봄제공자들이 자신이 원하는 것을 선택하도록 돕는다. 정보는 여러 가지 방식으로 이용 가능하다. 치매환자와 돌봄제공자들은 다양한 공공 및 민간기관으로부터 서비스를 선택하는데 도움을 받을 수 있다. 이러한 지방 기관들은 정보, 지원, 서비스를 관리하는데 도움을 제공하고, 메디케어와 국가의 가족 돌봄제공자 지원 프로그램과 같은 정부지원 프로그램에 대한 접근성을 제공할 수 있다. 일부 주는 관련 정보를 제공하는 웹사이트를 관리한다. 예를 들면, 알라바마 주의 정신건강 및 정신지체부는 돌봄제공자, 전문가, 기억 상실이 있는 사람들을 위한 정보를 제공하는 웹사이트(http://alzbrain.org)를 후원한다(J. Miller, 프로그램 최고 관리자, 알라바마 주 노인복지부, 개인적 의사소통, 2011년 7월 8일). 버지니아 주의 알츠하이머병 및 관련 질병 위원회는 알츠하이머병에 대한 정보를 제공하는 가상현실 알츠하이머병 센터((http://www.alzpossible.org)를 가지고 있다(J. Hoyle, 정책분석가, 버지니아 주 노인부, 개인적 의사소통, 2011년 5월 31일).

개인 및 가족 중심의 계획은 치매환자와 돌봄제공자들이 자신들의 특수한 요구를 가장 잘 충족시키는 서비스를 선택하는 것을 가능하게 한다. 환자중심 계획은 치매환자가 주도하는 과정이다. 이러한 접근법은 환자의 강점, 목표, 선호, 서비스 요구, 원하는 결과를 확인한다. 직원, 가족, 그 외 다학제간 팀 구성원들은 환자가 자신의 요구를 충족시키는 유급 · 무급 서비스의 독특한 조합을 찾고 이용할 수 있도록 돕는다. 최상의 환자중심 계획은 환자에게 가장 중요한 일을 하도록 지원함으로써 환자가 더 나은 삶을 살도록 돕는다.

오바마케어(Affordable Care Act)의 2402(a) 조항에 의하면, 미국 보건복지부 장관은 모든 주(州)가 프로그램 수혜자의 변화하는 요구에 부응하고 독립성을 최대화하며, 자기주도를 지원하는 가정 및 지역사회 간호 체계를 개발하도록 보장해야 한다고 요구한다. 보건복지부 장관은 최근에 환자중심 계획과 자기주도에 대한 지침을 제공했는데, 이 지침은 http://www.acl.gov/Programs/CDAP/OIP/docs/2402-a-Guidance.pdf 에서 찾을 수 있다. 이러한 보건복지부 장관의 지침은 자기주도를 위한 표준도 포함하고 있다. 자기주도는 환자가 자신의 서비스를 통제하고 제공자를 선택할 수 있도록 하는데 가족이나 친구를 포함할 수 있다. 자기

주도는 전통적인 시스템이 제공하지 못하는 상품과 지원을 구매하는 것을 가능하게 할 수 있다.

치매환자들은 대리인의 지원을 받아서 자기주도 프로그램에 참여할 수 있다. 치매환자가 직면하는 어려움에도 불구하고, 경미한 치매에서 중등도 치매를 가진 환자들은 자신의 간호에 대한 선호를 나타낼 수 있다. 지역사회에 살고 있는 돌봄제공자가 있는 51쌍의 노인을 대상으로 한 연구에 따르면, 경미한 수준에서부터 중등도 인지장애를 가진 환자들이 간호에 대한 선호와 의사결정에 대한 자신의 참여에 대한 질문에 일관적으로 응답할 수 있다는 것을 발견했다[34]. 경미한 수준에서부터 중등도 인지장애를 가진 환자들 중 거의 모든 사람들이 자신들을 위해 건강과 개인적 간호에 대한 의사결정을 해주기를 바라는 사람을 식별할 수 있었다[35]. 이러한 환자들 중 거의 4분의 3이 이러한 의사결정을 내릴 사람으로 자신의 주된 가족 돌봄제공자를 지명했으며 대부분의 환자들은 가족과 친구로부터의 도움을 선호했다. 중증 치매가 없는 사람들은 자신이 선호하는 것을 표현할 수 있긴 하지만, 의사결정 능력의 상실로 인해 혼자 힘으로는 간호에 대한 관리를 할 수 없을 수 있다. 결과적으로 치매환자를 대신하여 일을 처리할 수 있는 대리인의 도움을 받는 것이 중요하다[36].

치매 역량 체계모델은 서비스에 대한 의사결정을 돕고 지원을 제공함으로써 치매환자가 지역사회에 머무를 수 있도록 돕는데 돌봄제공자가 하는 중요한 역할을 인식하고 지원한다. 주 정부는 메디케어 가정 및 지역기반 서비스 면제 하에서 별개의 서비스로서 돌봄제공자 훈련과 교육을 제공할 수 있다. 포함되는 서비스로는 가정 기반 훈련, 특별강의 및 워크샵이 있으며, 돌봄제공자가 가정 밖에서 학습을 하는 경우에는 대체 서비스를 주선해준다. 메디케이드 재활 서비스는 돌봄제공자 훈련을 포함할 수도 있다. 예를 들면 켄터키 주에서 재활 서비스는 중증 정신질환을 가진 가족 구성원과 수혜자가 가정에서 발생하는 스트레스 상황에 잘 대처할 수 있도록 돕기 위해 효과적인 의사소통을 실천하기 위한 가정방문이 포함된다[37]. 자기주도 서비스 예산은 일반적으로 돌봄제공자 훈련 및 교육을 위한 비용지출을 허용한다. 16개의 주는 가정 건강 간호사의 메디케어 비용에 대한 지침을 제공하는 지역 메디케어 보장정책을 가지고 있어 알츠하이머병과 행동증상을 가진 수혜자의 가족과 돌봄제공자들을 위한 교육과 훈련을 제공한다[38].

또한 치매 역량 체계모델은 특정 민족 · 인종 집단이 치매에 걸릴 위험이 더 높을 수 있고 치매의 문화적 양상이 다양하기 때문에 간호의 문화적 양상을 인식하고 수용한다. 예를 들면, 아프리카계 미국인 노인들은 백인 노인들보다 알츠하이머병과 그 외 치매에 걸릴 가능성이 약 2배 더 높으며[39], 히스패닉계 미국인 노인들은 백인 노인들보다 알츠하이머병과 그 외 치매에 걸릴 가능성이 약 1.5배 더 높다[40]. 이러한 집단들은 백인들과 다른 치매증상을 가지는 경향이 있다[41]. 또한 아프리카계와 히스패닉계 미국인들은 두 세대 이상이 함께 사는 경우가 많으며[42, 43], 이들에게 신앙 공동체가 특히 중요하다[30, 44]. 치매에 대한 문화적 태도 또한 다양하다. 히스패닉계 미국인들은 치매를 노화의 자연적인 일부로서 보는 경향이 있고[45], 많은 아시안 지역사회는 치매를 다른 이들에게 숨겨야 할 것으로 보는 경향이 있다[46]. 마지막으로 레즈비언, 게이, 양성애자, 성전환자 집단은 가족, 신앙 공동체 또는 특정 사회로부터 부당한 대우를 경험할 수 있으며 결혼할 수 있는 이들의 능력은 제한적일 수 있다. 부당한 대우와 가족으로부터 소외는 치매 간호를 복잡하게 만들 수 있다[47].

다양한 집단의 각기 다른 요구들을 충족시키는데 도움이 되는 관련된 자료들은 이용 가능하다. 다양한 지역사회 서비스: www.adrc-tae.acl.gov/tiki-download_file.php?fileId=33539에서 이용할 수 있는 노화 네트워크와 그 협력기관(Aging Network and Its Parter)에 의해 제공되는 알츠하이머병 서비스에 대한 자가평가는 문화적 이슈와 관련된 치매 역량에 대한 정보와 지역사회와 관련된 조직의 문화적 치매 역량을 평가하기 위한 도구를 제공한다. 여기에는 다양한 지역사회에 대한 서비스 개선에 관심이 있는 사람들을 위해 자료를 제공하는 안내 문서가 있는데 이는 http://www.adrc-tae.acl.gov/tiki-download_file.php?fileId=33540에서 이용 가능한 '알츠하이머병 및 관련 치매를 가진 다양한 인구집단에 대한 서비스 제공'이다.

다운증후군과 같은 특정 지적장애를 가진 환자들은 치매 비율이 더 높다. 지적 장애가 있는 성인의 6%는 60세 이후에 치매를 앓게 될 것이다. 다운 증후군 환자의 50~70%는 60세 이후에 치매를 앓게 된다[48]. 미국에 기반을 둔 두 개의 옹호단체는 지역사회 생활 기술을 습득했지만 치매가 진행됨에 따라 이러한 기술이 저하되는 것을 느끼는 지적 장애를 가진 성인들의 특별한 걱정을 다루었다. 국립 다운 증후군 학회(National Down's Syndrome Society)의 다운 증후군과 알츠하이머병 돌봄제공자를 위한 안내서와 같은 자료는 http://www.ndss.org/Resources/Aging-Matters/Alzheimers-Disease/A-Caregivers-Guide-toDown-Syndrome-and-Alzheimers-Disease에서 찾을 수 있다. 지적 장애 및 치매 실무에 대한 국가직무 단체(The National Task Group on Intellectual Disabilities and Dementia Practies)는 평가에 대한 권고사항에서부터 건강관리실천에 대한 작업그룹에 참여할 수 있는 기회에 이르기까지 많은 자원을 가지고 있으며 http://aadmd.org/ntg에서 이용 가능하다.

직원 훈련 Worker Training

치매환자와 함께 일하는 직원들은 환자와 돌봄제공자들 특유의 요구로 인해 특별한 훈련이 필요하다. 치매훈련은 직접 간호 근로자들 사이에는 흔하지 않다. 연방 규정에 의하면 가정건강

보조원과 자격을 가진 간호조무사들에게 75시간의 전반적인 훈련이 요구된다. 개인 간호 보조원에 대한 요건은 주 정부마다 다르다[49].

오바마케어(Affordable Care Act)의 일부 조항에는 치매환자에게 서비스를 제공하는 직접 간호 근로자들을 훈련시키는 것에 대해 다룬다. 오바마케어의 5305 조항은 무료나 최소한의 비용으로 가족 돌봄제공자와 직접 간호 제공자에 대한 훈련 과정을 개발 · 제공하고, 또한 정신건강과 치매에 대한 "최상의 실무" 훈련을 이러한 과정에 통합시키기 위해 노인의학 교육 센터에 보조금 1,080만 달러를 승인한다(보건서비스법 제7편 하에서 설립). 오바마케어의 6121 조항에 따르면, 메디케어 & 메디케이드 서비스 센터(CMS)는 간호조무사(nurse aides)들이 치매환자를 간호하는 방법과 학대를 예방하는 것에 대한 정기적인 훈련을 받도록 보장해야 한다. CMS와 그 전문가 팀은 협력(Hand-in-Hand) 훈련을 고안했는데, 이 훈련은 이러한 요건을 다루기 위해 환자 중심의 간호를 근거로 한다. 이 훈련은 모든 요양원, 지역 사무실, 주 정부 설문조사 기관에 무료로 제공되며 https://www.cms.gov/Medicare/Provider-Enrollmentand-Certification/SurveyCertificationGenInfo/Downloads/Survey-and-Cert-Letter-12-44.pdf에서 이용 가능하다. 그러나 요양원은 협력 훈련을 사용하도록 요구되지 않는다. 다른 도구와 자원도 이용 가능하다.

스웨덴은 2010년에 요양시설에서 환자중심 치매 간호에 대한 지침을 발표함으로써 유사한 노력을 기울였다. 한 시설이 양방향 직원 교육 프로그램을 사용해서 이 지침을 성공적으로 수행했다. 전-후 설계연구에 따르면, 환자중심 치매 간호 제공의 증가 및 간호 제공과 관련된 직원들은 스트레스 감소를 보였다[50]. 이러한 긍정적인 결과는 훈련이 일어난 후 최소 1년간 지속되었다.

미국의 몇몇 주에서는 직접 간호 근로자들을 위한 치매 훈련 프로그램을 개발했다. 예를 들면, 워싱턴은 서비스 제공자들을 위해 치매에 대한 포괄적인 훈련 프로그램을 개발했는데, 이 프로그램은 치매에 대한 기본정보, 의사소통, 행동, 일상활동에 대한 도움을 제공하는 것을 포함한다. 메사추세츠 주는 제공자 훈련과 자격을 위한 기준을 개발했고, 치매 훈련가를 고용했으며, 전문적으로 치매환자에게 서비스를 제공하는 지지적 가정간호 조무사들에게 특별 훈련을 제공한다(J. Quirk, 가정 및 지역사회 기반 프로그램 감독, 메사추세츠 주 노인문제 사무국, 개인적 의사소통, 2011년 8월 11일). 알라바마 주의 치매교육 및 훈련법은 돌봄제공자와 기관에 치매에 대한 훈련을 제공한다(J. Miller, 프로그램 담당자, 알라바마 주 노인복지부, 개인적 의사소통, 2011년 7월 8일). LTSS 근로자들의 높은 이직률로 인해 훈련에 대한 요구는 계속 진행 중이며, 올해 훈련을 받는 근로자들 중 많은 사람들이 몇 년 뒤에 그 분야를 떠날 수 있다.

주 정부 수혜자들은 ACL과 국가 자원 센터와 협력하여 훈련, 지식 검사, 직원 역량, 주 정부 치매훈련 정책 및 주 정부 알츠하이머병 계획 권고사항에 대한 정보를 찾을 수 있는 링크를 포함하는 도구세트를 제작했다. 이 도구세트(toolkit)는 http://www.aoa.acl.gov/AoA_Programs/HPW/Alz_Grants/index.aspx에서 찾을 수 있다.

질 보장 Quality Assurance

직원들이 치매환자와 돌봄제공자들의 특별한 요구에 대해 잘 알고 있기 때문에 치매 역량개선은 간호의 질이 더 나은 결과를 도출할 수 있다. 효과적인 질 보장 정책이 되기 위해서는 최소한 세 가지 구성요소가 필요하다. 첫째, 품질 측정은 건강과 지역사회 간호 체계들이 치매 역량이 있는지를 평가할 것이다. 둘째, 치매환자와 돌봄제공자들의 경험에 대한 체계적이고 주기적인 측정은 서비스 체계가 이들의 관점에서 어떻게 운영되고 있는지에 대한 평가를 제공할 것이다. 셋째, 지속적인 질 향상 과정은 서비스를 향상시키기 위해 사용될 수 있는 치매 서비스 질에 대한 피드백 정보를 제공할 것이다. 이는 시간이 지남에 따라 측정이 추적됨으로써 수행에서 비교가 가능하다는 것을 의미한다. 지금까지는 이러한 측정을 개발하고 지속적으로 이를 실행하는 것에 대한 관심이 거의 없었다. 알츠하이머병 지원 서비스 프로그램에 참여하는 ACL 수혜자와의 특별한 학습협력을 통해 지역사회 간호와 관련된 시스템의 치매 역량에 대한 일련의 척도가 개발되었다. 이러한 일련의 척도를 이용하는 시스템은 치매 역량을 향상시키는 그 진행상황을 추적할 수 있을 것이다. 이러한 측정은 http://www.aoa.acl.gov/AoA_Programs/HPW/Alz_Grants/index.aspx에서 찾을 수 있다.

치매 친화적 지역사회 Dementia-Friendly Communities

유럽과 미국의 소수 지역사회가 치매 친화적으로 되어가고 있다. 이러한 지역사회들은 치매환자의 요구에 민감한 지역사회를 이루기 위해 만들어진 정책과 실무를 시행하고 있다. 이러한 지역사회들은 교육과 인지 노력을 통해 치매에 대해 배우고 있으며, 돌봄제공자들에 대한 다양한 유형의 지원을 제공하고, 민족 · 인종적으로 다양한 지역사회를 수용하고 있다. 치매 친화적인 서비스는 치매환자의 의미 있는 지역사회 생활에 참여를 장려하면서 이들과 돌봄제공자들의 양질의 삶을 촉진한다.

이러한 노력은 치매 역량 건강과 장기요양 서비스 및 지원을 개발하는 것 이상이다. 치매 친화적인 지역사회는 참여기관 및 사업체의 고객 서비스 향상, 지원적인 신앙 또는 영적 공동체, 치매를 이해하는 응급 서비스, 적절한 교통수단 및 공공 장소(대중 공간)을 포함한다. 미국에서 치매 친화적인 지역사회를 촉진하는 선두 기관 중 하나는 알츠하이머병에 대한 ACT

이다. 이 기관의 웹사이트 www.ACTonALZ.org는 어떻게 치매 친화적이 될 수 있는지에 대해 지역사회가 조사하는 것을 돕는 많은 도구를 가지고 있다. 이와 유사한 영국의 웹사이트는 http://www.alzheimers.org.uk/dementiafriendlycommunities에서 찾을 수 있다.

결론 Conclusion

치매 간호 정책의 과제를 해결하기 위해서는 주 정부와 지방 서비스 시스템이 치매에 역량있고 치매 친화적이 되도록 보장하는 것이 중요하다. 이러한 시스템의 도움이 필요한 많은 사람들은 치매를 앓고 있으며, 그 결과 인지장애가 있을 가능성이 있다. 또한, 치매환자의 돌봄제공자들은 사랑하는 가족인 환자의 특별한 요구에 대처하는데 도움을 얻기 위해 이러한 시스템에 주기적으로 접촉한다. 이러한 요구들은 일상활동, 단기 기억상실, 의사결정 능력 장애, 행동 및 신체 증상과 관련된 도움을 위해 다른 사람에게 더 의존하는 것과 관련이 있다. 치매환자와 돌봄제공자들이 사용하는 지원의 유형에는 서비스 요구에 대한 계획, 치매 역량 서비스 확인, 선택들에 대한 상담, 치매를 이해하는 가정 및 지역사회 서비스 제공자에 대한 지원이 포함된다.

치매 역량 시스템과 치매 친화적 시스템에서 정보 및 지원 서비스는 이들에게 접촉하는 치매환자를 확인하고, 직원들은 훈련을 받고 치매환자와 이들의 가족들과 상호작용 시 사용하는 특별한 의사소통 기술을 가지고 있으며, 공공 및 민간 서비스는 환자와 가족 중심 계획을 사용함으로써 이러한 인구집단의 독특한 요구에 맞춰진 서비스를 제공한다. 최적의 서비스 질을 촉진하기 위해 자기주도(self-direction)는 치매환자와 이들의 돌봄제공자들에게 실행 가능한 옵션이며, 모든 단계에서 직원들은 치매훈련을 받고, 질 보장 시스템은 진행에 대한 몇 가지 측정을 치매 역량에 통합시킨다. 미국의 많은 주에서는 치매 역량을 위해 노력하기 시작했고 다른 주들도 그 길을 따라가고 있다. 많은 지역사회가 치매 역량의 주요 측면들을 공공 및 민간 부분의 기관과 사업에 통합시킴으로써 치매 친화적으로 되어가고 있다. 이러한 조치를 취함으로써 주 정부와 지역사회는 우리 사회의 가장 취약한 집단인 치매환자와 이들의 돌봄제공자들에 대한 간호와 삶의 질을 향상시키기 위해 노력할 수 있다.

References

1. Alzheimer's Association. 2014 Alzheimer's disease facts and figures. Chicago: The Association; 2014. 75 p.
2. National Institutes of Health. The dementias hope through research. Bethesda, MD: The Institutes; 2013. 40 p.
3. Rueben D. Presentation at Easter Seals Webinar: the real scoop on brain health; 2014.
4. Bernstein A, Remsburg R. Estimated prevalence of people with cognitive impairment: results from nationally representative community and institutional surveys. Gerontologist. 2007;47(3):350–4.
5. Herbert L, Weuve J, Scherr P, Evans D. Alzheimer disease in the United States (2010–2050) estimated using the 2010 census. Neurology. 2013;80(19):1178–83.
6. Alzheimer's Disease International. Policy brief for heads of government: the global impact of dementia 2013–2050. London: The International Federation; c2013 [cited 2014 Aug 12]. Available from: http://www.alz.co.uk/research/GlobalImpactDementia2013.pdf
7. Spillman B, Kasper J. Dementia and informal caregiving analyses of the national study of caregiving. Presentation before the National Advisory Council on Alzheimer's Disease, Care and Services; 2014 Jul 21.
8. Alzheimer's Association. 2011 Alzheimer's disease facts and figures. Chicago: The Association; 2011. 68 p.
9. The Shriver Report and the Alzheimer's Association. A woman's nation takes on Alzheimer's. Chicago: The Report and the Association; 2010. 320 p.
10. Yaffe K, Fox P, Newcomer R, Sands L, Lindquist K. Patient and caregiver characteristics and nursing home placement in patients with dementia. J Am Med Assoc. 2002;287(16):2090–7.
11. Taylor D, Ezell M, Kuchibhatia M, Ostbye T, Clipp E. Identifying the trajectories of depressive symptoms for women caring for their husbands with dementia. J Am Geriatr Soc. 2008;56(2):322–7.
12. Okura T, Plassman B, Steffens D, Llewellyn D, Potter G, Langa K. Neuropsychiatric symptoms and the risk of institutionalization and death: the aging, demographics, and memory study. J Am Geriatr Soc. 2011; 59(3):473–81.
13. Government Accountability Office. Elder justice: stronger federal leadership could enhance national response to elder abuse highlights of GAO-11-208, a report to the Chairman, Senate Special Committee on Aging, U.S. Senate. Washington, DC: The Office; 2011. 60 p.
14. Freedman VA. Family structure and the risk of nursing home admission. J Gerontol B Psychol Sci Soc Sci. 1996;51(2):S61–9.
15. Bynum J. Characteristics, costs and health service use for Medicare beneficiaries with a dementia diagnosis: report 1: medicare current beneficiary survey. Dartmouth: Dartmouth Institute for Health Policy and Clinical Care, Center for Health Policy Research; 2009.
16. Hill J, Futterman R, Duttagupta S, Mastey V, Lloyd J, Fillit H. Alzheimer's disease and related dementias increase costs of comorbidities in managed Medicare. Neurology. 2002;58(1):62–70.
17. Doraiswamy P, Leon J, Cummings J, Marin D, Neumann P. Prevalence and impact of medical comorbidity in Alzheimer's disease. J Gerontol A Biol Sci Med Sci. 2002;57(3):M173–7.
18. Tilly J, Riggs J, Maslow K, Brown K. Medicaid managed long-term care for people with Alzheimer's disease and other dementias. Washington, DC: The Alzheimer's Association; 2006.
19. Naylor M, Hirschman K, Bowles K, Bixby M, Konick-McMahan J, Stephens C. Care coordination for cognitively impaired older adults and their caregivers. Home Health Care Serv Q. 2007;26(4): 57–78.
20. Johnson R, Wiener J. A profile of frail older Americans and their caregivers. Washington, DC: The Urban Institute; 2006. 78 p.
21. U.S. Department of Health and Human Services, Centers for Medicare, Medicaid Services (n.d.). Unpublished data from rollup summary reports, case mix means and episode counts, national values for the 12-month period from March 2003–February 2004, Baltimore, MD.
22. Walsh E, Freiman M, Haber S, Bragg A, Ouslander J, Wiener J. Cost drivers for dually eligible beneficiaries: potentially avoidable hospitalizations from nursing facility, skilled nursing facility, and home and community-based services waiver programs: draft task 2 report. Waltham, MA: RTI International; 2010. 262 p.
23. Hurd M, Martorell P, Delavande A, Mullen K, Langa K. Monetary costs of dementia in the United States. N Engl J Med. 2013;368(14):1326–34.
24. Wimo A, Jonsson L, Bond J, Prince M, Winblad B. The worldwide economic impact of dementia 2010. Alzheimers Dement. 2013;9(1):1–11.
25. Baumgart M. Presentation before the Advisory Council on Alzheimer's Research, Care and Services; 2014 April 29. Accessed 27 Aug 2014.
26. Alzheimer's Association [Internet]. Chicago: The Alzheimer's Association; c2014 [cited 2014 Sept 6] State Alzheimer's Disease Plans. Available from: http://act.alz.org/site/DocServer/STATE_AD_PLANS.pdf?docID=4641accessed
27. Alzheimer's Disease International [Internet]. London: Alzheimer's Disease International; c2014 [cited 2014 Aug 27]; [about 33 screens]. Available from http://www.alz.co.uk/alzheimer-plans
28. Brown D, Wiener J. Alzheimer's disease demonstration grants to states: Minnesota prepared for the administration on aging. Research Triangle Park, NC: RTI International; 2007.

29. Korte L. Washington state dementia partnerships project: final report. Olympia, WA: Washington Department of Social and Health Services; 2011.
30. Grey H, Jimenez D, Cucciare M, Tong H-Q, Gallagher-Thompson D. Ethnic differences in beliefs regarding Alzheimer disease among dementia family caregivers. Am J Geriatr Psychiatry. 2009;17(11): 925–33.
31. O'Keeffe J, Tilly J, Lucas C. Medicaid eligibility criteria for long-term care services: access for people with Alzheimer's disease and other dementias. Chicago, IL: Alzheimer's Association; 2006. 20 p.
32. Royall D. Use of the mini-mental status examination to categorize dementia. Nurs Home Med. 1997;5(11): 11A–3.
33. Gould E, Hughes S, O'Keeffe C, Wiener J. The Alzheimer's disease supportive services program: report on completed grants. Alzheimer's Disease Supportive Services Program National Resource Center for the U.S. Administration on Aging at the Administration for Community Living; 2014 Sept.
34. Friss Feinberg L, Whitlatch C. Are people with cognitive impairment able to state consistent choices? Gerontologist. 2001;41(3):374–82.
35. Friss Feinberg L, Whitlach C. Decision-making for people with cognitive impairment and their family caregivers. Am J Alzheimers Dis Other Dement. 2002;17(4):237–44.
36. O'Keeffe J, Saucier P, Jackson B, Cooper R, McKenney E, Crisp S, Moseley C. Understanding home and community-based services: a primer. Research Triangle Park, NC: RTI International; 2010. 253 p.
37. The Alzheimer's Association. Medicare home health benefit for caregiver training in 16 states. Chicago, IL: The Association; 2014. 2p.
38. Potter G, Plassman B, Burke J, Kabeto M, Langa K, Llewellyn D. Cognitive performance and informant reports in the diagnosis of cognitive impairment and dementia in African Americans and whites. Alzheimers Dement. 2009;5(6):445–53.
39. Gurland B, Wilder D, Lantigua R, Stern Y, Chen J, Killeffer E. Rates of dementia in three ethnoracial groups. Int J Geriatr Psychiatry. 1999;14(6):481–93.
40. Sink K, Covinsky K, Newcomer R, Yaffe K. Ethnic differences in the prevalence and pattern of dementia-related behaviors. J Am Geriatr Soc. 2004;52(8): 1277–83.
41. Alzheimer's Association. Lighting the path for people with Alzheimer's: a guide for African American clergy. Chicago, IL: The Association; 2006.
42. Napoles A, Chadiha L, Eversley R, Moreno-John G. Developing culturally sensitive dementia caregiver interventions: are we there yet? Am J Alzheimers Dis Other Dement. 2010;25(5):389–406.
43. Eiser A, Ellis G. Cultural competence and the African American experience with health care: the case for specific content in cross-cultural education. Acad Med. 2010;82(2):176–83.
44. National Alliance for Hispanic Health. Alzheimer's disease: outreach to the Hispanic community. Washington, DC: The Alliance; 2006.
45. Ethnic Elders Care Network. Chinese Americans and dementia. Washington, DC: The Network; 2013.
46. National Resource Center on LGBT Aging. Inclusive questions for older adults a practical guide to collecting data on sexual orientation and gender identity. New York: The Center; 2013. 28 p.
47. National Task Group on Intellectual Disabilities and Dementia. My thinker's not working a national strategy for enabling adults with intellectual disabilities to remain in their community and receive quality supports. Chicago, IL: The Group; 2012. 48 p.
48. Institute of Medicine. Retooling for an aging America: building the health care workforce. Washington, DC: National Academy of Sciences; 2010. 316 p.
49. Edvardsson D, Sandman P, Borell L. Implementing national guidelines for person-centered care of people with dementia in residential aged care: effects on perceived person-centeredness, staff strain, and stress of conscience. Int Psychogeriatr. 2014;26(7): 1171–9.
50. Konrad T, Morgan J, Green-Royster T. North Carolina long-term care workforce turnover survey: descriptive results, 2010. Chapel Hill, NC: North Carolina Institute on Aging, University of North Carolina at Chapel Hill; 2011. 7 p.

ㅊ

ㅋ

ㅌ

A

B

C

D

E

F

G

H

O

P

Q

R

S

T

U

V

W